Springer-Lehrbuch

Bernhard Kleine
Winfried G. Rossmanith

Hormone und Hormonsystem

Lehrbuch der Endokrinologie

2., erweiterte Auflage

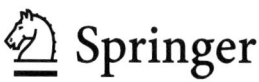

Dr. Bernhard Kleine
Spitzhalde 9
79853 Lenzkirch
Germany
bbfk@gmx.net

Prof.Dr. Winfried Rossmanith
Diakonissenkrankenhaus
Karlsruhe Rüppurr
Diakonissenstraße 26
76199 Karlsruhe
Germany
rossmanith@diak-ka.de

ISSN 0937-7433
ISBN 978-3-642-00901-3   e-ISBN 978-3-642-00902-0
DOI 10.1007/978-3-642-00902-0
Springer Dordrecht Heidelberg London New York

Die Deutsche Nationalbibliothek verzeichnet diese Publikation in der Deutschen Nationalbibliografie; detaillierte bibliografische Daten sind im Internet über http://dnb.d-nb.de abrufbar.

© Springer-Verlag Berlin Heidelberg 2010
Dieses Werk ist urheberrechtlich geschützt. Die dadurch begründeten Rechte, insbesondere die der Übersetzung, des Nachdrucks, des Vortrags, der Entnahme von Abbildungen und Tabellen, der Funksendung, der Mikroverfilmung oder der Vervielfältigung auf anderen Wegen und der Speicherung in Datenverarbeitungsanlagen, bleiben, auch bei nur auszugsweiser Verwertung, vorbehalten. Eine Vervielfältigung dieses Werkes oder von Teilen dieses Werkes ist auch im Einzelfall nur in den Grenzen der gesetzlichen Bestimmungen des Urheberrechtsgesetzes der Bundesrepublik Deutschland vom 9. September 1965 in der jeweils geltenden Fassung zulässig. Sie ist grundsätzlich vergütungspflichtig. Zuwiderhandlungen unterliegen den Strafbestimmungen des Urheberrechtsgesetzes.
Die Wiedergabe von Gebrauchsnamen, Handelsnamen, Warenbezeichnungen usw. in diesem Werk berechtigt auch ohne besondere Kennzeichnung nicht zu der Annahme, dass solche Namen im Sinne der Warenzeichen- und Markenschutz-Gesetzgebung als frei zu betrachten wären und daher von jedermann benutzt werden dürften.
Produkthaftung: Für Angaben über Dosierungsanweisungen und Applikationsformen kann vom Verlag keine Gewähr übernommen werden. Derartige Angaben müssen vom jeweiligen Anwender im Einzelfall anhand anderer Literaturstellen auf ihre Richtigkeit überprüft werden.

Satz: nach Vorlage der Autoren
Herstellung: le-tex publishing services GmbH, Leipzig
Einbandgestaltung: WMXDesign GmbH, Heidelberg
Umschlagabbildung: links: Hirschkäfer, rechts: Hypophys (Breckwoldt M, Neumann F, Bräuer H (Hrsg))

Gedruckt auf säurefreiem Papier

Springer ist Teil der Fachverlagsgruppe Springer Science+Business Media (www.springer.de)

Vorwort

Mit diesem Buch dokumentieren wir, wie in den letzten 20 Jahren in der Endokrinologie Gen- und Antikörpertechnologie auf breiter Front Einzug gehalten haben. Wo Schally und Guillemin noch Tonnen von Schweinehypothalami zur Gewinnung von TRH oder GnRH benötigten, wird heute Endokrinologie mit Mikromethoden, mit PCR und mit monoklonalen Antikörpern betrieben. Faktoren wurden zu Hormonen, seit sie kloniert und sequenziert wurden, was für fast alle Hormone gilt.

Langsam werden aber auch die Grenzen der Gentechnologie deutlich: Es gibt den Reiz nicht mehr, ein neues Gen zu klonieren, da alle menschlichen Gene identifiziert sind. Es wird daher wichtig, die zeitliche und räumliche Ordnung von Genaktivitäten zu studieren, bei der Embryonal-Entwicklung, bei der Organreifung und nicht zuletzt bei der endokrinen Steuerung.

Unser Buch spiegelt auch im Aufbau diese Entwicklung wider: Wir befassen uns zuerst mit der Biochemie und in Ansätzen mit der Molekularbiologie der Hormone, der Funktion der hormonbildenden Enzyme und mit den Hormonrezeptoren und ihren Charakteristika. Nach der Behandlung der endokrinen Organe und Zellen wenden wir uns den speziellen endokrinen Regulationsmustern zu, bei denen es gerade auf diese zeitliche und räumlich regulierte Genexpression und Hormonfreisetzung ankommt. Mit Abschnitten über Rhythmen der Hormonfreisetzung und über die Evolution von Teilen des endokrinen Systems leiten wir dann über in den Abschnitt „Medizin und Hormone", wo wir vor allem die molekularen und genetischen Ursachen endokriner Krankheiten vorstellen. Ein Schlusskapitel über Doping beschließt das Werk.

Ein weiterer Aspekt des modernen Lebens prägt dieses Buch: das Internet. Ohne den freien Zugriff auf die Pubmed-Datenbank, auf viele Zeitschriften, die ihre Artikel im Internet frei zugänglich machen, ohne Kontakte zu anderen Forschern per Email wäre dieses Buch nicht entstanden. Auch Suchdienste wie Google oder die wikipedia haben immer wieder herhalten müssen, wenn z. B. englische anatomische Bezeichnungen in lateinische Vokabeln übersetzt werden mussten.

Für dieses Buch wurde freie Software zum Schreiben und zur Anfertigung von Bildern eingesetzt: Emacs, Gimp und Inkscape, Rasmol, Openoffice und Latex. Für die Beratung bei komplizierten Satzproblemen möchten wir allen herzlich danken, die uns unterstützt haben.

Unser Dank geht an die Kollegen und Verlage, die uns ihr Bildmaterial zur Verfügung gestellt haben. Besonderer Dank geht an Professor Radivoj Krstic, aus dessen Buch „Human Microanatomy" wir frei zitieren durften. Auch Herrn Hugo Heikenwälder und dem Springer-Verlag ganz herzlichen Dank!

Dieses Buch ist nach einem Skript entstanden, das unsere Kurse und Vorlesungen an der Universität Karlsruhe begleitet hat. Allen Studenten, Mitarbeitern und Lesern danken wir ganz herzlich für die produktive Kritik, die uns dann auch dieses Buch gestalten ließ.

Für unzählige Hilfen, Ratschläge und Ermunterungen geht ein besonderes Dankeschön an Professor Hubertus Jarry.

Auf Seiten des Springer-Verlages hat sich Frau Stefanie Wolf um dieses Buch verdient gemacht. Herr Holzwarth hat sich mit dem Satz auseinander gesetzt. Ihnen beiden gebürt ein großes Lob.

Ohne das Verständnis der Familien, ohne die kritische und aufmunternde Begutachtung der ersten Entwürfe, ohne die Geduld von Frauen und Kindern, die alles das haben durchführen müssen, wozu die Papas keine Zeit hatten, hätte dieses Werk nie ausreifen können. Dafür bedanken wir uns auch an dieser Stelle.

Freiburg, Karlsruhe
im Dezember 2006

Bernhard Kleine, Winfried Rossmanith

Vorwort zur zweiten Auflage

Liebe Leser,

wir haben uns über die freundliche Aufnahme unseres Buches sehr gefreut. Gerade zwei Jahren nach der Publikation war die erste Auflage schon verkauft. Herzlichen Dank für das in uns gesetzte Vertrauen!

Die Kritik, die uns errreicht hat, war fast ausschließlich freundlich. Es wurde mehrfach festgestellt, dass unser Buch sich fast ausschließlich mit der Endokrinologie von Wirbeltieren befasst. Die Endokrinologie der Wirbellosen Tiere sei nicht repräsentiert. Wenn Sie jetzt in unser Werk hineinschauen, können Sie feststellen, dass wir versucht haben, diesem Mangel abzuhelfen. Fast alle bekannten Hormone von Schnecken, Muscheln, Insekten und Krebsen wurden aufgenommen und vorgestellt. Darüberhinaus haben wir einige charakteristische hormongesteuerte Prozesse bei Invertebraten dargestellt. Die endokrinen Organe wurden ebenfalls aufgenommen. Dabei danken wir Herrn Professor Heinz Penzlin, aus dessen Werk Tierphysiologie wir Bilder übernehmen konnten.

Einen weiteren Kritikpunkt, das Fehlen einer *Take-home-Lesson* haben wir dadurch ausgeräumt, indem wir einen Hormonsteckbrief eingeführt haben, der für jedes Hormon die wichtigsten Informationen zusammenfasst. Die fehlende Farbe haben wir jetzt da eingeführt, wo sie zur Übersicht hilft.

Als wir anfingen, uns mit der Endokrinologie der Invertebraten detailliert zu befassen, konnten wir feststellen, dass es erstaunliche Parallelen zu den Hormonen der Vertebraten gibt, auch zu denen der Säuger. Das hat uns dazu veranlasst, jedem Invertebratenhormon einen phylogenetischen Stammbaum zur Seite zu stellen, der die Nachweise von Genen in den verschiedenen Ästen des Lebensbaums herausstellt. Es werden die Gene aufgeführt, die zum Zeitpunkt der Suche, also von Juni 2008 bis Februar 2009, in der Genbank der National Institutes of Health aufgeführt waren.

Zusätzlich zum Hormonsteckbrief haben wir mit einer Gliederung in jedem einzelnen Hormonabschnitt versucht, die Übersicht zu erhöhen. Dazu haben wir einige Abschnitte völlig neu gefasst. Hormone, deren Wichtigkeit vor fünf Jahren noch nicht erkennbar waren, sind neu aufgenommen, wie z. B. Kisspeptin, das für die Freisetzung von GnRH eine wichtige Rolle spielt.

Für die großartige Mithilfe aller Kollegen im In- und Ausland, die uns bereitwillig ihre Artikel zur Verfügung gestellt haben, möchten wir ganz herzlich danken. Den Kollegen im ehemaligen Institut für Immunbiologie der Universität Freiburg, die uns bei der Literaturbeschaffung unterstützt haben, gilt ein herzliches Dankeschön! Für die kritische Durchsicht von Teilen des Manuskriptes sind wir Frau Beate Fink-Kleine, Herr Privatdozent Dr. Reinhard Gerecke in Tübingen, Herrn Dr. Christof Kloos in Jena und natürlich der Lektorin Dr. Claudia Schön zu großem Dank verpflichtet.

Auf Seiten des Verlages danken wir besonders Frau Stefanie Wolf, die immer ein offenes Ohr für die anstehenden Probleme hatte. Für die Lösung vieler satztechnischer Probleme geht der Dank an Heiko Oberdiek von der Universität Freiburg, Frank Mittelbach in Mainz, Frank Holzwarth vom Springer-Verlag, die Damen und Herren von le-tex publishing services in Leipzig, sowie an die vielen Mitglieder der verschiedenen LaTeX-Newsgroups, die uns mit ihren Vorschlägen und Tipps auf die Sprünge geholfen haben. Seien Sie, Seid herzlich bedankt!

Karlsruhe, Lenzkirch　　　　　　　　　　　　　　　　Winfried Rossmanith, Bernhard Kleine
im März 2009

Inhaltsverzeichnis

Teil I Vorbemerkungen

1 Einführung 3

2 Zur Geschichte der Endokrinologie 5
    2.1 Altertum 5
    2.2 Neuzeit 6
    2.3 Moderne 6
    2.4 Aktuelle Probleme 6
    2.5 Tabellarischer Überblick 7

Teil II Biochemie von Hormonen – Ein Ausflug in die Grundlagen

3 Hormone – eine Definition 13
    3.1 Das Wesen des Hormonsystems 13
    3.2 Was ist ein Hormon? 13
        3.2.1 Hormonwirkung = endokrin 14
        3.2.2 Neurotransmitter 15
        3.2.3 Zytokine und Lymphokine 15
        3.2.4 Prostaglandine und Tromboxane 15
        3.2.5 Pheromone 15
    3.3 Was charakterisiert das Hormonsystem? 16
    3.4 Hierarchie im Hormonsystem 16

4 Drei Typen von Hormonen 19
    4.1 Protein-/Peptid-Hormone des Menschen und der Vertebraten 21
        4.1.1 Translation 22
        4.1.2 Post-translationale Modifizierung – Hormonreifung 23
        4.1.3 Peptidhormone des Hypothalamus und des Gehirns 29
        4.1.4 Hormone der Adenohypophyse 47
        4.1.5 Hormone des Hypophysenzwischenlappens 66
        4.1.6 Hormone der Neurohypophyse: Oxytozin und Vasopressin 67
        4.1.7 Regulatoren des Zucker- und Energiestoffwechsels 72

	4.1.8	Regulatoren der Nahrungsaufnahme	77
	4.1.9	Hormone des Verdauungstraktes	80
	4.1.10	Weitere Neuropeptide im Enterischen Nervensystem	90
	4.1.11	Nichtsteroidale Regulatoren der Reproduktion	92
	4.1.12	Weitere Neuropeptide	98
	4.1.13	Angiotensine und Renin	100
	4.1.14	Atriale Natriuretische Peptide	102
4.2	Peptidhormone bei Invertebraten	105
	4.2.1	Stoffwechsel-aktive Peptidhormone	105
	4.2.2	Regulation der Herzfrequenz und des Druckes durch Neuropeptide	110
	4.2.3	Kinine	116
	4.2.4	Neuropeptide der Reproduktion	123
	4.2.5	Peptidhormone der Metamorphose und der Häutung	129
	4.2.6	Regulatoren der Nahrungsaufnahme	134
	4.2.7	Neuropeptid-Regulatoren des Juvenilhormon-Stoffwechsels	137
	4.2.8	Peptidhormone der Haut	140
	4.2.9	Weitere NP	141
	4.2.10	Zusammenfassung und Überblick	145
4.3	Hormone aus dem Mevalonat-Stoffwechsels: Juvenil-Hormone und Steroid-Hormone	145
	4.3.1	Überblick über die Wege zu Juvenilhormonen und Steroiden	147
	4.3.2	Juvenil-Hormone	148
	4.3.3	Steroide	154
	4.3.4	Steroidogene Enzyme	156
	4.3.5	Geschlechtshormone	160
	4.3.6	Kortikoide	163
	4.3.7	Steroide im Gehirn	165
	4.3.8	Andere Steroidhormone	165
	4.3.9	1,25-Dihydroxy-Vitamin D_3 (Kalzitriol)	167
4.4	Abkömmlinge von Aminosäuren	170
	4.4.1	Katecholamine	170
	4.4.2	Thyroxin – das Schilddrüsenhormon	173
	4.4.3	Melatonin	175

5 Hormonrezeptoren ... 179
5.1 Kernrezeptoren ... 180
5.2 Rezeptoren mit sieben Membranbereichen ... 181
5.2.1 Guanosin-Triphosphat (GTP)-bindende Proteine ... 181
5.2.2 Rezeptor-G-Protein-Wechselwirkung ... 184
5.2.3 Ziele von G-Proteinen ... 184
5.2.4 Variabilität durch differentiell exprimierte Rezeptortypen: Somatostatin-Rezeptoren ... 184
5.3 Rezeptoren mit Tyrosin-Kinase-Aktivität ... 186
5.4 Membran-Rezeptoren mit Serin/Threonin-Kinase-Aktivität ... 187
5.5 Membran-Rezeptoren ohne Kinase-Aktivität ... 187
5.6 Membranständige Steroid-Rezeptoren–noch unbekannt? ... 188

Teil III Hormonphysiologie

6 Bildung, Freisetzung und Wirkung 193
   6.1 Wirksame Hormonmengen der HPG-Achse 194

7 Organe des Hormonsystems 197
   7.1 Überblick 197
   7.2 Das Hormonsystem im Gehirn 198
       7.2.1 Der Hypothalamus 198
       7.2.2 Der Hypophysenstiel 200
       7.2.3 Die Hypophyse 201
       7.2.4 Die Zirbeldrüse 204
       7.2.5 Die Schilddrüse 206
   7.3 Die Nebennieren 206
       7.3.1 Die Nebennierenrinde 207
       7.3.2 Das Nebennierenmark 210
   7.4 Endokrine Zellen des Magen-Darm-Traktes 210
       7.4.1 Der Magen 211
       7.4.2 Der Zwölffinger- und Dünndarm 211
   7.5 Langerhans'sche Inseln des Pankreas 213
   7.6 Endokrine Zellen in der Niere 214
   7.7 Die Gonaden 215
       7.7.1 Entwicklung der Keimdrüsen 215
       7.7.2 Die männlichen Keimdrüsen – Hoden 216
       7.7.3 Die weiblichen Keimdrüsen – Ovarien 217
   7.8 Ausgewählte Organsysteme bei Invertebraten 219
       7.8.1 Neurosekretion bei Schnecken 219
       7.8.2 Endokrine Drüsen bei Crustaceae 220
       7.8.3 Neurosekretion und endokrine Organe bei Insekten 220

8 Regulationsmuster 225
   8.1 Rückkopplungen 226
   8.2 Regelkreise 226
       8.2.1 Belastung und Stress 226
       8.2.2 Kalziumstoffwechsel 229
   8.3 Regulation der Fortpflanzung 230
   8.4 Zuckerstoffwechsel 236
       8.4.1 Wo kommt der Blutzucker her? 236
       8.4.2 Regulatoren und Stellgrößen 236
       8.4.3 Glukose-abhängige Genexpression in der Leber 237
       8.4.4 Glukose-abhängige Insulinsekretion im Pankreas 238
       8.4.5 Insulin-abhängige Vorgänge 238
       8.4.6 Glukagon und Erhöhung des Blutzuckers 238
   8.5 Appetit und Hunger 238
       8.5.1 Hunger und Nahrungsaufnahme bei *Drosophila melanogaster* 243
   8.6 Wachstum 244

	8.6.1	Wachstumsfugen	244
	8.6.2	Verschiedene Zonen in den Wachstumsfugen	245
	8.6.3	Hormonelle Regulation	245
8.7	Wachstum und Häutung bei Ecdysozoa		248
	8.7.1	Regulation des Wachstums bei Insekten	249
	8.7.2	Hormone und postembryonale Entwicklung	250
	8.7.3	Kopplung von Größenwachstum und Metamorphose	251
	8.7.4	Regulation der Ecdysis (Schlüpfen)	253
	8.7.5	Postembryonale Entwicklung bei Holometabolen	255
8.8	Regulation von Blutdruck, Osmolarität und Blutvolumen		256
	8.8.1	Verschachtelung mehrerer Steuerkreise	256
	8.8.2	Osmorezeptoren an der Blut-Hirn-Schranke	257
	8.8.3	Angiotensin II-Rezeptoren an der Blut-Hirn-Schranke	258
	8.8.4	Arginin-Vasopressin-Freisetzung in der Neurohypophyse	258
	8.8.5	Die Rolle von Oxytozin	260
	8.8.6	Durst und das Hormonsystem des Gehirns	260
	8.8.7	Biochemie der Wasser- und Natrium-Rückresorption	260

9 Endokrine Musik: Sekretionsrhythmen ... 263
    9.1 Ein universeller Rhythmusgeber ... 264
    9.2 Zirkadiane Rhythmen (Pulsfrequenz 24 Std. ± 2) ... 267
    9.3 Ultradiane Rhythmen (Pulsfrequenz weniger als 22 Std.) ... 267
    9.4 Jährliche Rhythmen ... 269

10 Evolution der Hormonbildung ... 273
    10.1 Arbeitsteilung ... 275
    10.2 Evolution der Neuropeptidhormone ... 275
    10.3 Evolution der Glykoprotein-Hormone ... 276
    10.4 Insulin und Insulin-ähnliche Proteine ... 276
    10.5 Evolution der CYP-Enzyme und der Steroid-Hormone ... 276
    10.6 Katecholamin-Evolution ... 278

Teil IV Medizin und Hormone

11 Krankheiten des endokrinen Systems ... 283
    11.1 Defekte des ZNS/Hypothalamus ... 285
        11.1.1 Kallmann-Syndrom ... 285
        11.1.2 Craniopharyngiome ... 285
    11.2 Hypophysen-Schäden ... 285
        11.2.1 Genetische Ausfälle ... 285
        11.2.2 Hypophysen-Tumoren ... 286
        11.2.3 Störungen des Wasserhaushaltes ... 287
    11.3 Schilddrüsenkrankheiten ... 288
    11.4 Störungen der endokrinen Pankreasfunktion ... 289
        11.4.1 Tumoren ... 289
        11.4.2 Diabetes mellitus ... 289
    11.5 Nebennierenstörungen ... 290

  11.5.1 Kongenitale adrenale Hyperplasie (CAH) 290
  11.5.2 Hyperkortisolismus 291
  11.5.3 Katecholamin-ausscheidende Tumoren 292
  11.5.4 Autoimmune Adrenalitis (Morbus Addison) 292
  11.5.5 Aldosteron-Störungen 293
 11.6 Multiple Endokrine Neoplastische Syndrome 293
 11.7 Fertilitätsstörungen und Organdefekte der Reproduktionsorgane 293
  11.7.1 Gendefekte mit Auswirkungen auf die Bildung von Geschlechtsorganen 295
  11.7.2 Gendefekte, die Hypothalamus und Hypophyse beeinflussen 297
  11.7.3 Gendefekte bei GnRH-R, bei Gonadotropin-Bildung und -Erkennung ... 297
  11.7.4 Gendefekte mit Auswirkungen auf die Bildung von Steroid-Hormonen .. 298

12 Leistungssteigerung – legal und illegal 301
 12.1 Anabole Steroide 301
 12.2 Beta-2-Agonisten 303
 12.3 Peptidhormone 303
  12.3.1 Gonadotropine 303
  12.3.2 Kortikotropin 303
  12.3.3 Wachstumshormon und IGF 304
  12.3.4 Freisetzungshormone aus dem Hypothalamus 304
 12.4 Beta-Blocker 304
 12.5 Erythropoietin 304

Teil V Anhang

13 Ergänzungen 309
 13.1 Artenverzeichnis 309
 13.2 Glossar 311
  13.2.1 Aminosäuren 316
 13.3 Rasmol-Skripte 320
  13.3.1 Glykoprotein-alpha-Kette 320
  13.3.2 HCG 320

14 Literaturverweise 321
 Literaturzitate 321

15 Sachverzeichnis 337

Abkürzungsverzeichnis

(Gattungsbezeichnungen am Ende der Liste)

3D	dreidimensional
AS	Aminosäuren
AANAT	Arylalkylamin-N-Acetyltransferase
ACE	Angiotensin-konvertierendes Enzym
ACTH	Adrenokortikotrophes Hormon
AgRP	*agouti-related peptide*
AMH	Anti-Müller-Hormon
ANP	Atrial-natriuretisches Peptid
AR	Androgen-Rezeptor
ASMT	Acetyl-Serotonin-O-Methyl-Transferase
ATP	Adenosin-Tri-Phosphat
AVP	Arginin-Vasopressin
BP	Basenpaare
bHLH	basisches Helix-Schleife-Helix-Motiv
BMAL	*brain and muscle ARNT-like protein 1*
BMP	*bone morphogenic protein*
BZH	*bag*-Zell-Hormon
C-terminal	Carboxy-terminal
CA	*Corpora allata*
CAH	Kongenitale Nebennieren-Hyperplasie
cAMP	zyklisches Adenosin-Mono-Phosphat
CBG	Kortisol-bindendes Globulin
CBP	CREB-bindendes Protein
CC	*chief/clear cells*
CCK	Cholezystokinin
CDC	Caudodorsale Zellen
CG	Choriongonadotropin
cGMP	zyklisches Guanosin-Mono-Phosphat
CGrP	*calcitonin-gene related peptide*
CKIε	Casein-Kinase Type 1 (*epsilon*-Untereinheit)
CL	*Corpus luteum*
CO	*Cumulus oophorus*
CPHD	*combinded pituitary hormone deficiency*
CR	Kortisol-Rezeptor
CRE	cAMP-reaktives Element

CREB	CRE-bindendes Protein
CRH	Kortikotropin-*releasing* Hormon
CRY	Kryptochrom
CST	Cortistatin
CT	Kalzitonin
CTFR	Chlorid-Kanal (*cystic fibrosis related protein*)
CYP	Cytochrom-P450-Monoxygenase
DAG	Diacetyl-Glycerin
DBP	Vitamin-D_3-bindendes Protein
DDT	Dichlordiphenyltrichlorethan
DHEA	Dihydroepiandrosteron
DH	Diapause-Hormon
DHT	Dihydro-Testosteron
DiuH	Diuretisches Hormon
DJ	Dejodase
DNS	Desoxyribonukleinsäure
DOPA	Di-Hydroxy-*ortho*-Phenyl-Alanin
EH	Eclosions-Hormon
ELH	Eilege-Hormon
eNAC	endothelialer Natriumkanal
ENS	Enterisches Nervensystem
EPO	Erythropoietin
ER	Östrogen-Rezeptor
ERB	Thyroxin/Tri-Jodo-Tyronin-Rezeptor
ETH	Ecdysis-triggerndes Hormon
FC	Follikel-Zellen
FGF	Fibroblasten-Wachstumsfaktor
FSH	Follikel-stimulierendes Hormon
G-CSF	Kolonie-stimulierender Faktor aus Granulozyten
G-Protein	GTP/GDP-bindendes Protein
GABA	γ-Amino-Buttersäure
GC	Granulosa-Zellen
GCG	Glukagon
GH	Wachstumshormon
GHRH	Wachstumshormon-*releasing* Hormon
GHS-R	*growth-hormone secretagoue receptor*
GIH	Gonaden-hemmendes Peptid
GIP	Gastro-Inhibitorisches Peptid
GK	Glukokinase
GLC	Granulosa-Luteal-Zellen
Glc	Glukose
Glc6P	Glukose-6-Phosphat
Glc6Pase	Glukose-6-Phosphatase
GLP	Glukogon-ähnliches Peptid
GluT	Glukose-Transproter
GnRH	Gonadotropin-*releasing* Hormon, LH-*releasing*-Hormon, FSH-*releasing* Hormon
GPcR	G-Protein-gekoppelter Rezeptor
GR	Glukokortikoid-Rezeptor
GRP	Gastrin-*releasing* Peptid
GRPP	Glizentin-ähnliches Peptid
GTP	Guanosin-Tri-Phosphat
hCG	humanes Choriongonadotropin
HDL	*high density lipoprotein*

HIOMT	Hydroxyindol-O-Methyl-Transferase
HLA	Humanes Lymphozyten-Antigen
HPAA	hypothalamisch-hypophysär-adrenale Achse
HPGA	hypothalamisch-hypophysär-gonadale Achse
HPTA	hypothalamisch-hypophysär-thyroidale Achse
HSD	Hydroxy-Steroid-Dehydrogenase
5-HT	Hydroxy-Tryptamin, Serotonin
HZ	Hypertrophe Zone
ICER	*inducible cAMP-early response* Protein
IGF	Insulin-ähnlicher Wachstumsfaktor
IGFBP	IFG-bindendes Protein
Ihh	*indian hedgehog*-Protein
IL-1	Interleukin-1
ILP	Insulin-ähnliches Peptid
Ins-R	Insulin-Rezeptor
JH	Juvenilhormon
Kal	Kallman-Syndrome-Protein
Kb	Kilobasen
kDa	Kilodalton
LC	*Locus coeruleus*
LDL	*low density lipoprotein*
LPH	Lipokortin
LH	Luteinisierendes Hormon
MC-R	MSH-Rezeptor, Melanokortin-Rezeptor
MEN	Multiple endokrine Neoplasie
MIH	Häutungshemmendes Hormon (*molt inhibiting hormone*)
MIP	Myoinhibitorisches Peptid
MR	Mineralokortikoid-Rezeptor
mRNS	Boten-RNS
MSH	Melanozyten-stimulierendes Hormon
MTC	medulläres Schilddrüsen-Karzinom
N-terminal	Amino-terminal
NA	Noradrenalin, Norepinephrin
N.arc.	*Nucleus arcuatus*
NAD	Nikotin-Amid-Dinukleotid
NADP	Nikotin-Amid-Dinukleotid-Phosphat
N-CAM	Neuronales Zelladhäsionsmolekül
NGF	Nerven-Wachstums-Faktor
NH	Neuro-Hypophyse, Hypophysen-Hinterlappen, *Lobus nervosus*
NPF	Neuropeptid F
NPV	*Nucleus paraventricularis*
NPY	Neuropeptid Y
NSO	*Nucleus supraopticus*
NVM	*Nucleus ventromedialis*
OB-R	Leptin-Rezeptor
OC	Oxyphile Zellen
OMIM	*Online Mendelian Inheritance in Man*
OXT	Oxytozin
PACAP	*Pituitary adenylate cyclase activating peptide*
PAM	Peptidyl-Glycin-alpha-amidierende Monoxygenase
PAS	PER-ARNT-Sim-Domäne
PBAN	Pheromon-Biosynthese aktivierendes Neuropeptid
PC	Prohormon-Konvertase

PDB	Brooklyn Proteindatenbank
PDF	Pigment-dispergierender Faktor
PDH	Pigment-dispergierendes Hormon
PDGF	Wachstumsfaktor aus Thrombozyten
PEPCK	Phosphoenolpyruvat-Carboxy-Kinase
PER	Period-Protein
PETH	Prä-Ecdysis-triggerndes Hormon
PHM	Peptidyl-Glycyl-alpha-hydroxylating Monoxygenase
PKA	Protein-Kinase A
PM	Plasmamembran
PNP	Pankreatische Polypeptid
POMC	Proopiomelanokortin
PRL	Prolaktin
PSP	Pheromonostatisches Peptid; auch: Pheromon-Synthese-hemmendes Peptid
PTH	Parathormon
PTHrP	Parathormon-ähnliches Peptid
PTSH	Prothoracicostatisches Hormon
PTTH	Prothoracicotrophes Hormon
PYY	Protein-Tyrosyl-Tyrosin
rER	rauhes Endoplasmatisches Retikulum
RET	Rezeptor-Protein-Tyrosinkinase, Protoonkogen
RNS	Ribonukleinsäure
RPCH	Rotes-Pigment-konzentrierendes Hormon
RZ	Ruhezone
SCC	*side-chain-cleavage*, Seitenketten-spaltende Monoxygenase: CYP11A1
sER	*smooth*, glattes ER
SG	*stratum granulosum*
SGLT	Natrium-Glukose-Co-Transporter
SH2	src-homologe Domäne 2
SNARE	*soluble N-ethylmaleimide sensitive factor attachment receptor*
SP	Substanz P
SRC	Rous-Sarkoma-Virus-Onkogen
SRDa	5-α-Reduktase
SRIF	Somatostatin
SRY	*sex region Y* Gen
SST	Somatostatin
StAR	*steroid acute regulatory* Protein
STAT	*signal transducer and activator of transcription*
STH	Somatotropin, Wachstumsfaktor
Sex-P.	Sex-Peptide
T_3	Tri-Jodo-Thyronin
T_4	Thyroxin
TGF	Transformierender Wachstumsfaktor
TLC	Theka-Luteal-Zellen
TMOF	Trypsin-modulierender oostatischer Faktor
TPO	Schilddrüsenperoxidase
TR	T_3/T_4-Rezeptor
TRH	Thyrotropin-*releasing* Hormon
TSH	Schilddrüsen-stimulierendes Hormon
VIH	Vitellogenese-hemmendes Peptid
VIP	vaso-aktives, intestinales Peptid

VLDL	*very light-density lipoprotein*
WZ	Wachstumszone
ZNS	zentrales Nervensystem

Ae. aegyptii	*Aedes aegyptii* (Gelbfiebermücke)
A. gambiae	*Anopheles gambiae* (Malariamücke)
A. mellifera	*Apis mellifera* (Biene)
A. californica	*Aplysia californica* (Kalifornischer Seehase)
A. kurodai	*Aplysia kurodai* (eine Seehasenart)
B. mori	*Bombyx mori* (Seidenspinner)
C. maenas	*Carcinus maenas* (Gemeine Strandkrabbe)
C. elegans	*Caenorhabditis elegans*
Chelicerata	*Chelicerata* (Spinnenartige)
C. intestinalis	*Ciona intestinalis* (Schlauchascidie)
D. melanogaster	*Drosophila melanogaster* (Taufliege)
H. americanus	*Homarus americanus* (Amerikanischer Hummer)
H. pomatia	*Helix pomatia* (Weinbergschnecke)
L. maderae	*Leucophaea maderae* (Madeira-Schabe)
L. stagnalis	*Lymnea stagnalis* (Spitzschlammschnecke)
L. migratoria	*Locusta migratoria* (Wanderheuschrecke)
M. sexta	*Manduca sexta* (Tabakschwärmer)
O. immunis	*Orconectes immunis* (Kalikokrebs)
O. limosus	*Orconectes limosus* (Kamberkrebs)
P. bernardus	*Pagurus bernhardus* (Gemeiner Einsiedlerkrebs)
P. clarkii	*Procambarus clarkii* (Sumpfkrebs)
T. castaneum	*Tribolium castaneum* (Rotbrauner Reismehlkäfer)
S. purpurata	*Strongylocentrotus purpurata* (Purpurseeigel)

Teil I

Vorbemerkungen

1 Einführung

> Zum Geleit
> Lass die Moleküle rasen,
> was sie auch zusammenhobeln
> Lass das Tüfteln, lass das Knobeln!
> Heilig halte die Ekstasen!
> (Christian Morgenstern, Galgenlieder)

Warum?

Das Forschungsgebiet der Endokrinologie widmet sich den Regulationen von existentiellen Lebensfunktionen wie Vermehrung, Energiestoffwechsel, Wasserhaushalt, Appetit und Hunger und nicht zuletzt Wachstum. Die Forschung in diesen Gebieten ist hoch aktuell und hat in den letzten Jahren zu ganz neuen Einblicken in die menschliche Physiologie geführt. Der Boom eines grauen Marktes für Mittel, die beim ach so leidigen Abnehmen helfen sollen, ist z. B. ein Zeichen dafür, dass das Wissen um Hunger, Appetit und Fettstoffwechsel viele neue, auch kommerziell verwertbare Facetten gewonnen hat. Auf Neuropeptid Y, ein Molekül aus Nervenzellen, durch welches Hunger hervorgerufen wird, konzentrieren sich über zweitausend Publikationen seit Beginn des dritten nachchristlichen Jahrtausends.

Nach dem Einbruch der Gentechnik in die biomedizinische Forschung wurden viele alte Fragen beantwortet und neue Wissenslücken aufgetan. Die Fragen nach der Regulation einer Zelle werden heute auf der Ebene der Genaktivität und der intrazellulären Signalvermittlung von der Zelloberfläche bis zum Zellkern gestellt. Dem haben sich die Endokrinologen gestellt und so ein zusätzliches Rüstzeug erworben. Ohne Gentechnik wäre es wahrscheinlich unmöglich gewesen zu vermuten, dass Varianten des Leptin-Rezeptors, denen das Proteinstück für die Signalvermittlung von der Oberfläche in die Zelle hinein fehlt, als Transportvehikel für die Aufnahme von Leptin ins Gehirn durch die Blut-Hirn-Schranke eine Rolle spielen. Es ist unser Ziel, die neuen Forschungsergebnisse zu integrieren.

Für Wen?

Wenn Sie an Naturwissenschaften interessiert sind, Biologie und Chemie nicht für Teufelszeug halten und auch die moderne Genetik nicht angstvoll meiden, gehören Sie zu denen, für die dieses Buch gedacht ist. Wenn Sie bereit sind, sich auf grundlegende Fragen der Zellbiologie einzulassen, umso besser. Ein grundlegendes Wissen, dass es DNS, RNS und Eiweiße gibt, kann auch nicht schaden. Jeder Student der Biologie, der Medizin und verwandter Fächer kommt als Leser in Frage, viele Oberstufenschüler mit Grund- und Leistungskursen in Biologie sollten aus diesem Buch Gewinn ziehen können. Auch Journalisten sollen aus diesem

Buch zitieren dürfen, ohne Fehler machen zu müssen.

Was?

Nach einem kurzen Ausflug in die Geschichte der Hormone stellen wir allgemeine Grundlagen der Endokrinologie vor: Hormone und ihre Rezeptoren. Danach werden Sie sehen, wie wir Menschen auf äußere Reize endokrinologisch reagieren, wie unverzichtbare Funktionen unseres Körpers wie der Blutdruck, der Wasserhaushalt, Verdauung und ganz besonders die Fortpflanzung einer dauerhaften Kontrolle durch Hormone unterliegen. Schließlich werden Krankheiten des endokrinen Systems vorgestellt mit der Betonung auf Gendefekten. Am Schluss steht ein Abschnitt über Doping – immerhin finden sich auf der Liste der verbotenen Dopingmittel prominente Vertreter der Hormone.

Zur Machart:

Wenn nicht ausdrücklich anders erwähnt, wurden die Abbildungen für dieses Buch erstellt, werden hier erstmals veröffentlicht und sind mit öffentlich zugänglichen und freien Hilfsmitteln erzeugt. Bei der Darstellung der Anatomie der endokrinen Organe durften wir auf das phantastische Werk von Radivoy Krstic zurückgreifen. Für die Strukturbilder der verschiedenen Proteine haben wir im Internet verfügbare Programme wie RASMOL, DeepView, KiNG benutzt und die Strukturdaten der *Protein Data Bank* (PDB) verwendet. Beispiele für RASMOL-Skripte finden sich im Anhang und sollen motivieren, selbst tätig zu werden. Die chemischen Strukturen sind mit der LaTeX-Makrosammlung XΜTEX (Version 2.0 von Shinsaku Fujita) entstanden, wobei vorhandene Makros modifiziert wurden.

Zitate in den Fussnoten sind als Volltext-Versionen im Internet frei verfügbar und können auch von Laien nachgeschlagen werden: http://www.ncbi.nlm.nih.gov/entrez/query.fcgi?db=PubMed.

Das gesamte Buch wurde mit LaTeX erstellt. Als Editoren standen unter Linux Emacs Version 2.4 und unter MS-Windows WinEdt 5.5 zur Verfügung.

2 Zur Geschichte der Endokrinologie

Gliederung

2.1	Altertum	5
2.2	Neuzeit	6
2.3	Moderne	6
2.4	Aktuelle Probleme	6
2.5	Tabellarischer Überblick	7

Die ärztliche Geschichte setzt sich heute aus der Überlieferung des Nahen Ostens (altägyptisch, jüdisch, arabisch), des Fernen Ostens (vor allem chinesisch) und Europas mit altgriechischen, römischen, mittelalterlichen und neuzeitlichen Elementen zusammen. Aufgrund von geographischen, sprachlichen und religiösen Kommunikationshemmnissen bzw. von Traditionsverweigerung wurde in der europäischen Medizingeschichte vieles wieder entdeckt, was bei Ägyptern, Chinesen oder Arabern schon lange vorher bekannt war. Ob allerdings ein Fach wie die Endokrinologie im Altertum bekannt war, darf bezweifelt werden.

Die im folgenden verwendete Unterteilung der Geschichte in Altertum, Neuzeit und Moderne ist ohne Wertung. Die Suche nach Ursachen von Krankheiten mit wissenschaftlichen Mitteln (Aufstellung einer Hypothese, Durchführung von Versuchen, Ablehnung oder Annahme der Hypothese) war methodisch schon den Griechen geläufig.

Die Tabelle am Ende dieses Kapitels (Tabelle 2.1) kann die Fülle der neueren Entdeckungen nicht abdecken. Daher schließen wir den historischen Überblick mit der Richtigstellung des hypothalamisch-hypophysären Portalsystems ab.

2.1 Altertum

Als in Stein gehauene Endokrinologie betrachten wir eine Büste des Pharaos Amenophis III mit Gesichtszügen, wie sie bei Akromegalie vorkommen, bei der meist durch Tumoren zuviel Wachstumshormon produziert wird. Auch Schilddrüsen-Fehlfunktionen sind seit alters her bekannt und wurden schon im zweiten vorchristlichen Jahrtausend von chinesischen Ärzten mit (stark jodhaltigem) Tang und mit ausgeheizten Schwämmen behandelt. Seitdem Menschen Viehzucht betreiben, ist bekannt, dass nach Kastration männliche Tiere unfruchtbar sind und ein größeres Wachstum mit erhöhter Fettmasse aufweisen. Auch dass

Ochsen einfacher zu halten sind als Stiere, wird schon bekannt gewesen sein. Aus dem, was wir hier als endokrinologisches Altertum bezeichnen, sind uns (nachsteinzeitlich) ägyptische, römische und chinesische Dokumente überliefert, in denen Beschreibungen und/oder Therapien endokrinologischer Krankheiten erwähnt werden. In wieweit auch schon Sachverhalte wie innere Sekretion oder Zusammenhänge von Hypophyse und Gonaden oder Hypophyse und Nebenniere bekannt waren, ist nicht bekannt. Das Wissen darüber wurde nicht in ein endokrinologisches Mittelalter überliefert und musste daher später neu entdeckt werden.

2.2 Neuzeit

Leider gehen die uns vorliegenden Quellen auf die Medizinkunst in der arabischen Welt nicht ein, so dass ein endokrinologisches Mittelalter unberücksichtigt bleiben muss. Die endokrinologische Neuzeit lassen wir hier mit dem 16. Jahrhundert und der Beschreibung der weiblichen Geschlechtsorgane durch Vesalius beginnen. Die Erfindung des Mikroskops um 1590 hat dann über die makroskopische Beschreibung hinaus Detailkenntnisse verfügbar gemacht. Nach einer langen Zeit mit anatomischen Beschreibungen der verschiedenen endokrinologischen Organe und deren Krankheiten, mit wenigen Versuchen unter Zuhilfenahme von Organ-Rohextrakten kommt es gegen Ende des 19. Jahrhunderts zur Beschreibung von Hormonwirkungen aus Drüsenextrakten (Nebenniere, Hypophyse) und zur ersten chemischen Hormonsynthese (Adrenalin).

2.3 Moderne

Das Zeitalter der endokrinologischen Moderne ist gekennzeichnet durch die Verwendung von isolierten, chemisch eindeutig charakterisierten und synthetisierten Hormonen. Zwar wurden selbst in den letzten 20 Jahren noch neue Hormone entdeckt (z. B. Galanin im Schweinedarm), aber die Moderne begann mit Adrenalin, Thyroxin- und Insulin-Kristallen. Erst mit der modernen Chemie und Biochemie konnten dann Proteinhormone wie LH[1], FSH[2], hCG[3] oder TSH[4] in ihrer Struktur aufgeklärt werden. Noch später waren die hypothalamischen Neuropeptide wie TRH[5], GnRH[6], GHRH[7] oder CRH[8] an der Reihe.

Auch die Entdeckung der Hormonrezeptoren, sowohl der nukleären Steroid- und Thyroxin-Rezeptoren als auch der G-Protein-gekoppelten Membranrezeptoren fällt in das letzte Drittel des 20. Jahrhunderts.

2.4 Aktuelle Probleme

Die Sequenzen der Cytochrom P450-Enzyme, vor allem für die Bildung der Steroid-Hormone zuständig, sind heute bekannt, die Raumstruktur einzelner dieser Proteine ist in allerneuester Zeit veröffentlicht worden. Für das vollständige Bild wird man noch einige Jahre warten müssen.

Genauso sind die zahlreichen endokrinologischen Abhängigkeiten, die Regulation der Bildung und Freisetzung eines Hormons durch verschiedene andere Hormone und zelluläre Regulatoren nur in den Anfängen verstanden. Hier findet intensive Forschung an Tiermodellen und Tumorzelllinien statt.

---

[1] Luteinisierendes Hormon
[2] Follikel-stimulierendes Hormon
[3] humanes Choriongonadotropin
[4] Schilddrüsen-stimulierendes Hormon
[5] Thyrotropin-*releasing* Hormon
[6] Gonadotropin-*releasing* Hormon, LH-*releasing*-Hormon, FSH-*releasing* Hormon
[7] Wachstumshormon-*releasing* Hormon
[8] Kortikotropin-*releasing* Hormon

Viele Komponenten sind bekannt, synthetisch zugänglich und experimentell verfügbar. Tiermodelle liefern neue Erkenntnisse. Ob die Modelle auf den Menschen überhaupt anwendbar sind, muss immer wieder neu getestet werden. Zwar sind die Grundlagen der Hormonsysteme bei Mensch und Säugetier konserviert, aber viele Nager, wie z. B. Ratten und Mäuse, bilden beispielsweise kein Kortisol, sondern verwenden stattdessen Kortikosteron. Nach der Trennung der Entwicklung der heutigen Menschenaffen und Menschen hat eine charakteristische Veränderung des humanen Y-Chromosoms stattgefunden. Die Bildung der männlichen Geschlechtsorgane des Menschen kann daher vollständig nicht einmal bei den nächstverwandten, nicht-humanen Primaten studiert werden. Beim Menschen können wir, die geltenden Beschränkungen wegen der individuellen Menschenrechte vorausgesetzt, fast immer nur von Fehlentwicklungen auf das Normale schließen.

2.5 Tabellarischer Überblick

Tabelle 2.1. Historischer Überblick

Jahr	Organ, Funktion, Hormon	Entdecker
?	Rolle der Hoden bei der Viehzucht	der „Mensch"
4000–3000 v. Chr.	Ovariektomie beim Menschen	Altägypten
3000 v. Chr	Amenophis mit Akromegalie (?)	Altägypten
1600 v. Chr.	Tang und verbrannte Schwämme zur Behandlung des Kropfes	Chinesen, erwähnt bei Plinius, Juvenal und Galen (50 v. bis 300 n. Chr.)
1550 v. Chr.	Diabetische Polyurie und Behandlung	Ägyptischer Papyrus
460–400 v. Chr.	Zusammenhang von Mumps und Sterilität	Hippokrates
	Zusammenhang von Galaktorrhö und Amenorrhö	Hippokrates
81–138 n. Chr.	Beschreibung des Diabetes mellitus	Aretaeus
7. Jahrh.	Süßer Uringeschmack bei Diabetes mellitus	Chen Chuan; wieder entdeckt von Willis (1621)
1135	Schafshodenextrakt gegen Impotenz	Hsu Shu-Wei
1561	Beschreibung von Eierstöcken, Eileitern, Corpus Luteum	Vesalius
1563	Beschreibung der Nebennieren	B. Eustachius
17. Jahrh.	Östrogene aus Urin	Chinesische Iatrochemiker
1664	Pankreas Saft	R. de Graaf
1772	Beschreibung der Akromegalie	N. Saucerotte
1802, 1835, 1840	Beschreibung der Thyrotoxikose	G. Flajani, R. J. Graves, C. von Basedow
1855	Krankheiten der Nebennieren-Kapsel	Th. Addison
1864	Beschreibung von Akromegalie und Hypophysentumor	A. Verga
1865	Beschreibung des Hypothalamus	J. B. Luys
1869	pankreatische Inselzellen	P. Langerhans (Doktorarbeit)
1893	Langerhans'sche Zellen als Hormonproduzenten	G-E. Laguesse

2 Zur Geschichte der Endokrinologie

Historischer Überblick (Fortsetzung)

Jahr	Organ, Funktion, Hormon	Entdecker
1894	Blutdruckstimulierende Stoffe im Nebennieren-Extrakt	G. Oliver und E. E. Schaefer
1895	Vasopression durch Hypophysen-extrakte	G. Oliver und E. E. Schaefer
1898–1904	Strukturaufklärung und Synthese von Adrenalin	J. J. Abel, A. C. Crawford, J. Takamine, T. B. Aldrich, F. Stolz
1902	Entdeckung von Sekretin	W. Bayliss und E. H. Starling
1903–06	Entdeckung von Gastrin	J. S. Edkins
1905	Erste Benutzung des Begriffes «Hormon»	E. Starling, nach Vorschlag von W. B. Hardy
1906	Operation von Hypophysentumoren durch die Nase	H. Schloffer
1906	Oxytozin-Aktion durch Hypophysenextrakt	H. Dale
1912	Verbindung von Hypophysenhinterlappen mit Diabetes insipidus	A. E. Frank
1914	Thyroxin-Kristalle	E. C. Kendall
1926	Insulin-Kristalle	J. J. Abel
1921	Beschreibung der Entdeckung von Insulin	N. C. Paulesco (Pankreatin), F. G. Banting und C. H. Best (Insulin)
1926	Isolierung von Oxytozin und Vasopressin	O. Kamm
1928	Isolierung von LH und FSH	B. Zondek und S. Aschheim
1929	Entdeckung von Prolaktin	P. Stricker und F. Grueter
1929	Beschreibung der TSH-Wirkung	M. Aron, L. Loeb und R. B. Basset
1932	Zusammenhang des Polyglandulären Syndroms mit hypophysärer-adrenaler Hyperaktivität	H. Cushing
1934	Beschreibung des Pigment-konzentrierenden Hormons beim Krebs *Pandalus borealis* Kleinholz	
1935	Testosteron aus Hoden isoliert	E. Laqueur
1936	Beschreibung von Stress	Selye
1937–1952	Isolierung der Nebennieren-Steroide	E. C. Kendall
1939	Renin-Synthese aus dem juxtaglomerulären Apparat	A. Goormaghtigh
1940–1949	Isolierung von LH, ACTH, GH und FSH	Choh Hao Li und Evans
1943	Radio-Jod-Einsatz für Schilddrüsen-Krankheiten	S. Hertz und A. Roberts, C. P. Leblond
1944	Vergleich von Insekten und Säugetieren führt zum Begriff Neurosekretion	B. und E. Scharrer
1945	Entdeckung des Noradrenalins	P. Holtz, K. Credner und G. Kronenberg
1948	Neurale Kontrolle der Hypophyse	G. W. Harris
1951	Oxytozin und Vasopressin freigesetzt von hypothalamischen Neuronen n	Bergmann und E. Scharrer
1956	Autoantikörper bei Hashimoto Thyreoditis	I. M. Roitt und D.-Doniach
1958	Isolierung und Struktur des Melatonins	Alberti
1966	Isolierung und Strukturbestimmung von Gastrin	R. Gregory
1966–1971	GH-Struktur und -Synthese	Choh Hao Li et al.
1968	TRH	R. Guillemin und A. V. Schally und Mitarbeiter
1971	Strukturaufklärung von TSH	J. G. Pierce et al.

Historischer Überblick (Fortsetzung)

Jahr	Organ, Funktion, Hormon	Entdecker
1971	GnRH	A. V. Schally, A. Arimura et al.
1973	Somatostatin	I. Brazeau, R. Guillemin et al.
1975	Richtigstellung des hypothalamisch/hypophysären Portalsystems	P. M. Daniel und M. Pritchard

Da die neuere Entwicklung der Endokrinologie jede summarische Aufzählung sprengt, endet diese Tabelle. Die neuere Entwicklung ist zudem in der frei zugänglichen Pubmed-Datenbank enthalten.

Teil II

Biochemie von Hormonen – Ein Ausflug in die Grundlagen

3
Hormone – eine Definition

Gliederung

3.1	Das Wesen des Hormonsystems		13
3.2	Was ist ein Hormon?		13
	3.2.1	Hormonwirkung = endokrin	14
	3.2.2	Neurotransmitter	15
	3.2.3	Zytokine und Lymphokine	15
	3.2.4	Prostaglandine und Tromboxane	15
	3.2.5	Pheromone	15
3.3	Was charakterisiert das Hormonsystem?		16
3.4	Hierarchie im Hormonsystem		16

3.1 Das Wesen des Hormonsystems

Ein Einzeller misst die Einflüsse der Umgebung auf seiner Zelloberfläche und richtet sich danach (aus). Er benötigt keine Kommunikation, mittels derer sich Zellen in vielzelligen Organismen gegenseitig mitteilen, wie es um sie steht, welche Bedürfnisse sie haben und was sie für die übrigen Zellen/Organe leisten können. In dem Moment jedoch, in dem sich aus Einzelzellen vielzellige Organismen mit Organen und deren verteilten Aufgaben entwickelt hatten, bestand auch die Notwendigkeit, Informationswege im Organismus zu entwickeln. Dabei sind zwei Systeme entstanden: Das Nervensystem und das Hormonsystem. Außerdem kennen wir noch ein weiteres System, nämlich das Immunsystem, in dem ebenfalls Information verarbeitet wird.

3.2 Was ist ein Hormon?

Hormone sind Signale. Sie melden dem Gesamtorganismus, wie es um das hormonausschüttende Organ gerade steht, sie sind sozusagen die Farbe einer Fahne auf dem Dach. Nur Zellen in den Zielorganen sind imstande, auf ein Hormon zu reagieren, sprich die Farbe der Fahne zu erkennen. Daher beschränkt sich die Hormon-Wirkung auf solche Zielorgane. Manchmal werden andere Zellen als die beabsichtigten angesprochen. Das kann dann zu krankhaften Veränderungen führen, wie z. B. bei der Endometriose: Eigentlich sollte nur die Epithelschicht der Gebärmutter (das Uterusepithel) auf Östrogene mit Wachstum reagieren, um für die befruchtete Eizelle empfangsbereit zu sein; wenn andere Zellen außerhalb der Gebärmutter, im Bauchfell und weiteren Organen der Frau, auf Östradiol so wie die Zellen des Uterus-Epithels reagieren, erleidet die betroffene Frau große Schmerzen und innere Blutungen.

Hormone werden mit dem Blut transportiert. Für einige Hormone gibt es spezielle Transportvehikel, viele Hormone treiben aber ohne Vehikel mit dem Blut durch den gesamten Kreislauf. Beim Transport durch das Blut sind die Hormone zudem dem Zugriff von abbauenden Enzymen ausgesetzt. Damit überhaupt ausreichend Hormone im Zielorgan ankommen, werden daher häufig Hormone durch die konzertierte Aktion vieler Zellen gleichzeitig freigesetzt: Es kommt zu Pulsen von Hormonen im Blut.

Die Wirkung der Hormone in entfernten Organen beruht nicht auf einer direkten Verknüpfung des Herstellungs- und des Zielorgans, sondern erfolgt, weil Zellen im Zielorgan Rezeptoren für das betreffende Hormon haben, mit deren Hilfe die Hormonwirkung vermittelt wird.

Um Wirkung in Zielzellen zu erreichen, reicht es aus, wenn nur die Zellen Rezeptoren für ein Hormon besitzen, für die das Hormon bestimmt ist. Wenn die Rezeptoren auf der Oberfläche der Zielzellen sitzen, leuchtet eine solche spezifische Wirkung unmittelbar ein. Seit einigen Jahren wissen wir aber, dass fast alle Steroidhormon-Rezeptoren sich in der Zelle befinden, und nicht auf der Zelloberfläche. Dadurch wird der Mechanismus, mit dem Spezifität erzielt wird, deutlich komplizierter: Woher „weiß" ein Hormon, in welche Zelle es diffundieren soll und in welche nicht? Selbst für einige wichtige Hormone wie die Sexualhormone Östradiol und Testosteron ist daher die Spezifität der Hormonwirkung noch nicht ausreichend erforscht. Es kommen noch Transportproteine für Steroid-, Vitamin-D- und Schilddrüsenhormone ins Spiel. Dabei kann die Dissoziation einiger Transportprotein/Hormon-Komplexe durch Enzyme (von der Zielzelle (?)) erreicht werden, wie etwa beim Schilddrüsenhormon gezeigt wurde. Das von den Gonaden gebildete und ins Blut ausgeschüttete Östradiol hemmt die Freisetzung des Freisetzungshormons GnRH auch im Gehirn, daher muss vom Hormon bzw. dem Transportprotein plus Hormon auch die Blut-Hirn-Schranke überwunden werden.

3.2.1 Hormonwirkung = endokrin

Der Sachverhalt, dass ein Wirkstoff in einem Organ gebildet und **mit dem Blut** an seinen Wirkungsort in einem anderen Organ transportiert werden muss, wird mit dem Adjektiv **endokrin** beschrieben: Hier Bildung, dann ungerichteter Transport im Blut, schließlich weiter weg Reaktion. Dieser Begriff gab der Hormon-Wissenschaft den Namen Endokrinologie, der Lehre von den Hormonen als der Wissenschaft der **Inneren Sekretion**.

Die **exokrine** Freisetzung, also die **äußere Sekretion** findet statt, wenn Drüsen nicht ins Blut, sondern in den Mund (Speichel), das Darmlumen (z. B. Bauchspeicheldrüse) oder durch die Haut (Schweiß) ausschütten. Auch die Freisetzung von Duftstoffen, Revier-Markierungen oder Pheromonen bei großen und kleinen Tieren erfolgt exokrin.

Wenn ein Botenstoff, ein Mediator, schon auf die benachbarten Zellen wirkt, zum Beispiel innerhalb einer Hormondrüse, aber auch z. B. innerhalb der Darmwand oder eines Lymphknotens oder in der Plazenta, nennt man die Reaktion **parakrin**. Besonders bei Regulatorsubstanzen, die nur eine sehr kurze biologische Halbwertszeit haben und im Blut schnell abgebaut werden, ist die parakrine Wirkung vorherrschend.

Das bedeutet nicht, dass die Hormone im Blut besonders stabil sind. Gerade die hypothalamischen Releasing-Hormone (RH) Cortikotropin-RH, Thyrotropin-RH oder Gonadotropin-RH besitzen auch nur Halbwertszeiten von unter 10 Minuten; wegen der großen Nähe der Freisetzungsorte in der *Eminentia mediana* zur Hypophyse, in der diese Hormone wirken, und wegen des nur 2 bis 3 cm langen Weges bis zu den Zielzellen ist die Hormonlebensdauer aber ausreichend lang, um die Hormonwirkung zu ermöglichen. Hier kommt außerdem ins Spiel, dass die Hormone in Pulsen ausgeschüttet werden, wodurch auch sichergestellt wird, dass ausreichend viele Hormone gleichzeitig die Hypophyse erreichen.

Wirkt ein Botenstoff auf die ihn produzierende Zelle zurück, z. B. bei Tumorzellen, bei aktivierten Lymphozyten oder wiederum in der Grenzschicht der Plazenta zwischen kindlichem und mütterlichem Blut, dann nennt man diese Wirkung **autokrin**.

3.2.2 Neurotransmitter

Von den Hormonen, die über die Blutbahn wirken, können wir die Neurotransmitter abgrenzen, z. B. GABA, Acetylcholin oder Opiate, deren Wirkung sich auf den synaptischen Spalt zwischen zwei Nervenzellen beschränkt. Interessanterweise sind einige Stoffe als Hormone, die endokrin über das Blut auf Entfernung wirken, und als Neurotransmitter aktiv: Dopamin oder Noradrenalin. Auch Hormone wie z. B. Vasopressin oder Neuropeptid Y können im Gehirn als Neurotransmitter wirken.

3.2.3 Zytokine und Lymphokine

Zytokine und Lymphokine sind Botenstoffe und Regulatoren von Zellen des Immunsystems. Immunzellen sind über den gesamten Organismus verteilt und häufig in Bewegung, anders als die Zellen des Hormonsystems, die ortsfest in den definierten Organen sitzen. In der Fernwirkung ähneln die Zytokine und die Lymphokine den Hormonen, und schon seit der Entdeckung des T-Zell-Wachstumsfaktors, heute als Interleukin-2 bezeichnet, wird die Analogie von Zyto- und Interleukinen zu den Hormonen hergestellt. Außerdem wirken Hormone auch auf Zellen des Immunsystems, und letztere haben Rezeptoren für Hormone. Die Trennung des äußerst komplexen Immunsystems und seiner Botenstoffe vom Hormonsystem wird auch deshalb aufrecht erhalten, um die prinzipiellen von den weniger offensichtlichen Mechanismen zu unterscheiden.

3.2.4 Prostaglandine und Tromboxane

Prostaglandine und Tromboxane, die aus Arachidonsäure gebildet werden, sind ebenfalls von den Hormonen zu unterscheiden. Durch die Wirkung der Zyklooxygenasen und weiterer Enzyme entstehen diese kurzlebigen Botenstoffe, deren Abbau im Blut sehr schnell erfolgt und die deshalb nicht die entfernte Wirkung erzielen, wie Hormone es können. Außerdem sind es häufig Zellen des Immunsystems, die Prostaglandine bilden, und diese wurden auch aus praktischen Gründen vom Hormonsystem ausgegliedert.

3.2.5 Pheromone

Ganz besondere Botenstoffe sind die Pheromone, die nicht innerhalb eines Organismus wirken, sondern außerhalb. Sie vermitteln Information zwischen den Individuen einer Art; ein Schmetterlingsweibchen beispielsweise teilt so den Männchen mit, dass es existiert. Die außerordentliche Empfindlichkeit der Pheromon-Rezeptoren bringt dann weit entfernte Männchen dazu, gegen den Pheromon-Gradienten anzufliegen oder auch anzuschwimmen. Pheromon-ähnliche Wirkungsweisen finden wir auch bei Pilzsteroiden, die von männlichen und weiblichen Sprossen ausgeschieden werden und zur Bildung von Fruchtkörpern verhelfen. Auch die Wirkung sogenannter Sex-Peptide von Fliegen, die Fliegen-Männchen mit den Spermien in die Weibchen bringen und von denen die Pheromonfreisetzung der Weibchen unterbunden wird, bis die befruchteten Eier abgelegt sind, ist Pheromon-artig. Einige Pheromon-Rezeptoren gehören zur Familie der heptahelikalen G-Protein-gekoppelten Membranrezeptoren. Die Strukturen fast aller Pheromone sind von denen der Hormone verschieden, obwohl einige Steroid-

Hormone von Pilzen als Pheromone wirken (vergl. Kap. 4.3.8.2).

3.3 Was charakterisiert das Hormonsystem?

Wenn wir das Hormonsystem mit dem Nervensystem und dem Immunsystem vergleichen, erkennen wir, dass sich das Hormonsystem auszeichnet durch:

Einzelne Organe an festgelegten Orten: im Gegensatz zum Immunsystem, bei dem zwar einige Immunorgane wie Milz oder Thymus ebenfalls ortsfest sind, viele Lymphknoten aber bei gleicher Funktion über den gesamten Organismus verteilt sind, so wie im Darm nicht nur ein Peyer'scher Plaque, sondern viele davon vorkommen. Zudem wandern die Zellen des Immunsystems über Lymphe und Blut durch den gesamten Organismus, außer wenn sie durch die Blut-Hirn-Schranke oder Blut-Hoden-Schranke blockiert werden. (Eine solche Wanderung von Zellen des Hormonsystems gibt es nur bei Metastasen-bildenden Tumoren.)

Lösliche Botenstoffe mit Fernwirkung: im Gegensatz zum Nervensystem, bei dem die Information von den Neurotransmittern über kurze Wege in den synaptischen Verbindungen vermittelt wird. Die Nervenzellen selbst mit ihren Axonen stellen die Verknüpfungen zwischen den verschiedenen Organen und Körperregionen her; also weitreichende Zellen, kurze Wege für Botenstoffe (Neurotransmitter) im Nervensystem, dagegen begrenzte Organe und weitwirkende Botenstoffe (Hormone) im Hormonsystem.

Den drei Systemen ist gemeinsam, dass die Aktivität aller Zellen durch Nervenverknüpfungen und durch Botenstoffe gesteuert wird. Dabei wirken Hormone auf Nervenzellen, auf Immunzellen und nicht zuletzt auf Zellen des Hormonsystems, genauso wie Nerven wiederum an Nervenzellen, Hormonzellen oder in Immunorgane reichen, oder so wie die Botenstoffe des Immunsystems auf Nervenzellen und Zellen des Hormonsystems ihre Rezeptoren finden. Die drei Systeme sind also miteinander verknüpft und beeinflussen sich wechselseitig.

Die Freisetzung von Hormonen durch neurosekretorische Zellen macht diese enge Verknüpfung besonders deutlich. Neurosekretorische Zellen finden wir beim Menschen im Hypothalamus. Die Axone dieser Zellen reichen teilweise in die *Eminentia mediana* über dem Hypophysenstiel, teilweise bis in die Neurohypophyse. Stimuliert durch andere Nervenzellen und die von diesen über Synapsen freigesetzte Neurotransmitter, durch mechanische oder sensorische Reize oder durch andere Botenstoffe aus dem Blut oder aus den Ventrikeln schütten die neurosekretorischen Zellen die vorgefertigten Hormone aus. Die Hormone gelangen dann durch Fenster in den Wänden von Blutkapillaren ins Blut. Ein solches Organ mit gefensterten Kapillaren und fehlender Blut-Hirn-Schranke nennt man Neurohämalorgan. Neurohämalorgane sind keine Entwicklung der Säugetiere, vielmehr besitzen auch Invertebraten wie Insekten solche Neurohämalorgane.

Das Hormonsystem ist also eindeutig zu charakterisieren. Wegen der innigen funktionellen Verknüpfung mit dem Nervensystem ist es aber nicht getrennt zu betrachten. In diesem Buch werden wir daher die das Hormonsystem beeinflussenden Teile des Nervensystems immer wieder benennen, aber nicht eigenständig behandeln. Dafür sollten geeignete Werke herangezogen werden.

3.4 Hierarchie im Hormonsystem

Hormonelle Steuerung funktioniert auch in den Organen des Hormonsystems unter der Kontrolle des Gehirns: Dazu werden in den neurosekretorischen Zellen des Hypothalamus Reize integriert und verarbeitet, was zur Hormonausschüttung in die Blutkapillaren der *Eminentia mediana* führt, wobei die

3.4 Hierarchie im Hormonsystem

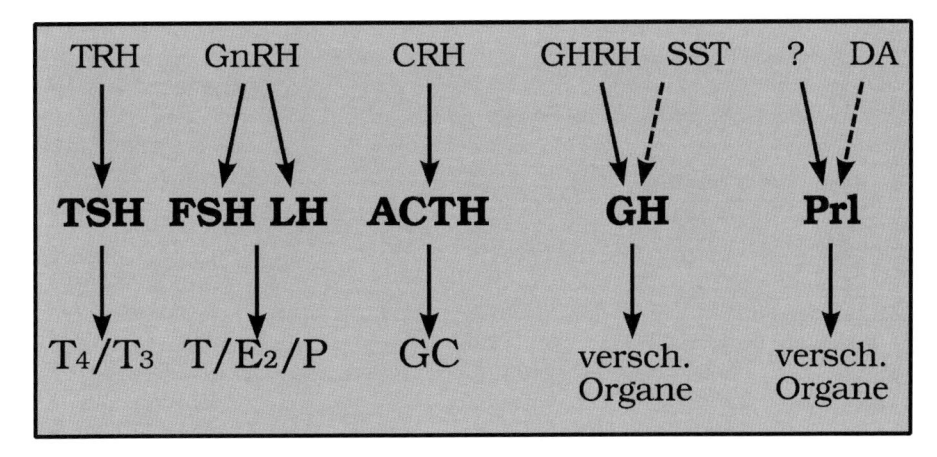

```
TRH     GnRH      CRH    GHRH SST    ?   DA
 ↓      ↓  ↓       ↓      ↓   ⇣      ↓   ⇣
TSH   FSH LH     ACTH     GH          Prl
 ↓      ↓         ↓       ↓           ↓
T4/T3  T/E2/P    GC     versch.    versch.
                        Organe     Organe
```

Abb. 3.1. Hormonsteuerung durch hypothalamisch-hypophysäre Achsen. In der *oberen Reihe* stehen die hypothalamischen Releasing-Hormone, die in der Hypophyse die Freisetzung der „Tropine"(*mittlere Reihe*: Thyrotropin, Gonadotropine, Adrenocorticotropin, Somatotropin, Prolaktin) fördern oder unterbinden (*durchgezogene* oder *unterbrochene Pfeile*), von denen in den jeweiligen Organen die Ausschüttung von Schilddrüsenhormon, Sexualsteroiden oder Glukokortikoiden, Insulin-ähnliche Wachstumsfaktoren und weitere Funktionen reguliert werden. Das *Fragezeichen* steht für ein vermutetes, aber bislang nicht identifiziertes Prolaktin-*releasing* Hormon

Hormone von dort direkt in die Hypophyse gelangen und dort wiederum die Freisetzung weiterer Hormone veranlassen, die dann über das Blut in Schilddrüse, Nebenniere oder Gonaden wirken. Man spricht von den hypothalamisch-hypophysären-thyroidalen, der hypothalamisch-hypophysären-adrenalen oder der hypothalamisch-hypophysären-gonadalen Achsen (HPTA[1], HPAA[2], HPGA[3]; Abb. 3.1).

---

[1] hypothalamisch-hypophysär-thyroidale Achse
[2] hypothalamisch-hypophysär-adrenale Achse
[3] hypothalamisch-hypophysär-gonadale Achse

4

Drei Typen von Hormonen

Gliederung

4.1		**Protein-/Peptid-Hormone des Menschen und der Vertebraten**	**21**
	4.1.1	Translation	22
	4.1.2	Post-translationale Modifizierung – Hormonreifung	23
	4.1.3	Peptidhormone des Hypothalamus und des Gehirns	29
	4.1.4	Hormone der Adenohypophyse	47
	4.1.5	Hormone des Hypophysenzwischenlappens	66
	4.1.6	Hormone der Neurohypophyse: Oxytozin und Vasopressin	67
	4.1.7	Regulatoren des Zucker- und Energiestoffwechsels	72
	4.1.8	Regulatoren der Nahrungsaufnahme	77
	4.1.9	Hormone des Verdauungstraktes	80
	4.1.10	Weitere Neuropeptide im Enterischen Nervensystem	90
	4.1.11	Nichtsteroidale Regulatoren der Reproduktion	92
	4.1.12	Weitere Neuropeptide	98
	4.1.13	Angiotensine und Renin	100
	4.1.14	Atriale Natriuretische Peptide	102
4.2		**Peptidhormone bei Invertebraten**	**105**
	4.2.1	Stoffwechsel-aktive Peptidhormone	105
	4.2.2	Regulation der Herzfrequenz und des Druckes durch Neuropeptide	110
	4.2.3	Kinine	116
	4.2.4	Neuropeptide der Reproduktion	123
	4.2.5	Peptidhormone der Metamorphose und der Häutung	129
	4.2.6	Regulatoren der Nahrungsaufnahme	134
	4.2.7	Neuropeptid-Regulatoren des Juvenilhormon-Stoffwechsels	137
	4.2.8	Peptidhormone der Haut	140
	4.2.9	Weitere NP	141
	4.2.10	Zusammenfassung und Überblick	145
4.3		**Hormone aus dem Mevalonat-Stoffwechsels: Juvenil-Hormone und Steroid-Hormone**	**145**
	4.3.1	Überblick über die Wege zu Juvenilhormonen und Steroiden	147
	4.3.2	Juvenil-Hormone	148
	4.3.3	Steroide	154
	4.3.4	Steroidogene Enzyme	156
	4.3.5	Geschlechtshormone	160
	4.3.6	Kortikoide	163

4 Drei Typen von Hormonen

   4.3.7 Steroide im Gehirn... 165
   4.3.8 Andere Steroidhormone...................................... 165
   4.3.9 1,25-Dihydroxy-Vitamin D_3 (Kalzitriol)........................... 167
 4.4 **Abkömmlinge von Aminosäuren** **170**
   4.4.1 Katecholamine 170
   4.4.2 Thyroxin – das Schilddrüsenhormon 173
   4.4.3 Melatonin.. 175

Protein-/Peptid-Hormone

Zu den Peptid- und Protein-Hormonen zählen wir beim Menschen Hormone, die die Fortpflanzung (Gonadotropine), den Zuckerhaushalt (Insulin) oder den Blutdruck (Angiotensin) regeln[1]. Auch die Regulatoren für Hormon-produzierende Zellen wie Freisetzungshormone für Gonadotropine oder das Wachstumshormon und die Hormone, die den Appetit regeln, wie Leptin und Neuropeptid Y, gehören dazu. Bei den meisten Vertebraten finden wir strukturähnliche Hormone. Einige dieser Hormone wie z. B. Insulin treten nicht nur bei Vertebraten auf, sondern als Insulin-ähnliche Peptide (ILP) oder Bombyxin bei vielen Invertebraten-Ordnungen. Bei Invertebraten finden wir darüberhinaus weitere Hormone mit Ähnlichkeit zu Hormonen, wie sie z. B. bei Säugern vorkommen, allerdings weist ein Insekt wie *D. melanogaster*[2] etwa 40 Protein-Peptid-hormone auf, darunter viele, von denen nur bei Insekten Homologe gefunden wurden.

Diese Hormone werden wie andere Eiweiße produziert: Die RNS[3] wird von dem Gen für das Hormon abgelesen, die RNS wird im Kern zur Boten-mRNS[4] verarbeitet, diese wird aus dem Zellkern ausgeschleust und koppelt im Zytosol an Ribosomen. Nachdem die Eiweißkettensynthese an diesen Ribosomen begonnen hat, bindet der gesamte Komplex mit Hilfe des → Signalpeptids an die Membranen des Endoplasmatischen Retikulums (ER[5]), das Signalpeptid dringt durch die ER-Membran, und das Eiweiß-Molekül wird in das ER hinein translatiert.

Fast alle Protein-/Peptid-Hormone unterliegen im ER und in anderen Zellorganellen weitreichenden Veränderungen, sogenannten post-translationalen Modifikationen, wie dem Abspalten des Signalpeptids, Spaltungen der Eiweiß-Kette durch Prohormon-Konvertasen (PC), dem Abknabbern einzelner Aminosäuren am Carboxy-Ende durch Exopeptidasen, einer Oxidierung des C-terminalen Glycins zu einer Amid-Gruppe und einer Ringbildung im N-terminalen Glutamin-Rest zu Pyro-Glutamat.

Die zugehörigen Enzyme sind charakteristische Bestandteile Hormon-produzierender (= endokriner) Zellen. Die fertigen Hormone werden häufig in der Nähe der Zellwand in inneren Tröpfchen (Granula) gelagert. Wenn von der Zelle ein Signal empfangen wird, das zur Hormonfreisetzung aufruft, fusionieren die Granula mit der Zellmembran und schütten ihren Inhalt aus, also die Hormone.

Einige Hormone wirken sowohl endokrin als auch als Neurotransmitter. Die Trennung ist häufig schwierig, denn z. B. bei den Wirkungen des Noradrenalins ist nicht immer sicher, ob es vom vegetativen Nerven-

---

[1] Peptide und Proteine werden nach ihrer Größe unterschieden: unter 100 Aminosäuren in der Kette spricht man von Peptid, darüber von Protein
[2] Drosophila melanogaster
[3] Ribonukleinsäure
[4] Boten-RNS
[5] Östrogen-Rezeptor

system oder aus dem Nebennierenmark freigesetzt wurde. Diese Schwierigkeit haben wir auch bei Insekten oder Krebsen, die teilweise ihre Hormone in den Kreislauf mit der Hämolymphe freisetzen, bei denen aber für die gleichen Neuropeptide Nervenenden an Zielorganen gefunden wurden. Dies spiegelt den engen Zusammenhalt des neuronalen mit dem endokrinen System wieder. Viele Neurohormone der Insekten und Krebse werden aber wie bei Vertebraten in Neurohämalorganen freigesetzt. Der gemeinsame Ursprung dieser Strukturen betont, dass es sich bei diesen wichtigen endokrinen Strukturen um ein gemeinsames Merkmal der Vielzelligen Tiere (*Metazoa*) handelt.

Terpene: Juvenil-Hormone und Steroid-Hormone

Zu den Steroid-Hormonen zählen so bekannte Hormone wie Östradiol und Testosteron, weibliche oder männliche Geschlechtshormone, die Kortiko- und Mineralokortikosteroide wie Kortisol und Aldosteron, sowie Gestagene wie z. B. das Progesteron. Schon bei Insekten gibt es Steroidhormone wie das Ecdyson, das Häutungshormon. Alle menschlichen Steroidhormone leiten sich vom Cholesterin ab. Ziemlich ähnlich aufgebaut ist auch das Vitamin D_3.

Aus dem Vorläufer Squalen entsteht in einer komplexen biochemischen Umwandlung das Cholesterin. Dieses befindet sich in der Plasmamembran der Zelle. Charakteristisch für die Zellen, in denen Steroide gebildet werden, ist die Bildung des StAR[6]-Proteins, mit dessen Hilfe Cholesterin aus der Plasmamembran in die Mitochondrien verlagert wird, in denen der erste Schritt der Steroid-Bildung stattfindet: die Umwandlung von Cholesterin in Pregnenolon. Vom Pregnenolon werden dann in einer Serie von Umwandlungen alle anderen menschlichen Steroidhormone gebildet. Dazu werden einige Enzyme benötigt. Die An- oder Abwesenheit der verschiedenen Enzyme entscheidet darüber, ob in einer Zelle z. B. Kortisol oder aber z. B. Östradiol gebildet wird.

Fertige Steroid-Hormone werden manchmal in der Zelle gelagert; meistens gelangen sie durch Diffusion fast unverzögert durch die Plasmamembran nach außen. Daher wird die Freisetzung der Steroidhormone vor allem über die Bildung und Aktivität des letzten Enzyms der Herstellungskaskade geregelt.

Die Juvenil-Hormone leiten sich wie Steroidhormone von der Farnesyl-Pyrophosphat-Vorstufe des Cholesterins ab. Sie sind charakteristische Sesquiterpene, die in Insekten in der Larvenentwicklung und -häutung eine wichtige Rolle spielen, aber genauso bei adulten Tieren für die Entwicklung der Gonaden oder die Stellung eines Individuums in staatenbildenden Insekten bedeutsam sind. Bei Krebsen wurde der Farnesinsäure-Methylester, aus dem sich auch das Juvenilhormon der meisten Insekten entwickelt, als Hormon beschrieben, das die Häutung verlangsamt. Juvenilhormone werden über die Hämolymphe der Krebse und Insekten auf den Organismus verteilt.

Aminosäure-Derivate

Die letzte Gruppe von Hormonen leitet sich von Aminosäuren ab. Die Hormone Trijodothyronin und Thyroxin aus der Schilddrüse sind Derivate des Tyrosins. Ebenso entstehen die als Katecholamine bezeichneten Hormone Adrenalin, Noradrenalin und Dopamin aus Tyrosin. Daneben entstehen die Indolamine wie Melatonin und verwandte Substanzen, bespielsweise Serotonin, durch stufenweise Veränderungen der Aminosäure Tryptophan.

4.1 Protein-/Peptid-Hormone des Menschen und der Vertebraten

Wenn Sie wissen, wie ein Protein entsteht, können Sie den nächsten Abschnitt über-

---
[6] *steroid acute regulatory* Protein

springen. Wenn nicht, gibt es eine kurze Einführung in diesen Vorgang, der am Anfang allen Lebens steht. Der Mechanismus, wie aus Erbinformation Struktur entsteht, ist offensichtlich so alt wie das Leben selbst, denn er ist allem Leben auf der Erde gemeinsam.

4.1.1 Translation

Ablesen der Erbinformation

Durch die Reihenfolge der vier Basen Adenin, Cytosin, Guanin und Thymin im Desoxyribonukleinsäuredoppelstrang ist auf den Chromosomen Erbinformation festgelegt. Diese Information wird bei der Aktivierung eines Gens in einen Ribonukleinsäure-Einzelstrang umgeschrieben (Transkription). Bei bakteriellen, viralen und vielen Hefe-Genen wird diese RNS direkt an Ribosomen gekoppelt, mit deren Hilfe einzelne Aminosäuren nach der Sequenzvorschrift der DNS zu einem Eiweiß gereiht werden.

Kodierende und andere Sequenzen

Bei Zellen mit einem Zellkern, den eukaryotischen Zellen, besteht die Information des DNS-Doppelstranges nicht allein aus kodierenden Sequenzen, sondern der überwiegende Teil des Chromosoms enthält Sequenzen, die nie in ein Protein umgesetzt werden. Exone nennen die Forscher die kodierenden Teile, die nicht-kodierenden Introns.

Spleißen

Bevor die transkribierte RNS (die heteronukleäre RNS), die zwischen den Exonen noch Introne enthält, den Zellkern verläßt, werden aus ihr alle Introns entfernt. Dabei kommen enzymatisch aktive RNSs und Proteine zum Zuge. Dieser Vorgang heißt Spleißen, die beteiligten Proteine Spleißfaktoren.

Wir wissen heute, dass viele Gene mal so, mal so gespleißt werden – alternatives Spleißen also; daher sind für die Produktion einer bestimmten Spleißform die zellspezifisch vorhandenen Spleißfaktoren relevant. Von denen kennt man etwa 30 verschiedene, über deren Regulierung noch sehr wenig bekannt ist.

RNS-Kappe

Zusätzlich erhält die eukaryontische RNS noch an ihrem Anfang eine sogenannte → Kappe. Diese verhindert den Abbau der RNS außerhalb des Zellkerns. [S. 312]

Ausschleusen der Boten-RNS

Die gespleißte und verkappte RNS heißt Boten-RNS oder im Englischen *messenger-RNS* (mRNS). Diese wird von Transfer-Eiweißen aus dem Kern geschleust und gelangt in das → Zytosol. [S. 312]

Andocken der Ribosomen

Im Zytosol koppeln die beiden → Ribosomen-Untereinheiten an die Boten-RNS. [S. 311] → Transfer-RNSs bringen die Aminosäuren zu den Ribosomen, die dort dem [S. 312] → Genetischen Code entsprechend angehängt werden. [S. 315]

Beenden der Translation

Ein Stopp-Signal in der Sequenz der RNS bewirkt, dass der Eiweiß-Aufbau beendet wird. Der Komplex aus RNS und Ribosomen zerfällt in die Einzelkomponenten. Sowohl RNS als auch Ribosomen können wiederverwendet werden.

Für Eiweiße, die in Membranen funktionieren müssen oder die von der Zelle nach außen freigesetzt werden, wie es für Proteinhormone genau zutrifft, wird dieser für alle Proteine gültige Translationsweg noch etwas erweitert: Die Membranproteine werden nämlich schon während des Zusammenbaus in eine Membran integriert, und die auszuscheidenden Proteine gelangen nicht in das Zytosol, sondern schon bei der Herstellung werden sie in spezielle Tröpfchen im Zellinneren gebracht. Aus solchen Tröpfchen werden diese auszuscheidenden Proteine später ausgeschüttet.

Bei diesen Tröpfchen handelt es sich um die Vesikel des → ER, in denen der [S. 312]

Aufbau von Membranproteinen und auszuscheidenden Zellprodukten stattfindet. Die Vesikel sind wie die Zelle selbst von einer Doppelmembran umschlossen. Zu den von Doppelmembranen umschlossenen Zellteilen gehören der **Zellkern** mit der Erbinformation bei eukaryontischen Zellen, (Prokaryonten, also Bakterien und Blaualgen, besitzen keine Kernmembran), die **Mitochondrien**, in denen aus dem Abbau von Zuckern Energie gewonnen wird, das **ER** und der **Golgi-Apparat**, in dem Membranproteine mit Zuckerresten bepackt werden. Auch die sogenannten sekretorischen Granula, in denen fertige Hormone gelagert werden, sind von einer Doppelmembran umschlossen. Wir werden sehen, dass einige Proteine der Steroidhormon-Produktion in den Mitochondrien lokalisiert sind, andere im ER und wieder andere nur im Zytosol angetroffen werden. Es besteht eine räumliche Teilung der verschiedenen enzymatischen Funktionen der Hormonbildungskette.

4.1.2 Post-translationale Modifizierung – Hormonreifung

Wir wissen jetzt, dass die Vorstufen der Protein-/Peptid-Hormone an der Membran des ER gebildet und durch die Membran in das ER geschleust werden. Im ER oder nachgelagerten reiferen Vesikeln findet anschließend die Hormon-Reifung statt.

Abspaltung des Signalpeptids

Die ersten 22 bis 30 Aminosäuren eines Vorläufer-Proteins, das an der ER-Membran gebildet wird, nennt man Signalpeptid. Das Enzym Signalpeptidase spaltet nach dem Eintritt der wachsenden Kette in das ER dieses Signalpeptid ab, ein Vorgang, der für alle Membran- und sezernierten Proteine gleich ist.

Proteinfaltungen und Schwefel-Schwefel-Brücken

Da die wachsende Kette als gerader Strang durch die Pore in das ER gelangt, findet die Proteinfaltung auch erst im ER statt. Mit der Faltung erhalten die Proteine ihre richtige dreidimensionale Struktur. Dabei helfen sogenannte Chaperone, wie z. B. Hitzeschock-Proteine.

Die dreidimensionale (3D-) Struktur, die aus der Faltung hervorgeht, enthält vor allem Schrauben Helizes und Faltblätter. Daneben gibt es Bereiche, die nicht erkennbar organisiert sind. Für die 3D-Struktur sind Wasserstoffbrücken, ionische und nichtionische Interaktionen zwischen den Aminosäuren eines Proteins verantwortlich, wobei man immer noch mit allergrößtem Rechen- und Rechner-Aufwand versucht, allein aus der Aminosäuresequenz die korrekte 3D-Faltung vorauszusagen – bislang nur mit mäßigem Erfolg.

Gleichzeitig werden die inneren Schwefel-Schwefel-Brücken gebildet, so genannte Disulfid-Brücken. Diese verbinden zwei Cystein-Aminosäuren innerhalb der Proteinkette. Durch solche Disulfid-Brücken wird die dreidimensionale Struktur festgehalten. Die Glykoproteinhormone wie das Schilddrüsen-stimulierende Hormon (TSH), das Luteinisierende Hormon (LH), das Follikel-stimulierende Hormon (FSH) oder das Schwangerschaftshormon Choriongonadotropin, ebenso wie der Nervenwachstumsfaktor (NGF) und auch bestimmte Hormone von Invertebraten besitzen einen speziellen Cystein-Knoten: Vier Cystein-Aminosäuren mit zwei Disulfid-Brücken und den kurzen Aminosäuresequenzen zwischen den fast benachbarten Cysteinen bilden einen Gürtel, durch den hindurch zwei andere Cysteinaminosäuren eine dritte Disulfid-Brücke ausformen (Abb. 4.12). Veränderungen an diesem Cystein-Knoten machen die Proteine funktionslos: die von den Disulfid-Brücken festgelegte dreidimensionale Struktur ist also für die Wirkung der Hormone unverzichtbar (vergl. Abb. 5.2). Danach versteht es sich von selbst, dass die Cystein-Aminosäuren der Glykoproteinhormone in der Evolution trotz anderer Aminosäurenaustausche unverändert weitergegeben wurden. Es gibt immerhin 12 Cysteine und 6 Disulfid-Brücken. Auch die Abstände zwischen zwei Cysteinen, und damit die Kettenlängen zwischen diesen, sind in der Evolution konstant, woraus man auf ebenfalls konservierte Funktionen schließt.

Eiweißketten-Komplexe

Die nächste Stufe bei der Hormonbildung besteht in der Anlagerung von gleichen oder unterschiedlichen Ketten zu größeren Komplexen. So etwas passiert nicht nur bei Hormonen, sondern bei vielen Proteinen.

Bei den Hormonen sind es wieder die Glykoproteinhormone, die sich aus zwei verschiedenen Eiweißen zusammensetzen. Die erste, α-genannte Kette ist dabei für bestimmte Glykoprotein-Hormone (→ LH, FSH, → TSH) gleich, wenn man von möglichen Unterschieden in der Glykosilierung absieht. Die charakteristische Wirkung wird also von der β-Kette vermittelt. Eine freie β-Kette ist allerdings auch funktionslos. Wir sehen, dass die charakteristischen β-Ketten jeweils die α-Kette benötigen, um die für ihre Funktion richtige räumliche Anordnung zu erhalten.

Vom Oxytozin ist ebenfalls bekannt, dass es während der Hormonreifung in einem Komplex mit anderen Peptiden, den Neurophysinen, existiert. Während die α- und die β-Kette der Glykoproteinhormone von verschiedenen Genen abgelesen werden und es eine RNS für α und eine für β gibt, sind Oxytozin und Neurophysine in einem Gen kodiert und werden von derselben RNS abgeschrieben. Bei der Hormonreifung (siehe weiter unten) wird dann das Vorläufer-Protein gespalten und es entstehen Oxytozin und Neurophysine, die aber weiterhin als Komplex zusammenhängen. In den reifen sekretorischen Vesikeln hängen Oxytozin und Neurophysine allerdings nicht mehr aneinander.

Verzuckerung

Der nächste Schritt der Hormonreifung betrifft ebenfalls vor allem die Glykoproteinhormone. Diese werden an mehreren Asparagin-Resten mit Zuckerresten beladen. Zuerst im Golgi-Apparat werden Mehrfachzuckerreste angehängt, die vor allem aus Mannose bestehen. Diese Mannose-Reste sind ein Sortierungssignal, das den Mannose-beladenen Proteinen bei der Sortierung in die sekretorischen Granula hilft. In Vesikeln, die aus dem Golgi-Apparat stammen, werden die meisten Mannose-Reste wieder entfernt und durch Fukose und am Ende der Zuckerkette durch N-Acetyl-Neuraminsäure (Sialyl-)Gruppen ersetzt, wobei gerade letztere anzeigen, dass es sich um reife Glykoproteine handelt. Die Anheftung von Zuckern und der Austausch der Mannosen ist ein allgemeiner Mechanismus, der bei allen Glykoproteinen in ähnlicher Weise vorkommt.

S. 55
S. 54

Prohormon-Konvertasen

Einführung

Mit diesem Schritt kommen wir zu den speziellen Verfahren bei der Hormonreifung. Kurz zuvor haben wir gesehen, dass von der Proteinkette als erstes das Signalpeptid abgespalten wird. Das Enzym Signalpeptidase ist dafür zuständig und, wann immer dieses Enzym ein Signalpeptid durch die ER-Membran ankommen sieht, wird ein solches zuverlässig und schnell abgespalten, noch bevor die übrige Kette fertig gebildet ist.

Durch die Abspaltung des Signalpeptids ist bei vielen Protein- und Peptidhormonen der Anfang des künftigen Hormons freigelegt.

Dieses Ende nennen wir das amino-terminale Ende (→ N-Terminus): Hier befindet sich die freie Aminogruppe (NH_2) am Kohlenstoffatom-1, der α-Position einer → Aminosäure, die charakteristischer Baustein aller Aminosäuren ist und von dem diese Stoffe den ersten Teil ihres Namens haben. Das andere Ende wird carboxy-terminal genannt nach der Carboxyl-Gruppe (COOH), charakteristisch für sogenannte organische Säuren. Da bei der Eiweiß-Bildung jeweils die endständige Carboxyl-Gruppe

S. 314
S. 316

$$NH_2\text{-}CHR_1\text{-}COOH \quad + \quad NH_2\text{-}CHR_2\text{-}COOH \quad \rightarrow$$
$$NH_2\text{-}CHR_1\text{-}\boxed{CO\text{-}NH}\text{-}CHR_2\text{-}COOH$$

$$NH_2\text{-}CHR_1\text{-}\boxed{CO\text{-}NH}\text{-}CHR_2\text{-}COOH \quad + \quad NH_2\text{-}CHR_3\text{-}COOH \quad \rightarrow$$
$$NH_2\text{-}CHR_1\text{-}\boxed{CO\text{-}NH}\text{-}CHR_2\text{-}\boxed{CO\text{-}NH}\text{-}CHR_3\text{-}COOH$$

Reaktion 4.1. Ausbildung von Peptidbindungen. (R_1, R_2, R_3 stehen für die verschiedenen Aminosäureseitenketten (Tabelle 13.2, S. 316) z. B. R_1 = CH_3 = Methyl; diese Aminosäure heißt Alanin; aus zwei Alaninen (R_1 = R_2 = CH_3) entsteht Alanyl-Alanin und durch Anhängen des dritten Alanins (R_3 = CH_3) Alanyl-Alanyl-Alanin = Ala-Ala-Ala bzw. **AAA**)

mit der Aminogruppe der nächsten Aminosäure unter Abspaltung eines Wassermoleküls zu einer Peptid-Bindung reagiert (die *Boxen* in Reaktion 4.1), mit der die Aminosäuren fest aneinander geknüpft werden, hat jedes Protein nur eine freie α-Amino-Gruppe (N-Terminus) und nur eine terminale Carboxyl-Gruppe (→ C-Terminus).

Der → C-Terminus fast aller Wirbeltierhormone wird aus dem jeweiligen Vorläufer-Protein durch die Wirkung von Enzymen freigelegt, die hinter den Dipeptidmotiven aus Lysin (**K**) und Arginin (**R**) schneiden. Da solche Enzyme die Vorläufer der Hormone, die Prohormone, in wirksame Hormone umwandeln (= konvertieren), wurde für diese Enzyme der Begriff Prohormon-Konvertasen geprägt.

Sequenz und Genetik

PC1. Das Gen für die menschliche PC1 (alternative Namen: Neuroendocrine Konvertase 1: NEC1; Prohormon-Konvertase 3: PC3) liegt auf Chr. 5 im Bereich 5q15-21 und enthält 14 Exone. Der Promotor wird vor allem durch cAMP stimuliert, aber auch durch z. B. CRH. Das spricht für eine koordinierte Aktivierung des Hormons Proopiomelanokortin (POMC) und des das POMC prozessierenden Enzyms PC1.

Das PC1-Protein ist eine Serin-Protease vom Subtilisin/Kexin-Typ[7].

PC2. Das PC2-Gen liegt auf Chr. 20 (20p11.2). Es enthält 12 Exone. Das Protein wird in einer inaktiven Form gebildet und benötigt für die Aktivierung zum aktiven Enzym die Co-Expression des 7b2-Proteins (SGNE1) (Mbikay et al. 2001). Gendefekte in einem der beiden Enzyme führen zu Hypoglykämie, Hyperproinsulinämie und Hypoglucagonämie – Zeichen dafür, dass beide Enzyme an der Bildung von Insulin beteiligt sind. Die pathologischen Effekte sind bei 7b2-Ausfall größer als bei PC2-Defekt.

Wirkung und Physiologie

Prohormon-Konvertasen spalten eine innere Peptidbindung der Eiweißketten. Sie gehören daher zu der großen Gruppe der Endopeptidasen. Es gibt Endopeptidasen, die Peptidbindungen zwischen allen Aminosäuren spalten können, z. B. die Proteinase K. Andere, wie die Enzyme Trypsin oder Chymotrypsin, spalten hinter bestimmten einzelnen Aminosäureresten. Die Prohormon-Konvertasen 1 und 2 (PC1 und PC2) erkennen die Zweier-Kombinationen der basischen Aminosäuren Lysin (**K**)[8] und Arginin (**R**). Die Zweier-Kombinationen sind dann **KK**, **KR**, **RK** und **RR**.

Während PC1 bevorzugt hinter dem Motiv **KR**(= Lysyl-Arginyl)[9] spaltet, erkennt PC2 alle vier Kombinationen. Besonders bei der Spaltung des POMC-Vor-

---

[7] Subtilisin ist ein Enzym von *Bacillus subtilis*, Kexin die Prohormon-Konvertase aus Saccharomyces.

[8] Aminosäuren sind in diesem Buch durch fette Buchstaben gleicher Breite (= Courier-Font) gekennzeichnet.

[9] Die Aminosäure Lysin innerhalb einer Kette wird als Lysyl-, Arginin als Arginyl-Rest bezeichnet.

reifes TRH: **pEHP-NH$_2$**

Präpro-TRH: (menschliches Vorläuferprotein)

```
MPGPWLLLAL ALTLNLTGVP GGRAQPEAAQ QEAVTAAEHP GLDDFLRQVE
RLLFLRENIQ RLQGDQGEHS ASQIFQSDWL S
KR:QHPGKR: EEEEEEGVEEEEEEEGGAVGPH
KR:QHPGRR: EDEASWSVDVTQH
KR:QHPGRR: SPWLAYAVP
KR:QHPGRR: LADPKAQRSWEEEEEEEEREEDLMPE
KR:QHPGKR: ALGGPCGPQGAYGQAGLLLGLLDDLSRSQGAEE
KR:QHPGRR: AAWVREPLEE
```

Abb. 4.1. Thyrotropin-Releasing-Hormon (TRH). Die Sequenz des Präproproteins fängt bei **MPG** in der *obersten Zeile* an und geht in den nachfolgenden Zeilen weiter bis zum Ende der *8. Zeile*. Die Motive **KR** und **RR** sind durch den folgenden *Doppelpunkt* herausgestellt. Der Doppelpunkt zeigt zugleich die Spaltstellen an, an denen PC1 oder PC2 schneiden. Jeder Buchstabe steht für eine Aminosäure (vergl. Tabelle 13.2)

läufers ist dies wichtig. Aus POMC entstehen nämlich, je nachdem ob PC1 oder PC2 auf POMC einwirkt, unterschiedliche Hormone. Neben dem Adrenokortikotropen Hormon (ACTH) entstehen durch alternative PC1/PC2-Spaltung auch β-Lipotropin (β-LPH), γ-LPH, β-Endorphin und drei verschiedene Melanozyten-stimulierende Hormone (MSH). Eine Zelle, die nur PC1 besitzt, kann aus POMC nur ACTH und β-LPH machen, wie z. B. die kortikotropen Zellen der Hirnanhangdrüse, der Hypophyse. Andere Zellen im Gehirn besitzen dagegen PC2. Anstelle von ACTH und β-LPH machen diese Zellen γ-LPH, β-Endorphin und MSH (Abb. 4.8 und 4.7).

Am Beispiel POMC erfahren wir, dass PC1 oder PC2 mehrfach eine Vorläufer-Proteinkette spalten können. Wenn wir z. B. das Neuropeptid TRH aus dem Hypothalamus betrachten, das in der Hypophyse das Schilddrüsen-stimulierende Hormon TSH freisetzt, stellen wir fest, dass beim Menschen das TRH-Peptid **QHP** sechsmal auf dem Prohormon vorkommt, jeweils direkt hinter einem **KR**-Dipeptid und von einem **GKR**- oder **GRR**-Dipeptid beendet wird (Abb. 4.1). PC1 kann also aus dem TRH-Vorläufer sechs Propeptide herausschneiden. TRH ist ein wichtiges Hormon für die Regulation des Energiehaushaltes; durch die Verdopplung des Peptides im gleichen Vorläufer wird sichergestellt, dass durch Punktmutation das Gen nicht ausgeschaltet wird und die Hormonkontrolle verloren geht. Außerdem ist die Herstellung mehrerer Kopien des gleichen Peptides aus demselben Vorläufer ein zell-wirtschaftlicher Aspekt, denn die Zelle muss weniger Energie für die Bildung und das Starten der Translation aufbringen, wenn Ribosomen und RNS nur einmal zusammengebracht werden müssen.

Phylogenese

Die Mechanismen der Hormonbildung haben sich seit den Tagen der ersten Neuropeptide nicht wesentlich verändert: So gehören die Prohormon-Konvertasen zu den ursprünglichen Enzymen der Hormonbildung schon bei Invertebraten.

Mono- und dibasische Sequenzmotive bei Invertebraten und Vertebraten

Betrachtet man die vielen Neuropeptid-Vorläufersequenzen von Vertebraten und Invertebraten, dann fallen die charakteristischen **GKR**-Sequenzen ins Auge. Diese stellen bei weitem die häufigsten Schnittstellen für Prohormonkonvertasen dar. Hier schneidet die PC1. Wesentlich seltener sind die übrigen dibasischen Motive **KK**, **RK** oder **RR**. Außerdem kommen noch (häufig vor allem bei Invertebraten) Sequenzmotive für Furin-ähnliche Peptidasen **RxxxxR** vor, wobei es zwei bis vier x geben kann. Selten sind in den Sequenzen einzelne **K** oder **R**-Aminosäuren vorhanden, an denen ebenfalls geschnitten wird. Bei Säugern schneiden an solchen monobasischen Motiven Trypsin- oder Chymotrypsin-ähnliche Enzyme.

Veenstra (2000) und Southey et al. (2008, 2006) haben zusammengefasst und analysiert, dass an **KR**-Stellen fast immer geschnitten wird, an **RR**-, **KK**- oder **RK**-Stellen wesentlich seltener. Auch die Benutzung von monobasischen Erkennungsstellen ist noch nicht wirklich verstanden, da die Identität und vor allem Spezifität der Enzyme bei den verschiedenen Ordnungen noch lange nicht erschöpfend untersucht worden sind. Häufig findet man, dass monobasische und dibasische Stellen im gleichen Vorläuferprotein benutzt werden. Beim „kurzen" Neuropeptid-F-Vorläuferprotein aus der Mücke Anopheles gambiae (Abb. 4.74) z. B. sind alle fünf möglichen Peptide chemisch aus den gleichen Extrakten identifiziert worden, drei von ihnen besitzen N-terminal eine dibasische, zwei eine monobasische Schnittstelle.

Verkürzen des C-Terminus

Mit der Spaltung des TRH-Vorläufers in 2 oder 6 Peptide ist die Hormonreifung noch nicht beendet. Noch ist das erstellte Peptid in vielen Fällen nicht funktionsfähig. Vergleichen wir z. B. die verschiedenen TRH-Peptide mit dem fertigen TRH, dann sind die Peptide noch zu groß.

Im nächsten Schritt wirken nun Peptidasen auf das Peptid ein, die zuerst die Arginine und Lysine vom C-Terminus entfernen und außerdem alle anderen Aminosäuren außer Glycin (**G**). Vom **QHPGKR**-Peptid bleibt also **QHPG** übrig. Von dem **QHPGRR:EDEASWSVDVTQH** z. B. (Abb. 4.1, vierte Zeile) bleibt ebenso **QHPG** übrig, da alle Aminosäuren von rechts bis zum Glycin abgespalten werden. Nach der Wirkung der terminalen Peptidasen auf die sechs Peptidfragmente erhalten wir also 6 **QHPG**-Peptide aus dem TRH-Vorläufer.

Vom Glycin zum Amid

Die Peptidylglycin-α-amidierende Monoxygenase (PAM) macht aus dem terminalen Glycin nach der Wirkung der Exo- und Endopeptidase eine Amid-Gruppe (Reaktion 4.2). Dazu wird zuerst das α-C-Atom des Glycins oxydiert. Im zweiten Schritt erfolgt dann die Abspaltung von Glyoxal unter Zurückbleiben einer NH_2-Gruppe. Da diese H_2N-Gruppe an einem Kohlenstoff mit einer Kohlenstoff-Sauerstoff-Doppelbindung hängt, bezeichnet man das ganze als Amid. Im Gegensatz zu Amino-Gruppen sind Amid-Gruppen chemisch nicht ganz so leicht anzugreifen. Diese Amidierung des C-terminalen Endes der Peptid-Kette erhöht daher die Überlebenschance des Peptides in der Welt unseres Körpers, in dem viele, viele Enzyme nur darauf warten, ein einsames Peptid abzubauen.

Wir halten also fest, dass in endokrinen Zellen Vorläuferprotein-Sequenzen Pep**GxxKR**, Pep**GxxRR**, Pep**GxxRK** bzw. Pep**GxxKK** zu einem Pep-Amid am Ende eines Proteins bzw. Peptides führen. (Pep steht für Peptid oder einzelne Aminosäuren und **xx** steht für lange oder kurze Peptidstücke und kann sogar ganz wegfallen.)

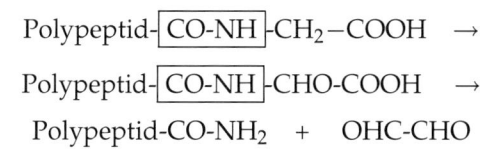

$$\text{Polypeptid-}\boxed{\text{CO-NH}}\text{-CH}_2\text{-COOH} \quad \rightarrow$$

$$\text{Polypeptid-}\boxed{\text{CO-NH}}\text{-CHO-COOH} \quad \rightarrow$$

$$\text{Polypeptid-CO-NH}_2 \quad + \quad \text{OHC-CHO}$$

Reaktion 4.2. Amidierung des C-terminalen Glycins

Zyklisierung des N-terminalen Glutamins

Noch etwas länger wird das Überleben durch den letzten Schritt der Peptidhormon-Bildung: Ein endständiges Glutaminyl (**Q**) am N-Terminus wird in eine ringförmige Pyroglutamyl-Gruppe (**pE**) umgewandelt (Reaktion 4.3).

Bei dem Neuropeptid Gonadotropin-Releasing-Hormon wird dadurch die einzige Aminogruppe im Molekül entfernt. Ein solches Peptid, zumal wenn es kein Lysin enthält – Lysine besitzen auch innerhalb einer Proteinkette freie Aminogruppen –, ist gegen Angriffe von abbauenden Enzymen gut gerüstet. In Anbetracht der Tatsache, dass GnRH nur wenige Zentimeter zurückzulegen hat, um vom Freisetzungsort im Hypothalamus bis in die Hypophyse zu gelangen, ist die Halbwertszeit von GnRH im Blut mit etwa 5 Minuten lang genug, damit das Molekül seinen Rezeptor findet.

Die Veresterung des Ghrelins

Ohne weitere Beispiele bei sezernierten Peptiden ist die Veresterung des Ghrelins mit Oktan-Säure. Das Enzym, das die Oktansäure an die Hydroxy-Gruppe des Serins an der Position 3 des Ghrelins hängt, ist bisher nicht bekannt.

Die übrigen Proteine, an die langkettige Fettsäuren angehängt werden, werden häufig entweder am N-Terminus oder der freien Aminogruppe von Lysyl-Resten zu Säureamiden umgewandelt. Die reversible Anhängung einer Palmitin-Säure-Gruppe an Cystein von Guanosin-Nukleotid-bindenden Proteinen (G-Proteine) unter Ausbildung einer Thioester-Bildung weist auf einen weiteren Mechanismus hin. Dabei werden die acylierten G-Protein-Komplexe membranständig und sind so leichter Ziel von z. B. Hormon-Rezeptor-Wechselwirkungen (vergl. auch Kap. 5.2.1). Die Gen-Aktivierung durch Acetylierung von Histonen (Anhängen von Essigsäure-Resten) gehört auch zu diesen Mechanismen. Auch die β-Endorphine und das α-Melanokortin sind N-terminal acetyliert.

Neben der Oktansäure wurden auch Dekansäure und deren ungesättigte Variante

N-Terminales Glutamin (Q) — *Glutaminyl-Cyclase* $-NH_3$ → **N-Terminales Pyro-Glutamat (pE)**

Reaktion 4.3. Zyklisierung des N-terminalen Glutamin

Tabelle 4.1. Die hypothalamischen Releasing-Hormone (RH)

Name	Abk.	Sequenz
Kortikotropin-RH	**CRH**	SEEPPISLDL TFHLLREVLE MARAEQLAQQ AHSNRKLMEI I–NH$_2$
Thyrotropin-RH	**TRH**	pEHP–NH$_2$
Gonadotropin-RH	**GnRH**	pEHWSY GLRPG–NH$_2$
Wachstumshormon-RH	**GHRH**	YADAIFTNSY RKVLGQLSAR KLLQDIMSRQ QGESNQERGA RARL-NH$_2$

Deken-Säure als Reste an Ghrelin gefunden. Es kann vermutet werden, dass die weitere Verlängerung über 10 Kohlenstoff-Atome hinaus zu starken, nicht-spezifischen Wechselwirkungen von Ghrelin mit irgendwelchen Membranen führt, so dass ein Molekül mit sehr langer Seitenkette seine Rezeptoren nie fände, weil es schon vorher irgendwoanders kleben bliebe.

4.1.3 Peptidhormone des Hypothalamus und des Gehirns

4.1.3.1 Hypothalamische Releasing-Hormone

GnRH, TRH, CRH, GHRH (Tabelle 4.1): Vier Neuropeptide des Hypothalamus fördern die Freisetzung von Hormonen in der Hypophyse: GnRH setzt die Gonadotropine LH und FSH frei, TRH führt zur Thyrotropin (Schilddrüsen-stimulierendes Hormon, TSH)-Ausschüttung, CRH bewirkt Kortikotropin (ACTH)-Freisetzung und GHRH bewirkt, dass das Wachstumshormon (GH, alte Bezeichnung: Somatotropin) freigesetzt wird. Diese vier Neuropeptide werden in Nervenzellen des Hypothalamus gebildet (vergl. Kap. 7.2.1). Diese Nervenzellen haben Axone, die in die *„Eminentia mediana"* reichen. Nach Stimulation der Neuronen setzen diese die Neurohormone in unmittelbarer Nähe von → gefensterten Blutgefäßen frei. Die Hormone gelangen in diese Blutgefäße und von dort direkt in die Hypophyse, die Hirnanhangdrüse.

Solche gefensterten Übergänge von Hirnzellen und Blutgefäßen nennt man auch → Neurohämalorgan. Während sonst die Adern im Gehirn mit einer dichten Schicht, der Blut-Hirn-Schranke, überzogen sind, ist in den Neurohämalorganen ein direkter Übergang von Hormonen in das und aus dem Blut möglich.

Von der *Eminentia mediana* aus gelangen die Neuropeptide über ein sogenanntes Pfortadersystem (auch Portalsystem genannt) direkt in die Hypophyse. Der Weg beträgt beim Menschen nicht mehr als 2 cm. Solange sind die Hormone stabil. In der Hypophyse gibt es wieder Blutkapillaren mit Fenstern zu den Drüsenzellen. Die Neuropeptide können so an ihre Rezeptoren auf der Oberfläche der Drüsenzellen gelangen.

TRH

Einführung. TRH war das erste hypothalamische Neuropeptid, dessen Struktur 1969 aufgeklärt wurde (Boler et al. 1969; Burgus et al. 1969). Etwa 500 Tonnen Schafhirn waren aufzuarbeiten, bis die Struktur des pyrGlu-His-Pro-NH$_2$ bekannt war. Von „stinknormalen" Peptiden unterscheidet sich TRH durch drei Eigenschaften:
1. Es ist sehr klein, nur ein Tripeptid.
2. Es enthält ein amidiertes Prolin am C-Terminus.
3. Es enthält die Pyro-Glutamat-Gruppe am N-Terminus.

Da kein anderes Neuropeptid bis dahin bekannt gewesen war, wurde hier buchstäblich die Stecknadel im Heuhaufen gesucht.

Steckbrief 1: Thyrotropin-Releasing Hormon

Gen	Chromosom: 3; Genort: 3q13.3-q21; 3 Exone
Sequenz	pEHP-NH$_2$
Bildung und Ziel	TRH wird vor allem im *PVN* gebildet und wirkt über die *Eminentia mediana* auf die thyreotrophen und laktotrophen Zellen der Hypophyse. Als Neurotransmitter ist TRH in vielen Neuronen aktiv.
Funktion	Releasinghormon für das Thyrotropin und Prolaktin; wichtig für den Stoffwechsel; steuert die Schilddrüsenfunktion; auch als Neurotransmitter aktiv.
Rezeptor	GPC-Heptahelikaler Membranrezeptor

30   4 Drei Typen von Hormonen

Die Probleme der Protagonisten Schally und Guillemin, auch die zwischen den beiden, die beim Wettrennen um das erste Neuropeptid-Hormon aufkamen, kann man bei Crapo (1986) nachlesen.

Biochemie und Genetik. Auf Chromosom 3 liegt bei Menschen in der Region 3q13.3-q21 das eine Gen für den TRH-Vorläufer, das in drei Exone unterteilt ist. Im davon abgelesenen und gespleißten TRH-Precursor ist die Peptidsequenz QHPG und die Erkennungssequenz für die PC1 (**KR**) mehrfach vorhanden (Abb. 4.1). Durch die PC1 werden mehrere Vorläuferpeptide für TRH freigesetzt, die dann zur reifen pEHP-NH$_2$ weiterverarbeitet werden. Beim Menschen gibt es sechs TRH-Kopien, bei der Ratte fünf, bei Fröschen sieben TRH-Kopien.

Physiologie. TRH spielt als Regulator der Schilddrüsen-Hormone eine wichtige Rolle im Energiestoffwechsel. In „primitiven" Wirbeltieren ist TRH nur (!) ein Neurotransmitter, da diese Tiere kein TSH bilden. Die Neurotransmitter-Funktion ist auch bei Säugern noch erhalten, unabhängig von der hypothalamisch-hypophysär-thyroiden Achse.

Pro-TRH wird außer im Hypothalamus in vielen Hirn-Regionen gebildet: im retikulären Nucleus des Thalamus, in der Großhirn-Rinde, in den Pyramidenzellen des Hippocampus, in den externen „plexiformen" Schichten des Riechkolbens, im *sexuell bimorphen Nucleus*[10] der präoptischen Region, in den → *Nuclei supraoptici*, in der *Substantia nigra*, außerdem in der → Zirbeldrüse und dem Rückenmark. Außerhalb von Hirn und ZNS tritt TRH im Säugerpankreas und im normalen Schilddrüsengewebe auf. Bei Fröschen beispielsweise findet man TRH in der Haut.

TRH steuert beim Menschen einen täglichen TSH-Rhythmus, bei dem um Mitternacht die maximale und am späten Nachmittag die minimale Freisetzung erreicht wird. Dazu kommen → ultradiane TSH-Spitzen im Abstand von 2 bis 4 Stunden (vergl. auch Kap. 9). Der → *N. suprachiasmaticus* und weitere zerebrale Schrittmacher sind für diese Zyklen verantwortlich (Kap. 9). Außerdem steuern das limbische System, die Zirbeldrüse und ZNS-Regionen, die bei der Stress-Antwort eine Rolle spielen (Kap. 8.2.1), die rhythmische TRH/TSH-Freisetzung.

S. 267
S. 198

Katecholamine spielen eine wichtige Rolle bei der Steuerung der hypothalamischen TRH-Neuronen: α_1-adrenerge Neuronen aus dem Hirnstamm bewirken Aktivierung der hypothalamischen TRH-Neuronen. Noradrenalin stimuliert *in vitro* die TRH-Sekretion. Dopamin hemmt TSH-Freisetzung. Gabe von α-Methyl-p-Tyrosin, einem Tyrosin-Hydroxylase-Inhibitor, verringert die durch Kälte hervorgerufene TSH-Freisetzung.

Endogene Opiate sowie Somatostatin hemmen die TRH-Freisetzung, letzteres auch die TSH-Freisetzung.

Glukokortikoide verringern direkt die TRH-mRNS-Synthese und, mittels Somatostatin, auch indirekt. Das synthetische Glukokortikoid Dexamethason war allerdings imstande, im Versuch mit Zelllinien die Bildung von TRH-mRNS zu stimulieren. *In vivo* werden die direkten, stimulierenden Glukokortikoid-Einflüsse durch die hemmenden neuronalen Einflüsse z. B. aus dem Hippocampus unterdrückt.

Als Neurotransmitter spielt TRH bei der Thermoregulation und bei der Verstärkung noradrenerger und dopaminerger Effekte eine wichtige Rolle. Indem TRH die präoptische Region des Hypothalamus stimuliert, beeinflusst es die Steuerung der Körpertemperatur direkt. Indirekt erhöht TRH die Körpertemperatur durch Aktivierung der Schilddrüse und die dadurch bewirkte Steigerung der Stoffwechselaktivität, indem es die Aktivität der *Sympathischen Nerven* in Hirnstamm und Rückenmark steigert.

S. 198
S. 204

---

[10] Um die Kontrolle des Hypothalamus auf das endokrine System auch optisch herauszustellen, sind die Bezeichnungen für hypothalamische Areale und Kerne in kursiver, serifenfreier Schrift dargestellt (vergl. auch Kap. 7.2.1, S. 198).

Phylogenese. TRH ist ein charakteristisches Hormon der Vertebraten. In Kieferlosen (Agnatha: Schleimaale und Neunaugen) wurde zwar immunzytologisch TRH-Posivität beobachtet. In Lanzettfischchen und in Echinodermata wurde ein verwandtes Protein gefunden, allerdings mit p**ESP**-Amid bei Lanzettfischen und mit p**EWP**-Amid und p**EYP** im gleichen Vorläuferprotein bei Echinodermata, wobei auch bei diesen Tieren jeweils mehrere Kopien des Gens vorhanden sind. Fische, Frösche, Vögel und Säugetiere besitzen alle ein ähnliches Gen mit mehreren Kopien des gleichen Vorläuferpeptides QHPG, das im Gehirn exprimiert wird. Die Umwandlung des Proteins in das aktive p**EHP**-NH$_2$ ist allen Vertebraten gemeinsam. Bei *Xenopus laevis* wurde noch ein weiteres Gen gefunden, das auch sieben Kopien des Peptid-Precursors enthält, aber in der Promotor-Region deutliche Unterschiede aufweist. Dieses Gen wird vor allem in der Haut der Frösche exprimiert. Da auch wenigstens einer der TRH-Rezeptoren in der Froschhaut exprimiert wird, vermutet man, dass die Farbadaption der Frösche durch TRH gesteuert wird.

CRH

Einführung. Die adäquate Antwort auf Stress hängt bei Säugern von einer funktionsfähigen hypothalamisch-hypophysär-adrenalen Achse (HPA) ab. Zu diesen Achsen gehören das CRH, seine Rezeptoren auf kortikotrophen Hypophysen-Zellen, das ACTH als deren Produkt und dessen Rezeptoren sowie die Kortisol-Bildung in der Nebenniere. Wie wichtig das CRH dabei ist, zeigte sich in Untersuchungen bei Kindern mit ACTH-Mangel, der zu Kortisol-Mangelerscheinungen führt. Hier war eine Mutation im CRH-Gen für diese lebensbedrohliche Krankheit verantwortlich.

Biochemie und Genetik. Das Hormon entsteht in klassischer Weise aus einem Präprohormon, das wie die anderen Neuropeptidhormone prozessiert wird. Der amidierte C-Terminus ist notwendig für die CRH-Rezeptor-Bindung, der N-Terminus nicht, daher sind auch CRH-9-41-Peptide biologisch aktiv, allerdings mit eingeschränkter Wirkung. Die Oxidation des Methionins (Position 38) hebt die biologische Aktivität von CRH völlig auf, ein möglicher Mechanismus, um *in vivo* CRH zu inaktivieren.

Das CRH-Gen wurde beim Menschen auf Chromosom 8 (8q13) gefunden (Kellogg et al. 1989).

Physiologie. CRH ist der primäre hormonelle Regulator der Stress-Antwort im menschlichen Körper. Der Nachweis von CRH und CRH-Rezeptoren in Hirnregionen außerhalb des Hypothalamus, wie z. B. Teilen des limbischen Systems, im zentralen, anregenden, sympathischen System des Hirnstamms und im Rückenmark deuten diese Rolle an. Wenn CRH ins Hirn injiziert wird, wird eine koordinierte Serie von physiologischen und Verhaltens-Reaktionen in Gang gesetzt, die

- die Aktivierung der hypothalamisch-hypophysär-adrenalen-Achse und
- das System des *N. sympathicus* einschließen,
- ebenso wie verstärkte Aufmerksamkeit,
- Unterdrückung von Nahrungsaufnahme und Sexualverhalten,
- hypothalamischen Hypogonadismus und
- Änderungen in der „Motor-Aktivität".

Diese Vorgänge charakterisieren ein übliches Verhalten unter Stress.

Andere Faktoren sind neben CRH wichtige funktionelle Regulatoren der kortikotrophen Zellen der Hypophyse: Es gibt eine gegenseitige positive Wechselwirkung zwischen der CRH- und der Vasopressin- (AVP-) Freisetzung in der hypothalamisch-hypophysären Einheit: AVP stimuliert CRH-Sekretion, während CRH die AVP-Freisetzung (*in vitro*) anregt. In Situationen ohne Stress werden beide in das hypophysäre Portalsystem in zu etwa 80% übereinstimmenden Pulsen freigesetzt. Im Verlauf von Stress steigt die Pulsamplitude, und wenn die magnozellulären AVP-Neuronen beteiligt sind, beobachtet man fortgesetzte Erhöhungen der AVP-Konzentration im Plasma.

> ### Steckbrief 2: **Kortikotropin-Releasing Hormon**
>
> | | |
> |---|---|
> | Gen | Chromosom: 8; Genort: 8q13; 2 Exone |
> | Sequenz | `SEEPPISLDL TFHLLREVLE MARAEQLAQQ AHSNRKLMEI I-NH`$_2$ |
> | Bildung und Ziel | CRH wird vor allem im *PVN* gebildet und wirkt über die *Eminentia mediana* auf die kortikotrophen Zellen der Hypophyse. Außerdem wird CRH von Plazentazellen produziert. |
> | Funktion | Releasinghormon für das ACTH; zentraler Regulator für die neuroendokrine Reaktion und das Verhalten unter Stress; in der Schwangerschaft möglicher Indikator für eine Frühgeburt |
> | Rezeptor | Zwei GPcR-heptahelikale Membranrezeptoren CRHR1 und CRHR2 mit alternativen Spleißprodukten |

Sowohl CRH als auch AVP werden nach Stimulation durch Katecholamine (Dopamin, Noradrenalin und Adrenalin) freigesetzt. Die AVP-/CRH-Neuronen als der eine Teil des zentralen Stresssystems und der *Locus coeruleus* und noradrenerge Neuronen auf der anderen Seite sind eng miteinander verdrahtet und werden parallel von den gleichen Faktoren geregelt. Dabei gibt es ultrakurze Rückkopplungen durch CRH auf CRH-Neuronen und durch Noradrenalin auf noradrenerge Neuronen.[11]

Sowohl CRH- als auch noradrenerge Neuronen werden durch Serotonin (5-HT) und Acetylcholin stimuliert und durch Kortikosteroide und den Neurotransmitter γ-Aminobuttersäure (GABA) über deren Rezeptoren inhibiert. Auch die Produkte der CRH-Wirkung auf die Hypophyse, die von POMC abgeleiteten Peptide ACTH, α-MSH, β-Endorphin und andere Opiate wie Dynorphin, hemmen in Feedback-Regulation CRH und noradrenerge Neuronen. Eine intrazerebrale Injektion von Noradrenalin erhöht die CRH-, AVP- und ACTH-Ausschüttung im ZNS, beeinflusst aber nicht die hypophysäre ACTH-Freisetzung. Katecholamine wirken also hauptsächlich auf Hirnbereiche, die der Hypophysenfunktion vorgeschaltet sind und verstärken die AVP- und CRH-Freisetzung.

AVP- und CRH-Neuronen schütten zudem das Produkt des Dynorphin-Gens aus, zusamen mit AVP und CRH. Dieses ist wie β-Endorphin ein starkes endogenes Opiat und unterdrückt die AVP- und CRH-Wirkung auf die Zielzellen.

CRH-Bindeprotein. Neben dem Rezeptor für CRH wird CRH noch von einem CRH-Bindeprotein mit hoher Affinität gebunden. Die Bindung von CRH an CRH-BP verhindert die Aktivierung des CRH-Rezeptors durch CRH. Das Bindeprotein ist nicht verwandt mit dem Rezeptor. Es findet sich im zentralen Nervensystem, in Plazenta und Amnionflüssigkeit und im menschlichen Plasma. Bei Mäusen und Rindern dagegen wird CRH-BP nicht im Plasma angetroffen. Die Expression von CRH-BP im Gehirn moduliert die Reaktion auf Stress (Seasholtz et al. 2002). Bei Mäusen führt die Deletion des CRH-BP-Gens dazu, dass die Tiere deutlich ängstlicher reagieren als vergleichbare, CRH-BP-besitzende Tiere. Die HPA-Achse war nicht von der Deletion des CRH-BP-Gens betroffen, unter anderem deshalb, weil Mäuse im Blut und in der Nebenniere kein CRH-BP aufweisen (Karolyi et al. 1999).

Phylogenese. Vertebraten besitzen drei weitere, dem CRH verwandte Gene, die alle für die Stressantwort relevant sind: CRH/CRF, Urocortin/Urotensin I, Stresscopin (SCP)/Urotensin III und Stresscopin-*related* Peptid (SRP)/Urotensin II. Zwischen Säugern und Fischen bestehen zwischen mehr als 96% Sequenzhomologie für

---
[11] Strakis u. Chrousos (1997)

CRH/CRF und mehr als 55% für SCP. Von den gleichen Vorläufer-Genen abgeleitete Peptide wurden auch bei Insekten gefunden und lassen vermuten, dass Flieh-oder-Kämpfe-Antworten und der Umgang mit Stress schon früh in der Chordata-Entwicklung vorhanden war und dass schon dort die beiden CRH-Rezeptoren die Reaktionen vermittelten.

Das menschliche Urocortin (40 Aminosäuren, kodiert auf Chromosom 2) bindet eher an CRH-Rezeptor 2 als an CRH-R1, und hemmt eher den Appetit, als dass es Stress-Symptome vermittelt. Auch Stresscopin (40 Aminosäuren) und Stresscopin-*related* Peptid (Gen auf Chromosom 3 (3q21.3); 43 Aminosäuren) zeigten ähnliche Reaktionen. Daher wird vermutet, dass CRH für die schnelle Antwort auf Stress mit der Induktion der Kortisolbildung und -Freisetzung verantwortlich ist, während die Bewältigung der Stoffwechsel-Änderungen von CRH, aber auch von Urocortin, Stresscopin oder SCP abhängt.

Auch das CRH-Bindeprotein ist homolog zwischen Vertebraten und Insekten (Huising u. Flik 2005), was von den Autoren als Anhaltspunkt dafür gewertet wird, dass CRH schon bei den gemeinsamen Vorfahren von Insekten und Vertebraten vorhanden war.

GnRH

Einführung. GnRH-I ist der Mediator der Säuger-Reproduktion. Die Sequenz ist fast allen Säugern gemeinsam (mit Ausnahme der Meerschweine). Aber auch bei anderen Vertebraten findet sich das Säuger-GnRH-I: bei bestimmten Fischen (z. B. Aalen) und bei Fröschen. In Vertebraten ist ein zweites GnRH bekannt, benannt nach dem Huhn, in dem es zuerst identifiziert wurde, *chicken*-II. Bei Fischen kennt man das GnRH-I als Brassen-GnRH (sbGnRH), GnRH-2 als chII-GnRH und ein GnRH-III, benannt nach dem Lachs: smGnRH. Während GnRH-III vor allem im Vorderhirn angetroffen wird, findet man die anderen beiden GnRH im Zwischenhirn; GnRH-I ist das Hormon des Hypothalamus.

Biochemie und Genetik. Aus dem Vorläuferprotein wird das Dekapeptid GnRH durch Wirkungen der

1. Signalpeptidase
2. Prohormon-Konvertase PC1
3. Exopeptidase E
4. Peptidylglycyl-α-amidierenden-Monoxygenase (PAM)
5. Glutaminyl-Cyclase

gebildet. Fast beliebig viele Struktur-Analoga des Moleküls halfen, die Struktur-Funktions-Wechselwirkungen zu erforschen:

- Der N- und der C-Terminus tragen beide zur Bindung an den Rezeptor bei.
- Die Aminosäuren (AS) 1–4 sind notwendig für LH- und FSH-Freisetzung.
- Die Seitenketten von His^2—Tyr^5—Arg^8 sind notwendig für volle biologische Aktivität.

Steckbrief 3: **Gonadotropin-Releasing Hormon**

Gen	Chromosom: 8 ; Genort: 8p21-p11.2; 4 Exone
Sequenz	GnRH1: p**EHWSY GLRPG**-NH$_2$
	GnRH2: p**EHWSH GWYPG**-NH$_2$
Bildung und Ziel	GnRH wird in verschiedenen Bereichen des Hypothalamus gebildet und wirkt über die *Eminentia mediana* auf die gonadotrophen Zellen der Hypophyse. Außerdem wird GnRH von Trophoblastenzellen der Plazenta produziert, in geringem Maße auch von T-Lymphozyten.
Funktion	Releasinghormon für LH und FSH; zentraler Regulator für die Reproduktion; in der Schwangerschaft Stimulator des Choriongonadotropins
Rezeptor	Zwei GPC-heptahelikale Membranrezeptoren CRHR1 und CRHR2 mit alternativen Spleißprodukten

- Substitution von Arg^8 erniedrigt LH und FSH Sekretion.
- Austausch von Gly^6 gegen Leu^6 beeinflusst die Fähigkeit, LH zu sezernieren, wesentlich stärker als die, FSH freizusetzen.[12]
- Die Sekundärstruktur aller GnRH-Peptide ist hoch konserviert, der *β-Turn*, der durch AS 5–8 bewirkt wird, schafft eine Haarnadel-Schleife, die für die Bindung an den Rezeptor notwendig ist.

Tabelle 4.2. Sequenzen der bekannten GnRH-Varianten mit Säuger-GnRH als Referenz

Art	Abk.	Sequenz	Referenzen: siehe Guilgur et al. (2006)
Mammalia	(mGnRH)	p**EHWSYGLRPG**-NH$_2$	
1 Säuger	(mGnRH)	p**EHWSYGLRPG**-NH$_2$	Matsuo et al. (1971)
2 Huhn I	(chGnRH-I)	p - - - - - - - **Q** - - -NH$_2$	Miyamoto et al. (1982)
3 Frösche	(frGnRH)	p - - - - - - - **W** - - -NH$_2$	Yoo et al. (2000)
4 Sparidae (Meerbrassen)	(sbGnRH)	p - - - - - - - **S** - - -NH$_2$	Powell et al. (1994)
5 Lachs	(smGnRH)	p - - - - - - **WL** - - -NH$_2$	Sherwood et al. (1983)
6 Coregonus (Renken, Maränen)	(whGnRH)	p - - - - - - **MN** - - -NH$_2$	Adams et al. (2002)
7 Cavia porcellus (Meerschweinchen)	(gpGnRH)	p - **Y** - - - - **V** - - -NH$_2$	Jiménez-Liñán et al. (1997)
8 Medaka	(mdGnRH)	p - - - - **F** - - **S** - - -NH$_2$	Okubo et al. (2000)
9 Huhn II	(chGnRH-II)	p - - - - **H** - **WY** - - -NH$_2$	Miyamoto et al. (1984)
10 Anarhichadidae (Seewolf)	(cfGnRH)	p - - - - **H** - - **N** - - -NH$_2$	Ngamvongchon et al. (1992)
11 Clupeidae (Heringe)	(hgGnRH)	p - - - - **H** - - **S** - - -NH$_2$	Carolsfeld et al. (1993)
12 Squalidae (Dornhaie)	(dfGnRH)	p - - - - **H** - **WL** - - -NH$_2$	Lovejoy et al. (1993)
13 Lamprey I	(lGnRH-I)	p - - - - **HDWK** - - -NH$_2$	Sherwood et al. (1993)
14 Lamprey II	(lGnRH-II)	p - - - - **H** - **WF** - - -NH$_2$	Sherwood et al. (1993)
15 Lamprey III	(lGnRH-III)	p - - **Y** - **LEWK** - - -NH$_2$	Sower et al. (1993)
16 Tunicata I	(tGnRH-I)	p - - - - **DYFK** - - -NH$_2$	Powell et al. (1996)
17 Tunicata II		p - - - - **LCHA** - - -NH$_2$	Powell et al. (1996)
18 Tunicata III		p - - - - - **EFM** - - -NH$_2$	Adams et al. (2003)
19 Tunicata IV		p - - - - **NQ** - **T** - - -NH$_2$	Adams et al. (2003)
20 Tunicata V		p - - - - - **EYM** - - -NH$_2$	Adams et al. (2003)
21 Tunicata VI		p - - - - **K** - - **Y** - - -NH$_2$	Adams et al. (2003)
22 Tunicata VII		p - - - - - **A** - **S** - - -NH$_2$	Adams et al. (2003)

---

[12] Genazzani et al. (1996)

	Art	Abk.	Sequenz	Referenzen
	Mammalia	(mGnRH)	p**EHWSYGLRPG**-NH$_2$	
23	Tunicata VIII		p----**LA**-**S**---NH$_2$	Adams et al. (2003)
24	Tunicata IX		p----**NK**-**A**---NH$_2$	Adams et al. (2003)
25	Tunicata X		p----**NWWI**--**APGYNG**-NH$_2$	NP_001034971
26	Octopus (Tintenfisch)		p**ENY**-**F**-**N**-**WH**---NH$_2$	Iwakoshi et al. (2002)
27	Aplysia		p**ENY**-**F**-**N**-**WYA**--NH$_2$	Zhang et al. (2008a)

Die Tunikaten-GnRH sind aus *Ciona productum* (I/II), *C. intestinalis* oder *C. savignyi* III-IX

Physiologie. Die Sekretion von GnRH aus dem Hypothalamus ist in allen untersuchten Säugerarten notwendig für die Reproduktion. Die Regulation ist abhängig von zahlreichen Stellgrößen, Hormonen, Neurotransmittern und Verschaltungen (vergl. → Kap. 8.3).

Von entscheidender Bedeutung für die Wirkung von GnRH ist die stoßweise Ausschüttung von GnRH. Ohne diese regelmäßige und vor allem erst beim Erwachsenen richtig eingestellte pulsatile GnRH-Freisetzung werden LH und FSH nicht nur nicht freigesetzt, ihre Freisetzung wird durch kontinuierlich hohe GnRH-Konzentrationen im Blut unterdrückt (vergl. → Kap. 8.3). Dies ist ein Mechanismus, mit dem Geburtenkontrolle ausgeübt werden kann.

In der Embryonalentwicklung wandern aus der Riechanlage GnRH-positive Neuronen in den Hypothalamus. Ist die Wanderung gestört, kommt es wegen des Fehlens von GnRH-Neuronen zur Unfruchtbarkeit und häufig zu Riechstörungen (→ Kallmann-Syndrom).

Die Physiologie des GnRH-II ist bislang nur sehr spärlich erforscht. Aus der 500 Millionen Jahre dauernden Konservierung der GnRH-II-Sequenz schließt man auf eine wichtige Funktion. Die Anwesenheit von GnRH-II-Rezeptoren im Gehirn und in reproduktiven Organen bei allen untersuchten Tierarten gibt zur Vermutung Anlass, dass GnRH-II das reproduktive Verhalten beeinflusst. Beim Menschen ist der GnRH-II-Rezeptor aufgrund einer Leseraster-Verschiebung afunktionell: hier bindet GnrH-II an den GnRH-I-Rezeptor; allerdings koppeln bei dieser Aktivierung die Rezeptoren an andere G-Proteine als bei der Aktivierung durch GnRH-I.

Vom GnRH-III weiß man, dass es anders als die beiden anderen GnRHs nicht im Zwischenhirn bzw. im Hypothalamus, sondern im Vorderhirn exprimiert wird. Dabei finden sich bei Fischen die Zellkerne vor allem in der Nähe des *Nervus terminalis* (0. Hirnnerv), in der Nähe des Riechkolbens, und die Axone reichen bis in die Retina. Man vermutet, dass durch GnRH-III unter anderem die Mustererkennung bei paarungsbereiten Fischen gesteuert wird. Dabei ist interessant festzustellen, dass auch die GnRH-I-Neuronen aus der gleichen Hirnregionen stammen. Diese wandern aber in den Hypothalamus, während GnRH-III-Neuronen im Vorderhirn bleiben. Bei anderen Vertebraten ist ein GnRH-III-verwandtes Peptid nicht bekannt, selbst wenn bei Neunaugen ein drittes GnRH gefunden wird. Dieses ist ab er nicht mit dem smGnRH der Fische nahe verwandt.

Phylogenese. Während man lange annahm, dass Gonadotropin-releasing-Hormone charakteristische Peptide von Vertebraten sind, ist diese Annahme heute widerlegt. Bei kieferlosen Neunaugen (Lampetra), die noch vor den Knorpel- und Knochenfischen entstanden sind, wurden drei GnRH-Peptide gefunden; bei dem Mollusken *Aplysia californica* und bei *Octopus vulgaris* wurden jeweils ein GnRH-ähnliches Peptid mit einer Kettenlänge von 12 Aminosäuren sequenziert, der Einschub der zwei gleichen

Aminosäuren ist jeweils an der gleichen Stelle. Bei der Seescheide *Ciona intestinalis* wurde neben 9 GnRHs ein weiteres 16er Peptid gefunden, das sich von den übrigen GnRHs vor allem um eine Verlängerung am N-Terminus um 6 AS[13] unterscheidet (Tabelle 4.2). Selbst bei Korallen wurde GnRH-Aktivität gefunden, die aus Fisch-Zellen LH freisetzen konnte; bisher wurde allerdings weder ein Peptid sequenziert oder eine passende cDNA kloniert (Twan et al. 2006).

Wir haben die Abbildung von Guilgur et al. (2006) als Anregung für einen Abstammungsbaum benutzt, der die Nicht-Vertebraten-GnRH-Sequenzen mit einschließt.

In der Abb. 4.2 sind die drei GnRH-Typen der Fische deutlich zu erkennen. Bei einigen Fischen kommen zwei chII-GnRH-Präproproteine vor: bei Goldfischen und Karpfen;

---

[13] Aminosäuren

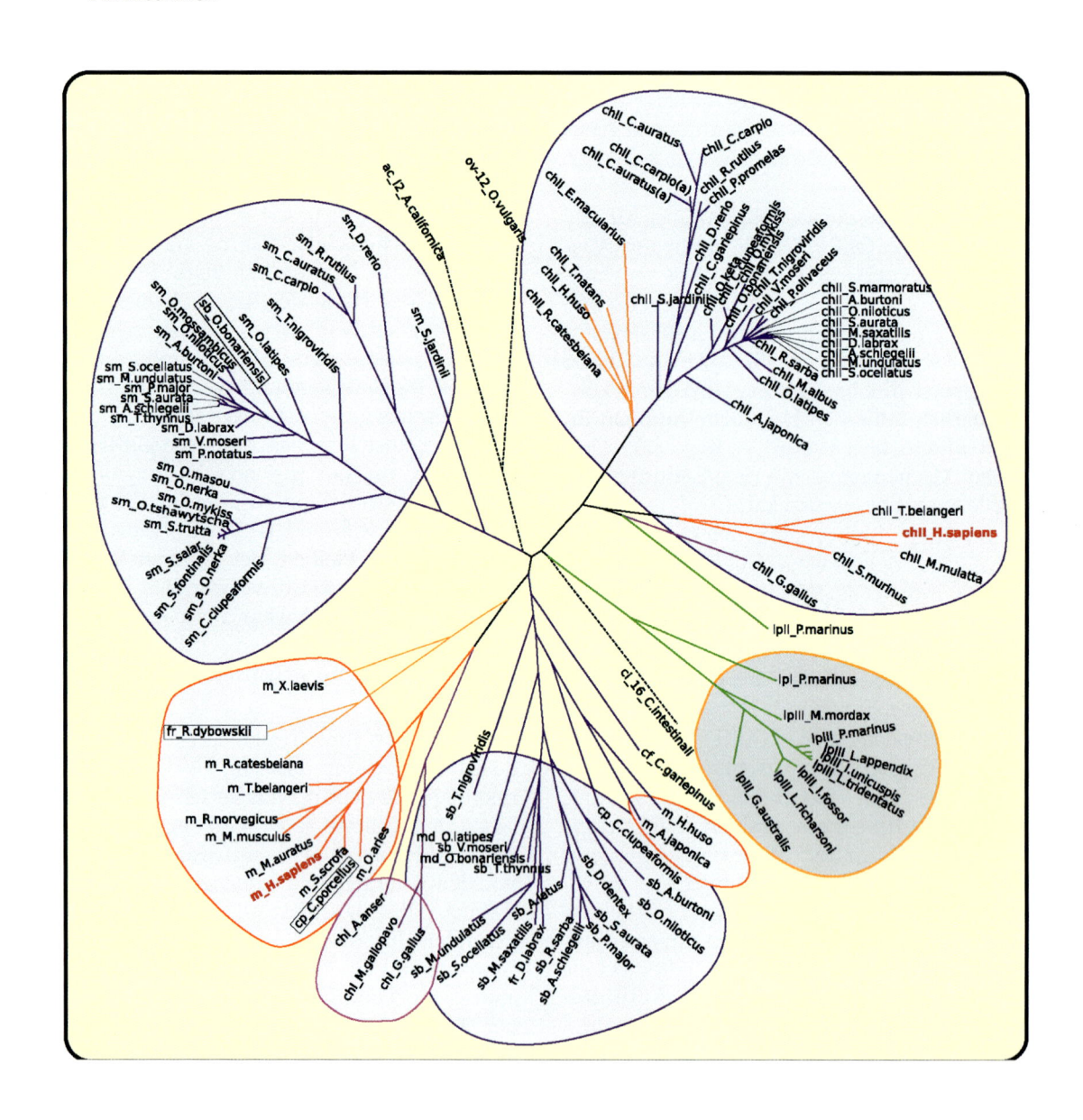

vielleicht ist das ein Zeichen einer späteren Gen-Verdopplung.

Das Clustal-W-Programm ordnet die Sequenzen zuerst nach der Sequenz des reifen Hormons. Die Unterschiede in den übrigen Sequenzen, dem Signalpeptid und dem assoziierten Peptid führen dann zur weiteren Untergliederung, z. B. beim chII-GnRH in Säuger und Vögel. Erstaunlicherweise sind Variationen in der Peptid-Sequenz des chII-GnRH-2 nicht bekannt, während sowohl beim smGnRH-3 und beim GnRH-1 (m-, chI- und sb-GnRH) Abweichungen vorkommen (in Abb. 4.2 durch Kästchen ausgezeichnet).

Noch komplexer wird das Bild, wenn die verschiedenen GnRH-Rezeptoren eingebunden werden. Bis zu fünf verschiedene GnRH-Rezeptoren wurden in einzelnen Spezies identifiziert (im *Takifugu rupripes*-Genom (http://genome.jgi-psf.org/Takru4/Takru4.home.html) und bei Seebrassen (Moncaut et al. 2005). Die gewebsspezifische differentielle Expression der verschiedenen Rezeptoren lässt bis jetzt noch keine klare Zuordnung von Rezeptortyp und GnRH-Variante zu einer bestimmten Funktion zu. Daher ist die Situation bei Säugern mit der hypothalamischen GnRH-I-Sekretion und der hypophysären Gonadotropin-Freisetzung immer noch am besten zu überschauen. Wir werden später noch einmal genauer darauf eingehen: Kap. 8.3.

GHRH

Einführung. Die Freisetzung des Wachstumshormons in der Hypophyse unter-

◂ **Abb. 4.2.** Abstammungsbaum mit GnRH-Varianten. Die Protein-Sequenzen der Präproproteine aus der Genbank (Abfrage nach Gonadotropin-*releasing hormone* abzüglich „*receptor*") wurden in Clustal W importiert und verarbeitet. Der entstandene Baum wurde mit treedyn gezeichnet und mit inkscape illustriert. Es wurde nach der *neighbor joining*-Methode geclustert, 1000 *bootstrapping*s wurden durchgeführt. Farbkodierung: *rote Striche*: Säuger; *orange Striche*: Reptilien und Lurche; *blaue Striche*: Fische; *grüne Striche*: Rundmäuler; *schwarze Striche*: Invertebraten

Abkürzungen: ac: Aplysia-GnRH; chI, chII: Huhn-GnRH-I/II; ci: Ciona-GnRH; cf: Wels- (*catfish*) GnRH; cp: Meerschweinchen-GnRH; fr: Frosch-GnRH; hr: Herings-GnRH; lp: Neunaugen- (*lamprey*) GnRH; m: Säuger-GnRH; md: medaka- (Reiskärpfling-) GnRH; ov: Octopus-GnRH; sm: Lachs-GnRH; sb: Brassen- (*sea bream*) GnRH; wf: Renken- (*white fish*) GnRH.

A. anser: Graugans; *A. burtoni*: Buntbarsch-Art; *A. californica*: Kalifornischer Seehase; *A. japonica*: Japanischer Aal; *A. sapidissima*: Amerikanischer Maifisch; *A. schlegelii*: Schwarze Seebrasse; *C. auratus*: Goldfisch; *C. carpio*: Karpfen; *C. clupeaformis*: Heringsmaräne; *C. gariepinus*: Afrikanischer Wels; *C. intestinalis*: Schlauchascidie (Seescheide); *C. nebulosus*: Cynoscion nebulosus; *C. porcellus*: Meerschweinchen; *D. labrax*: Wolfsbarsch; *D. rerio*: Zebrafisch; *E. macularis*: Leopardgecko; *G. australis*: Neunaugen-Art; *G. gallus*: Huhn; *H. huso*: Belugastör; *H. sapiens*: Homo sapiens sapiens; *I. fossor*: Neunaugen-Art; *I. unicuspis*: Neunaugen-Art; *L. richardsoni*: Neunaugen-Art; *L. tridentatus*: Neunaugen-Art; *M. albus*: Ostasiatischer Kiemenschlitzaal; *M. appendix*: Neunaugen-Art; *M. auratus*: Goldhamster; *M. cephalus*: Meeräsche; *M. gallopavo*: Truthahn; *M. mordax*: Neunaugen-Art; *M. mulatta*: Rhesusaffe; *M. musculus*: Hausmaus; *M. saxatilis*: Wolfsbarsch-Art; *M. undulatus*: Atlantischer Umberfisch; *O. aries*: Schaf; *O. bonariensis*: La-Plata-Ährenfisch; *O. latipes*: Reiskärpfling; *O. masou*: *cherry salmon*; *O. mossambicus*: Mosambique-Buntbarsch; *O. mykiss*: Regenbogenforelle; *O. nerka*: Rotlachs; *O. niloticus*: Buntbarschart; *O. tshawytscha*: Königslachs; *O. vulgaris*: Gewöhnliche Krake; *P. major*: jap. Madai; *P. marinus*: Meerneunauge; *P. notatus*: Nördlicher Bootsmannfisch; *R. catesbeiana*: Amerikanischer Ochsenfrosch; *R. dybowskii*: Dybowskis Frosch; *R. norvegicus*: Ratte; *R. rutilus*: Rotauge; *R. sarba*: Meerbrassen-Art; *S. aurata*: Goldbrasse; *S. fontinalis*: Bachsaibling; *S. jardinii*: *gulf saratoga*; *S. ocellatus*: Augenfleck-Umberfisch; *S. murinus*: Moschusspitzmaus; *S. salar*: Atlantischer Lachs; *S. scrofa*: Hausschwein; *S. trutta*: Bachforelle; *T. natans*: Schwimmwühle; *T. belangeri*: Nördliches Spitzhorn; *T. rubripes*: Fugu; *T. nigroviridis*: Grüner Kugelfisch; *T. vulpecula*: Fuchskusu; *T. thynnus*: Roter Thun; *V. moseri*: Schollen-Art; *X. laevis*: Krallenfrosch

Steckbrief 4: Wachstumshormon-Releasing Hormon

Gen	Chromosom: 20; Genort: 20q11.2; 5 Exone
Sequenz	YADAIFTNSY RKVLGQLSAR KLLQDIMSRQ QGESNQERGA RARL-NH$_2$
Bildung und Ziel	Die GHRH-Neuronen finden sich im *NVM* und im *N. arc.* und sezernieren in der *Eminentia mediana*.
Funktion	Releasinghormon für das hypophysäre Wachstumshormon
Rezeptor	GPC-Heptahelikaler Membranrezeptor

liegt einer stimulierenden und hemmenden Kontrolle durch das GH-releasing Hormon (GHRH) und das Somatostatin, die beide aus der Hypophyse freigesetzt werden. Außerdem wurde das Ghrelin entdeckt, das ebenfalls die GH-Freisetzung stimulieren kann.

Struktur und Genetik. GHRH entsteht aus einem Präpropolypeptid mit einem 30 AS langen Signalpeptid, der GHRH(1-44)-Sequenz (Tabelle 4.1), dem Amidierungssignal und einem 30 bzw. 31 AS-langen C-terminalen Peptid. Es wird wie die anderen Neuropeptide nach der Synthese im rauhen ER (rER) posttranslational modifiziert: Gespalten durch die Signalpeptidase, dann durch PC, verkürzt durch Endopeptidasen, amidiert am C-Terminus. Endopeptidasen verkürzen das 44 AS lange Peptid zu einer (1–40) und einer (1–37) langen Form. Beide sind noch gleichermaßen biologisch aktiv. Eine (1–29) lange Form ist nicht mehr aktiv.

Physiologie. Die GHRH-Freisetzung steht unter einem Produkt-Feedback: Sie wird vom Wachstumshormon geregelt. In den meisten Hirnregionen wurden der GH-Rezeptor und GHRH-mRNS kolokalisiert: in Hypothalamus, Thalamus, Septum-Region, Hippocampus, *Gyrus dentatus* oder Amygdala.

Die GHRH-Expression ist in den Hypothalami männlicher Ratten größer als in denen der weiblichen. Dieses sexuell bimorphe Verhalten wird durch Steroidhormone reguliert: Dihydro-Testosteron-(DHT-)Gabe in ovariektomierte Ratten maskulinisierte deren GH-Sekretion. Im Gegenzug reduzierte die Injektion von Östradiol in männliche Ratten deren GHRH-Synthese. Auch die GH-Rückkoppelungs-Hemmung der GHRH-Synthese scheint geschlechtsabhängig.

Die GHRH-sezernierenden neurosekretorischen Zellen liegen im ventromedialen (*NVM*) und arcuaten Nucleus (*N. arc.*) des Hypothalamus. Sie sind mit verschiedenen Arealen des ZNS verschaltet: Signale aus dem Schlafzentrum wirken stimulierend und sind mit dem Schlafrhythmus gekoppelt. Dagegen sind Signale aus der Amygdala und von aufsteigenden noradrenergen Neuronen des Hirnstamms mit der Aktivierung der Stress-Reaktion gekoppelt und verantwortlich für die Stress-verursachte GH-Freisetzung. Der *NVM* verarbeitet die Sekretion blutzuckerregulierender Hormone und beeinflusst daher die GHRH-Freisetzung als Reaktion auf Hypoglykämie (vergl. auch → Kap. 8.4).

Die GH-Freisetzung ist durch das stimulierende GHRH und das hemmende → Somatostatin (SST) bestimmt. Es gibt funktionelle und anatomisch reziproke Wechselwirkungen zwischen GHRH und SST in den *NVM*, *N. arc* und dem *NPV*: Endogenes SST blockiert die GHRH-Freisetzung aus der *Eminentia mediana*, während intrazerebrale SST-Applikation die GHRH-Freisetzung stimuliert. Die GHRH-Neuronen des *N. arc* besitzen hochaffine SST-Rezeptoren. Für die über den Tag ablaufende zyklische GHRH-Ausscheidung sind neben SST die „Zeitgeber"[14] des *suprachiasmatischen Nukleus* (*NSC*) verantwortlich. Durch diese, neben kürzeren SST-Pulsen, wird der

---
[14] Der Begriff im Englischen ist ein deutsches Fremdwort!

tagesrhythmische GH-Spiegel reguliert, der zudem mit dem Schlafzyklus synchron geht: Hohe GH-Freisetzung während des Schlafes, wenig in der Wachphase.

GHRH-Neuronen werden durch weitere Nerven und deren Neurotransmitter beeinflusst: Die durch Schlaf induzierte GH-Freisetzung hängt von serotoninergen und cholinergen Neuronen ab. Die täglichen Pulse von GH, bewirkt durch GHRH, können durch α-Antagonisten, also Hemmstoffe an α-Rezeptoren für Katecholamine, oder solche Wirkstoffe blockiert werden, die die Katecholamin-Biosynthese blockieren. $β_2$-Agonisten, Stimulatoren von $β_2$-Katecholamin-Rezeptoren, stimulieren die GH-Freisetzung, in dem sie wahrscheinlich die SST-Sekretion blockieren. Anticholinerge Stoffe hemmen, mit Ausnahme der Hypoglykämie, alle Effekte, die GH stimulieren. L-DOPA[15] und Dopamin stimulieren die GH-Freisetzung, wahrscheinlich weil sie lokal zu Noradrenalin umgewandelt werden.

Außer SST wechselwirken andere Neuropeptide des ZNS mit GHRH und beeinflussen die GH-Freisetzung:
- endogene Endorphine, speziell β-Endorphin, stimulieren GHRH-Neuronen und GH-Ausschüttung;
- TRH, in das Rattenhirn injiziert, induziert GH-Ausschüttung über einen Ca^{2+}-abhängigen, cAMP-unabhängigen Mechanismus. Beim Menschen führt TRH-Gabe nur bei Akromegalie-Patienten zu einem erhöhten GH-Spiegel;
- Galanin, Motilin und NPY[16] steigerten die GH-Freisetzung aus isolierten Ratten-Hypophysen-Zellen. Eine Untergruppe von GHRH-Neuronen enthält selbst Neuropeptid Y, das *in vitro* die GH-Sezernierung zu erhöhen scheint. In einen Hirnventrikel injiziert, führte NPY bei Ratten zur Unterdrückung der GH-Ausschüttung, womit zusätzliche Regulationen auf GHRH- und SST-Neuronen indiziert sind, möglicherweise durch Hemmung aufsteigender noradrenerger Neuronen aus dem Hirnstamm, die normalerweise die GH-Sezernierung über GHRH stimulieren.

Phylogenese. GHRH ist phylogenetisch eng verwandt mit einem weiteren Peptidhormon, dem PACAP[17]. Erst durch eine Genverdopplung zu Beginn der Säugerevolution entstanden zwei verschiedene Gene für GHRH und PACAP. Bei nicht-säugenden Vertebraten und Invertebraten entstehen GHRH und PACAP durch alternatives Spleißen der gleichen heteronukleären RNS. Interessanterweise ist die PACAP-Sequenz wesentlich stärker konserviert als die GHRH-Sequenz.

Nach der Genverdopplung entstand aus dem GHRH-Exon das PACAP-related Peptid (PRP) und aus dem PACAP-Exon das C-Peptid des GHRH. Auch PACAP ist, wie GHRH, amidiert.

Von PACAP ist bekannt, dass es als ergänzender Stimulus die Noradrenalin-Freisetzung in der Nebenniere beeinflusst und dass es außerdem zur metabolischen Antwort auf erhöhte Glukose-Spiegel beiträgt. PACAP-Knock-out-Mäusen und Fliegen mit PACAP-Defekten zeigen Verhaltensauffälligkeiten, in den $PACAP^{-/-}$-Mäusen war der Metabolit 5-Hydroxyindolacetat verringert.

PACAP und GHRH gehören zur Familie der → Sekretin-ähnlichen Peptide.

4.1.3.2 Neuropeptid Y

Neuropeptid Y (NPY) wird weitverbreitet in Neuronen synthetisiert. Struktur und Funktionen werden in den Abschn. 4.1.9 und 8.5 besprochen. Im Hypothalamus sind die NPY-Neuronen vor allem im *Nucleus arcuatus* lokalisiert. Die NPY-Freisetzung dort reguliert u. a. die Nahrungsaufnahme und die CRH-Freisetzung. Außerhalb des Gehirns

---
[15] Di-Hydroxy-*ortho*-Phenyl-Alanin
[16] Neuropeptid Y
[17] *Pituitary adenylate cyclase activating peptide*

Steckbrief 5: Agouti-ähnliches Peptid

Gen	Chromosom: 16 ; Genort: 16q22; 4 Exone
Sequenz	siehe Abb. 4.3
Bildung und Ziel	AgRP wird vor allem im *Nucleus arcuatus (NA)* synthetisiert und steuert die Nahrungsaufnahme durch Bindung an den Melanokortin-Rezeptor 4 (MC-R4). Der MC-R4 findet sich auf Zellen des *Nucleus paraventriculares (NPV)*, dem dorsalen Motor-Nucleus des Vagus und im Raphe-Nucleus – Bereichen, die relevant für Energie-Homöostase sind.
Funktion	AgRP hemmt die Funktion des MC-R4 und erlaubt dadurch eine Steigerung der Nahrungsaufnahme.
Rezeptor	GPC-heptahelikaler Rez.: Melanocortin-Rezeptor-4

```
                     1         1         2         2         3         3         4
           5         0         5         0         5         0         5         0
                                        m l t a a v l s c a l l l a l p a t r g
      A Q M G L A P M E G I R R P D Q A L L P E L P G L G L R A P L K K T T A E Q A E    1-40
      E D L L Q E A Q A L A E V L D L Q D R E P R S S R R C V R L H E S C L G Q Q V P    41-80
      C C D P C A T C Y C R F F N A F C Y C R K L G T A M N P C S R T                    81-112
```

Abb. 4.3. Sequenz und Disulfid-Brücken des Agouti-ähnlichen Proteins. Das Signalpeptid ist in *Kleinbuchstaben* dargestellt. Die intramolekularen Disulfidbindungen sind durch *Striche* zwischen den Cystein-Aminosäuren eingezeichnet. (Quellen: NP_001129; die Disulfidbrücken wurden von Bures et al. (1998) identifiziert.)

---

wird NPY häufig in noradrenergen Neuronen gefunden.

4.1.3.3 Agouti-ähnliches Protein

Einführung. Die Entdeckung des *Agouti*-Gens hat dazu beigetragen, die Regulation der Hautpigmentierung zu verstehen. Beim Menschen ist das Agouti-Protein, anders als bei Nagern, nicht nur in der Haut exprimiert, sondern auch im Fettgewebe, in den Hoden und in Ovarien, im Herzen sowie in Niere und Leber[18]. Das Protein wirkt als Antagonist zum MSH am Melanokortin-Rezeptor I (MC-R1) in den Nager-Melanozyten.

Das Agouti-ähnliche Peptid (AgRP; Abb. 4.3) wirkt ähnlich wie Agouti als Antagonist, aber am MC-R4 im Hypothalamus und ist an der Regulation der Nahrungsaufnahme beteiligt.

Struktur und Genetik. AgPR ist ein Protein von 131 AS, dessen C-terminale Region (82–131) ebenfalls antagonistische Wirkung zeigt. Die intramolekularen Cystein-Bindungen sind für die Wirkung unverzichtbar.

Physiologie. Neuronen des *N. arcuatus* synthetisieren das Agouti-ähnliche Protein (AgRP). Es bindet spezifisch an den Melanokortin-Rezeptor MC-R4. Dadurch, dass AgRP die Bindung von MSH an MC-R4 blockiert und damit dessen hemmende Wirkung auf die Nahrungsaufnahme, stimuliert AgRP die Nahrungsaufnahme. Mäuse ohne funktionierende MC-R4 zeigen Fresssucht und Fettleibigkeit.

Phylogenese. Bislang sind nur von Vertebraten AgRP-Sequenzen bekannt (Klovins et al. 2004). Diese sind vor allem durch die 10 Cystein-Reste gekennzeichnet. Eine Entscheidung, von wann ab Agouti und AgRP sich getrennt entwickelt haben, ist bislang nicht möglich.

---
[18] Dinulescu u. Cone (2000)

Steckbrief 6: **Somatostatin**

Gen	Chromosom: 3; Genort:3q28; Exone
Sequenz	SS14: AGCKNFFWKTFTSC
	SS28: SANSNPAMAPRERKAGCKNFFWKTFTSC
	(siehe Abb. 4.4); ein interne Disulfid-Brücke erzeugt ein zyklisches Peptid, die Aminosäuren **FWK** sind unverzichtbar für die Rezeptor-Bindung.
Bildung und Ziel	Somatostatin wird im Hypothalamus vor allem in den Neuronen des *NPV*, zu einem geringeren Teil im *NA* und im *Nucleus ventromedialis* (*NVM*) gebildet. Ziel sind die somatotrophen Zellen der Hypophyse und die GHRH-bildenden Neuronen in *NA* und *NVM*. Die Somatostatin-Bildung im Gastro-Intestinal-Trakt dient der Regulation endokriner Zellen dort, häufig in parakriner Weise.
Funktion	Somatostatin ist ein hemmender Regulator zahlreicher Funktionen.
Rezeptor	Beim Menschen sind fünf Somatostatin-Rezeptoren bekannt. Die Zelltyp-spezifische Expression dieser Rezeptoren erklärt die unterschiedlichen Wirkungen von Somatostatin auf Zielzellen.

Präpropeptid	**MLSCRLQCAL AALSIVLALG CVTGAPSDPR LRQFLQKSLA**
Signalpeptid	**MLSCRLQCAL AALSIVLALG CVTG**
PSS(1-10)	**APSDPR LRQFLQK**
Furin	**RxxxxK**

Präpropeptid	**AAAGKQELAK YFLAELLSEP NQTENDALEP EDLSQAAEQD**

Präpropeptid	**EMRLELQRSA NSNPAMAPRE RKAGCKNFFW KTFTSC**
SST-28	**SA NSNPAMAPRE RKAGCKNFFW KTFTSC**
SST-14	**AGCKNFFW KTFTSC**
Furin	**RxxxxR** **Rx RK**
PC1	**RK**

Abb. 4.4. Das Somatostatin-Präproprotein und seine Spaltprodukte. Aus dem Vorläuferprotein Prosomatostatin (PSS) werden durch Furin das SST-28 und das SST-14 neben einem kurzen N-terminalen Peptid PSS(1-10) herausgeschnitten, während die PC1 nur das SST-14 bilden kann. Die beiden Cysteine bilden eine intramolekulare Schwefel-Schwefel-Brücke und machen damit die SST ringförmig

4.1.3.4 Somatostatin

Einführung. Während die zuvor genannten, hypothalamischen Releasing-Hormone die Freisetzung von Hormonen in der Hypophyse einleiten, hemmt hypothalamisches Somatostatin (abgekürzt SST oder SRIF für *somatotrophin release inhibitory factor*) die Freisetzung des Wachstumshormons. Dessen Freisetzung ist also durch die Balance von stimulierendem GHRH und hemmendem Somatostatin geregelt. Inhibitorische Peptide für die anderen hypophysären Hormone hat man bislang noch nicht entdeckt, allerdings blockiert das Katecholamin Dopamin die Prolaktin-Freisetzung.

Auf der Suche nach dem GnRH isolierten Burgus, Ling, Butcher und Guillemin 1973 aus 500 000 Schafshypothalami ein cyclisches Tetradekapeptid, das die Freisetzung von Wachstumshormon aus der Hypophyse hemmte. Gleichzeitig konnten sie 1973 die Isolierung des menschlichen Somatostatins beschreiben.

Struktur und Genetik. Somatostatin entsteht aus einem Vorläuferprotein über proteolytische Spaltung durch PC1 oder Furin (Abb. 4.4). Dabei wird durch PC1 nur die kurze SST-14-Variante des Moleküls freigesetzt, während Furin sowohl SST-28, SST-14 als auch ein N-terminales Peptid abspaltet.

Die Expression des Somatostatin-Gens auf Chromosom 3 unterliegt stimulierenden Einflüssen durch Steigerung des intrazellulären cAMP, genauso wie mehreren hemmenden Einflüssen noch unbekannter Natur.

Physiologie. Somatostatin wird nicht nur im Hypothalamus gebildet und freigesetzt. Es ist vielmehr ein Regulator verschiedener endokriner und neuronaler Prozesse. Im Magen/Darm-Trakt wirkt es regulierend auf verschiedene Prozesse (vergl. Kap. 4.1.9), es reguliert in den Milchdrüsen die Milchejektion. Außer im Hypothalamus finden sich SST-Neuronen in verschiedenen anderen Hirnarealen. Die verschiedenen Funktionen des SST beruhen nicht auf Strukturunterschieden des SST, sondern für die unterschiedlichen Wirkungen des gleichen Moleküls sorgen differentiell exprimierte → Somatostatin-Rezeptoren, die jeweils mit verschiedenen Signaltransduktionswegen gekoppelt sind (Kap. 5.2.4).

Die vielen Funktionen von SST sind deshalb unabhängig, weil Somatostatin eine sehr kurze Halbwertszeit im Blut von unter drei Minuten besitzt und daher schnell inaktiviert wird. Für therapeutische Zwecke wurde deshalb neben weiteren ein Analogon entwickelt, das in gleicher Weise an die SST-Rezeptoren bindet, aber nicht so schnell abbaubar ist: Octreotid (vergl. → Abb. 11.1).

Die hypophysäre GH-Freisetzung wird an zwei Stellen durch SST reguliert. Wenn SST in der *Eminentia mediana* freigesetzt wird und an die SST-Rezeptoren auf den somatotrophen Zellen der Hypophyse bindet, wird die GH-Freisetzung unterbunden.

Gleichzeitig wird aber auch der stimulierende GHRH-Puls der hypothalamischen neurosekretorischen Zellen durch direkte hemmende Einwirkung von SST auf diese Zellen blockiert.[19]

Phylogenese. SST wird schon bei vielen Invertebraten gefunden. Die parakrine gastrointestinale Regulation aus und in Inselzellen des → Pankreas ist allerdings erst bei Vertebraten vorhanden.

- **SST-Gen-Verdopplung:** Während beim Menschen nur ein SST-Gen bekannt ist, wie bei den untersuchten anderen Säugern, gibt es bei Fischen zwei verschiedene SST-Gene; eines davon hat als Genprodukt das Säuger-SST; das zweite Genprodukt unterscheidet sich von diesem in ein bis vier Aminosäuren (Sheridan et al. 2000).

- **Cortistatin:** 1996 beschrieben de Lecea et al. ein dem Somatostatin sehr ähnliches Peptid: Cortistatin (CST), das bei der Regulierung des Schlafs eine wichtige Rolle zu spielen scheint. Die Sequenzhomologie beträgt 10 von 14 Aminosäuren, wobei die Aminosäuren, die an den SST-Rezeptor binden, alle konserviert sind (Tabelle 4.3). Auch die Cystein-Reste, mit denen sowohl SST und CST die an die Rezeptoren bindende Schleife ausbilden, sind konserviert. Das Gen für Cortistatin liegt auf Chr. 1 (1p36.22) und enthält zwei Exone. Von CST sind beim Menschen drei Peptide unterschiedlicher Länge bekannt: CST-14, CST-17 und CST-29.

CST wird in verschiedenen Geweben exprimiert: Im zerebralen Kortex und im Hippocampus, außerdem in Pankreas, Darm, Niere, Hoden und Leukozyten. Allerdings scheint der Nachweis der CST-mRNS nicht ausreichend, da in einigen Geweben zwar die RNS, nicht aber das Peptid identifiziert wurden.

Im Gegensatz zu SST bindet CST auch an den Wachstumshormon-Secretagog-Rezeptor (GHS-R): Dieser ist seit über

---

[19] Weitere Informationen bei Müller et al. (1999)

Tabelle 4.3. Cortistatin-17 und Somatostatin-14: Sequenzvergleich

```
DRMPCRNFFWKTFSSCK
  | |||||||  ||
   AGCKNFFWKTFTSC
```

20 Jahren bekannt, doch weiß man erst seit kurzem, dass sein endogener Ligand →Ghrelin ist. Auch ein weiterer Rezeptor, MgrX2, wird hochspezifisch von CST aktiviert. An diesen Rezeptor binden mit gleicher oder etwas höherer Affinität auch proadrenomedulläre Peptide, die dadurch erhöhten Blutdruck erzeugen, dass sie die Freisetzung von Katecholaminen aus sympathischen Nerven oder aus chromaffinen Zellen des Nebennierenmarks hemmen.

Weiterhin wird CST, anders als SST, auch von verschiedenen Immunzellen exprimiert[20]. Es hemmte die Endotoxin-induzierte Zytokin-Freisetzung aus Makrophagen und schützte vor den lethalen Folgen des septischen Schocks.

Trotz dieser Unterschiede sind die endokrinen Funktionen von SST und CST bezüglich der zentralen GH-Regulation, der Prolaktin-Steuerung und der gastrointestinalen Steuerung von Insulin sehr ähnlich, so dass sich SST und CST hier möglicherweise gegenseitig ersetzen können.

- **Somatostatin in Invertebraten:** Immunologisch wurde Somatostatin bzw. Somatostatin-ähnliche Peptide (mit zyklischem Peptid) schon bei Protostomiern in Neuronen nachgewiesen, in Deuterostomiern wurde SST ebenfalls in Neuronen bestimmt, aber auch in der Darmmukosa beobachtet: bei Invertebraten nur in vereinzelten neuroendokrinen Zellen, bei Vertebraten dann in den bekannten Langerhans-Inseln im Verbund mit Insulin (und Glukagon sowie PNP[21]; Conlon et al. (1988); Falkmer et al. (1985)).

- **SST-Familie in Invertebraten:** Tostivint et al. haben zuletzt gezeigt, dass die Gene für SST, CST und Urotensin II/Urotensin-ähnliche Peptide (UII/URP) das Produkt zweier Genduplikationen sind. Dabei entstand aus dem ursprünglichen Vorläufer ein Tandem aus SST/CST-Vorläufer und UII/URP-Gen. Da ein solches Tandem schon bei den frühesten Vertebraten gefunden wird, fand diese Genverdopplung möglicherweise schon in früheren Entwicklungsstufen statt. Die Verdopplung des Tandems entspricht dann wohl einer Chromosomenverdopplung, wie sie bei den ersten Fischen stattgefunden hat.[22]

4.1.3.5 Substanz P

Substanz P (→ SP) wird im Gehirn zur Regulation der Reaktion auf Stress benötigt.

4.1.3.6 Proopiomelanocortin (POMC)

POMC und das davon abgeleitete β-Endorphin werden auch von Neuronen gebildet und tragen zur Antwort auf → Stress bei. Die alternative Prozessierung von POMC wird im nächsten Abschnitt (Kap. 4.1.4.1) dargestellt. Das hypothalamisch gebildete α-MSH ist ein negativer Regulator der → Nahrungsaufnahme.

4.1.3.7 Ghrelin

Auch Ghrelin ist ein Mediator der Nahrungsaufnahme. Es wird später besprochen. (Kap. → 4.1.8.2).

---

[20] Gonzalez-Rey et al. (2006)
[21] Pankreatische Polypeptid
[22] Tostivint et al. (2006)

Steckbrief 7: **Kisspeptin**

Gen	Chr. 1 (1q32); 3 Exone
Sequenz	siehe Abb. 4.5
Bildung und Ziel	Kisspeptin wird von Neuronen des *N. arcuatus* und *N. paraventricularis* über Synapsen in der Präoptischen Region freigesetzt und steuert die GnRH-Freisetzung.
Rezeptor	GPC-heptahelikaler Rez.: GPR54

```
                    1                   2                   3                   4
 1 2 3 4 5 6 7 8 9 0 1 2 3 4 5 6 7 8 9 0 1 2 3 4 5 6 7 8 9 0 1 2 3 4 5 6 7 8 9 0
                                 m n s l v s w q l l l f l c a t h f g e p        -21 -  -1
   l e k v a s v g n s r p t g q q l e s l g l l a p g e q s l p c t e r k p a a t   1 -  40
   a r l s r r G T S L S P P P E S S G S P Q Q P G L S A P H S R Q I P A P Q G A V  41 -  80
   L V Q R E K D L P N Y N W N S F G L R F g k r e a a p g n h g r s a g r g        81 - 117
```

```
GTSLSPPPES SGSPQQPGLS APHSRQIPAP QGAVLVQREK DLPNYNWNSF GLRF-NH₂    Kisspeptin-54
                                            DLPNYNWNSF GLRF-NH₂    Kisspeptin-14
                                             LPNYNWNSF GLRF-NH₂    Kisspeptin-13
                                              YNWNSF   GLRF-NH₂    Kisspeptin-10
```

Abb. 4.5. Primärsequenzen des Kiss-1-Proteins und der davon abgeleiteten Kisspeptine. Durch Prohormonkonvertasen wird aus dem Kiss-1-Genprodukt (*oberer Kasten*) das *grau* unterlegte Kisspeptin-54 freigesetzt, das anschließend C-terminal amidiert wird. Durch weitere proteolytische Spaltung entstehen die kleineren Kisspeptine 13 und 14 (Quelle: Genbank: NP_002247)

4.1.3.8 Kisspeptin

Einführung. Bei Studien zur Metastase von Tumorzellen, fanden Lee et al. (1996) ein Protein, das ohne die Proliferation von Melanom-Zellen zu blockieren, die Metastase vollständig unterdrückte. Als Rezeptor für Kisspeptine wurde der GPR54 identifiziert (Kotani et al. 2001). Knockout-Mäuse für GPR54 waren lebensfähig, zeigten aber keine sexuelle Reifung, was auf die Spur der Kisspeptin-Rolle für die GnRH-Sekretion führte.

Struktur und Genetik. Das *KISS-1*-Gen auf Chromosom 1 weist 3 Exone auf, wobei das Genprodukt vom zweiten und dritten Exon kodiert wird.

Kisspeptine (Abb. 4.5) entstehen aus dem *Kiss-1*-Genprodukt durch posttranslationales Prozessieren. Dabei werden außer dem Kisspeptin-54 weitere, kleinere Kisspeptine in der Literatur aufgeführt mit Peptidlängen von 14 bis 10 Aminosäuren. Welche Peptidasen für das gewebsspezifische Prozessieren relevant sind, konnte der Literatur bisher nicht entnommen werden.

Physiologie. Den Kisspeptinen werden zwei Rollen zugewiesen: Sie verhindern Metastasen in Tumor- und Plazenta-Zellen und sie steuern im ZNS die Freisetzung von GnRH.

Metastase-Inhibitor-Funktion: Seit der ersten Beschreibung hat die Zahl der Berichte, dass in invasiven Tumorzellen das Kiss-1-Gen unterdrückt ist, immer mehr zugenommen. Bei einigen Tumorzellen ist bekannt, dass Kisspeptine die Translozierung des NFκB in den Zellkern blockieren. Andererseits wurden verschiedene Signaltransduktionswege über einmal Proteinkinase A und andererseits über Proteinkinase C beobachtet. Die Hemmung der Metastase wird als Blockade der CXCR4-Signalübertragung angesehen, CXCR4 gilt als wichtig für die Metastase und die Wechselwirkung von Zellen mit der Umgebung (Navenot et al. 2005). Bei Mäusen haben Bilban et al. (2004) gezeigt, dass Kisspeptin und sein Rezeptor als Regulator der fötalen Trophoblast-Zell-Invasion in das maternale Endometrium vor allem in der frühen Schwangerschaftsphase exprimiert werden. Zum Zeitpunkt der Geburt wird nur noch ein Dreißigstel der mRNA für Kiss-1 (verglichen mit Schwangerschaftsmonat 3) gebildet.

Regulation der GnRH-Freisetzung: Kisspeptin wird von Neuronen im *N.arcuatus* gebildet und in *N.paraventricularis* und *N.preopticus* freigesetzt. Von den Regulatoren der Kisspeptin-Freisetzung kennt man bisher Östradiol; inwieweit GABA und andere Neurotransmitter die Kisspeptin-Freisetzung beeinflussen, weiß man noch nicht. Auch die Regulation des Freisetzungsrhythmus ist unbekannt. Die Neuronen des *NPV* sind ebenfalls stimulierend an dem prä-ovulatorischen LH-Anstieg beteiligt. Die genauen Mechanismen dafür sind aber noch nicht identifiziert, weder bei Tieren noch beim Menschen.

Phylogenese. Bislang sind Kisspeptine und der Kisspeptin-Rezeptor nur bei Vertebraten bekannt: bei Primaten, Nagern, Fischen. **RF-Amide** zählen allerdings zu den ursprünglichen Neuropeptiden und sind bei den frühesten Arten bekannt, in denen Nervenzellen und Neurosekretion vorkommen.

Auch bei Fischen wurde eine deutlich verstärkte Kisspeptin-Expression während der Reifung der Gonaden gemessen, bei männlichen Zebrafischen fand die stärkste Expression statt, während die ersten Spermien reiften.

4.1.3.9 Galanin

Einführung. Galanin wurde ursprünglich im Schweinedarm entdeckt (Tatemoto et al. 1983). Später konnte es in zahlreichen Neuronen identifiziert werden. Auch die Galanin-Expression in der menschlichen Plazenta wurde beschrieben (Kleine et al. 2001). Die neueste Literatur weist dem Galanin sehr verschiedene Funktionen zu[23]. Gesichert ist ein direkter Zusammenhang mit der Aufnahme fettreicher Nahrung. Außerdem ist Galanin für die Reifung der Milchdrüsen und die Bildung von Milch unverzichtbar.

Struktur und Genetik. Vom Gen auf Chromosom 11 in der Nachbarschaft einer Metalloproteinase wird das Präprotein abgelesen, das zuerst durch die Signalpeptidase gespalten wird. Anschließend spaltet die PC1 aus dem Proprotein das Galanin heraus. Bei Tieren wird der C-Terminus amidiert, beim Menschen ist das Glycin zum Serin mutiert; daher ist menschliches Galanin um eine Aminosäure länger (30 statt 29) und nicht amidiert.

Zuerst beim Schwein und dann bei anderen Säugern wurde ein alternatives Galaninähnliches Peptid gefunden. Der menschlichen Sequenz fehlt die erste Prohormonkonvertaseschnittstelle. Die mit Galanin identische Sequenz von 13 Aminosäuren ist daher N-terminal verlängert (Abb. 4.6).

Die drei Galanin-Rezeptoren sind G-Protein-gekoppelte heptahelikale Membranzeptoren: Gal-R1 und Gal-R3 koppeln an Adenylat-Cyclase, während Gal-R2 über Phospholipase C Signaltransduktion auslöst.

Physiologie. Aus Tierversuchen geht hervor, dass Galanin für zwei Vorgänge unverzichtbar ist: Mäuse mit defekt gemachten Galanin-Genen ($Gal^{-/-}$) sind lebensfähig und können sich ohne weiteres vermehren. Die Mäuseweibchen konnten ihre Jungen aber nicht säugen, weil die Milchdrüsen nicht ausreiften. Außerdem verwerteten die Galanin-*knockout*-Mäuse eine fettreiche Diät wesentlich schlechter als vergleichbare Galanin-exprimierende Mäuse. Ob beide Phänomene auch beim Menschen relevant sind, ist bislang nicht in der Literatur nachgewiesen.

Den $Gal^{-/-}$-Mäusen fehlt zudem die durch Östradiol-bewirkte Stimulation der Prolaktin-Bildung. Galanin ist offensichtlich ein Östrogen-abhängiger Stimulator der hypophysären Prolaktin-Bildung und Freisetzung. Galanin-Rezeptor-Mutationen könn-

---
[23] Das Heft 12 von Cellular and Molecular Life Sciences im Jahr 2008 (Vol. 65) war der modernen Galanin-Forschung gewidmet und enthält zahlreiche Übersichtsartikel zum Thema.

Steckbrief 8: **Galanin**

Gen	Chromosom: 11; Genort: 11q13.2; 6 Exone
Sequenzen	siehe Abb. 4.6
Bildung und Ziel	Galanin wird von Neuronen im ZNS, im enterischen Nervensystem, außerdem von zytotrophoblastischen Zellen der Plazenta freigesetzt und wirkt endokrin und parakrin auf Zellen, die die Nahrungsaufnahme, die Freisetzung von Insulin, das Gedächtnis ebenso wie die Reproduktion steuern.
Funktion	Galanin gilt als Hemmstoff für verschiedene Bereiche der Homöostase und der Reproduktion. Es wird für die Reifung der Milchdrüsen und die Milchbildung benötigt.
Rezeptor	Die drei menschlichen Galanin-Rezeptoren sind G-Protein-gekoppelte heptahelikale Membranrezeptoren.

	1 2 3 4 5 6 7	8 9 0 1 2 3 4 5 6 7 8 9 0 1 2 3 4 5 6 7 8 9 0 1 2 3 4 5 6 7 8 9 0	
Galanin		m a r g s a l l l a s l l l a a a l s a s a g	-23 - -1
Gal-like		m a p p s v p l v l l l v l l l s l a	-19 - -1
Galanin	l w s p a k e	k r G W T L N S A G Y L L G P H A V G N H R S F S D K N G L T S k	1 - 40
Gal-like	e t p a s a p a h r g r g G W T L N S A G Y L L G P v l h l p q m g d q d g k	1 - 39
Galanin	r e l r p e d	d m k p g s f d r s i p e n n i m r t i i e f l s f l h l k e a g	41 - 80
Gal-like	r e t a l e i	l d l w k a i d g l p y s h p p q p s k r n v m e t f a k p e i g	40 - 79
Galanin	a l d r l l d	l p a a a s s e d i e r s	81 - 100
Gal-like	d l g m l s m	k i p k e e d v l k s	80 - 99

Abb. 4.6. Das Präproprotein des Galanin: Nach Abspaltung des Signalpeptides (*grau hinterlegt*) wird aus dem Proprotein durch die PC1 das Galaninpeptid (*in Großbuchstaben* und *gerahmt*) ausgeschnitten. Dibasische Peptidmotive sind *invers* dargestellt. Einem alternativen Galanin-ähnlichen Peptid fehlt die erste PC1-Schnittstelle. Leerstellen wurden so eingefügt, dass die identische Galaninsequenz und die zweite **KR**-Schnittstelle übereinander gelegt wurden. (Quelle: Genbank CAA01907 und NP_149097)

ten auch für die Prolaktinom-Bildung verantwortlich sein.

Es gibt möglicherweise keine Neuronen, die ausschließlich Galanin bilden. Galanin wird zusammen mit verschiedenen Hormonen und Neurotransmittern exprimiert: mit GnRH, GHRH, Prolaktin, Vasopressin, CRH, Oxytozin, Substanz P, CGRP, Noradrenalin oder auch Acetylcholin. Mit elektrophysiologischen Versuchen wurde beobachtet, dass Galanin Neuronen hemmt, indem es Kaliumströme erhöht (Gal-R1- und Gal-R3-vermittelt) und Kalziumströme erniedrigt. Galanin hemmt außerdem die synaptische Plastizität z. B. bei der Entwicklung von Gedächtnis (*long-term potentiation*). Speziell im *N. arcuatus* hemmt Galanin präsynaptisch die GABA-Freisetzung und zusätzlich postsynaptisch Gal-Rezeptor-vermittelt. Einzelne stimulatorische Galanin-Effekte finden sich vor allem im Dorsal-Vagalen Komplex, wo Kaliumströme verringert werden.

Galanin wird außer im ZNS in der Adenohypophyse exprimiert, im Nebennierenmark, im Pankreas, im Urogenitaltrakt, auch in der Haut (Wynick u. Bacon 2002; Tortorella et al. 2007; Bauer et al. 2008). In Neuronen, die das Herz, die Nieren oder den Darm innervieren, wurde ebenfalls Galanin immuncytochemisch gefunden.

Nach der Durchtrennung von Nervenbahnen im Tierversuch werden Galanin und Galanin-Rezeptoren hochreguliert. Auch beim Schmerzempfinden und der Nervenentwicklung in Spinalganglien spielt Galanin bei Mäusen eine wichtige Rolle (Hobson et al. 2008). Tiermodelle gibt es auch für Auswirkungen von Galanin auf Lernen und Gedächtnis (Miller 1998; Rustay et al. 2005).

Galanin spielt ebenfalls eine Rolle bei der Regulation der Reproduktion: In Ratten wird es gemeinsam mit GnRH exprimiert; dabei sind bei Rattenweibchen fünfmal mehr GnRH-Neuronen Galanin-positiv als bei Männchen. Dieser Unterschied beruht auf einer Hoden-abhängigen, epigenetischen Regulierung (Merchenthaler 1998).

Neuesten Forschungen zufolge ist Galanin ein charakteristisches Merkmal von Brustzelltumoren, die metastasieren, also Ferntumoren bilden. Weitere solche Marker sind Vaskulärer Endothelialer Wachstumsfaktor (VEGF) und verwandte Moleküle, die bei Sauerstoffarmut im Gewebe durch den Hypoxie-induzierten Faktor 1 (HIF1) induziert werden. Da Galanin für die Reifung von Milchdrüsen notwendig ist, kann man diesen Befund nachvollziehen (Bertucci u. Birnbaum 2009).

Phylogenese. Galanin wurde bislang nur bei Vertebraten gefunden[24]. Dagegen finden sich Proteine der Galanin-Rezeptorfamilie schon bei Placozoen, also vor der Trennung von Proto- und Deuterostomiern. → Allatostatin-Rezeptoren bei Insekten haben bis zu 50 Prozent Homologie zu Vertebraten-Galanin-Rezeptoren.

4.1.4 Hormone der Adenohypophyse (AH)[25]

4.1.4.1 POMC

Einführung. Proopiomelanokortin (POMC) ist das Vorläuferprotein für sieben Peptidhormone. Es wird vor allem in kortikotrophen Zellen der Adenohypophyse und in den melanotrophen Zellen der → *Pars intermedia* gebildet, die allerdings beim Erwachsenen nur noch rudimentär vorhanden ist. In der Adenohypophyse entstehen nach Proteinprozessierung Adrenokortikotropes Hormon (ACTH), β-Lipotropin (LPH) sowie β-Endorphin. Im Zwischenlappen, der *Pars intermedia*, werden dagegen Melanokortin (MSH) und Acetyl-β-Endorphin gebildet. POMC wird außerdem im Hypothalamus, in den Hoden, im Ovar, im Nebennierenmark, in der Plazenta, in der Lunge, besonders auch in der Haut, und darüber hinaus in zirkulierenden Monozyten und in verschiedenen Gewebsmakrophagen translatiert.

Struktur und Genetik. Vom POMC-Gen auf Chr. 2 können zwei Varianten transkribiert werden, die sich durch ein zusätzliches Exon mit 50 Basenpaaren (bp) im 5′-nichttranslatierten Bereich unterscheiden. Die POMC-mRNS in Hypophyse und Hypothalamus ist etwa 1,1 Kilobasen (kB) lang, während die extrakraniale[26] RNS nur 800–900 bp lang ist. In Tumoren gibt es außerdem RNS von etwa 1,4 kB Länge.

Unabhängig von der RNS-Länge wird von allen POMC-RNS das gleiche Precursor-Protein synthetisiert: POMC, das beim Menschen 267 Aminosäuren enthält. Davon werden durch Prohormonkonvertasen Fragmente abgespalten. Dabei werden drei Gruppen unterschieden: Melanokortine, Adrenokortikotropes Hormon (Kortikotropin, ACTH) und Endorphine (vergl. Abb. 4.7). Diese Peptidhormone haben unterschiedliche Wirkungen. Welche neuroendokrine Zelle welches der drei Hormone freisetzt, wird durch die Expression der Prohormonkonvertasen entschieden. Vom POMC des Rindes ist zudem bekannt, dass unterschiedliche Glykosylierungen beeinflussen, wie die jeweiligen Erkennungssequenzen der Prohormonkonvertasen benutzt werden (Birch et al. 1991).

Das POMC-Gen wird vor allem in den kortikotrophen Zellen der Hypophyse, in Neuronen des *N. arcuatus* und des *N. tractus*

---

[24] In der Proteindatenbank finden sich mit „möglicherweise Galanin" bezeichnete Sequenzen aus Bakterien, die aber nach einer Clustal-W-Analyse keine Homologie mit dem Vertebratengalanin aufweisen.
[25] Bildtafeln in Kap. 7.2.3
[26] außerhalb (*extra*) des Schädels (*Cranium*)

solitarius und von Haut-Keratinozyten oder -Melanozyten exprimiert.

In den kortikotrophen Zellen der Hypophyse wird vor allem PC1 exprimiert, so dass aus POMC ACTH, β-Lipotropin und β-Endorphin entsteht. Dagegen wird in den Melanozyten der *Pars intermedia* zusätzlich PC2 exprimiert, das nicht die ACTH,

> ### Steckbrief 9: **Pro-Opiomelanokortin (POMC)**
>
> | | |
> |---|---|
> | Gen | Chromosom: 2 ; Genort: 2p23; 3 oder 4 Exone |
> | Sequenz | siehe Abb. 4.7 |
> | Bildung und Ziel | Das Pro-Hormon wird gebildet in kortikotrophen Zellen der Adenohypophyse, in den melanotrophen Zellen des Hypophysen-Mittellappens, im Hypothalamus und vor allem in der Haut. Je nach Expression von PC1 und/oder PC2 entstehen ACTH, β-Endorphin und/oder MSHs. |
> | Rezeptor | G Protein-gekoppelte, heptahelikale Rez.: Melanocortin-Rezeptoren, Opioid-Rezeptoren |

sondern die α-MSH-Bildung bewirkt. Die POMC-Neuronen des ventralen Hypothalamus bilden ebenfalls α-MSH.

Phylogenese. Bislang sind POMC und die davon abgeleiteten Peptide fast ausschließlich bei Vertebraten und Agnatha beschrieben. Im Genom des Urochordaten *S. purpurata*[27] wurden weder das Proprähormon, noch die Melanokortin-Rezeptoren gefunden (Burke et al. 2006). Allerdings gibt es Berichte, dass der Parasit *Schistosoma mansoni* als Schutz vor den Attacken des Immunsystems POMC exprimiert und MSH, ACTH und β-Endorphin-Peptide freisetzt. Seit 1992, als diese Arbeiten publiziert wurden (Duvaux-Miret et al. 1992), ist allerdings das POMC-Gen aus *S. mansoni* nicht publiziert worden. Weiterhin wurde die Isolation eines γ-MSH aus Egeln beschrieben. Auch in Miesmuscheln soll es von POMC abgeleitete Peptide geben. Hier fehlen ebenfalls die Klonierungen. In fast allen Vertebraten wird nur ein POMC-Gen gefunden; nur in Fischen, in deren Evolutionslinie eine weitere Genverdopplung stattgefunden hat, findet man ein zweites POMC-Gen (de Souza et al. 2005). Das POMCα wird im *N. lateralis tuberis* des Hypothalamus, in der Adenohypophyse und im Hypophysenmittellappen exprimiert, während POMCβ in der Präoptischen Region und schwach im Infundibulum exprimiert wird. Außerdem ist der Endorphin-Teil der Sequenz nur bei POMCα konserviert.

Vergleicht man die POMC-Sequenzen ausgewählter Säugetiere und anderer Vertebraten (Abb. 4.7), fällt folgendes auf:

- Die α-MSH-Sequenz ist seit den Fischen konserviert, es gibt zwei einzelne Aminosäureaustausche bei Xenopus und beim Rind. Auch die di-basischen Schnittstellen sind konserviert. Das Glycin für die C-terminale Amidierung und das N-terminale Serin, das N-acetyliert wird, sind (außer bei Xenopus) immer vorhanden.
- Das β-MSH fehlt bei Ratten und Mäusen, da die **KK**-Schnittstelle nicht mehr vorhanden ist.
- γ-MSH fehlt bei Fischen.

---
[27] Strongylocentrotus purpurata

◀ **Abb. 4.7.** Primärsequenzen von POMC aus Vertebraten. *fett*: die Peptidmotive für die Prohormonkonvertasen; *unterstrichen* die MSH; in ACTH und MSH sind die Aminosäureaustausche im Vergleich zum humanen Peptid invertiert dargestellt; *grau hinterlegt*: Signalpeptid (Quelle: Genbank, Konstruktion mit Clustal W)
Das POMC-Analogon des Meerneunauges (AAC59724.1) wurde aus Platzgründen weggelassen. Es enthält ein deutlich verlängertes α MSH-ähnliches Peptid, kein ACTH-ähnliches Peptid und ein β Endorphin-ähnliches Peptid. Der übrige Teil des POMC lässt sich nicht zuordnen, vor allem die Cysteine im N-terminalen Peptid haben veränderte Positionen, und es fehlen die übrigen Prohormonkonvertase-Motive

- ACTH weist innerhalb der Säuger bei den Nagern zwei charakteristische Austausche auf. Nichtsäuger zeigen einige konstante Veränderungen gegenüber den Säugern.
- Das γ-Lipocortin zeigt die größte Varianz der verschiedenen POMC-Abschnitte.
- Interessanterweise ist die Sequenz des N-terminalen Peptides hochkonserviert; die vier Cysteine sind überall an gleicher Stelle und mit gleichen Abständen vorhanden, bei Säugern (abgesehen von der Beutelratte) findet man nur zwei Stellen mit alternativen Aminosäuren, und das, obwohl bis heute keine Funktion für diese N-terminale Sequenz beschrieben wurde.

Auch an den Melanokortin-Rezeptoren spiegeln sich die verschiedenen Gen-Verdopplungen deutlich wieder (Abb. 4.9). Bei Neunaugen, also vor der zweiten Genverdopplung, wurden zwei MCR beobachtet. Bei den Vertebraten gibt es dann die erneute Verdopplung des Genoms. Sowohl auf Chr. 16 als auch auf Chr. 18 findet man die fünf MCR-Gene in ähnlicher Umgebung wie bei Fischen (Klovins et al. 2004). Nach der dritten Gen-Verdopplung bei Fischen gingen in den untersuchten Spezies einige Gene wieder verloren. Interessanterweise geht mit dem Verlust beider Gene des MCR3 in *Tetrafugu rubipes* auch der Verlust des γ-MSH (nachgewiesen bei Tetrafugu, Zebrafisch und Forelle) einher. MCR3 ist der spezifische Rezeptor für γ-MSH bei Menschen und den übrigen untersuchten Vertebraten.

Von Interesse ist auch die Verteilung der Wirkungsorte der verschiedenen Hormonpeptide:

Beim Menschen findet sich der Melanokortin Rezeptor 1 (MCR1) in der Haut: auf Melanozyten, auf Keratinozyten, auf Fibroblasten und Endothelzellen und auf Antigen-präsentierenden Zellen. Dieser Rezeptor bindet α-MSH gleich spezifisch wie ACTH. In Leukozyten vermittelt der MCR1 die entzündungshemmenden Wirkungen von α-MSH. MCR2 ist der Rezeptor in der Nebennierenrinde, wo er die steroidbildende Wirkung von ACTH vermittelt. Dieser Rezeptor wird durch die Melanozytenstimulierenden Hormone nicht aktiviert. MCR3 wird im ZNS, aber auch im Gastrointes-

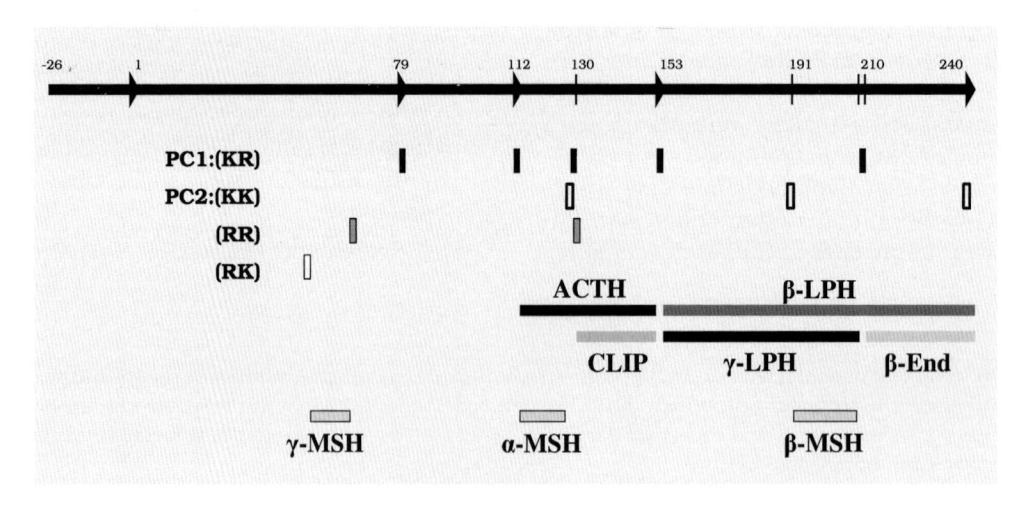

Abb. 4.8. POMC: Hormonkonvertasen und alternative Peptide. Aus dem Präprovorläufer-Protein werden durch Hormonkonvertasen PC1 und/oder PC2 die POMC-Peptide freigeschnitten. PC1 schneidet nur nach Lys-Arg, während PC2 auch nach Lys-Lys, Arg-Arg oder Arg-Lys schneidet. Die Bildung ist vom Zelltyp und dessen PC-Ausstattung abhängig

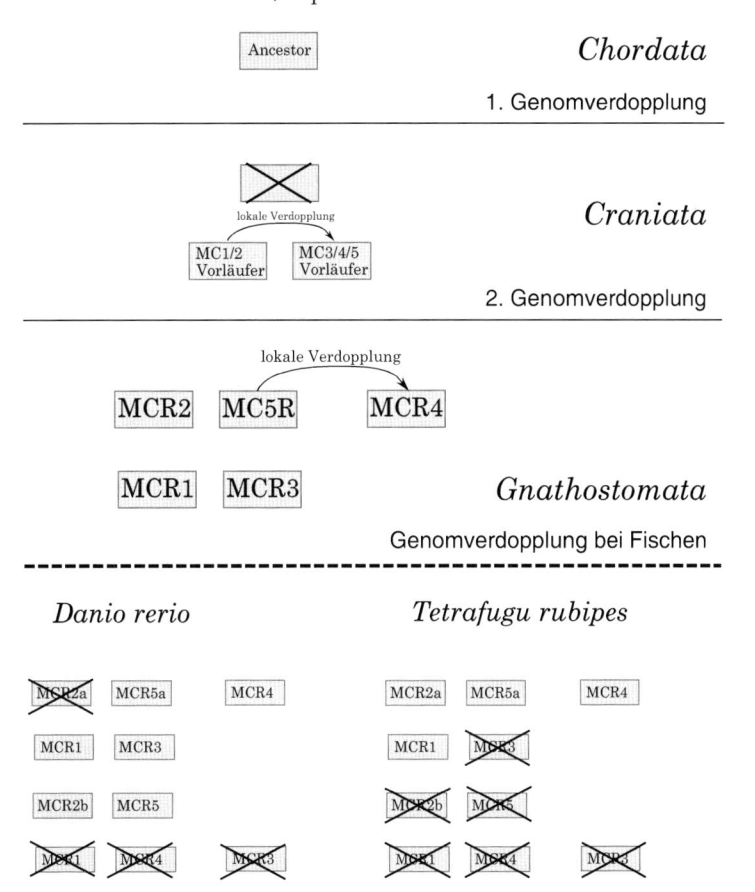

4.1 Protein-/Peptid-Hormone des Menschen und der Vertebraten

Abb. 4.9. Entwicklungshypothese der Melanokortin-Rezeptor-Gene. Aus einem unbekannten Ancestor-Gen geht nach der ersten Genomverdopplung eine Gen verloren, das andere wird lokal verdoppelt. Dieses Doppel bleibt nach der zweiten Genomverdopplung, ein Gen wird nochmals lokal verdoppelt. Dieses Muster aus fünf MCR findet sich in den meisten Vertebraten. Bei Fischen tritt später noch eine weitere Genomverdopplung auf. Nicht alle Gene bleiben erhalten und es entstehen charakteristische Muster wie das von *D. rerio* oder *T. rubipes*. (Quelle: nachgezeichnet nach Burke et al. (2006))

tinal-Trakt und in der Plazenta exprimiert. γ-MSH hat für diesen Rezeptor die höchste Affinität. MCR4 wird besonders im ZNS exprimiert. α-MSH und ACTH aktivieren diesen Rezeptor stärker als β-MSH und γ-MSH. MCR5 ist schließlich der α-MSH-Rezeptor der Schweißdrüsen, aber auch anderer Gewebe. Dieser Rezeptor scheint eine Rolle bei der Steuerung exokriner Drüsen zu spielen.

Diese Verteilung beim Menschen und die funktionelle Spezifität ist bei *T. rubipes* deutlich anders: truMcR1 findet sich schwach exprimiert nur im ZNS, truMcR2 im Gehirn und der Nebenniere, (truMcR3 fehlt), truMcR4 und truMcR5 im Gehirn, in der Nebenniere und im Darm (truMcR4) bzw. im Auge (truMcR5). Wie beim Menschen wird auch in *T. rubipes* truMcR2 nur durch ACTH stimuliert, nicht durch MSHs. Aber auch an truMcR1 und truMcR4 wirkt ACTH wesentlich stärker als α-MSH (Klovins et al. 2004): anders als beim Menschen und von den Autoren als Hinweis auf die ursprünglichere Funktion von ACTH gedeutet.

> **Steckbrief 10: Adrenokortikotrophes Hormon (ACTH)**
>
> | | |
> |---|---|
> | Sequenz | SYSMEHFRWG KPVGKKRRPV KVYPNGAEDE SAEAFPLEI |
> | Bildung und Ziel | In den POMC-bildenden Zellen durch die Wirkung von Prohormonkonvertase-1 |
> | Funktion | Stimulation der Steroid-Bildung in der Nebenniere |
> | Rezeptor | GPC-heptahelikaler Rez.: Melanokortin-Rezeptor-2 |

ACTH

Einführung. ACTH ist das Effektormolekül der hypothalamisch-hypophysär-adrenalen Achse (HPA). Es stimuliert die Hormonfreisetzung der Nebennieren: Gluko- und Mineralokortikoide werden nach ACTH-Stimulation freigesetzt, ähnlich wie Adrenalin, dessen Bildung ebenfalls durch ACTH vermittelte Induktion der → PNMT, dem letzten Enzym der Adrenalin-Synthese, stimuliert wird. (vergl. Abb. 4.99).

Physiologie. ACTH wird von den Adrenokortikotrophen Zellen der Hypophyse in etwa stündlichen Pulsen freigesetzt. Die Sekretion folgt so der hypothalamischen CRH-Freisetzung in die *Eminentia mediana* und in das hypophysäre Portalsystem. Nachts sind die freigesetzten Mengen etwa zwei- bis dreimal so hoch wie am Tage (vergl. Abb. 9.2). Dieses ACTH stimuliert über die MCR2-Rezeptoren der Nebenniere die intrazelluläre cAMP-Bildung, die zur Steroidhormon-Bildung führt. Vor allem die Bildung des Kortisols ist lebenswichtig.

Die Regulation der POMC→ACTH-Freisetzung in der Hypophyse beruht auf der stimulierenden Wirkung des CRH auf intracelluläre cAMP-Spiegel und der Bindung des Transkriptionsfaktors Nur an Nur-responsive Genelemente im POMC-Promotor. Die hemmende Feedback-Wirkung von Glukokortikoiden erfolgt, weil Glukokortikoid-Rezeptoren (mit gebundenem Liganden) direkt mit Nur-Proteinen reagieren und deren Bindung an die DNS blockieren (Murakami et al. 2007).

Die Halbwertszeit von ACTH im menschlichen Blut wurde mit 19 min bestimmt (Keenan et al. 2004).

Endorphine

Einführung. Endorphine gehören zu den körpereigenen Opiaten. Diese werden z. B. als Reaktion auf Schmerz freigesetzt. Dadurch, dass die β-Endorphin-Freisetzung an die von ACTH gekoppelt ist, werden als Reaktion auf Stress nicht nur Stoffwechsel-Umschaltungen, Kreislauf-Reaktionen durch Glukokortikoide oder Adrenalin, sondern auch schmerzunterdrückende (analgetische) Effekte ausgelöst. Die Auslösung von Glücksgefühlen beim Ausdauersport durch Endorphine erscheint ebenso als Adaption auf „Leistungsstress".

Physiologie. Wie aus der Abb. 4.8 ersichtlich, wird β-Endorphin durch das *Processing* mit PC1 in gleicher Menge wie ACTH freigesetzt. Die Freisetzung findet außerdem in allen Zellen statt, in denen MSH durch zusätzliche Einwirkung von PC2 aus dem POMC-Vorläufer entsteht. Damit sind die Bildungsorte die von ACTH plus die von MSH: Hypothalamus, Hypophyse, Haut, weitere Gewebe und Leukozyten.

Dem β-Endorphin wird eine Rolle bei der Schmerzunterdrückung zugemessen:

β-Endorphin ist ein endogener Ligand des μ- und des δ-Opioid-Rezeptors (MOR und DOR). Beide Rezeptoren finden sich auf Neuronen, die Schmerzempfinden auslösen, den Nociceptoren, die aus den Geweben die Information über Verletzungen, chemische Attacken, Hitze oder Kälte an die Schmerzzentren des Gehirns bringen. Vor allem im periäquiduktalen Grau des Mittelhirns sind die MOR besonders häufig vertreten. Wie die anderen Analgesia blockiert β-Endorphin die Aktivität der Nociceptoren.

Es ist noch nicht sicher, ob Endorphin direkt oder indirekt über andere analgetisch

S. 172

4.1 Protein-/Peptid-Hormone des Menschen und der Vertebraten 53

Steckbrief 11: β-Endorphin	
Sequenz	YGGFMTSEKS QTPLVTLIKN AIIKNAYKKG
Bildung und Ziel	In POMC-exprimierenden Zellen durch Prozessierung mit PC1
Funktion	endogenes Opiat
Rezeptor	GPC-heptahelikaler Rez.: µ-Opioid-Rezeptor (MOR)

aktive Mediatoren wirkt. Besonders die Endomorphine 1 und 2 haben eine wesentliche stärkere Bindung an den MOR. Sie wurden ursprünglich durch chemische Variation eines MOR-aktivierenden Peptides entdeckt, und bislang wurde das Protein/die Proteine, aus denen sie freigesetzt werden, nicht identifiziert. Neben Endorphin und Endomorphinen sind als endogene Opioide noch Enkephaline und Dynorphine aktiv.

Eine spezielle Phylogenese von Endorphin und Schmerzempfinden ließ sich in der Literatur nicht nachweisen.

Melanokortine

Einführung. Beim Menschen wurde in letzter Zeit gefunden, dass Melanokortine und deren Rezeptoren wichtige Regulatoren der Balance von Hunger und Sattheit sind. Im Tierreich sind es Anpassungen der Hautfarbe an die Umwelt, die durch die Melanokortin-Stimulation der Melanozyten[28] bewirkt werden.

MSH wird in jüngster Zeit auch als Verbindungsmolekül zwischen neuroendokrinem und Immun-System angesehen, da die Melanokortin-Rezeptoren auf einer ganzen Reihe von Leukozyten und Lymphozyten funktionell aktiv sind. Außerdem wird der Hautreaktion auf Stressoren eine ektopische[29] ACTH- und Melanokortin-Bildung als Ursache zu Grunde gelegt.

Struktur. An den N-Terminus des α-MSH hängt die Peptid-Acetyltransferase einen Acetylrest an. Sowohl α- als auch γ-MSH sind am C-Terminus amidiert, während β-MSH nicht amidiert ist. Die Consensus-Sequenz der menschlichen MSH ist **YxMxHFRWxxx**.

Physiologie. Die Funktionen von MSH-Peptiden sind vom Wirkungsort abhängig: Regulation der Nahrungsaufnahme im ZNS, Anregung der Melanin-Bildung in der Haut unter dem Einfluss von Sonnenlicht, Hemmung der Leukozytenaktivierung.

Bei der letztgenannten Wirkung wird nach Bindung des MSH an den MCR via cAMP die Proteinkinase A aktiviert. Diese verhindert die Phosphorylierung des IκB, das in einem zytosolischen Komplex mit NFκB vorliegt. Wird IκB nicht phosphoryliert, dissoziiert der Komplex nach Rezeptor-abhängiger Leukozytenstimulation **nicht** und NFκB wird **nicht** in den Zellkern transloziert. Dadurch werden verschiedene Aktivierungsmuster unterbunden (Catania 2007).

Bei der zentralen Regulation der Nahrungsaufnahme wird durch hypothalamisch freigesetztes MSH und dessen Bindung an den MCR auf Neuropeptid Y-Neuronen des *N.arcuatus* die Nahrungsaufnahme normalerweise unterdrückt. Man spricht von einem Dauerdruck, Tonus. Wird nun → AgRP freigesetzt, z.B. durch GHrelin, wird die Daueruntedrückung aufgehoben, und die NPY-Neuronen werden aktiv und fördern ein Hungergefühl.

Bei der Steuerung der Melanin-Bildung in der menschlichen Haut wird durch UV-Strahlung die POMC-Expression in Melanozyten und Keratinozyten angeregt. Wegen der PC2-Expression in diesen Zellen kommt

---
[28] Melanophore bei Penzlin u. Ramm (2008)
[29] *Ektopisch* heißt an falscher Stelle, außerhalb des eigentlich vorgesehenen Ortes.

> **Steckbrief 12: α-, β- und γ-Melanozyten-stimulierendes Hormon (MSH)**
>
> | | |
> |---|---|
> | Sequenz | α-MSH Acetyl-**SYSMEHFRWGKPV**-NH$_2$ |
> | | β-MSH **DEGPYRMEHFRWGSPPKD** |
> | | γ-MSH **YVMGHFRWDRF**-NH$_2$ |
> | Bildung und Ziel | MSH werden in POMC-Neuronen im ZNS und in der Haut, in Zellen des Hypophysen-Mittellappens und in anderen peripheren Geweben durch die PC2 (und PC1), PAM und andere Enzyme gebildet. Sie wirken auf Melanozyten der Haut und zentral auf Zentren der Sättigung. |
> | Funktion | MSH wirkt zentral dem NPY und dem Agouti-ähnlichen Peptid entgegen und erzeugt das Gefühl von Sattheit. In Melanophoren bewirkt es die Bildung und Aggregation von Melanin. MSH hemmt die Aktivierung von Leukozyten. |
> | Rezeptor | GPC-heptahelikaler Rez.: Melanocortin-Rezeptoren-1,2,3,4,5 |

> **Steckbrief 13: Schilddrüsen-stimulierendes Hormon (TSH)**
>
> | | |
> |---|---|
> | Gen α-Kette | Chr. 6 (6q12-q21); 4 Exone |
> | Gen β-Kette | Chr. 1 (1p13); 3 Exone |
> | Sequenz | Abb. 4.10 und 4.11 |
> | Bildung und Ziel | TSH wird unter Stimulation durch TRH von den thyrotrophen Zellen der Schilddrüse gebildet und ins Blut freigesetzt. Ziel sind die TSH-Rezeptoren der Schilddrüse. |
> | Rezeptor | GPC-heptahelikaler Rez.: Der TSH-Rezeptor aktiviert die Adenylat-Cyclase. |

es zur MSH-Bildung; das MSH stimuliert, wieder in der Haut, die Pigmentbildung.

4.1.4.2 TSH

Einführung. Thyroid-stimulierendes Hormon und die nachfolgend beschriebene Gruppe der Gonadotropine bilden die Gruppe der Glykoproteinhormone, die alle von zwei Proteinketten gebildet werden. Dabei sind die größeren α-Ketten in den Glykoproteinhormonen (LH, FSH, CG, TSH) sequenzgleich und werden von demselben Gen kodiert (Abb. 4.10). Charakteristisch sind die verschiedenen β-Ketten (Abb. 4.11). Zusätzlich unterscheiden sich die Glykoprotein-Hormone auch in den Kohlenhydrat-Seitenketten und deren zusätzlicher Sulfatierung, die auch Unterschiede in den α-Ketten hervorrufen.

Auf der Suche nach weiteren Liganden für evolutionsmäßig alte Leucin-reiche-G Protein-gekoppelte-Rezeptoren (GPcR), zu denen der TSH-R sowie die anderen Glykoproteinhormon-Rezeptoren gehören, wurden beim Menschen 2002 eine neue α2- und eine weitere β5-Kette identifiziert, deren Anwesenheit auch bei Ratten und bei Mäusen bestätigt wurde, ebenso wie bei Fliegen. Das Heterodimer α2/β5 stimuliert den gleichen TSH-Rezeptor wie TSH (Nakabayashi et al. 2002; Sudo et al. 2005).

Struktur und Genetik. Das TSH-Heterodimer besteht aus der 92 AS-langen α-Kette (Abb. 4.10) und der 112 AS-langen β-Kette (Abb. 4.11). Charakteristisch für alle Glykoprotein-Hormone ist der Cystein-Knoten. Dieses Strukturelement zeichnet auch die Familie der Nervenwachstums-Faktoren aus.

Die Gene liegen auf den Chromosomen 6 (α) und 1 (β) und besitzen vier bzw. drei Exone. Die dreidimensionale Struktur wurde zuerst bei FSH identifiziert (Abb. 4.12).

Intakte Cysteinknoten der beiden Ketten sind für die Bildung und richtige Sortierung des TSH in sekretorische Granula un-

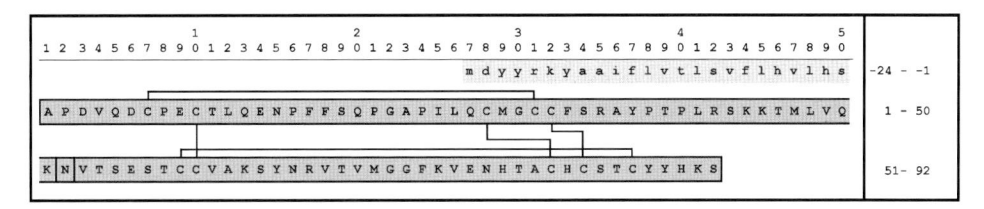

4.1 Protein-/Peptid-Hormone des Menschen und der Vertebraten   55

```
            1         2         3         4         5
  1 2 3 4 5 6 7 8 9 0 1 2 3 4 5 6 7 8 9 0 1 2 3 4 5 6 7 8 9 0 1 2 3 4 5 6 7 8 9 0 1 2 3 4 5 6 7 8 9 0
                                              m d y y r k y a a i f l v t l s v f l h v l h s      -24 - -1
  A P D V Q D C P E C T L Q E N P F F S Q P G A P I L Q C M G C C F S R A Y P T P L R S K K T M L V Q   1 - 50
  K N V T S E S T C C V A K S Y N R V T V M G G F K V E N H T A C H C S T C Y Y H K S              51 - 92
```

Abb. 4.10. α-Kette des TSH. Auf das Signalpeptid von 24 AS (*grau hinterlegt*) folgen 92 AS der reifen TSH-α-Kette. Disulfid-Brücken sind als Linien zwischen den Cysteinen C eingezeichnet. Das eingerahmte N ist glykosyliert. (Quelle: Genbank P01215)

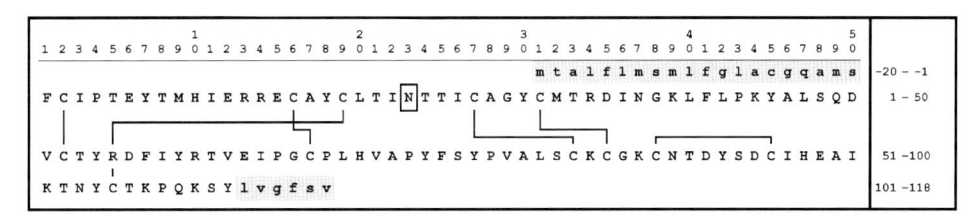

```
            1         2         3         4         5
  1 2 3 4 5 6 7 8 9 0 1 2 3 4 5 6 7 8 9 0 1 2 3 4 5 6 7 8 9 0 1 2 3 4 5 6 7 8 9 0 1 2 3 4 5 6 7 8 9 0
                                                  m t a l f l m s m l f g l a c g q a m s     -20 - -1
  F C I P T E Y T M H I E R R E C A Y C L T I N T T I C A G Y C M T R D I N G K L F L P K Y A L S Q D   1 - 50
  V C T Y R D F I Y R T V E I P G C P L H V A P Y F S Y P V A L S C K C G K C N T D Y S D C I H E A I   51-100
  K T N Y C T K P Q K S Y l v g f s v                                                          101 -118
```

Abb. 4.11. β-Kette des TSH. Vor den 112 AS der reifen TSH-β-Kette gibt es im Präprohormon ein Signalpeptid von 20 AS und dahinter ein zusätzliches 6 AS-langes Peptid (*grau hinterlegt*). Disulfid-Brücken sind als Linien zwischen den Cysteinen C eingezeichnet. Das eingerahmte N ist glykosyliert. (Quelle: Genbank P01222)

verzichtbar; um an den Rezeptor zu binden, sind nicht alle Disulfid-Brücken notwendig.
Physiologie. TSH wird nach der Stimulation durch das → Thyrotropin-Releasing Hormon (TRH) in den thyrotrophen Zellen der AH produziert und – ebenfalls TRH vermittelt – freigesetzt. TRH stimuliert die Phosphorylierung des cAMP-reaktives-Element-(CRE-)Bindeproteins CREB, welches das CREB-bindende Protein (CBP) rekrutiert und zusammen mit dem Transkriptionsfaktor P-LIM den Promoter der α-Kette aktiviert. Der Promotor der TSH-β-Kette wird von CBP gemeinsam mit dem für die Hypophyse charakteristischen Transkriptionsfaktor Pit-1 aktiviert.
Phylogenese. Diese wird später (S. 60) gemeinsam mit den übrigen Glykoprotein-Hormonen besprochen.

4.1.4.3 LH, FSH, CG

Zwei der drei Gonadotropine des Menschen werden in der Hypophyse produziert: das Luteinisierende Hormon (LH) und das Follikel-stimulierende Hormon (FSH); das Choriongonadotropin (CG) ist dagegen Produkt der menschlichen Plazenta und charakteristisch für das Vorliegen einer Schwangerschaft. Kann eine Schwangerschaft ausgeschlossen werden, sind CG-Spiegel im Blut sichere Zeichen für das Vorliegen eines Chorionkarzinoms.

LH/CG

Einführung. Da LH und CG sehr ähnliche Strukturen besitzen und an den gleichen Rezeptor binden, werden sie hier gemeinsam behandelt.
Struktur und Genetik. Als die Kristallstruktur des menschlichen CG aufgeklärt war (Lapthorn et al. 1994; ein CG wird sonst noch bei Pferden und bei anderen Primaten gefunden), konnte man erkennen, dass die Gonadotropine ebenso wie NGF[30], PDGF[31], TGF-β einen sogenannten Cystein-

---
[30] Nerven-Wachstums-Faktor
[31] Wachstumsfaktor aus Thrombozyten

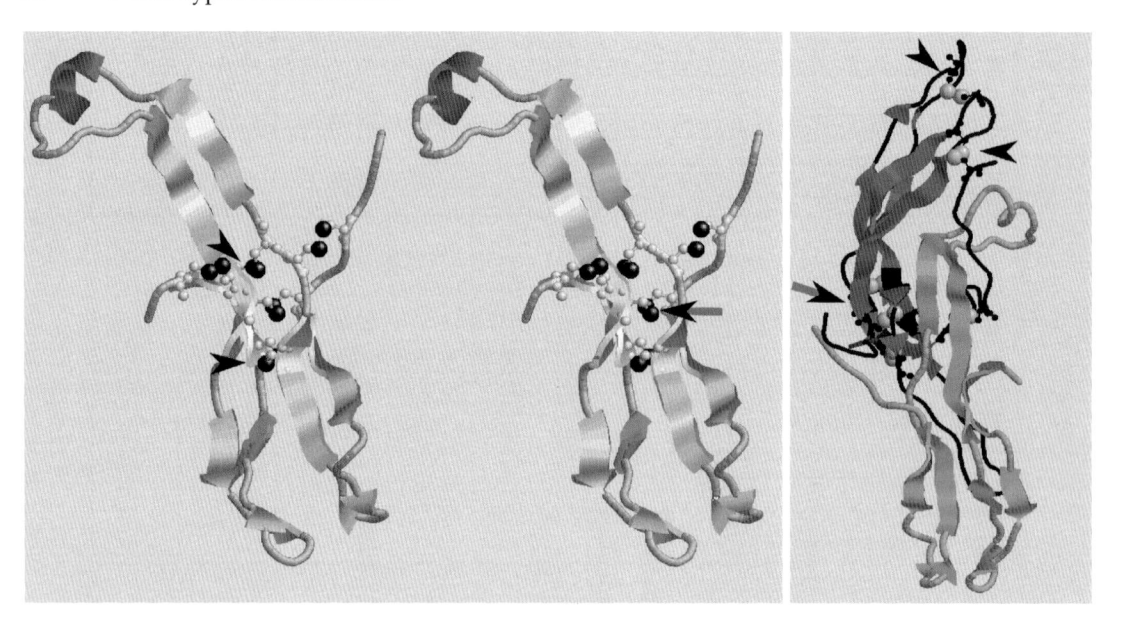

Abb. 4.12. Struktur des Choriongonadotropins. *links:* Das Gerüst der α-Kette besteht aus drei Schleifen, teilweise verdrillt, die jeweils von Beta-Faltblatt-Strukturen und in der Mitte von fünf Disulfid-Bindungen zusammengehalten werden. In der Abbildung sind die Faltblätter durch *breite hellgraue Pfeile* dargestellt. Die Cysteine sind als *Kugeln/Drahtmodelle* gezeichnet, die Schwefelatome durch *dicke schwarze Kugeln*. Die durch *Pfeilköpfe* gekennzeichneten Disulfidbrücken spannen die Ebene auf, durch die die dritte, (*mit Pfeil* markierte) Disulfidbindung hindurchreicht. Die beiden anderen Disulfidbrücken halten die N- und C-terminalen Enden am Knoten; *rechts:* Für das Gesamtmolekül hCG lagert sich die hCG-β-Kette an die α-Kette. Auch die β-Kette besitzt einen Cysteinknoten (*Pfeil*), der allerdings nur aus drei Disulfidbrücken gebildet wird. Die übrigen Disulfidbrücken (*Pfeilköpfe*) halten die Schleifen so in Form, dass eine Schleife der α-Kette sich in die β-Kette hineinschiebt; *stereo:* Sie sollten das Stereobild so betrachten, als würden Sie in die Ferne schauen, d. h. fokussieren Sie hinter das Bild. Dann sollten sich die beiden Aufnahmen überlappen und zu einem Bild verschmelzen. (Quelle: Proteindatenbank (PDB): 1HRP, und Rasmol. Die Skripte, mit denen diese Zeichnungen erstellt wurden, finden sich im Anhang: Abschn. 13.3)

Knoten enthalten. Zwei Disulfid-Brücken mit den zugehörigen β-Faltblättern bilden einen Ring; durch diesen Ring geht die dritte Disulfid-Brücke. Die Cysteine der Gonadotropine sind im Tierreich konserviert, nicht nur in den β-Ketten, sondern auch bei den α-Ketten. Außerdem sind die Asparagine konserviert, an denen die Ketten glykosyliert werden. (Primärstrukturen unter http://www.chem.gla.ac.uk).

Weiterhin sind Proteinsequenzen für CG und LH zu über 90% homolog, während sich FSH von beiden deutlich unterscheidet (etwa 30% Homologie auf Proteinebene). Innerhalb dieser 30% Homologie sind aber alle Cysteine konserviert, außerdem sind die Abstände zwischen den Cysteinen gleich, so dass auf die Konservierung der 3D-Struktur geschlossen werden kann (Abb. 4.13).

Auf dem Chromosom 19 liegen LH- und CG-Gene hintereinander, nur durch Pseudogene des Neutrophins getrennt. Die Reihenfolge der Gene ist in der Abb. 4.14 dargestellt.

Physiologie von LH. LH wird (wie FSH) unter der pulsatilen GnRH-Stimulation freigesetzt. Die Bildung des LH unterliegt zudem der Kontrolle durch → Aktivine und Inhibine. Hemmend wirkt eine erhöhte Konzen-

Steckbrief 14: **Luteinisierendes Hormon (LH)**

Gen α-Kette	Chr. 6 (6q12-q21); 4 Exone
Gen β-Kette LH	Chr. 19 (19p13.32); 3 Exone
Gene β-Ketten CG	Chr. 19 (19p13.32);
Sequenz	Abb. 4.13
Bildung und Ziel	LH wird unter Stimulation durch GnRH von den gonadotrophen Zellen der Schilddrüse gebildet und ins Blut freigesetzt. Ziel sind die gemeinsamen Rezeptoren für LH und CG auf Zellen in den Gonaden: beim Mann auf Leydig-Zellen und bei der Frau auf Thekazellen.
Rezeptor	GPC-heptahelikaler Rez.: Der LH/CG-Rezeptor aktiviert die Adenylat-Cyclase.

Steckbrief 15: **Choriongonadotropin (CG)**

Gen α-Kette	Chr. 6 (6q12-q21); 4 Exone
Gene β-Ketten CG	Chr. 19 (19p13.32); *CGB*; *CGB1*; *CGB2*; *CGB5 CGB7*; *CGB8*
Sequenz	Abb. 4.13
Bildung und Ziel	CG wird von Zytotrophoblastzellen und dem Synzytium (in Anwesenheit von GnRH-Produktion) in der Plazenta gebildet. Ziel des Hormons sind die CG-Rezeptoren für LH/CG auf den Zellen des *Corpus luteum* und des Endometriums.
Rezeptor	GPC-heptahelikaler Rez.: Der LH/CG-Rezeptor aktiviert die Adenylat-Cyclase.

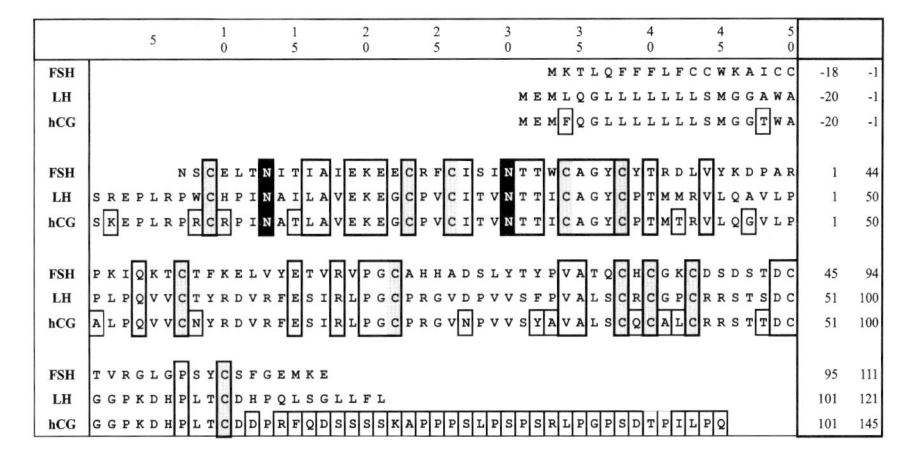

	5	10	15	20	25	30	35	40	45	50		
FSH							M K T L Q F F F L F C C W K A I C C	-18	-1
LH							M E M L Q G L L L L L L L S M G G A W A	-20	-1
hCG							M E M F Q G L L L L L L L S M G G T W A	-20	-1
FSH	N S C E L T N I T I A I E K E E C R F C I S I N T T W C A G Y C Y T R D L V Y K D P A R	1	44
LH	S R E P L R P W C H P I N A I L A V E K E G C P V C I T V N T T I C A G Y C P T M M R V L Q A V L P	1	50
hCG	S K E P L R P R C R P I N A T L A V E K E G C P V C I T V N T T I C A G Y C P T M T R V L Q G V L P	1	50
FSH	P K I Q K T C T F K E L V Y E T V R V P G C A H H A D S L Y T P V A T Q C H C G K C D S D S T D C	45	94
LH	P L P Q V V C T Y R D V R F E S I R L P G C P R G V D P V V S F P V A L S C R C G P C R R S T S D C	51	100
hCG	A L P Q V V C N Y R D V R F E S I R L P G C P R G V N P V V S Y A V A L S C Q C A L C R R S T T D C	51	100
FSH	T V R G L G P S Y C S F G E M K E	95	111
LH	G G P K D H P L T C D H P Q L S G L L F L	101	121
hCG	G G P K D H P L T C D D P R F Q D S S S S K A P P P S L P S P S R L P G P S D T P I L P Q	101	145

Abb. 4.13. Sequenzvergleich der humanen Glykoproteinhormone. Eine N-terminale Verschiebung des FSH um 6 AS reicht aus, um alle Cysteine übereinander zu positionieren. Cysteine sind *grau* hinterlegt. Alle Cysteine im reifen Peptid sind konserviert. Konservierte Aminosäuren oder -gruppen wurden *fett* umrahmt. Die 25 Aminosäuren, in denen sich LH von hCG unterscheidet, sind bei hCG umrahmt. N-Glycosylierungsstellen sind *weiß auf schwarz* dargestellt. (Quellen: FSH: NM_001018090, LH: P01229, hCG: P01233)

tration von Progesteron, das im CL[32] gebildet wird.

LH wirkt in den männlichen und weiblichen Gonaden. Im Hoden wird die Tes-

---
[32] *Corpus luteum*

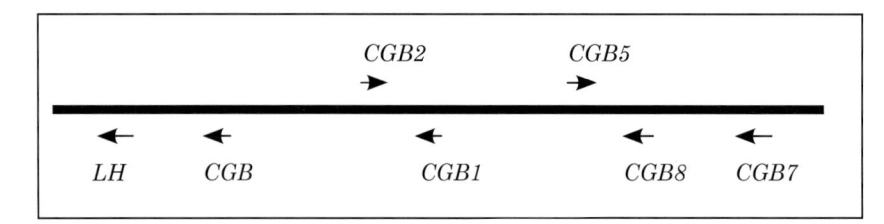

Abb. 4.14. Orientierung der LH- und CG-Gene auf Chr. 19. Quelle mapviewer http://www.ncbi.nlm.nih.gov/projects/mapview/maps.cgi?TAXID=9606&CHR=19&MAPS=ugMm%2Cmodel%2CugHs%2Censgenes%2Crna%2Cgenes-r&QSTR=94115%5Bgene_id%5D&QUERY=uid%28748285%2C12735751%29&BEG=54%2C210K&END=54%2C260K&thmb=on

tosteron-Bildung und -Freisetzung in den → Leydig-Zellen stimuliert. (Die Freisetzung erfolgt durch Diffusion: Steroidhormone werden nicht in Vesikeln gelagert und erst nach Stimulus durch ein Freisetzungshormon ausgeschüttet, sondern direkt freigesetzt.) Im weiblichen Zyklus stimuliert hypophysäres LH die Testosteron-Produktion in den → Theka-Zellen. Dieses Testosteron diffundiert u. a. in die Granulosa-Zellen und wird dort in Östradiol umgewandelt. Nach ausreichender Erhöhung der zirkulierenden Östradiol-Menge wird an Tag 14 des Zyklus ein steiler Anstieg der LH-Freisetzung bewirkt, der dann die Ovulation auslöst (*LH-Surge*). Dabei sind es bei der Maus vor allem Kisspeptin-Neuronen des Anteroventralen periventrikulären Nucleus (*AVPN*), die die vermehrte GnRH- und damit LH-Freisetzung als Reaktion auf ansteigendes Östradiol bewirken, während die Neuronen des *N. arcuatus* durch erhöhtes Östradiol eher blockiert werden (Han et al. 2005). Die Erhöhung des Progesterons im Serum nach Bildung des → *Corpus luteum menstrualis* reduziert die LH- und FSH-Ausschüttung.

Physiologie von CG. Wenn es nicht zur Schwangerschaft kommt, ist das *Corpus luteum* nach 14 Tagen erschöpft und degeneriert. Die Progesteron-Synthese geht zu Ende und damit die Blockade der LH- und FSH-Freisetzung. Kommt es dagegen zur Schwangerschaft, sezerniert der sich aus dem befruchteten Ei entwickelnde Trophoblast das CG, das die Progesteron-Bildung des *Corpus luteum* stimuliert. Die CG-unterstützte Progesteron-Synthese wird in der späteren Schwangerschaft vom Feten selbst übernommen.

Da CG eines der ersten Proteine ist, die der Trophoblast sezerniert, wurde untersucht, inwieweit CG zur Einnistung des Eies beiträgt. Dabei wurden einerseits die Wirkungen von Progesteron und Östradiol auf die Uterusschleimhaut bestätigt, die eine Einnistung ermöglichen, zum anderen ließ sich ein Effekt von CG z. B. auf die Glycodelin-Bildung von Uterus-Stroma-Zellen nachweisen (Cameo et al. 2004). Die gemeinsame Aktivierung durch CG und Progesteron von Notch-1 soll eine antiapoptotische Wirkung bei der Adaption der Uterusschleimhaut erzielen. Die spezielle Rolle von CG auf das Endometrium wird auch noch dadurch bestätigt, dass der LHCGR der Endometrium-Zellen nicht über die Aktivierung der Adenylat-Cyclase das cAMP erhöht, sondern über eine schnelle Phosphorylierung der ERK 1/2 (*extracellular signal-regulated kinase*) die Bildung von Cyclooxygenase und dadurch die Prostaglandin E_2-Bildung erreicht. Möglicherweise spielt hierbei eine Splice-Variante des LHCGR eine Rolle (Cameo et al. 2004).

Phylogenese. Diese wird später (S. 60) besprochen.

FSH

Einführung. FSH (oder Follitropin) lässt im Ovar die Follikel in Schüben reifen. Beim

> **Steckbrief 16: Follikel-stimulierendes Hormon (FSH)**
>
> | | |
> |---|---|
> | Gen α-Kette | Chr. 6 (6q12-q21); 4 Exone |
> | Gene β-Kette | Chr. 11 (11p13); 3 Exone |
> | Sequenz | Abb. 4.13 |
> | Bildung und Ziel | Auch FSH wird unter Stimulation durch GnRH von den gonadotrophen Zellen der Hypophyse gebildet und ins Blut freigesetzt. Ziel sind die gemeinsamen Rezeptoren für FSH-Rezeptoren auf Zellen in den Gonaden: beim Mann auf den Sertoli-Zellen und bei der Frau die follikulären Granulosazellen. |
> | Rezeptor | GPC-heptahelikaler Rez.: Der FSH-Rezeptor aktiviert die Adenylat-Cyclase. |

Mann stimuliert FSH die Samenzell-bildenden Sertoli-Zellen.

Struktur und Genetik. Die FSH-Beta-Kette wird auf Chromosom 11 in drei Exonen kodiert. Das Genprodukt assoziiert, wie die anderen Glykoproteinhormone, mit der α-Kette. Dias (2001) diskutiert, in welchem Maße die Art der N-Glykosylierung an den beiden Argininen N_β^7 und N_β^{31} die Wirksamkeit des FSH beeinflusst. Unterschiedliche Glykosylierung führt zu unterschiedlicher Aktivität; einige Glykosylierungsmuster sind endogene Antagonisten und blockieren die FSH-Rezeptoren.

Physiologie. LH und FSH werden in der Hypophyse in denselben gonadotrophen Zellen gebildet. Es gibt keine Anhaltspunkte dafür, dass beide Hormone in unterschiedliche Vesikel sortiert werden, die dann selektiv freigesetzt werden. Im Gegenteil, Fluoreszenz-Doppelmarkierungen lassen darauf schließen, dass alle intrazellulären Granula gleichermaßen LH und FSH enthalten. Im Vorgriff auf Kap. 8.3 stellen wir fest, dass z. B. im weiblichen Zyklus unterschiedliche LH- und FSH-Konzentrationen benötigt werden. Erhöhtes Östradiol unterdrückt die Serum-FSH-Konzentrationen, während LH hoch bleibt. Bei Schafen und Ratten wurde gezeigt, dass ein Bindemotiv für den Östrogen-Rezeptor benutzt wird, um die FSH-Transkription zu unterbinden. Dagegen fehlt ein solches Östrogen-Responsives-DNA-Element (ERE) im LH-Rezeptor. Anders als bei FSH wird die LH-Bildung in hypophysären Gonadotrophen Zellen nicht unterdrückt, sondern stimuliert. Die negative Kontrolle der LH-Bildung durch Östrogene findet also im Hypothalamus statt, wo die GnRH-Bildung durch Östradiol negativ reguliert wird.

FSH-Rezeptoren finden sich auf den Granulosa-Zellen, die die ovariellen Follikel auskleiden, und auf den Sertoli-Zellen, die die Samenbildung unterstützen.

GPHA2B5

Einführung. Im Jahre 2002 beschrieben Hsu et al. ein weiteres Glykoproteinhormon, das sie durch Sequenzanalyse des veröffentlichten menschlichen Genoms und bekannter mRNS-Sequenzen zuerst identifizierten und dessen Expression sie danach untersuchten. Zur großen Überraschung wurde dieses GPHA2B5 auch bei Invertebraten nachgewiesen.

Struktur und Genetik. Die zweite menschliche GPH-α-Kette wurde auf Chr. 11 lokalisiert mit 3 Exonen, die fünfte humane GPH-β-Kette auf Chr. 14 mit 2 Exonen. Die Identität des GPHA2-Proteins mit der gemeinsamen α-Kette von LH/FSH/CG/TSH beträgt nur etwa 35%, allerdings sind 9 von 10 Cysteinen in Position und Abständen konserviert, der Cystein-Knoten ist vorhanden. Beim GPHB5 sind 10 von 12 Cysteinen konserviert, eingeschlossen die des Cystein-Knotens. Nakabayashi et al. (2002) konnten dann nachweisen, dass die beiden Ketten assoziieren.

Physiologie. Es zeigte sich, dass GPHA2B5 den TSH-Rezeptor aktivieren kann (Nakaba-

	Steckbrief 17: **Thyrostimulin (GPHA2B5)**
Gen α-Kette-2	Chr. 11 (11q13); 3 Exone
Gen β-Kette-5	Chr. 14; 2 Exone
Sequenz	α-Kette MPMASPQTLV LYLLVLAVTE AWGQEAVIPG CHLHPFNVTV RSDRQGTCQG SHVAQACVGH CESSAFPSRY SVLVASGYRH NITSVSQCCT ISGLKKVKVQ LQCVGSRREE LEIFTARACQ CDMCRLSRY β-Kette MKLAFLFLGP MALLLLAGYG CVLGASSGNL RTFVGCAVRE FTFLAKKPGC RGFGSPRMPA GVAVRPGRNP FWNPPILKPI IESVPTTRPN R
Bildung und Ziel	GPHA2B5 wird in einigen kortikotrophen Zellen der Hypophyse, in Retina-Zellen, in der Haut und in den Hoden gebildet und kann den TSH-Rezeptor aktivieren.
Rezeptor	GPC-heptahelikaler Rez.: Der LH/CG-Rezeptor aktiviert die Adenylat-Cyclase.

yashi et al. 2002). Daher wurde das Protein Thyrostimulin genannt. Im Vergleich zu der GPHA2-Kette in der Adenohypophyse ist die GPHB5-Expression an gleicher Stelle 2000fach geringer (Nagasaki et al. 2006). Doppelt-positiv waren nur einige kortikotrophe Hypophysen-Zellen (Okada et al. 2006). Darüberhinaus wurde eine gemeinsame Expression beider Ketten bei Mensch und Ratte im Auge, in der Haut und in den Hoden gefunden mit unbekannter Wirkung (Nagasaki et al. 2006; Okada et al. 2006). Anders als die TSH-Freisetzung wird die Thyrostimulin-Freisetzung nicht durch Thyrotropin-Releasing-Hormon stimuliert.

Über die Rolle von Thyrostimulin in Invertebraten liegt bislang[33] noch keine Information vor.

Phylogenese der Glykoproteinhormone.

Aus der Abb. 4.15 wird ersichtlich, dass die Aufteilung in LH/FSH/TSH schon am Beginn der Vertebraten-Entwicklung steht, bzw. schon existierte, als sich die ersten Fische entwickelten, da die Aufteilung schon vorher vorhanden war. Die (vielleicht ursprünglichen) GPHa2- bzw. GPHb5-Gene wurden schon bei Invertebraten gefunden, während TSH-, LH- und FSH-Analoge dort nicht bekannt geworden sind. Welche Rolle bei diesen Arten allerdings ein die Schilddrüse stimulierendes Hormon oder das, dadurch stimuliert, freigesetzte Thyroxin haben, werden wir später diskutieren (→).

Wir weisen darauf hin, dass Pferde-Choriongonadotropin ein LH ist; bei Pferden wurde bislang nur ein LH/CG-Gen gefunden. Die Aufspaltung in CG und LH findet sich nach diesen Daten nur bei Primaten.

4.1.4.4 Wachstumshormon

Einführung. Das menschliche Wachstumshormon (GH; „growth hormone", früher auch Somatotropin genannt, Abb. 4.17) ist das Produkt der somatotrophen Zellen der Adenohypophyse.

Struktur und Genetik. Das Gen für GH auf Chromosom 17q22-q24 enthält nicht nur die Sequenz für das hypophysäre GH, sondern außerdem für die plazentare GH-Variante sowie für 3 plazentare Prolaktin-ähnlich wirkende Hormone (Chorionsomatomammotropine; Chen et al. 1989[34]). Das hypophysäre GH-Protein hat 191 Aminosäuren;

S. 173

---

[33] im Juni 2008
[34] mapviewer http://www.ncbi.nlm.nih.gov/projects/mapview/maps.cgi?TAXID=9606&CHR= 17&\penalty-\@MMAPS=ugHs,pheno,genes-r,morbid,genec[3732.00%3A3738.00]-r&QSTR= 139240\penalty-\@M[MIM]&QUERY=uid(12720125)&compress=on

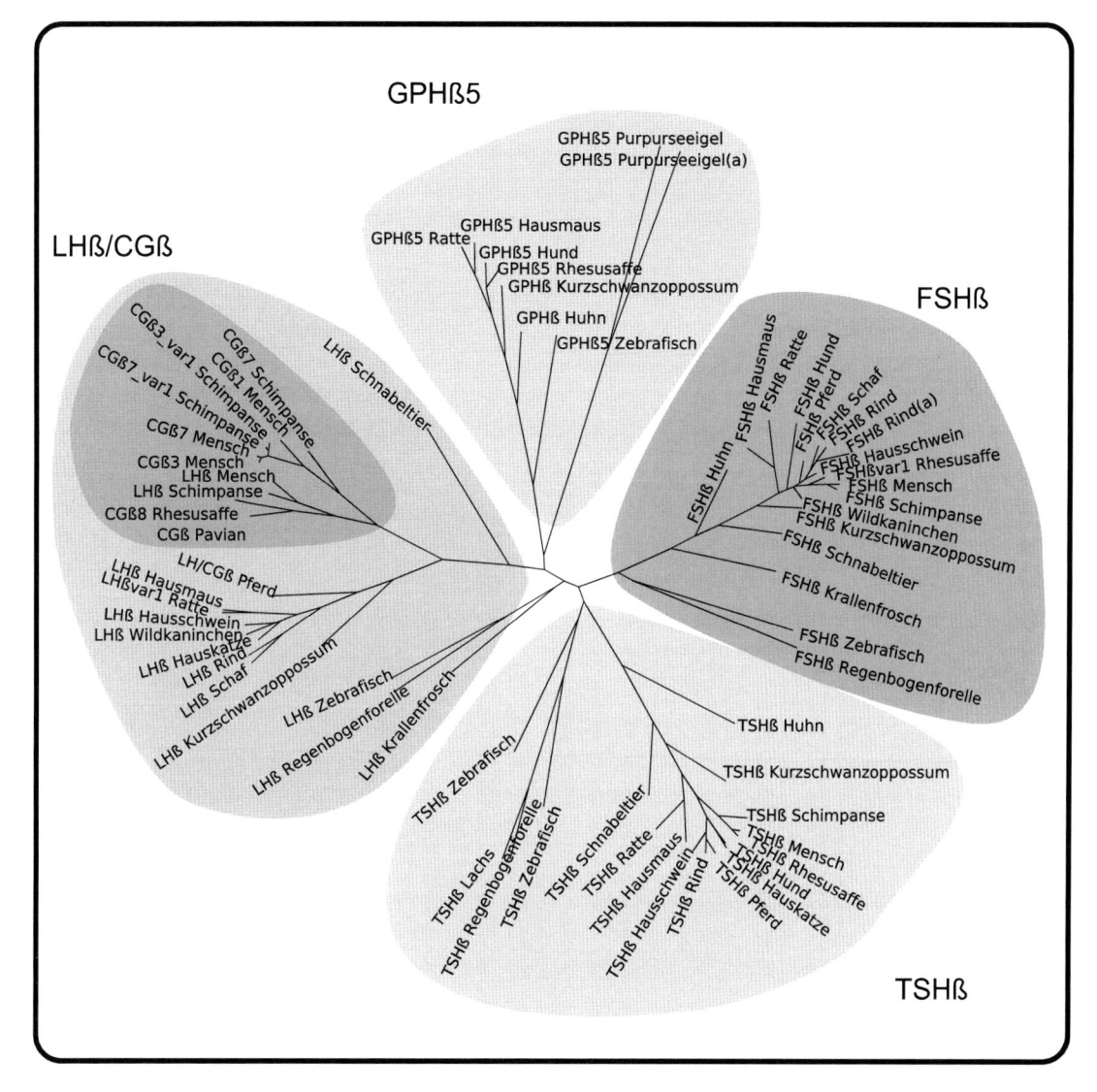

Abb. 4.15. Entwicklungsbaum der Glykoproteinhormon-Beta-Ketten. Mit Hilfe von 65 Referenz-Sequenzen aus Genbank wurden in Clustalw mit der *Neighbor Joining*-Methode und 1000 Schritten *Bootstrapping* die phylogenetischen Abhängigkeiten identifiziert und mit dem Treedyn-Programm gezeichnet. Vier Teilbäume sind deutlich abgegrenzt, die mit den vier Protein-Beta-Ketten übereinstimmen: FSHβ, TSHβ, LHβ und GPHβ5. Vom LH-Baum spaltet sich der CG-Baum der Primaten ab. Man beachte, dass das CG der Pferde ein LH ist. Ein CG aus Wild-Kaninchen wurde entfernt, da es sich offensichtlich um einen Fehler in der Genbank handelt (AF362079;NP_001076160). Von nah verwandten Varianten (Var) wurde jeweils nur eine eingeschlossen. Einige CGβ wurden der Übersicht halber und nur kleiner Unterschiede wegen ausgeschlossen

wird die RNS alternativ gespleißt, entsteht anstelle des 22 kDa[35] Proteins eine 20 kDa-Variante.

In der Abb. 4.16 sind die Exon-Intron-Grenzen durch senkrechte Linien dargestellt. Die Varianten des GH (Zeile 2–3) entstehen

---
[35] Kilodalton

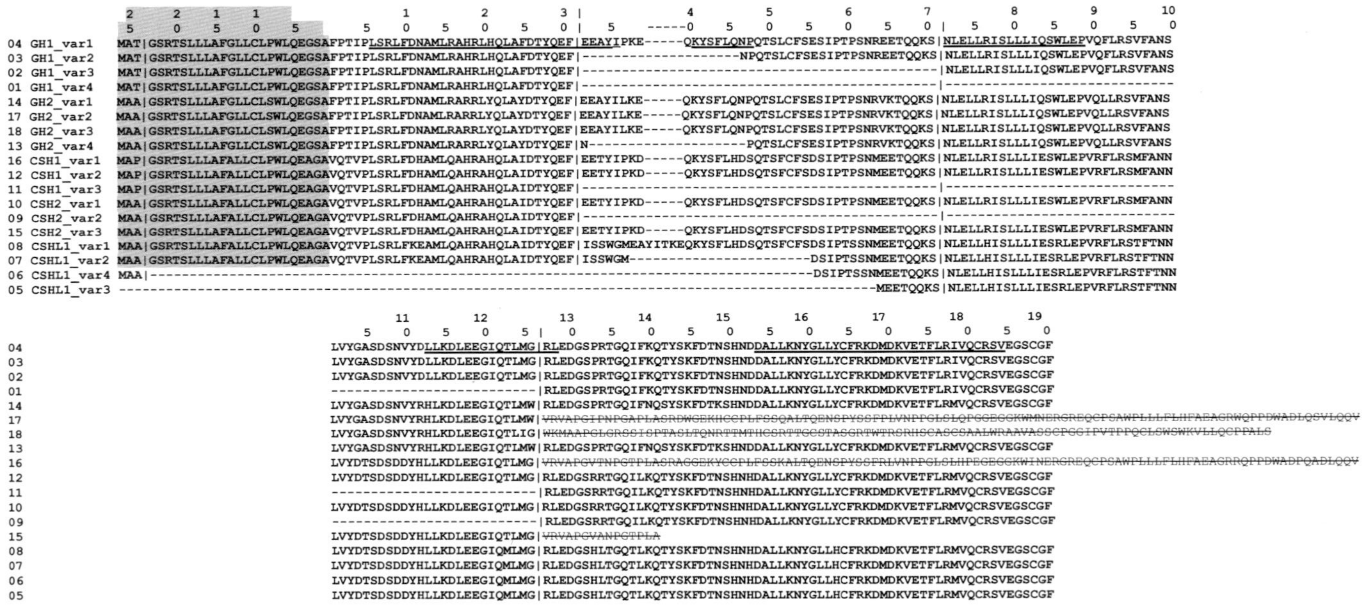

Abb. 4.16. Vergleich der Somatrotopine. Exon-Grenzen sind durch *senkrechte Striche* markiert, fehlende Aminosäuren durch - - -. Außer bei GH1_var2 stimmen die Lücken mit Exonen überein. Die Zählung der Aminosäuren wurde auf GH_var1 festgelegt. Bei 15,16,17,18 wird das Intron 4 nicht entfernt, wodurch eine neue Sequenz entsteht (*durchgestrichen*). Die Helizes sind bei GH1_var1 unterstrichen. (Quellen: GH1_var1 NP_000506.2; GH1_var2 NP_072053.1; GH1_var3 NP_072054.1; GH1_var4 NP_072055.1; GH2_var1 NP_002050.1; GH2_var2 NP_072051.1; GH2_var3 NP_072052.1; GH2_var4 NP_072050.1; CSH1_var1 NP_001308.1; CSH1_var2 NP_072166.1; CSH1_var3 NP_072167.1; CSH2_var1 NP_066271.1; CSH2_var2 NP_072170.1; CSH2_var3 NP_072171.1; CSHL1_var1 NP_072101.1; CSHL1_var2 NP_072103.1; CSHL1_var3 NP_001309.3; CSHL1_var4 NP_072102.1)

> **Steckbrief 18: Wachstumshormon, GH**
>
> | | |
> |---|---|
> | Gen | Chromosom: 17; Genort: 17q24; 4 Exone |
> | Sequenz | siehe Abb. 4.16 |
> | Bildung und Ziel | GH wird in der Hypophyse unter dem regulierenden Einfluss von GHRH und Somatostatin freigesetzt. Es wirkt auf die GH-Rezeptoren von Leberzellen und regt dort die IGF-1 Bildung an. |
> | Funktion | GH wirkt über IGF1 auf das Wachstum. In der Fötal-Entwicklung spielt es eine Rolle bei der Entwicklung des Nervensystems. |
> | Rezeptor | Der GHR ist ein Transmembran-Protein, dass unter Bindung von GH dimerisiert und dadurch STAT-Proteine aktiviert. |

durch Auslassen der Exone drei und vier. (Die Variante mit Verlust der Exone 3,4 und 5 wurde weggelassen; sie hat weniger als 20 Aminosäuren.) Durch den Verlust der Exone drei und vier geht die tetrahelikale Struktur verloren. In einzelnen Fällen von Wachstumshormondefizienz blockiert eine solche Variante den GH-Rezeptor und behindert so die normale Wirkung von intaktem GH. Bei Variante 2 (GH_var2) wird eine alternative Splice-Akzeptor-Stelle in Exon3 benutzt.

Die Struktur des Wachstumshormons ist durch die Aufklärung der Kristallstruktur bekannt. In der Abb. 4.17 sieht man den hohen Anteil an Helices, die dieses Hormon charakterisieren. Helix-Strukturen sind in dem Schema in Abb. 4.16 unterstrichen. Die Aktivierung des Rezeptors erfolgt durch Dimerisierung. Ein GH-Molekül lagert sich zuerst an einen Rezeptor an; an diesen Komplex koppelt dann das zweite Rezeptormolekül.

Physiologie. GH wirkt entweder direkt über den GH-Rezeptor oder indirekt durch *Insulin-like-growth-factor 1* (IGF1). Letzteres wird vor allem in Leberzellen (Hepatozyten) unter der Wirkung von GH gebildet. Auch die GH-Freisetzung ist pulsatil und erreicht bei Kindern maximale Raten etwa eine Stunde nach Einsetzen des Tiefschlafes. Bei Männern werden 6 bis 8 GH-Pulse innerhalb von 24 Std. freigesetzt, bei Frauen ist die Pulsrate unregelmäßiger; außerdem setzen Frauen, wahrscheinlich unter dem stärkeren Einfluss von Östrogenen, pro Puls mehr GH frei als Männer.

Dauerhaft erhöhte GH-Spiegel, z. B. ausgelöst durch hypophysäre Tumoren, führen zum Krankheitsbild der Akromegalie, während zu wenig GH zu den verschiedenen Formen des Zwergenwuchses führt. Als weitere Ursachen dafür sind nichtfunktionelle Varianten des GH-Rezeptors möglich.

Phylogenese. Zusammen mit Prolaktin und Leptin gehört das Wachstumshormon zu den Klasse-I-Zytokinen wie Interleukin-6, IL11, IL12, Erythropoietin, G-CSF (Huising et al. 2006). Der phylogenetische Zusammenhang dieser Proteine deutet auf einen Ursprung vor der Vetebraten-Entwicklung hin (Huising et al. 2006). Ein IL6-Rezeptor-Homologon wurde zwar bislang bei Fliegen identifiziert, aber in der Literatur und den Datenbanken fand sich kein Klasse-I-Zytokin bei Invertebraten, obwohl einige Spezies vollständig sequenziert sind.

Der Stammbaum des GH weist bei Huising et al. (2006) einige Besonderheiten auf: z. B. sind die GH-Gene der Störe den Säuger-GHs verwandter als denen der Amphibien. Die Autoren verweisen auf unterschiedliche Mutationsgeschwindigkeiten, wodurch die Stammbäume verfälscht werden können.

Bei Fischen gibt es noch ein Somatolaktin, das bei Vertebraten kein Homologon hat. Dieses wird im → übernächsten Abschnitt vorgestellt.

4.1.4.5 Prolaktin

Einführung. Prolaktin (PRL) ist das Produkt der laktotrophen Zellen der Hypophyse. Diese differenzieren aus gemeinsam GH- und PRL-produzierenden Zellen.

Struktur und Genetik. Obwohl im GH-Gen-Cluster auf Chromosom 17 somatomammo-

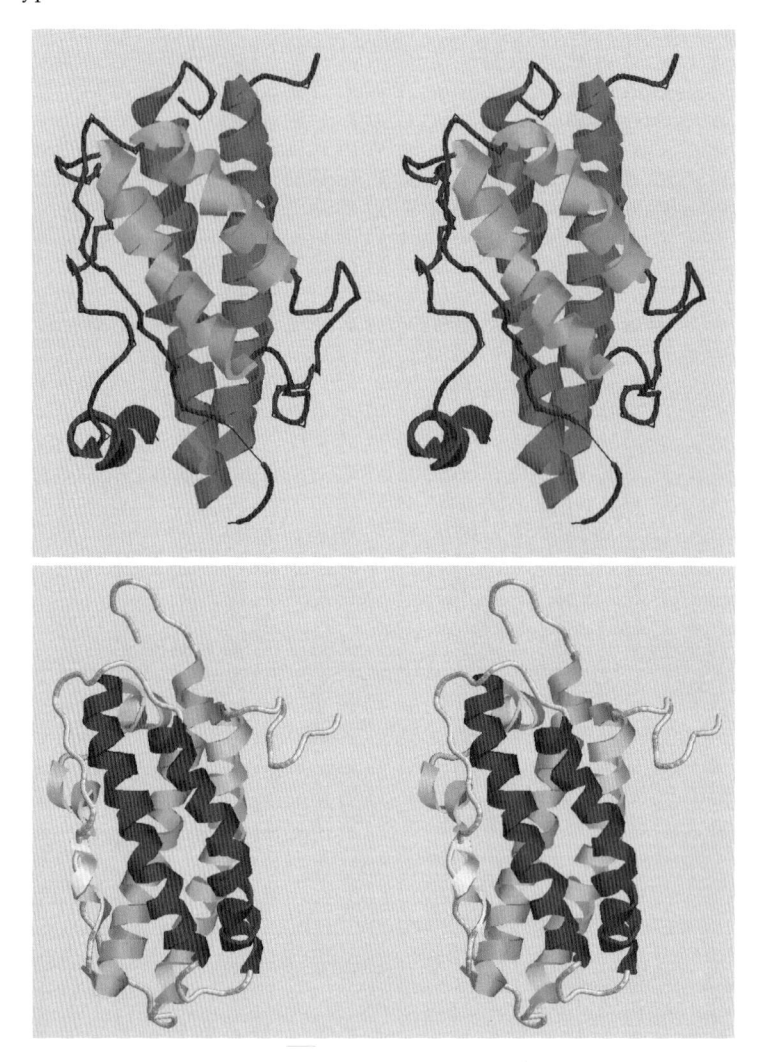

Abb. 4.17. Stereobild des Wachstumshormons (*oben*) und des Prolaktins (*unten*). (Quellen: Chantalat et al. (1995); PDB: 1HGU (GH); Keeler et al. (2003); PDB[36]: 1N9D, Model 1 (Prolaktin))

trophe, plazentare, und Prolaktin-verwandte Proteine kodiert sind (vergl. vorhergehenden Abschnitt), liegt das PRL-Gen separat auf dem humanen Chromosom 6. Die Übereinstimmungen zwischen GH und PRL liegen vor allem in der Konservierung der Disulfid-Brücken. Die Kristallstruktur von PRL ähnelt stark der von GH mit ebenfalls vier langen Helizes[37] (Abb. 4.17). Außerdem bindet GH (vor allem mit Zink) an den Prolaktin-Rezeptor, was die starke Ähnlichkeit der Moleküle unterstreicht; ob PRL auch an GH-Rezeptoren bindet, ist nicht beschrieben. Das Protein kommt in verschieden glykosylierten Formen vor (Lewis et al. 1989), von denen die mit N-Glykosylierung aktiver zu sein scheinen.

Physiologie. PRL ist das hypophysäre Hormon, für das ein hypothalamisches Releasing-Hormon bislang nicht gefunden wurde. Seine Sekretion steht unter der inhi-

---
[37] Keeler et al. 2003

4.1 Protein-/Peptid-Hormone des Menschen und der Vertebraten

> **Steckbrief 19: Prolaktin (PRL)**
>
> | | |
> |---|---|
> | Gen | Chromosom: 6; Genort: 6p22.2-p21.3; 5 Exone |
> | Sequenz | siehe Abb. 4.18 |
> | Bildung und Ziel | PRL wird von den laktotrophen Zellen der Hypophyse gebildet und wirkt auf die PRL-Rezeptoren: PRL-Rezeptoren finden sich in der weiblichen Brust, im Ovar, beim Mann in den Hoden, geschlechtsunabhängig im ZNS und im Fettgewebe, sowie in verschiedenen weiteren Organen. |
> | Funktion | PRL reguliert die Milchproduktion und fördert die Funktionen des *Corpus luteum*. Es fördert die Mutter/Kind-Beziehungen. |
> | Rezeptor | Der Rezeptor ist ein Transmembran-Rezeptor, der nach Liganden-abhängiger Dimerisierung den Jak/Stat-Aktivierungsweg stimuliert. |
>
> ```
>                1          2          3          4          5
>     1 2 3 4 5 6 7 8 9 0 1 2 3 4 5 6 7 8 9 0 1 2 3 4 5 6 7 8 9 0 1 2 3 4 5 6 7 8 9 0 1 2 3 4 5 6 7 8 9 0
>                                 m n i k g s p w k g s l l l l l v s n l l l c q s v a p    -28 - -1
>     L P I C P G G A A R C Q V T L R D L F D R A V V L S H Y I H N L S S E M F S E F D K R Y T H G R G F    1 - 50
>     I T K A I N S C H T S S L A T P E D K E Q A Q Q M N Q K D F L S L I V S I L R S W N E P L Y H L V T   51 - 100
>     E V R G M Q E A P E A I L S K A V E I E E Q T K R L L E G M E L I V S Q V H P E T K E N E I Y P V W  101 - 150
>     S G L P S L Q M A D E E S R L S A Y Y N L L H C L R R D S H K I D N Y L K L L K C R I I H N N N C    151 - 199
> ```
>
> **Abb. 4.18.** Primärstruktur des Prolaktins: Die Cysteine sind durch *schwarze Linien* verbunden, die Helizes in der Sekundärstruktur sind durch *Unterstriche* sichtbar gemacht. (Quelle NP_000939; PDB: 1RW5)

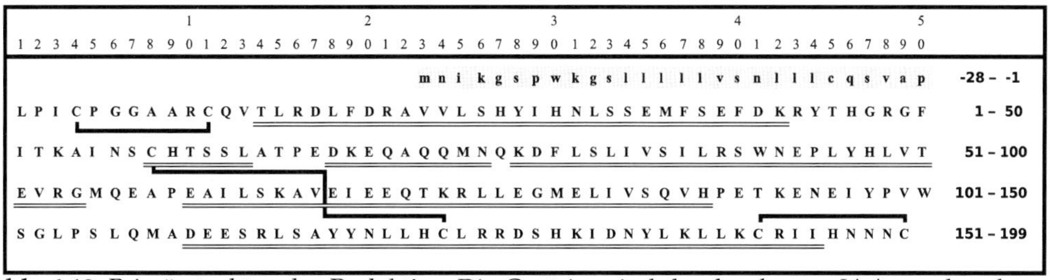

bitorischen Kontrolle von Dopamin, einem Katecholamin (vergl. Kap. 4.4). PRL wird, analog wie GH, in Pulsen hauptsächlich während des Schlafes freigesetzt. TRH (Kap. 4.1.3) gilt als Stimulus der PRL-Freisetzung. In jüngster Zeit wurde nun ein potentes Prolaktin-Releasing-Peptid (PRLRP) aus dem Hypophysenzwischenlappen kloniert und bei Mensch, Nagern und Ratten funktionell nachgewiesen (vergl. Kap. 4.1.5.2). Ebenso ist der PRLRP-Rezeptor bekannt. Allerdings wird unter PRLRP-Einfluss nicht mehr PRL freigesetzt, als z. B. unter TRH-Stimulation. Anders als bei den übrigen Releasing-Hormonen fehlen PRLRP-Axone in der *Eminentia mediana*, außerdem wird PRLRP im Hypophysenzwischenlappen gefunden. Ob daher PRLRP wirklich als Releasing-Hormon für hypophysäres PRL bezeichnet werden kann, ist fraglich. Der Zwischenlappen ist zudem beim erwachsenen Menschen verkümmert. Ob PRLRP bei Nichtprimaten eine andere Rolle spielt als bei Primaten, ist noch offen.

Im Verlauf der Schwangerschaft unterstützt mütterliches Prolaktin die Reifung der Milchdrüsen, im Konzert mit Östrogenen, Progesteron und plazentaren Laktogenen. Nach der Geburt stimuliert Prolaktin die Milchproduktion.

Der Tumor aus laktotrophen Zellen, das Prolaktinom, ist der häufigste Tumor der Hypophyse. In einem Teil der Fälle sezernieren die Tumorzellen PRL zusammen mit Wachstumshormon. So wie normale laktotrophe Zellen unter der Kontrolle von Dopamin stehen, kann das Prolaktinom häufig durch den Dopamin-Agonisten Bromocriptin[38] behandelt werden.

Da die sehr hohen PRL-Serum-Konzentrationen bei Prolaktinomen die pulsatile GnRH-Freisetzung im Hypothalamus und damit die Gonadotropin-Freisetzung in der Hypophyse unterdrücken, wird PRL fälsch-

---
[38] Bromderivat des natürlichen α-Ergocryptin (Rimpler H (Hrsg)(1999): Biogene Arzneistoffe 2. Aufl. Deutscher Apotherverlag Stuttgart, Kap. 7.6.2 Ergolin-Alkaloide)

licherweise als Kontrazeptivum angesehen. Die PRL-Spiegel während der Stillzeit reichen aber nicht aus, Follikelreifung und Eisprung zu unterbinden.

Bei männlichen Tieren ist PRL für die von der Jahreszeit abhängige Hodenfunktion und damit Reproduktionsaktivität der Tiere erforderlich: PRL stimuliert das Hoden-Wachstum. Beim Menschen weiß man, dass nach dem Orgasmus PRL ansteigt; PRL-Rezeptoren finden sich auf Leydigzellen, Spermatiden und Spermatozyten und verbreitet in den Epithelien des Hodens (Bartke 2004).

Das im Gehirn gebildete PRL wird heute als wichtig für reproduktive Aktivität angesehen. Außerdem steuert PRL mütterliche Funktionen wie Nestbau oder Brutpflege (Freeman et al. 2000).

Phylogenese. Wie GH gehört PRL zu den Klasse-I-Zytokinen. Es ist bislang ausschließlich bei Vertebraten bekannt.

4.1.5 Hormone des Hypophysenzwischenlappens

4.1.5.1 Somatolaktin (bei Fischen)

Einführung. Wie schon erwähnt, gibt es bei Fischen ein weiteres Hypophysen-Homologon zu Wachstumshormon und Prolaktin: das Somatolaktin (SL). SL ist ein Produkt des Hypophysen-Zwischenlappens bei Fischen. Dort gibt es zwei histologisch unterscheidbare Zelltypen, von denen die einen POMC exprimieren und MSH freisetzen. Vom zweiten Zelltyp wurde 1990 die Somatolaktin-Bildung beschrieben (Ono et al. 1990). Wie für somatotrophe, laktotrophe und thyrotrophe Zellen des Hypophysen-Vorderlappens ist die Expression von SL abhängig vom Hypophysen-spezifischen Transkriptionsfaktor Pit-1.

Biochemie und Genetik. SL gehört zu den Klasse-I-Zytokin-ähnlichen Hormonen wie GH und PRL. Die Homologien sind allerdings nur gering; vielmehr sind die tetrahelikale Struktur sowie die Cystein-Brücken konserviert, auch der SL-Rezeptor ist dem GH- bzw. PRL-Rezeptor verwandt.

Physiologie. Welche Rolle SL für die Fischphysiologie spielt, ist noch nicht gut bekannt. Einerseits wurde beobachtet, dass es eine Rolle beim Austausch von HCO_3^- spielen kann (Kakizawa et al. 1997); andererseits scheint SL bei der sexuellen Reifung erhöht zu werden (Taniyama et al. 1999). Bei der *ci*-Mutante von Medaka (Reisfisch; *Oryzias latipes*) wurde schließlich eine Deletion im Somatolaktin-Gen entdeckt, die dazu führt, dass Pigment-Zellen der Haut (Leukophore) nicht mehr angemessen auf Änderungen der Umwelt reagieren. Weitere Veränderungen im Vergleich zu Wildtypen wurden nicht entdeckt. Daher denken die Autoren, dass SL vor allem die Proliferation und Morphogenese von Leukophoren unterdrückt.

Phylogenese. SL ist nur bei Fischen bekannt. Bei einigen Fischen existieren zwei SL-Gene, die sich vermutlich nach der nur bei Fischen vorkommenden, dritten Karyotyp-Verdopplung unabhängig entwickelt haben.

4.1.5.2 Prolaktin-Releasing Peptid

Einführung. Prolaktin-Releasing Peptid (PRLRP) ist möglicherweise das lang gesuchte Hormon, das Prolaktin aus den laktotrophen Zellen der Adenohypophyse freisetzt (Hnasko et al. 1997). Zwar wird auch PRLRP im Hypothalamus verschiedener Tiere gebildet, aber es scheint sich eher um ein ungewöhnliches Releasing-Hormon zu handeln: Für das Ausschneiden des Peptides aus dem Vorläufer-Protein ist die PC2 nötig, nicht die PC1, da ein **KR**-Motiv fehlt. Außerdem konnte im Rattenhirn kein PRLRP-Neuron in der *Eminentia mediana* gefunden werden, was genau nicht auf einen hypothalamisch-hypophysären Transport hinweist.

Struktur und Genetik. Von der mRNA, transkribiert vom Gen für PRLRP auf Chromosom 2, wird ein 87 Aminosäuren langes Peptid translatiert. Nach Abspaltung des 21 AS langen Signalpeptides wird das Vorläuferpeptid von der PC2 am **RR**-Motiv geschnitten. Es bleibt ein 32 AS langes Peptid

4.1 Protein-/Peptid-Hormone des Menschen und der Vertebraten   67

```
                        1         2         3         4         5         6
               1234567890123456789012345678901234567890123456789012345678901234567890
GH_D_rerio                         MAR----ALVLLQLVVVSLLVN----------QGKA              -23 -  -1
GH1_v1_H_sapiens                   MATGSRTSLLLAFGLLCPWLQ----------EGSA              -27 -  -1
SL_D_rerio                         MKKATALQVCVVVLVCLKKAVIGSPVECPDQEIGGT             -41 -  -1 (?)
                                     *      :    :       :         *  :

GH_D_rerio       SENQ----RLFNNAVIRVQHLHQLAAKMINDFEEGLMPEERRQLSKIFP-LSFCNSDSIET    1 -  56
GH1_v1_H_sapiens FPTIPLSRLFDNAMLRAHRLHQLAFDTYQEFEEAYIPKEQKYSFLQNPQTSLCFSESIPT    1 -  60
SL_D_rerio       SCTISAEKLLDRAVQHAELIYRFSEEAKLLFDELLDLFGG---MNQYIPGGAVCAPKTPV    1 -  58
                  .     : :.*  : ..  ::::::    :      *     *  .*    .  .

GH_D_rerio       PTGKDETQKSSMLKLLRISFRLIESWEFPSQTLSSTISN----SLTIGNPN-LITEKLVD   57 - 111
GH1_v1_H_sapiens PSNREETQQKSNLELLRISLLLIQSWLEPVQFLRSVFAN----SLVYGASDSNVYDLLKD   61 - 116
SL_D_rerio       PLSKSEIQQISDRWLLHSVLILVQFWIEPLVNLQKSLENYKSAPIGLLSRNQWIASKLSS   59 - 118
                  .  .* *: *  : ** :  :*::  *  *  . :  .:       :  :  .  .*

GH_D_rerio       LKMGISVLIKGCL-DGQPNMDDNDSLPLPFEDFYLTVG-ETSLRESFRLLACFKKDMHKV  112 - 169
GH1_v1_H_sapiens LEEGIQTLMGRLE-DGSPRTG--QIFKQTYSKFDTNSHNDDALLKNYGLLYCFRKDMDKV  117 - 173
SL_D_rerio       LEEGLLVLIRQILGEGGLVLG----PPEDVSDNTLSVDAFETVRRDYSVIYCFRKDAHKI  119 - 174
                 *: *: .*:      :*       .          ::        ::  :  ** :**  .*:

GH_D_rerio       ETYLRVANCRRSLDSNCTL-                                         170 - 189
GH1_v1_H_sapiens ETFLRIVQCR-SVEGSCGF-                                         174 - 191
SL_D_rerio       QTFLKLLKCRQVDRENCSLF                                         175 - 194
                 :*:*:: :** .  .* :
```

Abb. 4.19. Primärstruktur des Somatolaktins aus Zebrafisch im Vergleich mit den Wachstumshormonen aus Zebrafisch und Mensch. Vier Cysteine (*weiß auf dunkelgrau*) sind konserviert, SL enthält dazu wie Prolaktin am N-Terminus der Kette eine weitere Cystein-Brücke. Identische Aminosäuren sind *grau* hinterlegt. Das ClustalW-Programm zeigt dazu hochkonservierte (:) und gering konservierte (.) Aminosäuren an. Die Homologie zwischen GH und SL aus Zebrafisch beträgt 24% bezogen auf die SL-Kette, und zwischen GH von *H. sapiens* und Zebrafisch-SL 22% entsprechend. (Quellen: NP_001032763, NP_001018328, NP_000506; Clustalw Version 2.0.8)

übrig. Alternativ können die N-terminalen **SRTHRHSMEIR** noch durch eine nicht bekannte Endopeptidase abgespalten werden, was zu einem 21 AS langen Peptid führt. Nach der Amidierung durch die PAM werden die reifen Peptide in Granula gelagert. Hauptsächlich wird PRLRP in der *Medulla oblongata* exprimiert, ebenfalls im Hypothalamus und im Hypophysen-Zwischenlappen.

Physiologie. PRLRP wurde als Produkt entarteter Zelllinien aus dem Hypophysen-Zwischenlappen entdeckt (Hnasko et al. 1997). Es zeigte sich allerdings bald, dass PRLRP nur begrenzt als PRL-*releasing* Hormon gelten kann. Zwar wird PRLRP im Hypothalamus exprimiert. Aber die Axone der PRLRP-Neuronen reichen nicht bis in die *Eminentia mediana*. Die Freisetzung in das hypothalamisch-hypophysäre Portal-System scheint daher nicht vorzuliegen (Maruyama et al. 1999). Außerdem wird berichtet, dass die PRL-Freisetzungsaktivität von PRL-RP wesentlich schwächer ist als die von TRH. Daher ist es wenigstens im Augenblick fraglich, ob PRLRP ein wichtiges Freisetzungshormon darstellt. Bislang fehlen auch PRLRP-Defektmutationen und entsprechende *Knock-out*-Mäuse, aus denen man die Relevanz von PRLRP ablesen könnte.

Phylogenese. PRLRP wurde bislang bei Vertebraten gefunden.

4.1.6 Hormone der Neurohypophyse: Oxytozin und Vasopressin

Einführung. Oxytozin (OXT) und Vasopressin (AVP) sind die Hormone der Neurohypophyse (NH; Hypophysen-Hinterlappen; *Lobus nervosus*). Im Gegensatz zu den Hormonen der Adenohypophyse werden diese Hormone nicht in der Hypophyse synthetisiert, sondern in den magnozellulären (großzelligen) Neuronen des supraoptischen Nukleus (*NSO*) und des paraventrikulären Nukleus (*NPV*). Die Axone dieser Zellen rei-

Steckbrief 20: **Prolaktin-Releasing Peptid (PRLRP)**

Gen	Chromosom: 2; Genort: 2q37; 2 Exone
Sequenz	Abb. 4.20
Bildung und Ziel	PRLRP wird im Gehirn und im Hypophysenzwischenlappen, wahrscheinlich auch noch in anderen Geweben gebildet. Die Rezeptoren finden sich zwar auch in der Adenohypophyse, aber genauso in verschiedenen anderen Geweben. Von wo PRLRP in die Adenohypophyse gelangt, ist nicht klar.
Funktion	Freisetzung von Prolaktin
Rezeptor	Der G-Protein-gekoppelte Rezeptor hGR3 bindet spezifisch PRLRP.

```
                    1          2          3          4
         1 2 3 4 5 6 7 8 9 0 1 2 3 4 5 6 7 8 9 0 1 2 3 4 5 6 7 8 9 0 1 2 3 4 5 6 7 8 9 0
                                     m k v l r a w l l c l l m l g l a l r g a a   -21 —  -1
         S R T H R H S M E I R T P D I N P A W Y A S R G I R P V G R F g R R r a t l g d    1 —  40
         v p k p g l r p r l t c f p l e g g a m s s q d g                                 40 —  65
```

Abb. 4.20. Primärstruktur des PRL-Releasing Hormons. Das Vorläuferpeptid hat 87 Aminosäuren, davon 21 AS im Signalpeptid (*grau hinterlegt*). Die PC2 schneidet am **RR**-Motiv; der C-Terminus des fertigen Peptides (*fett, großgeschrieben*) wird amidiert. Ein alternatives verkürztes PRLRP hat nur 20 AS (*dunkelgrau*) (Quelle Genbank P81277)

Steckbrief 21: **Oxytozin (OXT)**

Gen	Chr. 20 (20p13)
Sequenz	Tabelle 4.4
Bildung und Ziel	Oxytozin wird von magnozellulären Neuronen im supraoptischen Nucleus und im paraventrikulären Nukleus, außerdem im *Corpus luteum* gebildet und in der Neurohypophyse freigesetzt. Es wirkt auf OXT-Rezeptoren auf glatten Muskelzellen.
Physiologie	Oxytozin wird vor allem zur Erschlaffung der Beckenmuskulatur bei der Geburt benötigt. Außerdem wirkt es auf das Herz. Oxytozin löst Brutpflege bei Säugern aus.
Rezeptor	Der OXT-Rezeptor ist ein heptahelikaler GPcR.

chen bis in die Neurohypophyse. Die Prohormone werden durch axonalen Transport in die Axonenden in der NH gebracht. Schon während des Transportes werden die Prohormone durch Prozessieren in reife Hormone umgewandelt. Die Rolle von Vasopressin als Regulator der Osmolarität des Blutes ist schon in Invertebraten bekannt; ein Oxytozin-vergleichbares Peptid gibt es auch schon bei Echinodermata, also Invertebraten; die Rolle bei der Kontraktion des Uterus während der Geburt ist allerdings eine Funktion der Placentalia. Auch die Rezeptoren für beide Hormone sind früh in der Evolution bekannt.

Struktur und Genetik. Bei beiden Hormonen handelt es sich um zyklische Peptide mit einer intramolekularen Disulfid-Brücke.

Die menschlichen Gene für OXT und AVP liegen gekoppelt auf Chromosom 20 (p13)[39]. Die Leserichtung ist vom einen zum anderen Hormon invertiert. Beim Menschen sind die Gene 12 kB entfernt, bei der Maus

---

[39] http://www.ncbi.nlm.nih.gov/projects/mapview/maps.cgi?TAXID=9606&CHR=20&BEG= 2995000.00&END=3015000.00&MAP0=ugHs%2Crna%2Cgenes-r&QSTR=5020[gene_id]

Tabelle 4.4. Sequenzen verschiedener Oxytozin/Vasopressin-Analoga und ihr Vorkommen

Arg-Vasopressin	CY F QNCP R G-NH$_2$	die meisten Säuger
Lys-Vasopressin	CY F QNCP K G-NH$_2$	Schweine, Beuteltiere
Oxytozin	CY F QNCP L G-NH$_2$	Säuger
Mesotozin	CY I QNCP I G-NH$_2$	Vögel, Beuteltiere, Reptilien
Arg-Vasotozin	CY I QNCP R G-NH$_2$	alle nicht-säugenden Vertebraten
Isotozin	CY I SNCP I G-NH$_2$	Fische
Glumitozin	CY I SNCP Q G-NH$_2$	Fische
Valitozin	CY I QNCP V G-NH$_2$	Fische
Aspartozin	CY I NNCP L G-NH$_2$	Fische
Inotozin	CL I TNCP R G-NH$_2$	Insekten
Arg-Conopressin	CI I RNCP R G-NH$_2$	Schnecken
Lys-Conopressin	CF I RNCP K G-NH$_2$	Hirudo, Schnecken
Anetozin	CF V RNCP T G-NH$_2$	Insekten
Cephalotozin	CL I RNCP I G-NH$_2$	Octopus
Octopressin	CF W TSCP I G-NH$_2$	Octopus

Steckbrief 22: **Vasopressin/Adiuretin (AVP)**

Gen	Chr. 20 (20p13)
Sequenz	Tabelle 4.4
Bildung und Ziel	Vasopressin wird von magnozellulären Neuronen des supraoptischen Nucleus und des paraventrikulären Nucleus gebildet und in der Neurohypophyse freigesetzt. Es wirkt auf AVP-Rezeptoren in der Nebennierenrinde.
Physiologie	Vasopressin ist ein Regulator der Wasser-Homöostase.
Rezeptor	Der AVP-Rezeptor ist ein heptahelikaler GPcR.

---

nur 3 kB auf dem synthänen Bereich des Maus-Chromosoms 2[40].

Die Genaktivierung von OXT und AVP ist trotz distinkter Promotoren ähnlich, was die Reaktion auf osmotische Stimuli anbelangt. Auch können Oxytozin und Vasopressin sowohl an den OXT-R als auch an den AVP-R binden. OXT kann daher möglicherweise durch AVP ersetzt werden. Dies ist besonders in den OXT-*Knockout*-Mäusen festgestellt worden, auf die unten eingegangen wird.

Die OXT- und AVP-Prohormone enthalten neben den Hormonsequenzen auch assoziierte Polypeptide, die Neurophysine genannt werden. Während der Reifung und des axonalen Transports in den sauren Vesikeln sind OXT und AVP an diese Neurophysine gebunden. Bei der Freisetzung in basischeres Milieu werden die Hormone von den Neurophysinen getrennt. Das AVP-Prohor-

---
[40] Synthäne Chromosomenbereiche weisen bei Mensch und Maus die gleiche Reihung und Richtung von Genen auf

mon enthält zusätzlich ein Glykoprotein unbekannter Funktion.

Kristallstrukturanalysen haben gezeigt, dass die Assoziation von OXT/AVP an Neurophysine vom pH-Wert der Granula abhängen. OXT und Neurophysin vom Rind kristallisieren so, dass zwei Neurophysine aneinander und mit je einem OXT komplexieren.

Wie wichtig die AVP-Neurophysin-Interaktion für den richtigen axonalen Transport und die Freisetzung von AVP ist, zeigt sich darin, dass Mutationen des Neurophysins II (ko-translatiert mit AVP) in der „Brattleboro"-Ratte zum *Diabetes insipidus* führen, einer Krankheit mit gestörter Osmolarität und Flüssigkeitsaufnahme. Solche Mutationen wurden danach auch in Familien entdeckt, in denen →*Diabetes insipidus* vererbt wird.

Physiologie des Oxytozins. OXT gilt als das Hormon, das für die Auslösung der Geburt wichtig ist. So werden kurz vor der Geburt OXT-Rezeptoren in der Gebärmutter stark erhöht. OXT selbst wird unmittelbar vor der Geburt in großer Menge freigesetzt. Dabei löst der Eintritt der Fruchtblase in die Cervix die schlagartige Freisetzung vorgeformten Oxytozins (und Vasopressins) aus. Man spricht vom Ferguson-Reflex.

Indem nun der Geburtshelfer oder die Hebamme der Schwangeren OXT in einen Muskel spritzt, wird die Geburt eingeleitet. Andererseits werden durch OXT-Antagonisten, also Substanzen, die am Oxytozin-Rezeptor die Wirkung von OXT unterbinden d. h. antagonisieren, vorzeitige Wehen wieder unterdrückt.

Mit der Freisetzung großer Mengen Oxytozins während der Geburt ziehen sich in der Brustdrüse die myoepithelialen Zellen um die Milch-bildenden Alveolarzellen zusammen, wodurch die Milch in die Ausführungsgänge gepresst wird (Milchejektions-Reflex).

Vor frühzeitiger Wehentätigkeit ist die Gebärmutter-Muskulatur, das Myometrium, durch das Enzym Oxytozinase geschützt, das Oxytozin wirksam inaktiviert. Nur starker stoßartiger OXT-Freisetzung gelingt es, diesem Enzym soviel Moleküle anzubieten, dass nicht alle sofort abgebaut werden, sondern die OXT-Rezeptoren auf dem Myometrium tatsächlich erreichen.

Tatsächlich ist der Vorgang wesentlich komplizierter, was sich daran zeigt, dass Mäuse, denen die Forscher ganz gezielt einen Teil des Gens für Oxytozin entfernt hatten, sogenannte OXT-*Knockout*-Mäuse, keine Schwierigkeit haben, Junge zu gebären. Auch der Geburtszeitpunkt bei diesen Tieren weicht mit $18{,}5 \pm 1$ Tagen nicht von dem anderer Mäuse ab. Offensichtlich können die von OXT vermittelten Effekte auch von anderen Botensystemen übernommen werden.

Nachdem die OXT-*Knockout*-Mäuse ohne Kompromisse fertil waren und lebende Junge warfen, stellte sich heraus, dass der Milchfluss bei den *Knockout*-Müttern unterbunden war. Durch externe OXT-Gabe ließ sich dieser Defekt aufheben, was zeigt, dass weder die Anlage der Milchdrüsen noch die Milchproduktion als solche defekt waren, sondern dass nur die Milch-Ejektion auf OXT angewiesen war.

S. 287

Über die direkten Einflüsse auf den Geburtsvorgang hinaus bewirkt Oxytozin bei Tieren auch solche Verhaltensmuster, durch die die Pflege der Neugeborenen sichergestellt wird: Nestbau, Zusammentragen der Jungen, Lecken, sich über die Jungen hocken. Solche Verhaltensmuster konnten sowohl bei Ratten als auch bei Wildmäusen, die fremde Junge eigentlich fräßen, durch Oxytozin ausgelöst werden. Antagonisten für OXT dagegen verhinderten diese Muster selbst in säugenden Tieren. Allerdings waren die Antagonisten nur anfänglich aktiv; war das Brutpflege-Verhalten erst einmal ausgelöst, ließ es sich nicht mehr unterbinden.

OXT wird nicht nur von weiblichen Tieren produziert, sondern auch von männlichen. Dabei konnte man feststellen, dass (wenigstens in der Ratte) OXT-Gabe zur

Erektion und Ejakulation führt. Außerdem gilt OXT (wieder in der Ratte) als Regulator der Herzfunktion, der zusammen mit atrialem natriuretischem Peptid (ANP) für Natriurese und Kaliurese verantwortlich ist.

OXT wird außerdem als Anti-Stresshormon angesehen, das die Paarbildung erleichtert. Insgesamt sind die OXT-Wirkungen und ihre Regulation durch Steroide noch nicht im wünschenswerten Umfang untersucht.

Physiologie des Vasopressins (AVP). Osmotische Stimulationen – das sind Veränderungen der Salzkonzentration im Blut – sind die wichtigsten Regulatoren für die Vasopressin-Freisetzung. Vor allem die großzelligen Neuronen im **Nucleus supraopticus** des Hypothalamus sind selbst Osmorezeptoren. Bei Veränderungen des osmotischen Druckes verändern sie die Öffnungszeiten ihrer Kalium-Kanäle, wodurch mehr Kalium aus der Zelle strömen kann. Auch durch Veränderung des Blutdruckes und des Blutvolumens kann es zur AVP-Freisetzung kommen. Allerdings reagieren die AVP-Neuronen auf Osmolaritätsänderungen empfindlicher als auf Druck- und Volumen-Änderungen.

Die wichtigste Rolle des AVP ist die Regulation des Wasser-Haushaltes durch Diurese (Ausscheidung in der Niere); daher auch der alternative Name *Adiuretin*. AVP auf der einen Seite, die Niere mit Filtration und Rückresorption auf der anderen Seite, und dazu der Durst, sind die Regulatoren des Wasserhaushalts. Gibt es genügend durch erhöhte Osmolarität stimuliertes Vasopressin, werden die Nierenkanäle mehr Wasser zurückhalten. Die Niere kann immerhin zwischen 0,5 und 20 Liter Wasser pro Tag ausscheiden, ohne das innere Gleichgewicht zu beeinflussen. Konzentriert die Niere den Urin maximal und verliert der Körper trotzdem Wasser, z. B. durch Schwitzen, setzt Durst ein, damit Wasser aufgenommen wird, um das osmolare Optimum wieder zu erreichen.

Neben der Osmoregulation kommt dem Vasopressin auch als Neurotransmitter offensichtlich Bedeutung zu. Denn die magnozellulären Neuronen des → *NSO* und *NPV* projizieren nicht nur in die Neurohypophyse, sondern zum geringen Teil auch in die Adenohypophyse und in weitere Teile des Gehirns. In der Adenohypophyse helfen sie, ACTH freizusetzen.

Phylogenese. Die Phylogenese von OXT und AVP reicht bis zu den Invertebraten zurück. Schon bei Heuschrecken und Regenwürmern wurden AVP-Analoga beobachtet (Proux et al. 1987; Oumi et al. 1994). Bei *Echinodermata* (Seesternen), frühen Deuterostomiern, liegen die Octopressin- und Cephalotozin-Proteine schon assoziiert mit Neurophysinen vor, die wie die von Vertebraten 14 Cysteine aufweisen[41]. Bei dem Locupressin (Inotozin) von *L. migratoria*[42] (Wanderheuschrecke) gibt es bei gleicher Sequenz (kein Neurophysin bisher bekannt) zwei Peptid-Varianten: zum einen das den Deuterostomiern ähnliche zyklische Peptid mit der intramolekularen Disulfidbindung, zum anderen ein Peptiddimer, bei dem der Schwefel des Cys1 des ersten Peptids mit dem von Cys6 des zweiten Peptids gebunden ist und Cys6-Schwefel von Peptid-1 an Cys1 von Peptid-2 koppelt (Proux et al. 1987). Die Kopplung von Isotozin- und Vasotozin-Genen auf dem gleichen Chrosomom findet sich schon bei Fischen, allerdings nicht unmittelbar benachbart. Bei kieferlosen Fischen (Agnatha) gibt es nur ein Vasotocin-Gen. Bei Quastenflossern ist auch das GnRH2-Gen schon in unmittelbarer Nachbarschaft der beiden Neuropeptid-Gene. Diese Genkonformation bleibt bei Fröschen und Hühnern erhalten. Bei Mammalia findet man dann Vasopressin. Bei Beuteltieren erfolgt eine selektive Verdopplung von Vasopressin und Mesotozin, wobei das eine VP-Gen eine [Lys8]-Variante produziert, die sich auch bei Plazentatieren (Eutheria) z. B. bei den Schweinen findet (Gwee et al. 2008). Die Ausbildung des Oxy-

---
[41] Genbank: BAD93372 und BAD93373
[42] Locusta migratoria

tozins aus Mesotocin und die Inversion des Oxytozin-Gens finden sich ausschließlich bei Eutheria.

Funktionell scheinen Vasotozin und Vasopressin in allen untersuchten Spezies für die Regulation der Osmolarität notwendig zu sein. Die Rollen von Mesotozin/Oxytozin/Isotozin sind dagegen vielfältiger:

In Nicht-Plazenta-Tieren, vor allem auch in Vögeln und in Beuteltieren, kommt den Oxytozinen ebenfalls eine wichtige Funktion bei der Reproduktion zu. Hühner benötigen Arg-Vasotozin, um ein Ei zu legen; Beuteltiere verwenden Mesotozin während der Geburt (z. B. in *Macropus eugenii* (Derbywallaby))[43]. Außerdem reguliert Mesotozin in *Trichosurus vulpecula* (Fuchskusu) die saisonalen Größenänderungen der Prostata[44]. Verschiedene Analoga sind in Tabelle 4.4 aufgeführt.

4.1.7 Regulatoren des Zucker- und Energiestoffwechsels

4.1.7.1 Insulin

Einführung. Insulin, das Hormon der β-Zellen in den Langerhans'schen Inseln der Bauchspeicheldrüse, ist für den Zuckerstoffwechsel unverzichtbar.

Biochemie und Genetik. Das reife Hormon besteht aus zwei Ketten, einer A- und einer B-Kette, die durch zwei Schwefel-Schwefel-Brücken verknüpft sind. Das Proinsulin enthält noch das sogenannte C-Peptid, das die A- und B-Ketten verknüpft (Abb. 4.21). Die Namen „A- und B-Kette" bestanden schon, bevor das Vorläuferprotein entdeckt war und wurden beibehalten, obwohl B vor A liegt. Durch Peptidasen (z. B. Carboxypeptidase-H oder PC2) wird in hormonbildenden Vesikeln das C-Peptid aus der Kette herausgeschnitten, A- und B-Kette bleiben durch die Schwefel-Schwefel-Brücken miteinander verknüpft. Außerdem spalten die Enzyme das N-terminale Ende des Proinsulins ab.

Das Insulin-Gen befindet sich auf Chromosom 11 in nächster Nachbarschaft zur Tyrosin-Hydroxylase und zu IGF2. Alle Gene sind in gleicher Richtung organisiert. Neben den primären Insulin- und IGF2-Transkripten gibt es ein INS-IGF2-gemischtes Transkript, das immerhin in Gliedmaßen und Augen exprimiert wird.[45]

Als zusätzliches Transkript existiert ein IGF2-Antisense-Transkript. Möglicherweise unterdrückt dieses Antisense-Transkript die plazentare Expression von IGF2. Ein Blick auf die Genkarte[46] zeigt, dass in der Genregion zwischen dem INS- und dem IGF2-Gen einige Krankheit lokalisiert wurden. Seit einiger Zeit ist bekannt, dass der 500-kB-Abschnitt auf Chromosom 11 zwischen dem IGF2-Gen und dem CDKN1C (*cyclin-dependent kinase inhibitor 1C*) durch → Imprinting reguliert wird. IGF2 und INS nicht aber die Tyrosinhydroxylase, werden nur vom väterlichen Allel abgelesen, CDKN1C und benachbarte Gene vom mütterlichen Allel. Bei einigen der Krankheiten, z.B. beim Wilms-Tumor, ist das Imprinting fehlerhaft und die Gene werden von beiden Allelen abgelesen. Einen Einblick in die Entwicklung von Imprinting anhand des IGF2-CDKN1C-Abschnitts findet man bei Ager et al. (2008a,b).

S. 314

Physiologie. Insulin beeinflusst mehrere Schlüssel-Reaktionen des Kohlenhydrat-, Protein- und Fettstoffwechsels (vergl. auch Kap. 8.4, S. 236):

Aufnahme von Glukose: Nach der Bindung von Insulin an den Insulin-Rezeptor

---

[43] Siebel et al. (2005)
[44] Fink et al. (2005)
[45] http://www.ncbi.nlm.nih.gov/projects/sviewer/?id=NC_000011.8&v=2105322..2140619
[46] http://www.ncbi.nlm.nih.gov/mapview/maps.cgi?TAXID=9606&CHR=11&MAPS=genes-r,pheno, morbid,genec[172.10%3A179.46]&QUERY=INS&GOTO=175.74human%3A11%3AISCN&rsize=3. 680000000000007

4.1 Protein-/Peptid-Hormone des Menschen und der Vertebraten

Steckbrief 23: Insulin (INS)

Gen	Chromosom: 11; Genort: 11q5 ; 3 Exone
Sequenz	Abb. 4.22
Bildung und Ziel	INS wird beim Menschen in den endokrinen β-Zellen der Langerhans'schen Inseln gebildet und von INS-Rezeptoren auf fast allen Zellen benutzt, um Glukose in die Zellen zu transportieren.
Funktion	Insulin steuert die Verwertung von Glukose in Leber und Körperzellen. In der Leber fördert es die Speicherung von Zucker und die Aminosäurebildung. In Muskel- und Fettzellen wird Glukose für die Bildung von ATP bzw. von Fetten verwendet.
Rezeptor	Der Insulin-Rezeptor ist ein Transmembran-Rezeptor mit Tyrosin-Kinase-Aktivität. Da er selbst bei Phosphorylierung keine SH-Domainen bildet, wird ein INS-Rezeptor-Substrat genanntes Molekül benötigt, um die Signalkaskade in die Zelle auszulösen.

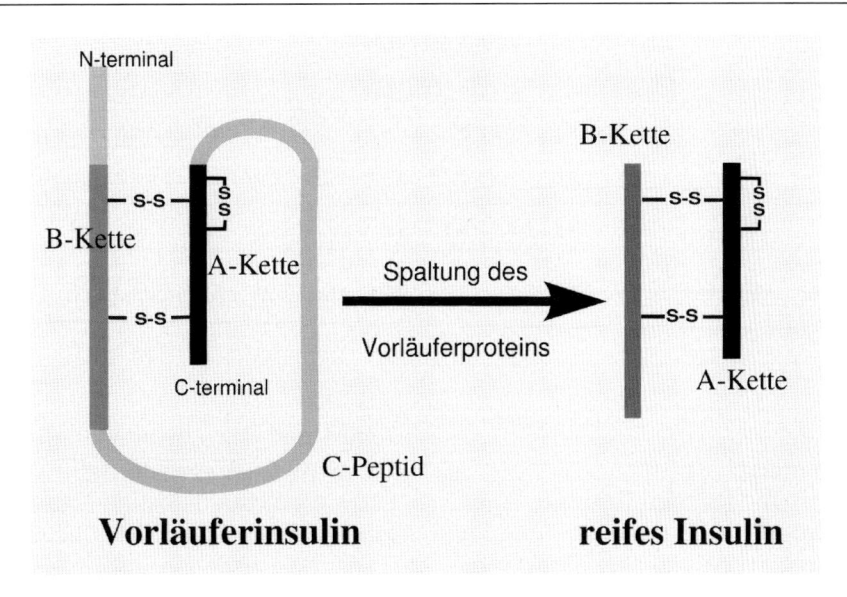

Abb. 4.21. Bildung des Insulins

bringt die Fett- oder Muskelzelle den vorgebildeten → Glukose-Transporter an die Zelloberfläche. Dieser schleust vermehrt Glukose in die Zelle.

Glukosespeicherung in Glykogen:
Stimuliert durch Insulin wird aus Glukose der Speicherstoff Glykogen gebildet.

Glukose-Verbrennung: Aus der Oxidation von Glukose zu Kohlendioxid wird Energie in Form von → ATP[47] gewonnen. Dieses ATP ist der universelle Energieträger in Zellen und treibt Bewegungen, intrazellulären Transport entlang des Zytoskeletts, Ionentransporte durch Membranen und vieles mehr an. ATP ist der Brennstoff, den die Zelle benötigt.

Aufbau von Fetten: In Fettzellen wird bei Anregung durch Insulin der Glukose-Transporter (GlcT) mobilisiert; Glukose wird anschließend zur Fettsäure-Bildung verwendet, woraus dann Fette gebildet

---
[47] Adenosin-Tri-Phosphat

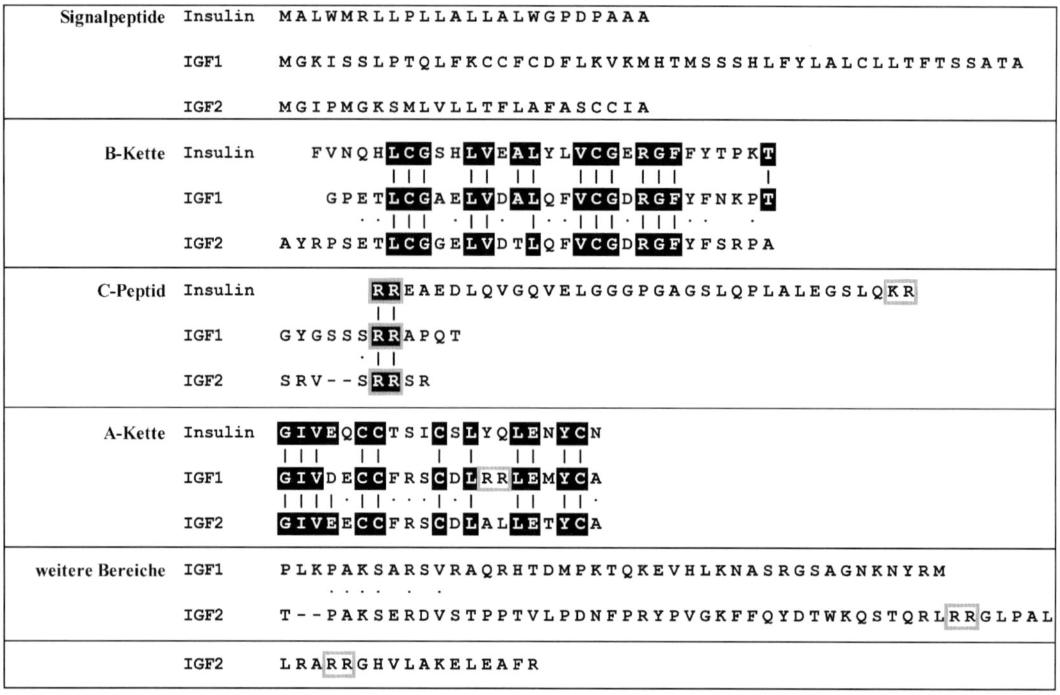

Signalpeptide	Insulin	M A L W M R L L P L L A L L A L W G P D P A A A
	IGF1	M G K I S S L P T Q L F K C C F C D F L K V K M H T M S S S H L F Y L A L C L L T F T S S A T A
	IGF2	M G I P M G K S M L V L L T F L A F A S C C I A
B-Kette	Insulin	F V N Q H L C G S H L V E A L Y L V C G E R G F Y T P K T
	IGF1	G P E T L C G A E L V D A L Q F V C G D R G F Y F N K P T
	IGF2	A Y R P S E T L C G G E L V D T L Q F V C G D R G F Y F S R P A
C-Peptid	Insulin	R R E A E D L Q V G Q V E L G G G P G A G S L Q P L A L E G S L Q K R
	IGF1	G Y G S S S R R A P Q T
	IGF2	S R V - - S R R S R
A-Kette	Insulin	G I V E Q C C T S I C S L Y Q L E N Y C N
	IGF1	G I V D E C C F R S C D L R R L E M Y C A
	IGF2	G I V E E C C F R S C D L A L L E T Y C A
weitere Bereiche	IGF1	P L K P A K S A R S V R A Q R H T D M P K T Q K E V H L K N A S R G S A G N K N Y R M
	IGF2	T - - P A K S E R D V S T P P T V L P D N F P R Y P V G K F F Q Y D T W K Q S T Q R L R R G L P A L
	IGF2	L R A R R G H V L A K E L E A F R

Abb. 4.22. Sequenz-Vergleich von Insulin und Insulin-ähnlichen Wachstumsfaktoren. (Quelle: Genbank: NP_000198, NP_000609.1, NP_000603.1)

werden. Auch die Fettbildung wird durch Insulin stimuliert.

Aminosäuren und Proteinbildung: Durch Insulin wird auch die Proteinbildung aus Aminosäuren verstärkt. Es fördert genauso die Aminosäurefreisetzung aus Leberzellen, damit diese Aminosäuren in z. B. Muskelzellen gelangen und dort, ebenfalls Insulin-stimuliert, zu Eiweißen aufgebaut werden können.

Insgesamt können wir feststellen, dass durch Insulin-Anregung Glukose verbraucht wird: es kommt zum Einbau in Fettsäuren, zum Aufbau von Glykogen-Speichern, zur Bildung von Proteinen und zur Gewinnung von Energie.

Phylogenese. Insulin gehört in eine Familie ähnlicher Proteine. Zu diesen zählt man *androgenic gland factor* von Krebsen, Bombyxine von Insekten (Seidenspinner, Mücken, Schwärmer u. a.), Insulin-ähnliche Proteine von *D. melanogaster*, Relaxine von Vertebraten, außerdem die Insulin-ähnlichen Wachstumsfaktoren (IGF). Selbst bei Schwämmen (Porifera) wurde ein Insulin isoliert. Unterschiede zwischen INS und IGF1 und IGF2 bestehen darin, dass IGF1/2 das C-Peptid nicht ausschneiden. Dagegen besteht Bombyxin von Insekten oder das Insulin der Schwämme ebenfalls wie Insulin aus zwei verschiedenen Ketten. Bei Menschen (wie bei anderen Säugern) gibt es darüberhinaus noch weitere Insulin-ähnliche (zweikettige) Proteine: Insulin-like-3 (INSL3) (Chr. 19p13), -4 (Chr. 9p24), -5 (Chr. 1p31), -6 (Chr. 9p24), sowie Insulin-like Wachstumsfaktor-ähnliche (einkettige) Proteine IGF-like 1,2,3,4 (alle Chr. 19). Der Versuch, phylogenetische Abhängigkeiten mit den Proteinen der Genbank über Clustal W herzustellen, zeigte, dass die IGF1, IGF2 und INS der Säuger in ein Cluster fallen. Zwischen IGF-1 aus

> **Steckbrief 24: IGF1**
>
> | | |
> |---|---|
> | Gen | Chromosom: 12; Genort: 12q22; 5 Exone |
> | Sequenz | Abb. 4.22, zwei Varianten durch alternatives Splicing |
> | Bildung und Ziel | Die Bildung findet größtenteils in der Leber statt. Die Rezeptoren finden sich auf fast allen Zellen. |
> | Funktion | IGF1 ist der Hauptmediator von Insulin postnatal und ein Regulator für Wachstum. |
> | Rezeptor | Der IGF-Rezeptor IGF1-R wirkt auf den anabolen Metabolismus von Kohlenhydraten und Proteinen, er vermittelt ebenfalls Zellproliferation. |

Fischen und dem von Säugern besteht Sequenzhomologie von über 85% (27/29 bzw. 18/21 Aminosäuren) in den Bereichen von A- und B-Peptid (Reinecke et al. 1997). Von allen anderen Sequenzen fällt nur noch das INS aus Schwämmen in dieses Cluster; IGFL, InsL, die Bombyxine oder die *C. elegans*[48]-Sequenzen clustern jeweils unabhängig. Ein Baum, der alle Proteine der INS/Relaxin/IGF-Familie enthält, steht auf sehr schwammigen Füßen: In den bisherigen Bäumen in unserem Buch haben wir auf die Bootstrap-Werte verzichten können – Bootstrap-Werte als Maß für die Signifikanz einer phylogenetischen Verknüpfung. Die Werte waren größer als 90%. Im Insulin-Baum werden aber bei den Wurzeln des Baumes nur 0,1%-Werte erreicht. Es erscheint daher bei den bisherigen Daten unmöglich, eindeutige Abstammungsbäume für die INS/Relaxin/IGF-Familie zu beschreiben.

Zu den IGF und INS der Nichtvertebraten und Vertebraten wurden jeweils auch die entsprechenden Tyrosin-Kinase-Rezeptoren gefunden.

Insulin-ähnliche Hormone: IGF1 und IGF2. Insulin-ähnliche Wachstumsfaktoren (IGF) unterscheiden sich von INS dadurch, dass in diesen Proteinen kein C-Peptid herausgeschnitten werden kann, da die Erkennungssequenz **KR** für die Prohormon-Konvertasen 1/2 fehlt (Abb. 4.22). Die charakteristischen Aminosäuren wie die Cysteine sind konserviert. Im B-Peptid sind 14 von 30 Aminosäuren zwischen Insulin und IGF1 und 12 von 30 zwischen Insulin und IGF2 konserviert, im A-Peptid sind 11 von 21 für IGF1 und 12 von 21 für IGF2 identisch.

Die Ähnlichkeit der Moleküle zeigt sich auch darin, dass INS und die IGFs an die gleichen Rezeptoren binden können. Bevorzugt bindet INS an den INS-Rezeptor (Ins-R) und die IGFs an den IGF-Rezeptor (IGF-R). Insulin kann aber mit geringerer → Avidität („Heftigkeit") an IGF-R binden, genauso wie die IGFs an den Ins-R binden können. Kombiniert man mit Hilfe der Gentechnik eine extrazelluläre Kette des Ins-R mit einer des IGF-R, können Insulin und IGFs mit gleicher Stärke an diesen gemischten Rezeptor binden[49].

IGFs beeinflussen eine Reihe von Funktionen in ganz unterschiedlichen Zellen; einige Wirkungen innerhalb des endokrinen Systems sind in Kap. 8.6 beschrieben. Für die IGFs existieren sogenannte Bindeproteine (IGFBP), die als Transportproteine helfen, IGFs im Blut zu halten. Mit deren Hilfe entsteht auch z. B. die Bindung an die extrazelluläre Matrix. Die Rezeptor-Anheftung von IGF findet aber häufig erst statt, wenn das Bindeprotein verdaut wurde. Für diesen Verdau wieder gibt es spezielle IGFBP-Proteasen. Dadurch entsteht ein komplexes Regulationssystem mit vielen verschiedenen Möglichkeiten der Feinregulation.[50]

---

[48] Caenorhabditis elegans
[49] Jones u. Clemmons (1995)
[50] Baxter (2000)

Steckbrief 25: **IGF2**

Gen	Chromosom: 11; Genort: 11q5; 8 Exone
Sequenz	Abb. 4.22
Bildung und Ziel	IGF2 kann von vielen Zellen gebildet werden und bindet an den Insulin- oder den IGF1-Rezeptor.
Funktion	IGF2 ist ein Stimulus für Wachstum. Seine Regulation durch *Imprinting* und Antisense-Transkription verhindert überschießendes Wachstum, auch Entartung. IGF2 ist vor allem auch ein Regulator des pränatalen Wachstums.
Rezeptor	IGF2 bindet sowohl an den IGF1-R als auch an IGF2-R, ebenfalls bekannt als Mannose-6-Phosphat-Rezeptor. Die wachstumsfördernden Signale werden dabei über IGF1-R vermittelt, die Rolle von IGF2-R ist möglicherweise IGF2-regulierend.

Steckbrief 26: **Glukagon**

Gen	Chromosom: 2; Genort: 2q36; 6 Exone
Sequenz	4.23
Bildung und Ziel	Glukagon wird von den α-Zellen der Langerhans-Inseln im Pankreas gebildet und endokrin freigesetzt. Es wirkt vor allem auf die Glukagon-Rezeptoren der Leberzellen.
Funktion	Glukagon steuert in Leberzellen den Glykogen-Abbau.
Rezeptor	Der Glukagon-Rezeptor ist ein heptahelikaler, G-Protein-gekoppelter Membranrezeptor.

Primärtranskript (Präpro-Glukagon):

```
MKSIYFVAGL FVMLVQGSWQ RSLQDTEEKS RSFSASQADP    40
LSDPDQMNED KRHSQGTFTS DYSKYLDSRR AQDFVQWLMN    80
TKRNRNNIAK RHDEFERHAE GTFTSDVSSY LEGQAAKEFI   120
AWLVKGRGRR DFPEEVAIVE ELGRRHADGS FSDEMNTILD   160
           NLAARDFINW LIQTKITDRK
```

Signalpeptid	1-20	MKSIYFVAGL FVMLVQGSWQ
GRPP	21-50	RSLQDTEEK SRSFSASQAD PLSDPDQMNE D
Glukagon	53-81	HSQGTFTS DYSKYLDSRR AQDFVQWLMN T
GLP-1	98-127	AEG TFTSDVSSYL EGQAAKEFIA WLVKGR -NH₂
GLP-2	146-178	HADG SFSDEMNTIL DNLAARDFIN WLIQTKITD

Abb. 4.23. Primärsequenz und Organisation des Glukagonprohormons. Im Präproglukagon (*oberer Teil*) sind die PC1/PC2-Erkennungssequenzen *unterstrichen*. (Quelle NP_002045)

4.1.7.2 Glukagon

Einführung. Vom Prä-Pro-Glukagon, das von der RNS abgelesen wird, wird nicht nur das Glukagon selbst freigesetzt, sondern drei weitere Peptide: ein GRPP[51] (GRPP) und die Glukagon-ähnlichen Peptide 1 und 2 (GLP1 und GLP2).

Struktur und Genetik. Im Kapitel über die → Prohormon-Konvertasen (Kap. 4.1.2) haben wir gesehen, dass diese speziell hinter den Aminosäuren **KR**, **RR**, **RK** und **KK** spalten, wobei die PC1 bevorzugt nach **KR** spaltet. Im Glukagon-Vorläufer gibt es mehrere solcher Arginin-Lysin-Kombinatio-

---
[51] Glizentin-ähnliches Peptid

nen: 51/52 **KR**, 69/70 **RR**, 82/83 **KR**, 89/90 **KR**, 128/129 **RR**, 144/145 **RR** und schließlich 179/180 **RK**. Durch PC1 wird nur das Glukagon, 53–81, freigesetzt; durch andere Prohormon-Konvertasen entstehen zusätzlich die drei anderen Peptide. GLP-1 ist am C-terminalen Ende amidiert.

Physiologie. Nach der Bindung an seinen Rezeptor wirkt Glukagon über G-Proteine auf die Adenylat-Cyclase und stimuliert die Proteinkinase A. Durch diese wird die Phosphorylase-Kinase und dadurch die Phosphorylase aktiviert, die schließlich den Glykogen-Abbau stimuliert, wodurch Glukose verfügbar wird. Außerdem wird die Glukoneogenese durch Aktivierung von PEPCK[52] und Glc6Pase stimuliert. Die Glukagon-Wirkung ist speziell auf Leberzellen gerichtet (vergl. Abschn. 8.4.6).

Das ebenfalls aus dem Glukagon-Vorläufer-Protein gebildete GLP-1, von endokrinen Darmzellen als Reaktion auf Nahrungsaufnahme freigesetzt, stimuliert die Insulin-Freisetzung, die Transkription des Insulin-Genes und unterdrückt die Glukagon-Bildung und -Freisetzung.

GLP-2 ist wahrscheinlich ein parakriner Stimulator von Darmkrypten[53].

Phylogenese. Glukagon gehört zur Superfamilie der PACAP/Sekretin/Glukagon-Peptide. Die ersten Gene für PACAP findet man bei Tunikaten. Glukagon wurde zuerst bei den frühesten Vertebraten beschrieben. Bei Menschen gehören außer PACAP, Sekretin, Glukagon, GLP-1 und GLP-2 noch GIP, GRF, PHM und VIP in diese Familie. Die Glukagon-Sequenz ist bei Mensch, Affe, Schwein, Schaf und Rind identisch, bei einigen Fischen wurden zwei Glukagon-Gene gefunden[54].

4.1.8 Regulatoren der Nahrungsaufnahme

4.1.8.1 Leptin

Einführung. Leptin (Abb. 4.24; vom griechischen *leptos*: dünn) ist das Hormon der Fettzellen. Mit Hilfe von Leptin signalisieren die Fettzellen ihren Gehalt an Fetten. Je mehr Fett eingelagert ist, um so größer sind die Leptin-Mengen, die freigesetzt werden. Der Leptin-Spiegel im Blut kann als Maß für die Ernährungssituation angesehen werden.

Struktur und Genetik. Leptin als Protein ähnelt dem Wachstumshormon in seiner Struktur. Beide gehören zur Familie von tetrahelikalen Zytokinen wie dem Granulozyten-Kolonie-stimulierenden-Faktor (G-CSF).

Physiologie. Leptin übt zwei Hauptfunktionen aus: Zum einen wirkt Leptin dem Hunger entgegen. Hunger wird im Gehirn unter anderem durch das Neuropeptid Y (NPY) vermittelt. Wird NPY verabreicht, will der Organismus, dass gegessen wird. Dieses NPY-vermittelte Hungergefühl wird von Leptin stark unterdrückt. Zweitens bewirkt erhöhtes Leptin, dass mehr Sauerstoff für die Verbrennung von Glukose verbraucht wird, dass die Körpertemperatur steigt und dass Fettdepots aus den Fettzellen abgebaut werden.

Leptin wird außerdem von Myofibroblasten sezerniert, um in Typ2-Alveolarzellen die Surfactant-Produktion zu induzieren. Hier wirkt Leptin parakrin[55].

Phylogenese. Leptin ist bisher nur bei Vertebraten nachgewiesen (Huising et al. 2006). Der Abstammungsbaum entspricht der üblicherweise angenommenen Vertebraten-Entwicklung. Einige Fische haben zwei Leptin-Gene.

4.1.8.2 Ghrelin

Einführung. Es war lange bekannt, dass kleine synthetische Peptide und andere nicht-

---
[52] Phosphoenolpyruvat-Carboxy-Kinase
[53] Sherwood et al. (2000)
[54] Sherwood et al. (2000)
[55] Torday u. Rehan (2007)

78   4 Drei Typen von Hormonen

Steckbrief 27: **Leptin**

Gen	Chromosom: 7; Genort: 7q13.3; 3 Exone
Sequenz	Abb. 4.24
Bildung und Ziel	Leptin wird von Fettzellen produziert. Es bindet an hypothalamische und periphäre Leptin-Rezeptoren.
Funktion	Leptin hemmt die Nahrungsaufnahme und stimuliert den Energieverbrauch.
Rezeptor	Der Leptin-Rezeptor gehört zur Familie der Zytokin-ähnlichen Rezeptoren.

```
PIQKVQDDTK TLIKTIVTRI NDISHTQSVS SKQKVTGLDF   40
IPGLHPILTL SKMDQTLAVY QQILTSMPSR NVIQISNDLE   80
NLRDLLHVLA FSKSCHLPWA SGLETLDSLG GVLEASGYST  120
EVVALSRLQG SLQDMLWQLD LSPGC
```

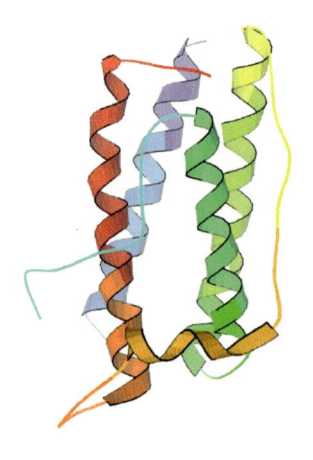

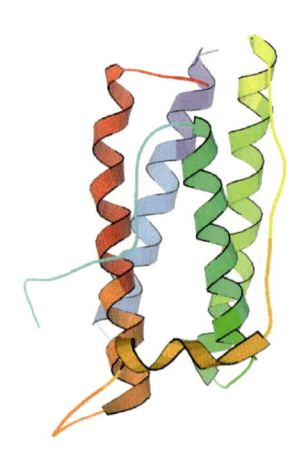

Abb. 4.24. Sequenz und Raumstruktur (stereo) von Leptin. (Quelle: PBD 1AX8 mit KiNG)

peptidische Moleküle das Wachstumshormon aus der Hypophyse freisetzen können. Auch der Rezeptor, über den diese Freisetzung vermittelt wird, war schon bekannt. Er wurde als Wachstumshormon-Sekretagog-Rezeptor (GHS-R 1) bezeichnet. Erst 1999 wurde von einem japanischen Forscherteam der körpereigene Ligand für diesen Rezeptor gefunden: das Ghrelin.

Struktur und Genetik. Ghrelin ist ein Peptid mit 28 Aminosäuren (Abb. 4.25), bei dem das Serin in Position 3 mit einem Oktansäurerest verestert sein muss, damit das Molekül volle GH-freisetzende Aktivität besitzt. Diese Veresterung mit einer Fettsäure ist bei Peptiden ohne Beispiel. Wenn ein Des-Gln14-Ghrelin, bei dem durch alternatives Spleißen die Aminosäure Glutamin in Position 14 fehlt, mit Oktansäure verestert ist, hat es die gleiche Wirkung wie Ghrelin. Die ersten fünf Aminosäuren, inklusive des veresterten Serins an Position 3, scheinen für die Ghrelin-Wirkung ausreichend zu sein.

Der Großteil des im Serum befindlichen Ghrelins ist allerdings nicht verestert. Neuesten Arbeiten zufolge antagonisiert Desacyl-Ghrelin in Mäusen die Ghrelin-Wirkung[56].

Von dem Ghrelin-assoziierten Peptid, das nach der Abspaltung des Ghrelins übrig-

---

[56] Asakawa et al. (2005)

4.1 Protein-/Peptid-Hormone des Menschen und der Vertebraten

Steckbrief 28: **Ghrelin**

Gen	Chromosom: 3; Genort: 3p26; 4 Exone
Sequenz	Abb. 4.25
Bildung und Ziel	Ghrelin wird im Magen und in Neuronen des Hypothalamus freigesetzt und ist an der Steuerung der GH-Sekretion der somatotrophen Zellen der Hypophyse beteiligt.
Funktion	Ghrelin erhöht die Bildung des Pit-1-Transkriptionsfaktors, der für die GH-Bildung benötigt wird.
Rezeptor	Der Ghrelin-Rezeptor (*Growth-Hormone-Secretagogue-Receptor*) ist ein heptahelikaler G-Protein-gekoppelter Transmembran-Rezeptor.

```
                1         2         3         4         5
       1234567890123456789012345678901234567890
                                mpspgtvcslllgmlwldlama        -23 -  -1
       GSSFLSPDHQRVQQRKESKKPPAKLQPR                             1 -  28
       alagwlrpedggqaegaedemevrFNAPFDVGIKLSGVQYQQHSQALgkf       29 -  78
       lqdilweeakeapadk                                         79 -  94
```

Abb. 4.25. Die Primärsequenz von Ghrelin: An das Signalpeptid schließt sich die Ghrelin-Sequenz an (*dunkelgrau* hinterlegt). Auf demselben Vorläuferprotein des Ghrelin wurde ein weiteres Peptid entdeckt, das antagonistische Wirkung am Ghrelin-Rezeptor ausübt: Obestatin (*hellgrauer* Hintergrund)(Zhang et al. 2005)

bleibt, kann ein weiteres Peptid freigesetzt werden, das zudem noch C-terminal amidiert werden kann. Dieses Peptid, Obestatin genannt, wird ebenfalls als Ghrelin-Antagonist beschrieben[57], was allerdings von anderen Autoren abgestritten wird[58].

Physiologie. Octanoyl-Ghrelin wird zum einen in endokrinen Zellen des Magen/Darm-Traktes gebildet, vor allem in den → X/A-ähnlichen Zellen des Magens. Die Ghrelin-Freisetzung im Magen geht der Nahrungsaufnahme voraus. Im Anschluss an Nahrungsaufnahme wird Ghrelin unterdrückt.

Die Rolle von Ghrelin als Regulator der Nahrungsaufnahme wird dadurch verstärkt, dass spezielle Neuronen zwischen den Nuclei des Hypothalamus ebenfalls Ghrelin freisetzen, das dann vor allem aus NPY- und AgRP-Neuronen des *N. arcuatus* diese Hormone/Neurotransmitter freisetzt. NPY und AgRP sind die Mediatoren, die Hunger auslösen.

De Vriese u. Delporte beschreiben 2008 die verschiedenen Wirkungen von Ghrelin: Steigerung von GH-, ACTH- und PRL-Freisetzung, Wirkung auf endokrine und exokrine Pankreas-Funktionen, Steigerung der Knochenbildung, Einfluss auf Zellteilung, anti-entzündliche Wirkungen, Einfluss auf Glukose- und Fettmetabolismus, Wirkung auf Fortpflanzungsfunktionen, Erhöhung der Darmmobilität und Säurefreisetzung, Appetitanregung und Förderung der Nahrungsaufnahme. Da Ghrelin noch nicht einmal 10 Jahre bekannt ist, ist mit weiteren Wirkungen zu rechnen. Einige der Ghrelin-Wirkungen sind in Abb. 4.26 zusammengestellt.

Verblüffenderweise weisen Ghrelin-*Knock-Out*-Mäuse weder starke Defekte auf, noch sind diese Mäuse besonders dick.

Phylogenese. Bisher ist Ghrelin nur bei Vertebraten bekannt. Auch bei Fischen ist Ghrelin ein Hormon des Magens, das GH- und PRL-Freisetzung aus der Hypophyse

---
[57] Zhang et al. (2005)
[58] Bassil et al. (2007)

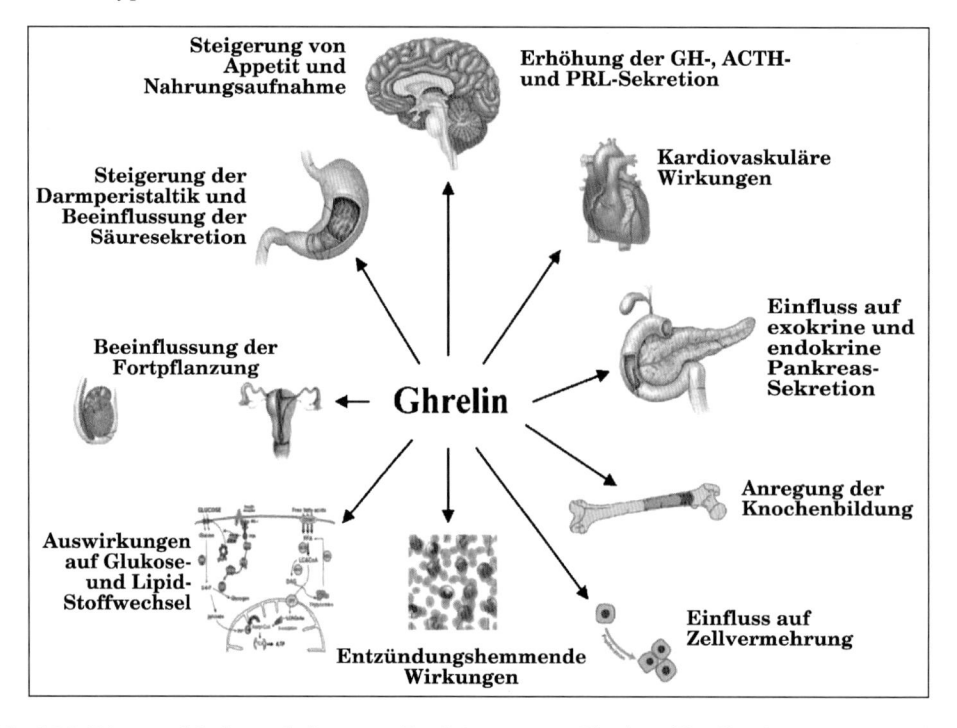

Abb. 4.26. Die verschiedenen bekannten Funktionen von Ghrelin. (Quelle: De Vriese u. Delporte 2008; mit freundlicher Erlaubnis von Elsevier Ltd)

stimuliert; in Aalen wird Ghrelin sowohl durch Oktan- als auch durch Dekan-Säure acyliert, in *Tilapia oreochromis* (Buntbarsche) nur durch Dekan-Säure (Kaiya et al. 2003b,a). Das Ghrelin-ähnliche Peptid aus Haien ist ebenfalls acyliert; während alle übrigen Vertebraten-Ghreline das N-terminale **GSSF**-Motiv haben, liegt bei Haien die Sequenz **GVSF** vor. Auch dieses Ghrelin-ähnliche Peptid konnte in Hamsterzellen, die den GHS-R exprimierten, intrazelluläres Kalzium erhöhen (Kawakoshi et al. 2007). Von Invertebraten ist bislang nur bekannt, dass der Ghrelin-Rezeptor, der *Growth-Hormon-Secretagogue-Receptor*, deutlich mit dem Rezeptor für das → Pheromon-Biosynthese-Aktivierende-Neuropeptid verwandt ist (PBAN), dass PBAN selbst aber keine nachgewiesene Homologie zu Ghrelin aufweist.[59]

[59] Choi et al. (2003)
[60] Gastro-Inhibitorisches Peptid

Auch das ebenfalls vom Ghrelin-Vorläuferprotein abgeleitete Obestatin ist schon bei Fischen vorhanden.

4.1.9 Hormone des Verdauungstraktes

Im → Magen/Darm-Trakt finden wir über 30 Polypeptide, die teils als Hormone, teils als Neurotransmitter die Verdauung regulieren (vergl. Kap. 8.5). Die meisten dieser Hormone sind die Produkte spezialisierter Zellen. Im Magen werden Gastrin und Somatostatin gebildet, im Zwölffingerdarm Somatostatin, Cholecystokinin, Sekretin und GIP[60]. Im Pankreas finden sich Zellen, die Insulin, Glukagon, Somatostatin oder das Pankreatische Polypeptid bilden. Schließlich werden im Dünndarm Somatostatin, Enteroglucagon und Neurotensin freigesetzt.

Steckbrief 29: **Gastrin**

Gen	Chromosom: 17; Genort: 17q21; 3 Exone

Sequenz	Gastrin-71 SWKPRSQQPD
	          APLGTGANRD LELPWLEQQG PASHHRRQLG
	          PQGPPHLVAD PSKKQGPWLE EEEEAYGWMD F-NH$_2$

	Gastrin-34 QLG PQGPPHLVAD PSKKQGPWLE EEEEAYGWMD F-NH$_2$
	Gastrin-17 QGPWLE EEEEAYGWMD F-NH$_2$
	Gastrin-6 YGWMD F-NH$_2$
	Gastrin-17, die Hauptform, kann an dem Tyrosin-Rest (**Y**) sulfatiert sein. Möglicherweise ist in Gastrin-17 das N-terminale Glutamin zu Pyro-Glutamat zyklisiert.
Bildung und Ziel	Gastrin wird in den G-Zellen des Antrums (Magen) gebildet und bindet an den Gastrin-Rezeptor auf Belegzellen der Magenschleimhaut, sowie auf Zellen des ZNS.
Funktion	Gastrin-34 und Gastrin-17 induzieren die HCl-Freisetzung aus den Belegzellen der Magenschleimhaut. Gastrin ist außerdem bei der Zelldifferenzierung der Magenschleimhaut notwendig.
Rezeptor	Der Gastrin-Rezeptor (Cholecystokinin-Rezeptor-B) ist ein heptahelikaler GPCR. Er ist im Gehirn auf vielen Zellen vorhanden.

4.1.9.1 Gastrin

Einführung. Gastrin ist ein Peptid aus sogenannten G-Zellen des Antrums, dem Teil des Magens, von dem aus der vorverdaute Speisebrei in den Zwölffingerdarm fließt. Das Hormon wird in endokriner Weise ins Blut freigesetzt – und nicht wie Verdauungsenzyme, Säure oder Carbonat in den Speisebrei. Gastrin wurde, wie Cholecystokinin, schon im ersten Viertel des letzten Jahrhunderts entdeckt, allerdings bei Tieren. In jüngster Zeit hat man verstärkt die Rolle von Gastrin bei der Auslösung von Magengeschwüren unter Infektion mit *Helicobacter pylori* untersucht.

Struktur und Genetik. Die aktiven Proteine Gastrin-34 und Gastrin-17 entstehen aus einem Präproprotein. Für die Bildung von Gastrin-17 ist die PC2 notwendig, von der das **KK**-Motiv effektiv geschnitten wird und die in G-Zellen exprimiert wird. Möglicherweise unterstützt die Sulfatierung am Tyrosin die Erkennung durch die PC2. Sulfatiertes und nicht-sulfatiertes Gastrin sind gleichaktiv. Gastrin-34 hat eine wesentlich längere Halbwertszeit im Blut als die kürzere Variante[61].

Physiologie. Gastrin wird in G-Zellen des Magens und des Zwölffingerdarms gebildet; Gastrin erhöht die Freisetzung von Magensäure aus den parietalen Magenzellen. Mäusen, denen das Gastrin-Gen zerstört wurde, fehlt eine Reifung der Magenmukosa. Während die Säurebildung und -freisetzung auch unter Gastrin-Blockade durch Histamin oder Acetylcholin aufrecht erhalten werden kann, reifen die Magenzellen ohne Gastrin gar nicht erst aus.

Das Gastrin-Releasing Peptid (vergl. → Bombesin) kann die Gastrin-Konzentration im Serum und die Säurefreisetzung im Magen erhöhen. Inwieweit es funktional ist, ist nicht bekannt, da es ein Neuropeptid des Gehirns ist und keine Freisetzung ins Blut beim Menschen bekannt ist.

Phylogenese. gemeinsam mit Cholecystokinin

---
[61] Dockray (1999)

	Steckbrief 30: **Cholezystokinin (CCK)**	
Gen	Chromosom: 3; Genort: 3p22.1; 3 Exone	
Sequenz	CCK-83	QPVPPADPAG SGLQRAEEAP RRQLRVSQRT DGESRAHLGA LLARYIQQAR KAPSGRMSIV KNLQNLDPSH RISDRDYMGW MDF-NH$_2$
	CCK-58	VSQRT DGESRAHLGA LLARYIQQAR KAPSGRMSIV KNLQNLDPSH RISDRDYMGW MDF-NH$_2$
	CCK-39	YIQQAR KAPSGRMSIV KNLQNLDPSH RISDRDYMGW MDF-NH$_2$
	CCK-33	KAPSGRMSIV KNLQNLDPSH RISDRDYMGW MDF-NH$_2$
	CCK-22	NLQNLDPSH RISDRDYMGW MDF-NH$_2$
	CCK-08	DYMGW MDF-NH$_2$
Bildung und Ziel	CCK wird vor allem von den I-Zellen des Zwölffingerdarms und des Jejunums gebildet und wirkt auf Muskelzellen der Gallenblase, Acinar-Zellen des Pankreas, Parietal-Zellen des Magens. Außerdem ist CCK im ZNS weit verbreitet.	
Funktion	Durch CCK wird die Abgabe von Gallenflüssigkeit und die pankreatische Enzymbildung verstärkt, außerdem wird die Magensäurebildung reduziert und (als zentrale Funktion) der Appetit verringert.	
Rezeptor	Der CCK-Rezeptor CCKR-1 gehört zur Familie der G-Protein-gekoppelten heptahelikalen Membran-Rezeptoren; CCKR-2 ist der Gastrin-Rezeptor.	

4.1.9.2 Cholecystokinin

Einführung. Cholecystokinin (CCK) wird im Zwölffingerdarm und im Jejunum freigesetzt. Wegen der C-terminalen **WGMF**-Amid-Endung hat man schon früh eine enge phylogenetische Verwandschaft zum Gastrin postuliert. CCK gilt als das ursprünglichere Hormon.

Struktur und Genetik. CCK entsteht aus einem Vorläuferprotein, das intrazellulär durch die PC2 verkleinert und durch PAM amidiert wird. Nach Freisetzung wird CCK-33 extrazellulär durch Endopeptidase weiter abgebaut zu CCK-8.[62]

Im Serum ist CCK-33 die häufigste Form (Rehfeld et al. 2001). Das Tyrosin des CCK-08 ist häufig mit einer Sulfat-Gruppe substituiert.

Das Gen für CCK liegt auf dem kurzen Arm von Chromosom 3.

Der bevorzugte Rezeptor für CCK ist CCKR-1, der auf Acinar-Zellen des Pankreas, auf Gallenblasen-Zellen, auf glatten Muskelzellen, auf D-Zellen der Darmmukosa und auf Nervenzellen des zentralen und peripheren Nervensystems angetroffen wird.

Physiologie. CCK-8 wurde zuerst als Hormon beobachtet, das die Gallenblasenkontraktion induziert. Die Wirkung auf Acinarzellen des Pankreas kann zur Entwicklung von Pankreastumoren führen. Experimentell in Tiere injiziert, verringert CCK die Nahrungsaufnahme, während ein Rezeptorantagonist verstärkte Nahrungsaufnahme fördert. CCK wird daher als → Sättigungssignal angesehen (Moran u. Kinzig 2004).

Phylogenese der Gastrin-Peptid-Familie. Obwohl Anti-CCK-Antikörper an Gewebe von Nicht-Vertebraten binden können, wurde bislang nur in *Ciona intestinalis* mit dem Cionin ein Neuropeptid identifiziert, das die gemeinsame C-terminale Sequenz von Gastrin und CCK besitzt. Bei Fröschen wurde in der Haut das Caerulein mit dem gleichen C-Terminus gefunden (vergl. Tabelle 4.5. In den Vertebraten-Klassen (Fische, Amphibien, Reptilien und Vögeln) wurden CCK und Gastrin gefunden (Johnsen 1998).

---
[62] Moran u. Kinzig (2004)

Tabelle 4.5. Peptide der Gastrin/CCK-Familie

Cholezystokin-8	**DYMGWMDF**-NH$_2$
Gastrin-17	**QGPWLEE EEEAYGWMDF**-NH$_2$
Caerulein[a]	p**EQDYTGWMDF**-NH$_2$
Phyllocaerulein[b]	p**EQYTGWMDF**-NH$_2$
Cionin[c]	**NYYGWMDF**-NH$_2$

Die Tyrosine (**Y**) sind häufig sulfatiert.

[a] aus *Hyla caerulea* (Korallenfingerlaubfrosch, heute *Litoria caerulea*), Anastasi et al. (1967, 1970)

[b] aus Wachsgreiffrosch, Anastasi et al. (1969)

[c] aus *Ciona intestinalis*, Johnsen u. Rehfeld (1990)

4.1.9.3 Sekretin

Einführung. Sekretin, am 16. Jan 1902 entdeckt[63], gilt als Prototyp von Peptid-Hormonen.

Struktur und Genetik. Das menschliche Sekretin wurde allerdings erst im Jahre 2000 kloniert und sequenziert (Whitmore et al. 2000). Es wird in klassischer Weise aus einem Präprohormon freigesetzt; wahrscheinlich ist PC2 das aktive Enzym, wodurch das **RR**-Motiv vor und das **KR**-Motiv nach der Sekretin-Sequenz erkannt und geschnitten wird. Das C-terminale Glycin wird amidiert.

Das menschliche Gen für Sekretin liegt auf dem telomeren Ende des kurzen Armes von Chromosom 11 (11p15) in der Nähe des Dopamin-Rezeptors-D4.

Physiologie. Sekretin wird von Zellen des Zwölffingerdarmes und des sogenannten *Jejunum* oder Leerdarms (auf den Zwölffingerdarm folgendes Darmstück) ins Blut freigesetzt. Sekretin fördert die Ausschüttung von Wasser, Salzen und Enzymen aus dem Pankreas, aus Magen- und Darmzellen in das Darmlumen, wodurch die Magensäure neutralisiert wird; es hemmt die endokrine Gastrin- und Somatostatin-Ausschüttung; dagegen fördert es die Insulin-Freisetzung. Die Kontraktionen von Magen und Darm werden gehemmt.

Sekretin wird stark im vorderen Dünndarm exprimiert. Eine wesentlich geringere Expression findet sich in vielen anderen Zellen, vor allem auch im Gehirn. In Zellen der Gallenblase fördert Sekretin die Einlagerung des Aquaporin-Wassertransporters aus vorgefertigten Vesikeln in die Plasmamembran, wodurch verstärkt Wasser in die Gallengänge gepumpt werden kann.

Phylogenese. Die bakteriellen Sekretine, für die Ausschleusung von Proteinen verantwortlich, haben nur den Namen mit dem Sekretin der Vertebraten gemeinsam. Bislang sind nur von Säugern und Vögeln Sekretine isoliert und kloniert, nicht von Fischen. Im Gegensatz dazu ist die G-Protein-gekoppelte, nach dem Sekretin-R benannte Rezeptorfamilie (GPCR-B) auch bei Arthropoden, Nematoden und Tunikaten nachgewiesen (Car-

---

[63] I happened to be present at their discovery. In an anaesthetized dog, a loop of jejunum was tied at both ends and the nerves supplying it dissected out and divided so that it was connected with the rest of the body only by its blood vessels. On the introduction of some weak HCl into the duodenum, secretion from the pancreas occurred and continued for some minutes. After this had subsided a few cubic centimetres of acid were introduced into the enervated loop of jejunum. To our surprise a similarly marked secretion was produced. I remember Starling saying: "Then it must be a chemical reflex." Rapidly cutting off a further piece of jejunum he rubbed its mucous membrane with sand in weak HCl, filtered, and injected it into the jugular vein of the animal. After a few moments the pancreas responded by a much greater secretion then had occurred before. It was a great afternoon. (Quelle: C. J. Martin (Br. Med. J. I 900–906; 1927))

> ### Steckbrief 31: **Sekretin**
>
> **Gen** Chromosom: 11; Genort: 11p15; 5 Exone
> **Sequenz** `HSDGTFT SELSRLREGA RLQRLLQGLV`-NH$_2$
> **Bildung und Ziel** S-Zellen im Zwölffingerdarm sezernieren unter Stimulation durch HCl endokrin Sekretin, das an die Sekretin-R auf Acinar-Zellen des Pankreas und auf Magenzellen bindet.
> **Funktion** Sekretin steuert die Neutralisation der Magensäure durch die Freisetzung von Hydrogencarbonat, Flüssigkeit und Salzen aus Pankreas und Darm. Es unterbindet die Säurefreisetzung aus den Parietalzellen der Magenschleimhaut.
> **Rezeptor** Der Sekretin-Rezeptor ist ein heptahelikaler, G-Protein-gekoppelter Membranrezeptor.

doso et al. 2006). In dem vollständig sequenzierten Genom von *Ciona intestinalis* (Tunikata) wurden bis jetzt keine Neurohormone oder endokrine Hormone nachgewiesen (Burke et al. 2006).

4.1.9.4 VIP

Einführung. Wie die Neuromedine oder Sekretin gehört das Vasoaktive Intestinale Peptid (VIP) zu der entwicklungsgeschichtlich schon bei Tunikaten belegten Glukagon-Protein-Familie (Sherwood et al. 2000). Die VIP-Wirkungen sind nicht nur auf den Verdauungstrakt beschränkt, sondern beziehen Hirnaktivität, neuroendokrine Funktionen, Herzmuskel-Aktivität, Atmung und sexuelle Aktivität mit ein. VIP wird nicht nur im Zwölffingerdarm gebildet und freigesetzt, sondern auch in vielen Zellen des Gehirns und in anderen Organen.

Struktur und Genetik. VIP wird von einem Präproprotein durch die PC1 (oder PC2) freigesetzt und durch die PAM C-terminal amidiert. Auf dem gleichen Vorläuferprotein befinden sich noch ein weiteres Peptid (Peptid Histidin-Methionin (PHM) beim Menschen bzw. Peptid-Histidin-Isoleucin (PHI) bei anderen Säugern).

Physiologie. VIP ist ein Neurotransmitter und Neuromodulator des → enterischen Nervensystems (ENS; vergl. Abb. 8.7). VIP wird von Neuronen synthetisiert; neben Neuronen können aber auch Mastzellen und Granulozyten VIP bilden. VIP bewirkt im Darm unter anderem Relaxation der glatten Muskulatur, Hemmung der Magensäurebildung und Stimulation des Wassertransports in die Galle, sowie die Freisetzung von Hydrogen-Carbonat und Enzymen aus dem Pankreas und von Chlorid im Darm (Boushey u. Drucker 2003).

Da VIP passiv durch die Blut-Hirn-Schranke diffundieren kann, kann peripher freigesetztes VIP auch zentral wirken. Neuesten Ergebnissen zufolge ist VIP entscheidend für die Hell-Dunkel-Anpassung der → Biologischen Uhr. Mäuse, denen der VCAP2-Rezeptor zerstört worden war, können den 24-Stunden-Rhythmus nicht aufrechterhalten und werden (in Dunkelheit) arrhythmisch (Colwell et al. 2003). Nicht zuletzt werden durch VIP von Glia-Zellen neuroprotektive Faktoren freigesetzt: Interleukin-1 (IL-1), IL-6), Neurotrophin-3, Nexin-1, RANTES und MIP Chemokine und Aktivitäts-abhängiger Neurotropher Faktor (ADNF) and Aktivitäts-abhängiges, neuroprotektives Protein (ADNP) (Dejda et al. 2005).

VIP ist aber auch ein wichtiger Regulator des Immunsystems und der Reifung von Dendritischen Zellen. Außerdem hat VIP starke anti-entzündliche Eigenschaften und ist wirksam gegen Rheumatoide Arthritis (Delgado et al. 2004, und dortige Zitate).

Phylogenese. VIP findet sich bisher nur bei Vertebraten: Haien, Knochenfischen und in den übrigen Vertebraten-Klassen. Auch der VPCAP-Rezeptor gehört zwar zu einer al-

4.1 Protein-/Peptid-Hormone des Menschen und der Vertebraten   85

Steckbrief 32: **Vasoaktives intestinales Peptid (VIP)**

Gen	Chromosom: 6; Genort: 6q25.2; 7 Exone
Sequenz	HSDAVFTD NYTRLRKQMA VKKYLNSILN-NH$_2$
Bildung und Ziel	VIP wird in Neuronen gebildet und wirkt vor allem als Neurotransmitter.
Funktion	Im Darm wirkt VIP relaxierend auf die glatten Muskelzellen. VIP hemmt die Magensäurebildung und stimuliert Wassertransport in die Galle, sowie die Freisetzung von Hydrogen-Carbonat-, pankreatischen Enzymen und von Chlorid im Darm.
Rezeptor	Die VCAP-Rezeptoren 1 und 2 gehören zu den G-Protein-gekoppelten heptahelikalen Membranrezeptoren. Sie binden sowohl VIP als auch PACAP.

Steckbrief 33: **Glukose-abhängiges insulinotropes Peptid, gastroinhibitorisches Peptid (GIP)**

Gen	Chromosom: 17; Genort: 17q21.32; 6 Exone
Sequenz	Abb. 4.27
Bildung und Ziel	GIP ist vor allem ein Produkt endokriner Zellen das Magen/Darm-Traktes und wirkt auf Inselzellen, die Insulin oder Glukagon bilden.
Funktion	GIP stimuliert, glukoseabhängig, die Insulin-Freisetzung, hemmt die Glukagon-Bildung und unterbindet die durch Glukagon-induzierte Lipolyse.
Rezeptor	Der GIP-Rezeptor ist ein heptahelikaler GPcR der Sekretin-Familie.

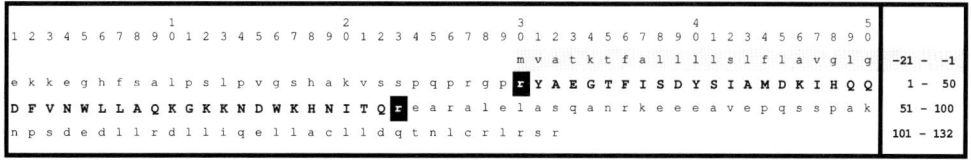

```
                  1                   2                   3                   4                   5
1 2 3 4 5 6 7 8 9 0 1 2 3 4 5 6 7 8 9 0 1 2 3 4 5 6 7 8 9 0 1 2 3 4 5 6 7 8 9 0 1 2 3 4 5 6 7 8 9 0
                                                          m v a t k t f a l l l l s l f l a v g l g    -21 - -1
e k k e g h f s a l p s l p v g s h a k v s s p q p r g p r Y A E G T F I S D Y S I A M D K I H Q Q     1 - 50
D F V N W L L A Q K G K K N D W K H N I T Q r e a r a l e l a s q a n r k e e e a v e p q s s p a k   51 - 100
n p s d e d l l r d l l i q e l l a c l l d q t n l c r l r s r                                       101 - 132
```

Abb. 4.27. Primärsequenz von GIP. Das 153 AS-lange Protein enthält ein 21 AS-langes Signalpeptid. Durch die PC1 (!) wird an den *weiß auf schwarz* dargestellten Argininen das (*in Großbuchstaben*) reife Polypeptid freigesetzt. (Quelle: Genbank NP_004114)

---

ten Rezeptor-Familie, aber ist nicht älter als die Vertebraten. Schon bei Haien ist bekannt, dass VIP die Chlorid-Kanäle aktiviert.

4.1.9.5 GIP

Einführung. Das Gastroinhibitorische Peptid oder Glukose-abhängiges Insulinotrope Peptid (*gastric inhibitory peptide*), das zuerst als Regulator der Freisetzung von Magensäure, dem Hauptverdauungsenzym Pepsin und von Gastrin identifiziert wurde, ist vor allem ein Insulin-Bildungs- und -Freisetzungsstimulus.

Struktur und Genetik. Das Gen für GIP liegt auf Chromosom 17 in der Nähe des Bindeproteins für IGF2 (IGF2BP1) und besitzt 6 Exone. Das nach Abspalten des Signalpeptides verbliebene 132 AS lange Proprotein wird an zwei einzelnen Arginin-Resten gespalten, wodurch das reife Hormon freigesetzt wird. Für diese Spaltung ist auch die Prohormon-Konvertase 1 zuständig, wie erst kürzlich in PC1-defekten Mäusen nachgewiesen werden konnte (Ugleholdt et al. 2006).

Physiologie. GIP gilt als Inkretin, d.h. ein Stimulator der Insulin-Produktion. Es wird durch die Dipeptidyl-Peptidase IV im Serum rasch inaktiviert. Bei Patienten mit Diabetes mellitus Typ 2 versucht man nun, die Halbwertszeit von GIP (oder → GLP1, einem weiteren Inkretin) zu erhöhen, um dadurch eine verstärkte Insulin-Freisetzung zu erreichen.

86   4 Drei Typen von Hormonen

Steckbrief 34: Pankreatisches Polypeptid (PNP)

Gen	Chromosom: 17; Genort: 17q21.31; 4 Exone
Sequenz	Abb. 4.28: PNP
Bildung und Ziel	PNP ist das Produkt der PP-Zellen der Langerhans'schen Inselzellen. PNP-Rezeptoren finden sich auf Acinar-Zellen des Pankreas.
Funktion	PNP wirkt einerseits auf die exokrine Sekretion des Pankreas. Darüberhinaus ist PNP beteiligt an der Unterbindung der Nahrungsaufnahme.
Rezeptor	Die Rezeptoren sind heptahelikale, G-Protein-gekoppelte Membranproteine.

PNP

```
                    1                   2                   3                   4                   5
1 2 3 4 5 6 7 8 9 0 1 2 3 4 5 6 7 8 9 0 1 2 3 4 5 6 7 8 9 0 1 2 3 4 5 6 7 8 9 0 1 2 3 4 5 6 7 8 9 0
                              m a a a r l c l s l l l l s t c v a l l l q p l l g a q g         -29 - -1
A P L E P V Y P G D N A T P E Q M A Q Y A A D L R R Y I N M L T R P R Y g k r h k e d t l a f s e w   1 - 50
g s p h a a v p r e l s p l d l                                                                     51 - 66
```

PYY

```
                    1                   2                   3                   4                   5
1 2 3 4 5 6 7 8 9 0 1 2 3 4 5 6 7 8 9 0 1 2 3 4 5 6 7 8 9 0 1 2 3 4 5 6 7 8 9 0 1 2 3 4 5 6 7 8 9 0
                                m v f v r r p w p a l t t v l l a l l v c l g a l v d a            -28 - -1
Y P I K P E A P G E D A S P E E L N R Y Y A S L R H Y L N L V T R Q R Y g k r d g p d r l l s k t f   1 - 50
f p d g e d r p v r s r s e g p d l w                                                                51 - 79
```

NPY

```
                    1                   2                   3                   4                   5
1 2 3 4 5 6 7 8 9 0 1 2 3 4 5 6 7 8 9 0 1 2 3 4 5 6 7 8 9 0 1 2 3 4 5 6 7 8 9 0 1 2 3 4 5 6 7 8 9 0
                                m l g n k r l g l s g l t l a l s l l v c l g a l a e a            -28 - -1
Y P S K P D N P G E D A P A E D M A R Y Y S A L R H Y I N L I T R Q R Y g k r s s p e t l i s d l l   1 - 50
m r e s t e n v p r t r l e d p a m w                                                                51 - 79
```

Abb. 4.28. Primärsequenz von PNP, PYY und NPY: Das Vorläuferproteine enthält ein 29 bzw. 28 AS-langes Signalpeptid (*-28/9 – -1*). Durch die PC1 wird nach AS **KR** (38/39) das Propeptid freigesetzt, durch Endopeptidasen bis zum **G** (37) verkürzt und schließlich amidiert. Das reife Peptid ist *in Großbuchstaben* dargestellt. Das verbliebene Peptid wird als „Pankreatisches 20er-Peptid"(*grau*) bezeichnet. (Quelle: Genbank NP_002713)

Phylogenese. Bislang finden sich in der Protein-Datenbank nur GIP-Sequenzen von Vertebraten: Fischen, Lurchen, Vögeln und Säugern. Ein „GIP" in *Drosophila melanogaster* ist wohl ein Enzym, eine Isomerase. Ein Zusammenhang zum humanen GIP konnte nicht hergestellt werden.

4.1.9.6 PNP, NPY, PYY

Einführung. Pankreatisches Polypeptid (PNP), Neuropeptid Y (NPY) und Peptid-Tyrosyl-Tyrosin (PYY) teilen sich eine gemeinsame Raumstruktur, die sogenannte PNP-Faltung, eine Polyprolin-Wendel von Aminosäure 1 bis 8 (unten in der Abb. 4.29), eine amphipathische Helix mit einer polaren und einer hydrophoben Seite (von Aminosäure 15 bis 30; oberer Teil der Abb. 4.29). Beide Teile werden durch eine sogenannte β-Windung zusammengehalten (rechts in der Abbildung). Die Raumstruktur wird gefestigt durch Anziehungen zwischen den Prolinen und der unteren, wasserabstoßenden Seite der Helix.

Struktur und Genetik. Die beiden Peptide PNP und PYY liegen auf dem langen Arm von Chr. 17 (17q21) in unmittelbarer Nachbarschaft. NPY liegt dagegen auf Chr. 7

4.1 Protein-/Peptid-Hormone des Menschen und der Vertebraten   87

Steckbrief 35: Peptid-Tyrosyl-Tyrosin (PYY)

Gen	Chromosom: 17; Genort: 17q21.31; 5 Exone
Sequenz	Abb. 4.28: PYY
Bildung und Ziel	PYY wird von endokrinen Zellen des Dünn- und Dickdarmes freigesetzt. Es bindet sowohl an den PNP-Rezeptor 1 (PNP-R1, auch als NPY-R4 bezeichnet, anwesend im Gehirn, Koronararterien und Darm) als auch an den NPY-R2 (vor allem exprimiert im Nervensystem).
Funktion	PYY ist an den Signalen zwischen Enterischem Nervensystem und Zentralem Nervensystem beteiligt. PYY Signale führen zur Verringerung des Appetites.
Rezeptor	Die Rezeptoren sind heptahelikale, G-Protein-gekoppelte Membranproteine.

Steckbrief 36: Neuropeptid Y (NPY)

Gen	Chromosom: 7; Genort: 7p15.3; 4 Exone
Sequenz	Abb. 4.28: NPY
Bildung und Ziel	NPY wird von Neurosekretorischen Zellen synthetisiert. Im Hypothalamus signalisiert NPY Appetit. Die NPY-Rezeptoren finden sich in Gehirn, Milz, Dünndarm, Niere, Hoden, Plazenta und in der glatten Muskulatur der Aorta.
Funktion	Neben der Appetit-regulierenden Funktion gilt NPY als angstlösend, NPY-Defekte beeinträchtigen die Entwicklung des Geruchssinnes. NPY kann das Wachstum von Nervenvorläufer-Zellen auch bei Erwachsenen steuern.
Rezeptor	Die Rezeptoren sind heptahelikale, G-Protein-gekoppelte Membranproteine.

(7p15). PNP2 und PYY2 (Produkte einer Genverdopplung) liegen auf Chr. 17 im Bereich 17q11.2. Die Produkte dieser beiden Gene sind durch Leseraster-Mutationen stark verkürzt und nicht als Hormone aktiv.

Die Präprohormone werden alle drei nach Abspaltung des Signalpeptids durch die PC1 gespalten und anschließend zu den 36 AS-langen Peptiden amidiert. Charakteristisch sind die in Abb. 4.28 *eingerahmten* Proline zu Beginn der Sequenz, derentwegen die Prolin-Wendel und die spezielle PNP-Faltung entsteht (Abb. 4.29). Allerdings ist nicht sicher, ob diese Peptide unter allen Umständen die PNP-Faltung einnehmen (Bettio et al. 2002).

Physiologie: PNP. Die PP-Zellen des Pankreas bilden PNP (vergl. Kap. 7.9). Durch freigesetztes PNP wird die Aktivität des Pankreas selbst gebremst, außerdem die Darmbewegungen. PNP beeinflusst die Glukose-Neubildung und verringert die Fettsäurespiegel. Rezeptoren für PNP finden sich aber auch auf Zellen des Gehirns, so dass PNP auch dort wirken kann.

Physiologie: NPY. Das NPY ist eines der häufigsten Neuropeptide im menschlichen Organismus. Mit der Freisetzung von NPY ist das Hungergefühl verbunden. Dafür wird NPY sowohl im Hirn (im *N. arcuatus* und benachbarten Regionen; vergl. Kap. 4.1.3), im Magen/Darmtrakt und in anderen Organen freigesetzt (vergl. auch Kap. 8.5). Im Hirn wirkt NPY als Neurotransmitter, häufig zusammen mit Noradrenalin (vergl. Kap. 4.4).

NPY ist auch für die regelgerechte Entwicklung des Geruchssinns wichtig: Im postnatalen Geruchsepithel unterstützt NPY die Vermehrung und Entwicklung von Geruchsnervenzellen. NPY-defekte Mäuse besitzen nur halb so viele Geruchsnervenzellen-Vorläufer wie gesunde Mäuse und entwickeln weniger ausgereifte Geruchsneuronen als diese.

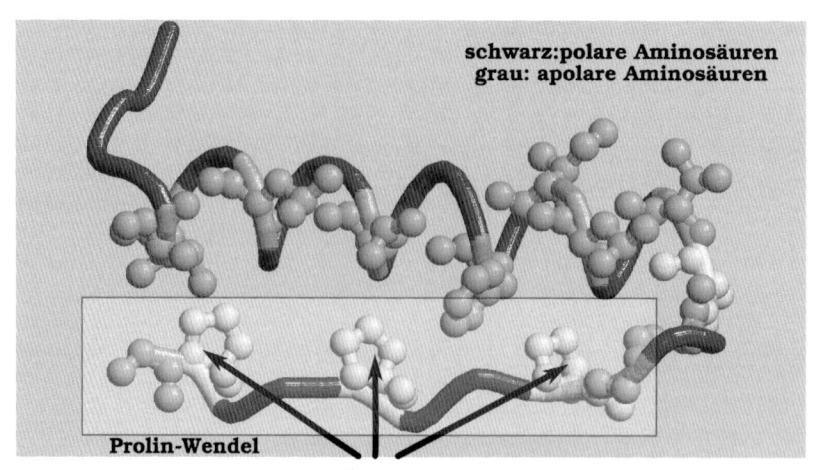

Abb. 4.29. Gemeinsame Struktur von PNP, PYY und NPY. Die PNP-Faltung setzt sich zusammen aus einer amphipathischen Helix (*oben*), bei der polare (*schwarze*) Aminosäuren zur einen Seite (*nach oben und hinten*) ragen und die hydrophoben (*grauen*) Aminosäuren zur anderen Seite (*nach vorne und unten*) gerichtet sind, und einer Prolin-Wendel (*unten*). Der hydrophobe Teil dieser Helix interagiert mit den ebenfalls hydrophoben Prolin-Aminosäuren der Prolin-Wendel, bei der, durch die starre Struktur des Prolin-Rings bedingt, ein gestreckte Wendel entsteht. (Quelle: Lerch et al. (2004); PDB: 1PPT (Rasmol))

NPY-Neuronen im *N. arcuatus* wechselwirken mit POMC-Neuronen und deren MSH-Produkten bei der Regulation von Fertilität und Energie-Homöostase. Bei älteren Frauen (nach der Menopause) steigt die NPY-Expression im Vergleich zur POMC-Expression deutlich an.

Da NPY auch angstlösend wirkt, könnten Personen, die mehr NPY freisetzen können, einfacher mit Stress umgehen. Außerdem wirkt NPY dem Konsum von Alkohol entgegen. Personen mit einem Leu→Pro-Austausch in der Aminosäure 7 des Signalpeptides (in der Abb 4.28 *fett* und *grau* hinterlegt) hatten einen statistisch wesentlichen erhöhten Alkoholkonsum im Vergleich zu Personen mit der üblichen NPY-Präprosequenz.

Physiologie: PYY. Zuerst wurde PYY aus Dünndarmgewebe isoliert. Seine Wirkungen sind denen von PNP vergleichbar. Dazu scheint PYY noch auf die Salzfreisetzung und die Zufuhr von Blut durch Regulation des Durchmessers der Blutkapillaren einzuwirken. PYY ist auch an der Kommunikation von Enterischem Nervensystem und Zentralnervensystem beteiligt: Rezeptoren für PYY finden sich auf den Nervenenden der Vagus-Nerven im Magen/Darm-Trakt.

Physiologie: Rezeptoren für PNP, PYY und NPY. Die drei Peptide binden mit ähnlicher, aber auch mit divergierender Affinität an die verschiedenen NPY-Rezeptoren (Tabelle 4.6. Dabei ist NPY-R2 NPY spezifisch, NPY-R4 bindet bevorzugt PNP. Nur für PYY gibt es keinen bevorzugten Rezeptor. PYY bindet sowohl an NPY-R1 als auch an NPY-R5 mit gleicher Affinität wie NPY. Daher kann PYY häufig auch die gleichen Wirkungen wie NPY auslösen.

Phylogenese. Früheste PYY- und NPY-Gene und -Peptide finden sich bei Neunaugen: *Lampetra fluvialis*, *Petramyzon marinus* und anderen. PYY und NPY liegen jeweils in enger Nachbarschaft zu einem so genannten Hox-Gen; Hox-Gene sind für die zeitlich und räumlich regulierte Expression vieler Gene verantwortlich. Bei Fischen findet man diese Hox-Gene verdoppelt, ohne dass man bisher auch die verdoppelten

4.1 Protein-/Peptid-Hormone des Menschen und der Vertebraten   89

Tabelle 4.6. Affinitäten der NPY-Rezeptoren für PNP, PYY und NPY

NPY-R1	NPY = PYY > NPY[2-36]^1 > NPY[3-36]^2 ≥ PNP
NPY-R2	NPY ≥ NPY[2-36] = NPY[3-36]
NPY-R4	PNP > PYY ≥ NPY > NPY[2-36]
NPY-R5	NPY = PYY = NPY2-36 > hPNP^3 > rPNP^4
NPY-R6	??^{5}

(Quelle: Berglund et al. (2003))

[1] NPY[2-36] ist gegenüber NPY um eine Aminosäure am N-terminalen Ende (der Prolin-Wendel) verkürzt.
[2] NPY[3-36] ist gegenüber NPY um zwei Aminosäuren verkürzt.
[3] hPNP: humanes PNP
[4] rPNP: PNP aus Ratten
[5] NPY-R6 ist (bei Mensch, Schwein oder Meerschweinchen) durch Mutation C-terminal so stark verkürzt, dass kein funktionelles Rezeptorprotein entstehen kann. Da NPY-R6 in Herz- und in Skelettmuskeln stark exprimiert wird, vermutet man eine neue Funktion für das Protein.

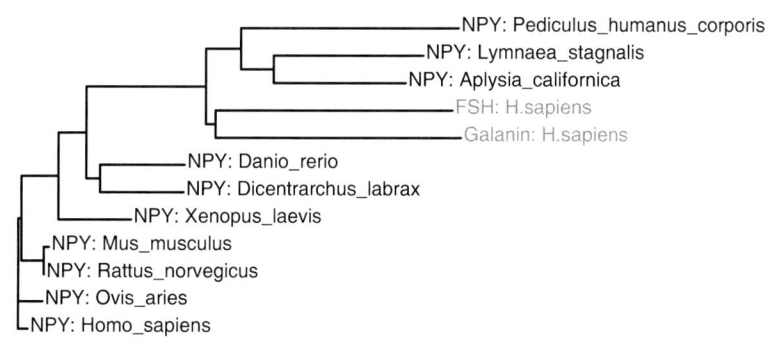

```
           ┌──── NPY: Pediculus_humanus_corporis
       ┌───┤
       │   │   ┌── NPY: Lymnaea_stagnalis
       │   └───┤
   ┌───┤       └── NPY: Aplysia_californica
   │   │
   │   ├──────── FSH: H.sapiens
   │   └──────── Galanin: H.sapiens
   │
   │       ┌──── NPY: Danio_rerio
   │   ┌───┤
   │   │   └──── NPY: Dicentrarchus_labrax
   ├───┤
   │   └──────── NPY: Xenopus_laevis
   │
   │   ┌──NPY: Mus_musculus
   ├───┤NPY: Rattus_norvegicus
   │   
   ├──────── NPY: Ovis_aries
   └──────── NPY: Homo_sapiens
```

Abb. 4.30. Mögliche Verwandtschaft zwischen Neuropeptid-Y-Peptiden von Vertebraten und Nichtvertebraten

NPY- bzw. PYY-Gene identifizieren konnte. Das Zebrafisch-Genom ist fast vollständig sequenziert. Daher geht man davon aus, dass die Gene verloren gegangen sind.

Bei Mollusken und bei Insekten werden ebenfalls Neuropeptid-Y-Peptide beschrieben. Diese stimmen in wenigen Aminosäuren mit den Vertebraten-Peptiden überein. Bestimmt man den Verwandtschaftsgrad der Proteine mit Hilfe einer Clustal-W-Analyse, dann sind als nicht verwandt geltende menschliche Galanin- oder FSH-Sequenzen den Vertebraten-NPY allerdings näher verwandt als die Invertebraten-NPY den Vertebraten-NPY-Genen. (Abb. 4.30).

Das PNP-Gen, das ja in unmittelbarer Nachbarschaft zu PYY angetroffen wird, entstammt vermutlich einer lokalen Genverdopplung kurz vor oder zur Zeit der Amphibienbildung. PNP ist nur im Pankreas der Landwirbeltiere (Tetrapoda) funktionell. Im Pankreas von Fischen wird ein PY-Peptid exprimiert: z. B. beim Europäischen Wolfsbarsch **YPPKPESPGS NASPEDWAKY HAAVRHYVNL ITRQRY** (unterstrichen sind Aminosäuren, die mit dem humanen PYY übereinstimmen; Quelle: Genbank CAB64934; Cerda-Reverter et al. (2000)). Ein solches PY wird nicht nur im Pankreas exprimiert, sondern auch im Gehirn. Das Gen entstammt möglicherweise einer lokalen Verdopplung des PYY-Gens (Conlon 2002).

4.1.10 Weitere Neuropeptide im Enterischen Nervensystem

4.1.10.1 Endorphine und Enkephaline

Endorphine und Enkephaline sind endogene Opioide. Sie wirken über die Opioid-Rezeptoren. β-Endorphin entsteht als Spaltprodukt des Proopiomelanokortins (POMC; → Kap. 4.1.4). Neoendorphine sind Teil des Pro-Dynorphin-Proteins, Enkephaline des Proenkephalin A und des Prodynorphins (Abb. 4.31 und 4.32).

Diese Neuropeptide unterliegen der Reifung durch Prohormonkonvertasen. Während wir bisher gewöhnt waren, basische Dipeptide als Erkennungsmotiv von Prohormonkonvertasen anzusehen, ist im Falle dieser Neuropeptide nicht PC1 oder PC2 aktiv, sondern Cathepsin L, das auch an monobasische Erkennungsstellen schneidet. Die Ähnlichkeiten von Pro-Enkephalin A und Pro-Dynorphin A beschränken sich nicht allein auf gleiche Peptidsequenzen und Prohormonkonvertasen. Das *PENK*-Gen hat zwei Exone und das *PDYN*-Gen vier. Konserviert ist, dass Exon1 das Signalpeptid und die Region mit den sechs Cysteinen enthält, deren Abstand bei beiden Sequenzen konserviert ist. Wir haben daher (*in grau*) auch beim Prodynorphin die analogen Disulfid-Brücken eingetragen, ohne dass dafür ein experimenteller Nachweis oder Einträge in der Genbank zu finden waren.

Im Magen/Darm-Trakt reduzieren Endorphine und Enkephaline die Verweildauer des Speisebreis in Magen und Darm, da sie die Motoraktivität der Darmmuskulatur nach Bindung an Opioid-Rezeptoren hemmen.

4.1.10.2 Tachykinine: Substanz P, Neuro- und Endokinine

Tachykinine sind durch ein C-terminales Pentapeptid gekennzeichnet: F-x-G-L-M-NH$_2$, wobei X = V oder F sein kann (Abb. 4.33). Zu diesen Neuropeptiden zählen Substanz P, Neurokinin A und Neurokinin B.

Diese Peptide aus 10 bis 12 Aminosäuren sind, mit Ausnahme der Endokinine, Neurotransmitter, die ihre Wirkungen über Neurokinin (NK)-Rezeptoren vermitteln. Im Ver-

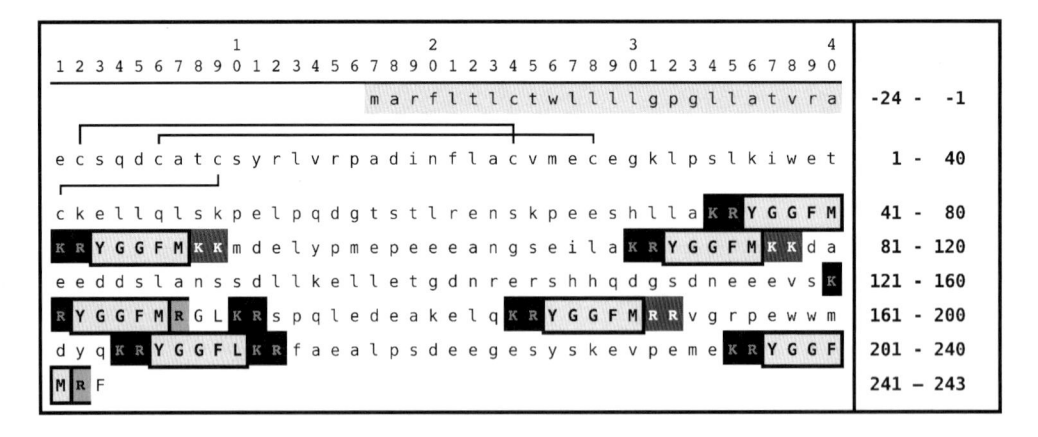

Abb. 4.31. Primärsequenz des Pro-Enkephalin A. Das Vorläuferprotein enthält sechs Kopien von Met-Enkephalin und eine Kopie von Leu-Enkephalin. Da nach Yasothornsrikul et al. (2003) Cathepsin L die Prohormonkonvertase für Proenkephalin ist und diese sowohl basische Dipeptide (wie PC1 oder PC2) als auch an der einzelnen Aminosäure **R** schneidet, wird auch aus den möglichen Sequenzen **YGGFMRGL** (162–169) und **YGGFMRF** (237–243) das Met-Enkephalin ausgeschnitten. (Quelle: Genbank P01210)

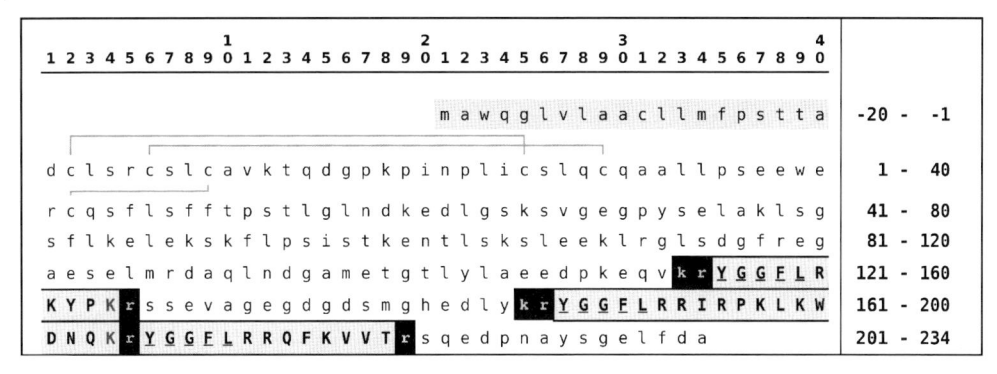

4.1 Protein-/Peptid-Hormone des Menschen und der Vertebraten

```
           1                   2                   3                   4
  1 2 3 4 5 6 7 8 9 0 1 2 3 4 5 6 7 8 9 0 1 2 3 4 5 6 7 8 9 0 1 2 3 4 5 6 7 8 9 0

                                          m a w q g l v l a a c l l m f p s t t a    -20 -  -1
  d c l s r c s l c a v k t q d g p k p i n p l i c s l q c q a a l l p s e e w e     1 -  40
  r c q s f l s f f t p s t l g l n d k e d l g s k s v g e g p y s e l a k l s g    41 -  80
  s f l k e l e k s k f l p s i s t k e n t l s k s l e e k l r g l s d g f r e g    81 - 120
  a e s e l m r d a q l n d g a m e t g t l y l a e e d p k e q v k r YGGFLR         121 - 160
  KYPK r s s e v a g e g d g d s m g h e d l y k r YGGFL R R I R P K L W           161 - 200
  D N Q K r YGGFL R R Q F K V V T r s q e d p n a y s g e l f d a                  201 - 234
```

Leu-Enkephalin: **YGGFL** (drei Kopien)
Alpha-Neoendorphin: **YGGFLRKYPK** (155-164)
Beta-Neoendorphin: **YGGFLRKYP** (155-163)
Dynorphin (1-32): **YGGFLRRIRPKLKWDNQKRYGGFLRRQFKVVT**
Dynorphin A(1-17): **YGGFLRRIRPKLKWDNQ**
Dynorphin A(1-13): **YGGFLRRIRPKLK**
Dynorphin A(1-8): **YGGFLRRI**

Abb. 4.32. Primärsequenz des Pro-Dynorphins (Pro-Enkephalin B). Die verschiedenen identifizierten Produkte der Peptidreifung sind unter der Primärsequenz aufgeführt. Wegen der Mischung von benutzten dibasischen und monobasischen Schnittstellen muss wie beim Proenkephalin A auch für Prodynorphin Cathepsin L oder ein ähnliches Enzym als Prohormonkonvertase wirken. (Quelle: Genbank P01213)

dauungstrakt erhöht Substanz P die Kontraktion der Muskulatur und den Speichelfluss (vergl. Kap. 8.5). Tachykinine stimulieren die Gefäßmuskulatur, Magensekretion und Nierenfunktionen.

Endokinine sind die Produkte des Tachykinin 4-Gens (Abb. 4.33; unten). Das Hemokinin 1 der Mäuse entspricht dem Endokinin A. Anders als bei den bislang untersuchten übrigen Vertebraten fehlt dem humanen Tachykinin 4-Gen aber das dibasische Endopeptidasemotiv vor dem Endokinin A, so dass nicht sicher ist, welche mögliche Sequenz von Endokinin A auftritt.

Rezeptoren für alle Tachykinine sind die Neurokinin-Rezeptoren (NKR 1–3). Die Tachykinin 1-Expression wurde vor allem im Gehirn, Rückenmark und Magen/Darm-Trakt bestimmt, wo Tachykinin 4 fast nicht exprimiert wird; letzteres wird dagegen vor allem in der humanen Plazenta gefunden. Auch die verschiedenen Splice-Varianten von Tachykinin 4 zeigen differentielle Expression (Page et al. 2003, und dortige Referenzen). Anders als die Neurokinine und Substanz P wirken die zuletzt entdeckten Endokinine endokrin, daher auch ihr Name. Sie stimulieren vor allem die Lymphozyten-Entwicklung.

4.1.10.3 Gastrin-Releasing Peptid/Bombesin

Einführung. Gastrin-Releasing Peptid (GRP) ist das menschliche Analogon des Bombesins aus Kröten.

Struktur und Genetik. GRP entsteht aus einem Präproprotein durch Abspaltung des Signalpeptides und nach Spaltung durch eine PC2. Durch ein Furin-ähnliches Enzym kann aus GRP das Neuromedin-C abgespalten werden (Abb. 4.34).

Physiologie. GRP findet sich vor allem in neuroendokrinen Zellen der Lunge. Injiziert in Menschen, steigert es die Gastrin-, GIP-, PNP-, Glukagon- sowie die Insulin-Konzentrationen im Blut. Gleiches gilt für das Bombesin (**PQRLGNQWAVGHLM**-NH$_2$), das zuerst in Kröten gefunden wurde.

Ein Teil von GRP (Neuromedin C: Aminosäure 18–27 von GRP) wirkt auch als Neurotransmitter. Dieses Bruchstück ähnelt sehr stark dem Neuromedin B (Abb. 4.34).

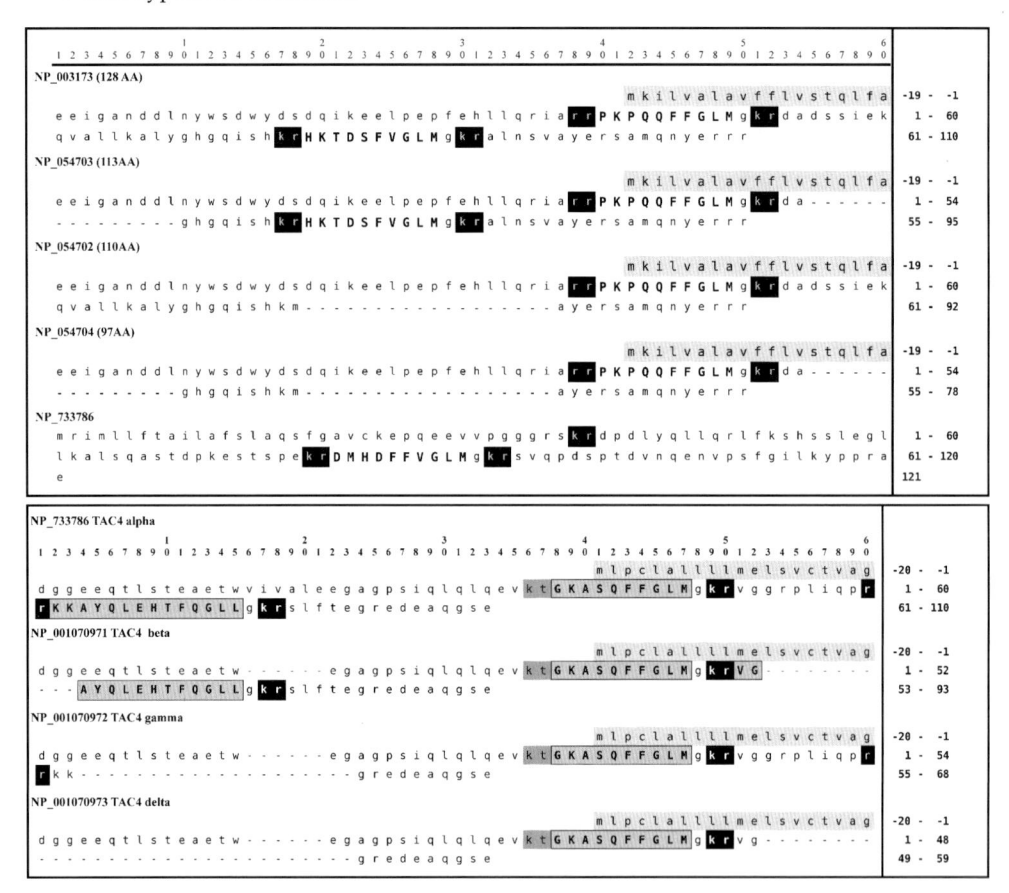

Abb. 4.33. Primärsequenz der verschiedenen Protachykinine. Die vier Tachykinin 1- (*oberer* Teil) und die vier Tachykinin 4-Isoformen (*unterer* Teil) unterscheiden sich jeweils durch Exonverluste (auf Grund alternativen Spleißens). Fehlende Aminosäuren aus ausgelassenen Exonen sind durch *Striche* dargestellt. Aus Tachykinin 1 entsteht Substanz P (**PKPQQFFLGM**-NH$_2$) und Neurokinin A (**HKTDSFVGLM**-NH$_2$), während das bislang einzige Produkt aus Tachykinin B das Neurokinin B (**DMHDFFVGLM**-NH$_2$) ist (*oben* fünfte Sequenz). Hier sind wieder PC1 oder PC2 wirksam. Aus den Tachykininen 4 entsteht Endokinin A (**GKASQFFGLM**) und Endokinin C (**KKAYQLEHTFQGLL**-NH$_2$) oder Endokinin D (**VGAYQLEHTFQGLL**-NH$_2$). Bei den Endokininen wurden die Peptide identifiziert, aber das Enzym, das am **KT** spaltet, ist noch nicht bekannt. (Quelle: Genbank-Nr. jeweils in der ersten Spalte)

Darüberhinaus gilt GRP (zumindest bei der Maus) als Gedächtnis-Verstärker für Angst. Die Anwesenheit des GRP-Rezeptors und die Expression von GRP in bestimmten Tumorzellen wird als autokrine Wachstumsschleife der Tumoren gedeutet.

Phylogenese. Ein GRP-Rezeptor-Analogon findet sich schon beim Purpur-Seeigel (*S. purpurata*; Stachelhäuter), während GRP oder Bombesin in dem (bekannten) Genom anscheinend nicht kodiert sind (Burke et al. 2006).

4.1.11 Nichtsteroidale Regulatoren der Reproduktion

4.1.11.1 Aktivine/Inhibine

Einführung. Wie Follistatin sind die Aktivine und Inhibine Proteine, die nicht nur für die Feedback-Regulation von den Gonaden

4.1 Protein-/Peptid-Hormone des Menschen und der Vertebraten   93

Steckbrief 37: **Gastrin-Releasing-Peptid (GRP)/Bombesin)**

Gen	Chromosom: 18; Genort: 18q21; 3 Exone
Sequenz	Abb. 4.34
Bildung und Ziel	GRP wird in der Lunge und im Gehirn gebildet und wirkt vor allem auf Inselzellen des Pankreas.
Funktion	Neben der Stimulation von Insulin und Glukagon beeinflusst GRP das Angstverhalten.
Rezeptor	Der GRP-Rezeptor ist ein heptahelikaler GPcR.

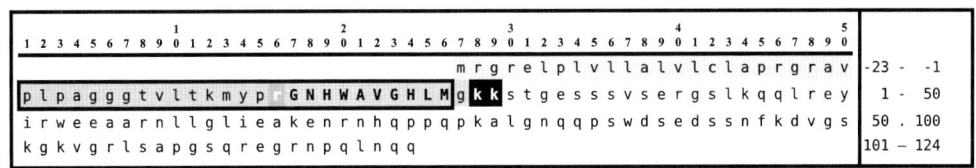

```
                1         2         3         4         5
       1234567890123456789012345678901234567890123456789 0
                                     mrgrelplvllalvlclaprgrav  -23 - -1
       plpagggtvltkmyp  GNHWAVGHLM g k k stgesssvsergslkqqlrey   1 -  50
       irweeaarnllglieakenrnhqppqpkalgnqqpswdsedssnfkdvgs       50 . 100
       kgkvgrlsapgsqregrnpqlnqq                                101 - 124
```

Abb. 4.34. Primärsequenz des Gastrin-releasing Peptid – Bombesin. GRP (*eingerahmt*) enthält das Neuromedin C (*Großbuchstaben*). Nach der Abspaltung des Signalpeptides und unter Einwirkung der PC2 entsteht aus dem Vorläuferprotein GRP. Durch Endopeptidasen, die nach Arginin spalten, kann das Neuromedin C davon freigesetzt werden. Da Splicevarianten nicht die GRP-Sequenz betreffen, wurden sie hier nicht dargestellt. (Quelle: NP_001012531)

Steckbrief 38: **Aktivin/Inhibin**

Gen	Inhibin-α: Chromosom: 2; Genort: 2q35; 2 Exone
	Inhibin-β-A: Chromosom: 7; Genort: 7p14.1; 3 Exone
	Inhibin-β-B: Chromosom: 2; Genort: 2q14.2; 2 Exone
Sequenzen	Abb. 4.35
Bildung und Ziel	Durch Dimerisierung von Inhibin-β-Ketten entstehen Aktivine (A,B,AB). Durch Dimerisierung einer α- mit einer β-Kette entsteht Inhibin. Aktivin-A bindet an verschiedene Serin/Threonin-Kinase-Rezeptoren, u. a. auf gonadotrophen Zellen der Hypophyse; Inhibine binden an Inhibin-Bindeprotein und an Betaglukan.
Funktion	Aktivine und Inhibine sind in endokrinen Drüsen und den Reproduktionsorganen als parakrine Regulatoren von Gonadotropinen aktiv. Im übrigen Körper kann man sie als Zytokine ansehen.
Rezeptor	Die Rezeptoren für Aktivin A sind Transmembran-Serin/Threonin-Kinasen. Inhibine binden an Betaglukan und Inhibin-Bindeprotein.

---

in die Hypophyse notwendig sind. Vielmehr ist Aktivin-A auch ein Regulator der Zahnentwicklung und ein möglicher autokriner Stimulus der Plazenta.

Struktur und Biochemie. Aus drei verschiedenen Ketten können fünf verschiedene dimere Proteine entstehen: Aktivin A, AB oder B, Inhibin A oder B (Abb.4.36). Die Ketten enthalten, wie alle TGF-β-Familienmitglieder, einen → Cysteinknoten. Es gibt eine differentielle Expression der β-A- und der β-B-Gene. Defekte in β-A sind neonatal lethal, solche in β-B nicht (Thompson et al. 2004).

Rezeptoren für Aktivine sind membranständige Serin/Threonin-Kinasen, die über SMAD-Proteine signalisieren. Dies ist ein den TGF-β- und Knochenmorphogenen Faktoren (BMF) gemeinsamer Signaltransduktionsweg. Es gibt Aktivin-Rezeptoren und Aktivin-ähnliche Rezeptoren, von denen einige auch Signale von anderen TGF-Familien-Proteinen aufnehmen.

94   4 Drei Typen von Hormonen

```
                1                   2                   3                   4                   5                   6
1 2 3 4 5 6 7 8 9 0 1 2 3 4 5 6 7 8 9 0 1 2 3 4 5 6 7 8 9 0 1 2 3 4 5 6 7 8 9 0 1 2 3 4 5 6 7 8 9 0 1 2 3 4 5 6 7 8 9 0

  Inhibin Alpha
                                          m v l h l l l f l l l t p q g g h s c q g l e l a r e l     -29 - -1
v l a k v r a l f l d a l g p p a v t r e g g d p g v r r l p r r h a l g g f t h r g s e p e e e e d v s q a i l f p a   1 -  60
t d a s c e d k s a a r g l a q e a e e g l f r y m f r p s q h t r s r q v t s a q l w f h t g l d r q g t a a s n s s  61 - 120
e p l l g l l a l s p g g p v a v p m s l g h a p p h w a v l h l a t s a l s l l t h p v l v l l l r c p l c t c s a r 121 - 180
p e a t p f l v a h t r t r p p s g g e r a r r s t p l m s w p w s p s a l r l l q r p p e e p a a h a n c h r v a l n 181 - 240
i s f q e l g w e r w i v y p p s f i f h y c h g g c g l h i p p n l s l p v p g a p p t p a q p y s l l p g a q p c c 241 - 278
a a l p g t m r p l h v r t t s d g g y s f k y e t v p n l l t q h c a c i

  Inhibin beta-A
                                          m p l l w l r g f l l a s c w i i v r s s p t p g s e g      -29 - -1
h s a a p d c p s c a l a a l p k d v p n s q p e m v e a v k k h i l n m l h l k k r p d v t q p v p k a a l l n a i r   1 -  60
k l h v g k v g e n g y v e i e d d i g r r a e m n l m e q t s e i i t f a e s g t a r k t l h f e i s k e g s d l s  61 - 120
v v e r a e v w l f l k v p k a n r t r t k v t i r l f q q q k h p q g s l d t g e e a e e v g l k g e r s e l l l s e 121 - 180
k v v d a r k s t w h v f p v s s s i q r l l d q g k s s l d v r i a c e q c q e s g a s l v l l g k k k k k e e e g e 181 - 240
g k k k g g g e g g a g a d e e k e q s h r p f l m l q a r q s e d h p h r r r r r g l e c d g k v n i c c k k q f f v 241 - 300
s f k d i g w n d w i i a p s g y h a n y c e g e c p s h i a g t s g s s l s f h s t v i n h y r m r g h s p f a n l k 301 - 360
s c c v p t k l r p m s m l y y d d g q n i i k k d i q n m i v e e c g c s                           361 - 398

  Inhibin beta-B
                                          m d g l p g r a l g a a c l l l l a a g w l g p e a w g      -29 - -1
s p t p p p t p a a p p p p p p p g s p g g s q d t c t s c g g f r r p e e l g r v d g d f l e a v k r h i l s r l q m   1 -  60
r g r p n i t h a v p k a a m v t a l r k l h a g k v r e d g r v e i p h l d g h a s p g a d g q e r v s e i i s f a e  61 - 120
t d g l a s s r v r l y f f i s n e g n q n l f v v q a s l w l y l k l l p y v l e k g s r r k v r v k v y f q e q g h 121 - 180
g d r w n m v e k r v d l k r s g w h t f p l t e a i q a l f e r g e r r l n l d v q c d s c q e l a v v p v f v d p g 181 - 240
e e s h r p f v v v q a r l g d s r h r i r k r g l e c d g r t n l c c r q q f f i d f r l i g w n d w i i a p t g y y 241 - 300
g n y c e g s c p a y l a g v p g s a s s f h t a v v n q y r m r g l n p g t v n s c c i p t k l s t m s m l y f d d e 301 - 360
y n i v k r d v p n m i v e e c g c a                                                                361 - 379
```

Abb. 4.35. Primärsequenz der Aktivine/Inhibine. Die drei Polypeptide besitzen einen Cysteinknoten, der für das Inhibin-β-B skizziert ist. Jede β-Kette bindet entweder an eine zweite β-Kette, wodurch ein Aktivin-Dimer entsteht, oder an die α-Kette, wodurch ein Inhibin entsteht. Die Dimere werden durch eine oder mehrere intramolekulare Cystein-Brücken stabilisiert. Dabei ist wenigstens das erste Cystein des jeweils letzten CC-Motivs (*weiß auf schwarz*) beteiligt

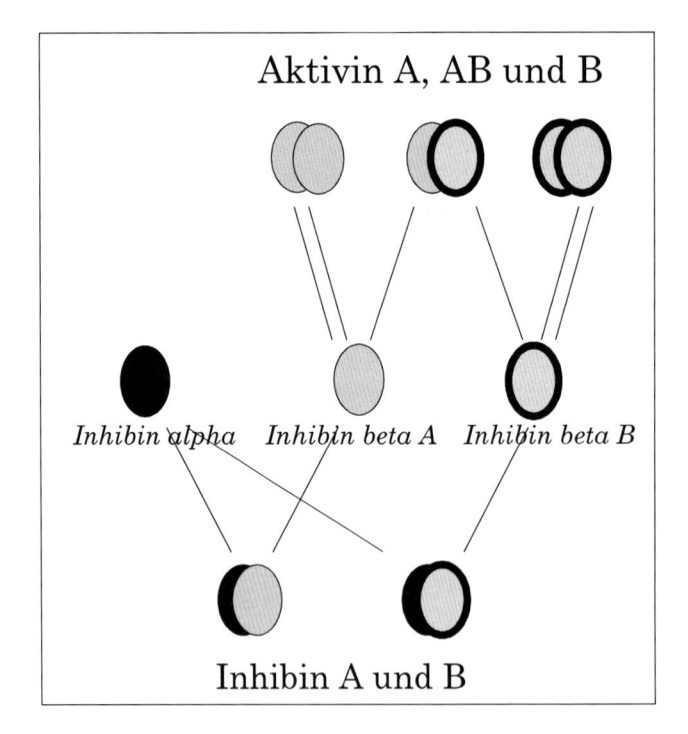

Abb. 4.36. Schema der Inhibin-Ketten-Dimerisierung. Die Genprodukte der drei Inhibin-Gene können fünf Dimere bilden: Wenn die Beta-Ketten mit sich selbst oder untereinander dimerisieren, entstehen Aktivine. Wenn die Alpha-Kette mit einer der Beta-Ketten dimerisiert, entstehen Inhibine

Rezeptoren für Inhibine waren lange unbekannt. Heute werden Betaglykan und ein Inhibin-Bindeprotein als Vermittler der Inhibin-Wirkung angesehen. Zusammen mit Betaglykan bindet Inhibin-A an den Aktivin-Rezeptor Type-II (ActRII).

Wenn Betaglykan an Aktivin bindet, kann Aktivin nicht mehr an einen Aktivin-Rezeptor binden. Seine Wirkung wird so blockiert. In ähnlicher Weise regelt auch → Follistatin die Wirkung von Aktivin (Florio et al. 2004).

Physiologie. Inhibine und Aktivine wurden als Regulatoren des FSH entdeckt. Sie sind darüberhinaus Regulatoren in Ovar und Hoden. Außerdem werden sie als Cytokine bezeichnet. Jede Kette wird separat exprimiert und die Expression ist gewebs- und geschlechtsspezifisch und zeitlich kontrolliert. Im erwachsenen Rhesusaffen wird z. B. nur Inhibin-B im Serum gefunden.

Die Unterschiede in der Expression von β-A und -B, die man bei Tieren während der Fötalentwicklung gefunden hat, scheinen beim Menschen nicht zu existieren: beide Untereinheiten waren in Hirn, Rückenmark, Leber, Niere und Nebenniere präsent (Thompson et al. 2004).

Während des reproduktiven Zyklus ändert sich die β-Kettenexpression in jeder untersuchten Tierart. Die α-Kette ist in allen Follikelstadien exprimiert: während in antralen Follikeln die β-B-Kette vorherrscht, findet sich später vor allem die β-A-Kette, so dass es in der Follikelentwicklung zu einer Beta-Ketten-Umschaltung kommt. Das möglicherweise gebildete Aktivin-A wird allerdings nicht im Serum gefunden, sondern ist zumeist Follistatin-gebunden. Aktivin-A steuert die Expression des FSH-Rezeptors auf Granulosa-Zellen und aktiviert die Steroidbiosynthese.

In der Hypophyse werden beide Beta-Ketten in gonadotrophen Zellen gebildet, die A-Kette auch in somatotrophen und laktotrophen Zellen, die B-Ketten in thyrotrophen Zellen. Die parakrine (vielleicht auch autokrine) Stimulation von FSH durch Aktivin-B in der Ratte ist nachgewiesen. Kultivierte Hypophysenzellen sezernieren Aktivin-B, aber nicht Aktivin-A. Wird Aktivin-B durch Antikörper in diesen Zellkulturen neutralisiert, stoppt die FSH-Sekretion. Die gleichen Antikörper *in vivo* dämpfen den präovulatorischen FSH-Anstieg bei Ratten (Thompson et al. 2004, und dortige Zitate).

In seinem Review über parakrine Effekte in der Hypophyse fasst Denef (2008) die parakrinen Wirkungen von Inhibinen/Aktivinen sowie von Follistatin auf die Gonadotropin-Sekretion zusammen.

Phylogenese. Inhibin-Gene und Aktivin-Rezeptoren finden sich zusammen mit weiteren Mitgliedern der TGF-β-Familie auch bei Insekten, so dass es sich um frühe metazoische Proteine handelt.

4.1.11.2 Follistatin

Einführung. In dem Maße, in dem die Endokrinologen messen konnten, dass FSH und LH von denselben gonadotrophen Zellen gebildet werden, wurden Moleküle wichtig, die eine differentielle Regulation der LH- oder FSH-Bildung ermöglichen. Follistatin ist einer dieser Regulatoren. Es wurde zuerst aus der Flüssigkeit von ovariellen Follikeln nachgewiesen. Heute weiß man, dass auch die Follikulären Stellat-Zellen der → Hypophyse Follistatin (FST) bilden. FST gilt als endokriner und parakriner Regulator der FSH-Bildung.

Struktur und Biochemie. Follistatin gehört zur Familie der Transformierenden Wachstumsfaktoren Beta (TGF-β). Durch alternatives Spleißen werden zwei Follistatin-RNS gebildet, die für sehr ähnliche, aber C-terminal unterschiedliche, Follistatin-Proteine FS-288 und FS-315 kodieren.

Follistatin hemmt andere Proteine der TGF-β-Familie, indem es mit ihnen Dimere bildet: Zu diesen zählen Knochenmorphogene Proteine (BMP), Aktivine und Inhibine (voriger Abschnitt), aber auch α_2-Makroglobulin. Zwei Moleküle Follistatin binden an ein Aktivin-Dimer, aber an ein Inhibin-α/β-Dimer bindet nur ein Follista-

96   4 Drei Typen von Hormonen

Steckbrief 39: **Follistatin (FST)**

Gen	Chromosom: 5; Genort: 5q11.2; 6 Exone
Sequenz	Abb. 4.37
Bildung und Ziel	Follistatin wird bevorzugt in Follikulostellar-Zellen der Hypophyse und in ovariellen Follikeln synthetisiert, außerdem in der Niere. Es bindet an Mitglieder der TGF-β-Familie.
Funktion	Follistatin regelt, auch durch Bindung an Aktivin/Inhibin, die Bildung von FSH. Außerdem regelt Follistatin die Aktivität weiterer Mitglieder der TGF-β-Familie.
Rezeptor	Follistatin bindet an Heparan-Sulfat-Proteoglukane.

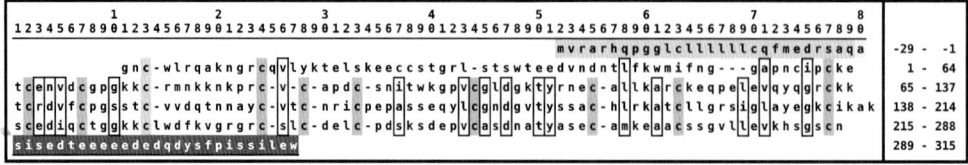

```
                1         2         3         4         5         6         7         8
       1234567890123456789012345678901234567890123456789012345678901234567890
                                                 mvrarhqpgglclllllllcqfmedrsaqa    -29 -  -1
              gnc-wlrqakngrcqvlyktelskeeccstgrl-stswteedvndntlfkwmifng---gapncipcke    1 -  64
  tcenvdcgpgkkc-rmnkknkprc-v-c-apdc-snitwkgpvcgldgktyrnec-allkarckeqpellevqyqgrckk   65 - 137
  tcrdvfcpgsstc-vvdqtnnayc-vtc-nricpepasseqylcgndgvtyssac-hlrkatcllgrsiglayegkcikak  138 - 214
  scediqctgkkclwdfkvgrgrc-slc-delc-pdsksdepvcasdnatyasec-amkeaacssgvllevkhsgscn     215 - 288
  sisedteeeeedqdysfpissilew                                                          289 - 315
```

Abb. 4.37. Primärsequenz des Follistatins. Nach dem Signalpeptid (*hellgrau*) zeigt das Protein vier Domänen (*je Reihe*), die durch identische Cysteine und konservative Aminosäureaustausche gekennzeichnet sind. Die (*invertierte*) C-terminale Sequenz unterscheidet die beiden Follistatin-Isoformen. (Quelle: NP_037541, Shimasaki et al. (1988))

Steckbrief 40: **Kalzitonin (CT)**

Gen	Chromosom: 11; Genort: 11p15.2; 6 Exone
Sequenz	Abb. 4.38
Bildung und Ziel	Kalzitonin wird in der Schilddrüse gebildet und wirkt auf Knochenzellen.
Funktion	Kalzitonin steuert Östradiol-abhängig die Einlagerung von Kalzium in Knochen und verhindert den Knochenabbau.
Rezeptor	Der Kalzitonin-Rezeptor ist ein heptahelikaler GPcR.

```
                    1         2         3         4         5
           1234567890123456789012345678901234567890
   CT                                    mgfqkfspflalsilvllqagslha          -25 -  -1
   CGRP                                  mgfqkfspflalsilvllqagslha
   CT      apfrsalesspadpatlsedearlllaalvqdyvqmkaseleqeqeregs               1 -  50
   CGRP    apfrsalesspadpatlsedearlllaalvqdyvqmkaseleqeqeregs
   CT      sldsprs KR CGNLSTCMLGTYTQDFNKFHTFPQTAIGVGAP g KR dmssd            51 - 100
   CGRP    riiaq   KR ACDTATCVTHRLAGLLSRSGGVVKNNFVPTNVGSKAF g RR rrd
   CT      lerdhrphvsmpqnan                                                 100 - 116
   CGRP    lqn                                                              100 - 103
```

Abb. 4.38. Die Sequenzen von Kalzitonin und CGrP. (nach: Broad et al. (1989); Quelle: AAA58403)

---

tin, woraus man schließt, dass die β-Untereinheit mit Follistatin interagiert. Dabei ist noch nicht sicher, ob die Follistatin-Inhibin-Interaktion biologisch relevant ist.

Physiologie. Follistatin hemmt parakrin die Wirkung von Aktivin und anderen Proteinen der TGF-β-Familie. Einerseits wird es von den Granulosa-Zellen freigesetzt, in der Hypophyse von Follikulo-Stellat-Zellen. Während Aktivine die Differenzierung von FSH-abhängigen (antralen) Follikeln stimulieren, die Bildung des *Corpus luteum* aber

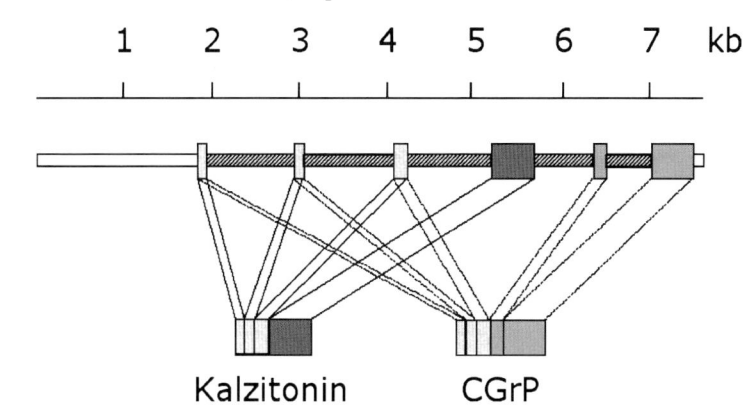

4.1 Protein-/Peptid-Hormone des Menschen und der Vertebraten   97

Abb. 4.39. Organisation des Kalzitonin/CGrP-Gens (in Anlehnung an: HSCALCAC, Genbank Nr. X15943)

inhibieren, wird Follistatin erst in sehr reifen Follikeln exprimiert und fördert dann als Antagonist von Aktivin die Bildung des *Corpus luteum*.[64]

Es nicht sicher, ob Follistatin endokrin aktiv ist, also über das Blut transpotiert an entfernten Stellen wirksam wird. Als parakriner Regulator ist es nicht nur in den Gonaden aktiv, sondern in einer Vielzahl von Organen (Schneider et al. 2000).

Phylogenese. Wie die Inhibine ist auch Follistatin ein „altes" Protein der Metazoa, das schon beim gemeinsamen Vorläufer von Vertebraten und Insekten vorhanden war.

4.1.11.3 Kalzitonin/Calcitonin-gene related peptide

Einführung. Kalzitonin(CT) ist ein Produkt der C-Zellen der Schilddrüse. Es gilt als Regulator des Kalziumstoffwechsels. CGrP (*calcitonin-gene-related peptide*) ist dagegen ein Neuropeptid. Ähnliche Peptide wie CGrP sind das Amylin aus den β-Zellen des Pankreas und das Adrenomedullin.

Struktur und Genetik. Das primäre Kalzitonin-Transkript des *CALCA*-Gens auf Chromosom 11 kodiert für ein weiteres Peptid, das *„calcitonin gene related peptide"*(CGrP). Durch alternatives Spleißen entsteht entweder die mRNS für Kalzitonin oder die für CGrP (Abb. 4.38). Die Präprohormon-Sequenzen sind in den Bereichen, die von Exonen 2, 3 und 4 abgelesen werden, gleich, Exon 5 dagegen kodiert für den Kalzitoninspezifischen, Exon 6 für den CGrP-spezifischen Peptid-Teil (Abb. 4.39). Das Prozessieren des Kalzitonin-Gens gilt als Modell für Alternatives Spleißen.[65]

Fast unmittelbar benachbart auf Chromosom 11 liegt das CALCB-Gen, das wegen des Verlustes des charakteristischen CT-Exone nur ein weiteres CGrP bilden kann[66]. Außerdem befindet sich in der Nähe noch ein CALCP-Pseudogen. Das Gen für Amylin (auch als *islet amyloid polypeptide* (IAPP) bezeichnet) liegt mit drei Exonen auch auf Chromosom 12p12.1 auf dem Gegenstrang und in den Introns eines Anionentransporters, das für Adrenomedullin mit vier Exonen auf Chromosom 11p15.4 (etwa 5 Megabasen entfernt von CALCA/B).

---
[64] Lin et al. (2003)
[65] Lou u. Gagel (1998)
[66] NCBI mapview: http://www.ncbi.nlm.nih.gov/mapview/maps.cgi?TAXID=9606&CHR=11&MAPS=genes-r,genec[868.93%3A878.71]-r&QSTR=114130[MIM]&QUERY=uid(14176198, 12718486)&GOTO=874.75human%3A11%3AISCN&rsize=9.780000000000086

Kalzitonin wird durch die Prohormonkonvertase-1 aus dem Propeptid gespalten, durch Endopeptidasen verkürzt und durch PAM amidiert. CGrP kann nur durch die PC2 freigesetzt werden, da C-terminal das **KR**-Motiv für die PC1 fehlt. Beide Peptide haben N-terminal eine Disulfidbrücke.

CT und CGrP besitzen jeweils spezifische Rezeptoren. Der Rezeptor für CT ist CALC-R, ein heptahelikaler GPcR, genauso wie der CGrP-R. Das Rezeptoraktivitätsmodifizierende Protein (RAMP-1) assoziiert mit CALC-R und kann an den CGrP-R binden. An den Komplex von CALC-R und RAMP-1 oder RAMP-3 kann Amylin binden. Der Komplex von CGrP-R und RAMP-1 ist notwendig für eine effiziente Membranexpression von CGrP-R. Ohne RAMP-1 ist der CGrP-R wenig aktiv.

Wie sich in jüngster Zeit herausgestellt hat, ist bei bakteriellen Infektionen im Serum das Vorläuferprotein ProCT (Aminosäure 3–116) stark erhöht; dabei war die mRNS in allen untersuchten Geweben verstärkt vorhanden (Muller et al. 2001). Wahrscheinlich ist ProCT ein besserer Marker für bakterielle Infektionen als z. B. C-reaktives Protein.

Physiologie. Die Kalzitonin-Bildung steht unter der Kontrolle von Östrogenen. Auch für die Behandlung des Knochenabbaus in Folge von postmenopausalen Östrogen-Mangel-Erscheinungen wird Kalzitonin (CT) eingesetzt. CT kann den weiteren Knochenabbau hemmen. CT ist außerdem wichtig zur Aufrechterhaltung der Kalzium-Spiegel in Zeiten von Stress, Schwangerschaft und Stillen.[67]

CGrP ist das Neuropeptid, das die stärkste gefäßerweiternde Wirkung hat. Eine wichtige Funktion spielt CGrP im Herzen, wo es, sezerniert von Neuronen, den Puls beschleunigt, die Kontraktion der Vorhöfe verstärkt und insgesamt den koronaren Blutfluss erhöht. Auch die Durchblutung der Niere und anderer Organe konnte durch CGrP gesteigert werden.

---
[67] Wimalawansa (1996)

Mäuse ohne das CALCA-Gen waren vital und fertil bei größerer Knochenmasse und stärkerer Knochenbildung als Mäuse mit dem CALCA-Gen. Während sich in CALCA$^+$-Tieren nach Östradiol-Entzug die Knochenmasse verringerte, blieb diese in den CALCA-KO-Tieren konstant (Hoff et al. 2002). Aus der Tatsache, dass CALCA-KO-Mäuse offensichtlich ohne manifeste Schäden bleiben, wurde geschlossen, dass CT möglicherweise beim Menschen und bei Nagern redundant ist. Beispielsweise sei der Effekt von humanem CT wesentlich geringer als z. B. der von Fisch-CT. Durch die Entwicklung der Nebenschilddrüse und des Parathormons habe CT nur noch eine Rolle beim Knochenschutz unter Kalzium-Stress (Hirsch u. Baruch 2003).

Phylogenese. Kalzitonin und CGrP sind Peptide von Vertebraten. Von Invertebraten sind bislang nur Homologe zum Kalzitonin-Rezeptor bekannt: bei Tunikata, Echinodermata genauso wie bei Insekten und Nematoden.

4.1.12 Weitere Neuropeptide

4.1.12.1 Parathormon

Einführung. Das Parathormon (PTH; Abb. 4.40) wird in den Nebenschilddrüsen (*Pars thyroidea*) gebildet. Dort gibt es empfindliche Sensoren für die freie Kalziumkonzentration ($[Ca^{2+}]_{frei}$) im Blut. Bei Erhöhung der $[Ca^{2+}]_{frei}$ wird die Parathormon-Bildung reduziert und Kalzitonin freigesetzt; wenn die $[Ca^{2+}]_{frei}$ sinkt, wird PTH ausgeschüttet und die Kalzitonin-Bildung blockiert.

Struktur und Genetik. Das Gen für das Parathormon findet sich auf Chromosom 11 ca. 1.5 Megabasenpaare (MBp) vom CALCA-Gen entfernt. Von dem Vorläuferprotein wird das Signalpeptid abgespalten. Die anschließende Abspaltung des basischen N-terminalen Hexapeptides bewirkt Furin, eine Endopeptidase wie die Prohormon-Konvertasen, die auch den Somatostatin-Vorläufer spaltet (→ Kap. 4.1.3.4). Zwar liegt vor dem reifen

> **Steckbrief 41: Parathormon (PTH)**
>
> | | |
> |---|---|
> | Gen | Chromosom: 11; Genort: 11p15.2; 3 Exone |
> | Sequenz | Abb. 4.40 |
> | Bildung und Ziel | PTH wird von Nebenschilddrüsenzellen gebildet und freigesetzt in Reaktion auf zu geringe Kalzium-Konzentrationen im Serum. PTH wirkt auf den PTH-Rezeptor auf Knochenzellen und in der Niere |
> | Funktion | PTH bewirkt die Freisetzung von Kalzium aus Knochen. Gleichzeitig blockiert es die Ausscheidung von Kalzium-Ionen durch die Niere. |
> | Rezeptor | Der PTH-Rezeptor ist ein heptahelikaler G-Protein-gekoppelter Membranrezeptor. |
>
> ```
>                 1         2         3         4         5
>       12345678901234567890123456789012345678901234567890
>                                 mipakdmakvmivmlaicfltksdg  -25 - -1
>       ksvkkr SVSEIQLMHNLGKHLNSMERVEWLRKKLQDVHNFVALGAPLAPR   1 - 50
>       DAGSQRPRKKEDNVLVESHEKSLGEADKADVNLTKAKSQ              51 - 90
> ```
>
> **Abb. 4.40.** Die Sequenz des Parathormons

Peptid (in Großbuchstaben) ein **KR**-Motiv, hinter dem die PC1 schneiden könnte; die Zellen besitzen anscheinend aber keine PC1.

Dem Parathormon ähnelt ein zweites Hormon, das Parathormon-ähnliche Peptid (PTHrP), das nicht von der Nebenschilddrüse, sondern vor allem im Knochen von Chondrozyten (vergl. Kap. 8.6.3) und zudem von Tumorzellen freigesetzt wird.

Physiologie. Das Parathormon ist für die Regulierung der freien Kalzium-Ionenkonzentration ($[Ca^{2+}]_{frei}$) im Blut notwendig. Auf den PTH-bildenden Zellen in Nebenschilddrüsen und in der Niere wird die $[Ca^{2+}]_{frei}$ vom Kalzium-messenden Rezeptor (*calcium-sensing receptor*, CASR) erfasst – ebenfalls ein heptahelikaler G-Proteingekoppelter Membranrezeptor. Dessen Expression wird u. a. durch 1,25-$(OH)_2$-Vitamin D_3 erhöht. Die Signalkaskade führt von CASR zum PTH-Promotor. Genügend hohe $[Ca^{2+}]_{frei}$ sind notwendig, damit z. B. bei Signalen, bei denen Kalzium in die Zelle strömen soll, der Gradient genügend steil ist, um einen schnellen Transport zu erreichen. Außerdem sind viele Proteine auf Kalzium angewiesen. So benötigen Zelladhäsionsmoleküle wie die Integrine für die Bindung an ihre Bindungsstellen unbedingt Kalzium.

Mehrere Erbkrankheiten sind mit Defekten im PTH-Protein/Gen und dessen Rezeptor verbunden (vergl. NCBI:OMIM:PTH[68]): Chondrodysplasien oder Enchondromatosen, sowie Hyper- und Hypoparathyroidismus.

Phylogenese. Die Phylogenese des PTH hängt mit der Kalzium-Messung durch CASR zusammen. In Fischen finden sich PTH-ähnliche Polypeptide. Diese werden allerdings in den Kiemen exprimiert. Okabe u. Graham konnten zeigen, dass die Kiemen in Fischen und die Nebenschilddrüsen funktionell in engem Zusammenhang stehen: Das Steuerprotein für die Expression von PTH und CASR in Kiemen und Nebenschilddrüsen ist bei Fischen, Hühnern und Säugern das GCM2 (*glial cell missing*), das schon von *Drosophila* bekannt ist, und der einzige Transkriptionsfaktor, der auf die Nebenschilddrüse beschränkt ist. Während Fische Kalzium aus dem Wasser aufnehmen, wurden die Vierfüßler mit der Entwicklung der Nebenschilddrüsen von der Kalzium-Aufnahme aus Wasser unabhängig und regeln mit dem gleichen Hormon die Kalziumhomöostase (Okabe u. Graham 2004).

Bei Invertebraten wurde PTH bislang nicht identifiziert: Zwar gibt es anekdotische

---
[68] http://www.ncbi.nlm.nih.gov/entrez/dispomim.cgi?id=168468

Beschreibungen der Wirkung von PTH auf Neuronen und Ganglien von Schnecken, ohne dass die endogenen PTH-Analoga isoliert oder kloniert wurden. Mit Anti-Säuger-PTH-Antikörpern gegen Säuger-PTH wurde in Schnecken Bindung erzielt, aber das Molekül, an das die Antikörper binden, wurde nicht beschrieben (Hull et al. 2006).

4.1.12.2 Stanniokalzin

Einführung. Stanniokalzin (STC) ist das Hormon der Stannius-Korpuskeln: das sind endokrine Drüsen, die mit den Nieren der Knochenfische assoziiert sind. Bei steigendem Kalziumgehalt wird STC freigesetzt, das in den Kiemen den Kalzium-Einstrom blockiert. Dadurch regeln Fische ihren Kalziumspiegel. Außerdem stimuliert STC die Re-Adsorption von Phosphat in der Niere. Bei steigendem Phosphat wird mehr Kalzium gebunden und in Knochen eingelagert, wodurch ebenfalls das $[Ca^{2+}]_{frei}$ verringert wird.

Struktur und Genetik. Stanniokalzine entstehen aus einem Vorläuferprotein, das nach Abspalten des Signalpeptides durch eine Endopeptidase zum aktiven, reifen Polypeptid geschnitten wird. Als Enzym kommen die PC1 oder PC2 nicht in Frage, da die übrig bleibende Sequenz für PC1 ein Motiv enthält (Abb. 4.41; AS227–228) und für PC2 noch weitere (AS12/13; 94/95; 226/227), an diesen Stellen aber nicht geschnitten wird. Die möglichen Produkte aus der Spaltung mit PC1 oder PC2 sind keine bekannten Stanniokalzine.

Beim Menschen (und ebenso bei Nagern) kennt man zwei Stanniokalzine: eines auf Chromosom 8 (8p21), das andere auf Chr. 5 (5q35.2).

Physiologie. Der Kalziumsensor CaR in Kiemen und Stannius-Korpuskeln induziert bei steigendem $[Ca^{2+}]_{frei}$ die Stanniokalzin-Freisetzung vor allem in den Korpuskeln, aber neueren Erkenntnissen zufolge auch in den Kiemen und weiteren Geweben. Durch STC wird dann der Kalzium-Transport aus dem Wasser durch die Kiemen ins Blut blockiert. STC verstärkt auch die Phosphatresorption in den Nieren. Durch die Verringerung des Einstroms und die Einlagerung von Kalziumphosphat in Knochen wird im Serum der Kalziumspiegel reduziert.

Erst in jüngster Zeit hat man auch bei Nagern und beim Menschen Stanniokalzine nachgewiesen. Auch hier wird eine Beteiligung an der Knochenmineralisierung vermutet. Andererseits wurde gefunden, dass STC in steroidbildende Zellen zusammen mit Lipiden eingelagert wurde, ohne dass man bisher Ursache und Wirkung dieser Einlagerung kennt.

Phylogenese. Stanniokalzine kennt man bisher nur von Vertebraten. Ein als Stanniokalzin-ähnliches Molekül bezeichnetes Protein bei Schnecken zeigt in der phylogenetischen Analyse keine Verwandtschaft mit den STC von Säugern und Fischen[69]. Kiemen sind erst bei Fischen für den Gasaustausch und die Ionenaufnahme verantwortlich; wahrscheinlich ist für die Regulation des Kalziumtransportes entwicklungsgeschichtlich älterer Metazoa kein STC notwendig, die Anwesenheit STC-verwandter Moleküle kann aber nicht vollständig ausgeschlossen werden.

4.1.13 Angiotensine und Renin

Einführung. Angiotensin wird durch Renin aus dem Angiotensinogen-Vorläufer freigesetzt. Dieses Protein wird in der Leber gebildet. In den sogenannten → juxtaglomerulären Zellen der Niere wird der Blutdruck gemessen. Wenn der Blutdruck sinkt oder die Osmolarität, d. h. die Salzmenge im Blut, steigt, setzen die juxtaglomerulären Zellen das Enzym Renin frei. Das einzige bekannte Substrat des Renins ist das Angiotensinogen (Kap. 8.8.7).

Struktur und Genetik. Renin schneidet aus dem Vorläufer das Angiotensin-I: Asp-Arg-Val-Tyr-Ile-His-Pro-Phe-His-Leu (in Abb. 4.42 unterstrichen) heraus. Dieses Angiotensin-I zirkuliert im Blut und wird

S. 214

---
[69] eigene Clustal-W-Analyse

Steckbrief 42: **Stanniokalzin (STC)**

Sequenz	Abb. 4.41 (Lachs)
Bildung und Ziel	STC wird in Fischen von den Stannius-Korpuskeln freigesetzt. Es wirkt auf die Kalziumtransporter der Kiemen und die Phosphattransporter in den Nieren.
Funktion	STC hemmt die Kalziumtransporter der Kiemen, so dass weniger Kalzium aufgenommen wird. Die Phosphattransporter der Nieren werden stimuliert.
Rezeptor	(noch nicht bekannt; Juli 2008)

```
                    1                   2                   3                   4
 1 2 3 4 5 6 7 8 9  0 1 2 3 4 5 6 7 8 9 0 1 2 3 4 5 6 7 8 9 0 1 2 3 4 5 6 7 8 9 0
                                      m l a k f g l c a v f l v l g t a a        -18 -  -1
 t f d t d p e e a s p r r a r F S S N S P S D V A R C L N G A L A V G C G T F A   1 -  40
 C L E N S T C D T D G M H D I C Q L F F H T A A T F N T Q G K T F V K E S L R C  41 -  80
 I A N G V T S K V F Q T I R R C G V F Q R M I S E V Q E E C Y S R L D I C G V A  81 - 120
 R S N P E A I G E V V Q V P A H F P N R Y Y S T L L Q S L L A C D E E T V A V V 121 - 160
 R A G L V A R L G P D M E T L F Q L L Q N K H C P Q G S N Q G P N S A P A G W R 161 - 200
 W P M G S P P S F K I Q P S M R G R D P T H L F A R K R S V E A L E R V M E     201 - 238
```

Abb. 4.41. Die Sequenz des Stanniokalzins aus *Oncorhynchus kisutch* (Silberlachs)

Steckbrief 43: **Angiotensin-II**

Gen	Chromosom: 1; Genort: 1q42.2; 5 Exone
Sequenz	DRVYIHPFHL (Abb. 4.42)
Bildung und Ziel	Angiotensinogen ist ein Protein der Leber, Renin ein Leberenzym und Angiotensin-Konvertase (ACE) vor allem ein Enzym der Lunge. Renin schneidet aus dem Angiotensinogen das Angiotensin-I aus. Dieses wird durch ACE in das aktive Angiotensin-II verkürzt.
Funktion	Angiotensin-II stimuliert in der Nebenniere die Bildung von Aldosteron. Angiotensin-II ist ein wichtiger Regulator des Blutdrucks, des Wasser- und des Elektrolyt-Haushaltes.
Rezeptor	Der Angiotensin-Rezeptor 1 (AGTR1) ist ein heptahelikaler GPcR. Er hat zwei Splice-Varianten. AGTR1 mediiert die Stimulation von Aldosteron. Der Angiotensin-Rezeptor 2 (AGTR2), ebenfalls ein heptahelikaler GPcR, wirkt dem AGTR1 entgegen.

in der Lunge von dem Angiotensin-konvertierenden Enzym (ACE) weiter verkürzt zu Angiotensin-II: Asp-Arg-Val-Tyr-Ile-His-Pro-Phe.

Angiotensin-II wird nicht allein durch Renin und ACE gebildet. Für die Pathophysiologie von Bluthochdruck, Artheriosklerose und diabetischer Niereninsuffizienz ist die intrazelluläre Bildung von Angiotensin-II durch die Endopeptidase Chymase von großer Bedeutung (z. B. Miyazaki u. Takai (2006)).

Im Gehirn existieren dagegen außer Angiotensinogen auch Renin und ACE, so dass die lokale neuronale Angiotensin-II-Bildung dem klassischen Muster entspricht[70].

Physiologie. Angiotensin-II stimuliert in der Nebenniere die Bildung des Mineralokortikoids Aldosteron (vergl. Abb. 8.15). Diese Wirkung wird durch den Angiotensin-II-

---
[70] Saavedra (1992)

```
MRKRAPQSEM APAGVSLRAT ILCLLAWAGL AAGDRVYIHP FHLVIHNEST   50
CEQLAKANAG KPKDPTFIPA PIQAKTSPVD EKALQDQLVL VAAKLDTEDK  100
LRAAMVGMLA NFLGFRIYGM HSELWGVVHG ATVLSPTAVF GTLASLYLGA  150
LDHTADRLQA ILGVPWKDKN CTSRLDAHKV LSALQAVQGL LVAQGRADSQ  200
AQLLLSTVVG VFTAPGLHLK QPFVQGLALY TPVVLPRSLD FTELDVAAEK  250
IDRFMQAVTG WKTGCSLMGA SVDSTLAFNT YVHFQGKMKG FSLLAEPQEF  300
WVDNSTSVSV PMLSGMGTFQ HWSDIQDNFS VTQVPFTESA CLLLIQPHYA  350
SDLDKVEGLT FQQNSLNWMK KLSPRTIHLT MPQLVLQGSY DLQDLLAQAE  400
LPAILHTELN LQKLSNDRIR VGEVLNSIFF ELEADEREPT ESTQQLNKPE  450
VLEVTLNRPF LFAVYDQSAT ALHFLGRVAN PLSTA
```

Abb. 4.42. Das Angiotensinogen-Vorläufer-Protein. Aus dem Vorläuferprotein wird durch Renin das Angiotensin I (*unterstrichen*) freigesetzt, das durch ACE zum wirksamen Angiotensin II (**DRVYIHPF**) verkürzt wird

Rezeptor-1 vermittelt. Der AGTR1 findet sich auch in weiteren Geweben.

Die pathophysiologischen Wirkungen von Angiotensin-II treten vor allem im Zusammenhang mit reaktiven Sauerstoff-Radikalen auf – sogenannten ROS. Außerdem sind Metalloproteinasen, der PDGF-Rezeptor und ein EGF-Rezeptor an der Signaltransduktion beteiligt, die zu Vasokonstriktion, Fibrose, Hypertrophie oder Entzündungen führen kann. Wenn der Angiotensin Rezeptor AGTR2 exprimiert wird, wird das Gewebe allerdings geschützt.

Die zentralen Wirkungen von Angiotensin-II im Gehirn zielen auf Baroreflex, Blutdruckregulation und Kontrolle von Durst.

Phylogenese. Angiotensin-I wird bei Fischen und bei späteren Vertebraten gefunden. Dagegen ist die ACE-Aktivität sehr alt und findet sich schon bei Insekten und sogar bei Bakterien. Vom Renin ist bislang auch nur die Existenz bei Fischen bekannt. Wir können daher feststellen, dass aktuell die Bildung von Angiotensin-II in Vertebraten erfolgen kann. Bei *Ciona intestinalis* und dann bei Fischen wird jeweils ein AGTR1 gefunden.

4.1.14 Atriale Natriuretische Peptide

Einführung. Seit 1984 ist ein Hormon bekannt, das in den Muskelzellen des rechten Herzvorhofs (Atrium) gebildet wird und für die Kontrolle des Flüssigkeitsvolumens und des Elektrolytgleichgewichts wichtig ist; daher entstand der Name Atriales Natriuretisches Peptid (ANP). Ein ähnliches Peptid wurde dann im Gehirn gefunden, das man *brain natriuretic peptide* (BNP) nannte. Schließlich wurde ein drittes Polypeptide im Gehirn entdeckt mit sehr ähnlicher Struktur, das man einfach CNP nannte.

Struktur und Genetik. Die Gene für ANP und BNP liegen eng gekoppelt am Ende des kurzen Armes von Chromosom 1 (1p36.2)[71]. CNP ist auf Chromosom 2 kodiert, am Ende des langen Arms (2q36).

ANP wird vor allem von Myozyten des rechten Herzvorhofs gebildet, BNP in den Herzkammern und im Gehirn. CNP wird außer im Gehirn noch in Endothelien der Blutgefäße gebildet.

Charakteristisch ist jeweils das durch die Disulfid-Brücke gebildete zyklische Peptid. Hier ist die Homologie zwischen den drei Hormonen augenfällig (Abb. 4.44).

Als Enzym für die Abspaltung des reifen Hormons wurde eine Type II-Membran-

---

[71] http://www.ncbi.nlm.nih.gov/mapview/maps.cgi?TAXID=9606&CHR=1&BEG=11811062.00&END=11847837.00&MAP0=genes-r&VERBOSE=ON&COMPRESS=off&WIDTH=350&SIZE=30&OVR=&QSTR=600295[MIM]&QUERY=uid(12721970)

> ## Steckbrief 44: **ANP — BNP — CNP**
>
> | | |
> |---|---|
> | Gen | Chromosom: 1; Genort: 1p36.2; 3 Exone |
> | Gen | Chromosom: 1; Genort: 1p36.2; 3 Exone |
> | Gen | Chromosom: 2; Genort: 2q37; 2 Exone |
> | Sequenz | Abb. 4.43 |
> | Bildung und Ziel | ANP wird in den Herzmuskelzellen des Atrium (Myozyten) als Reaktion auf erhöhten Druck und Blutvolumen gebildet. Es wirkt auf NP-Rezeptoren in der Niere. BNP wird ebenfalls im Herzen gebildet. Es wirkt auf NP-Rezeptoren im Herzen und verhindert Fibrosen in Herzmuskelzellen. CNP wird im Gehirn gebildet. |
> | Funktion | ANP ist ein endokriner Regulator der Flüssigkeits-Homöostase, außerdem ein wichtiger Regulator der Herzentwicklung, BNP eher ein parakriner Regulator der Zell- und Bindegewebsorganisation des Herzens, während CNP an der Knochenbildung beteiligt ist und die Verknöcherung verlangsamt. |
> | Rezeptor | Der Rezeptor für ANP und BNP ist eine membranständige Guanylat-Cyclase (NP-R1), die intrazellulär cGMP nach Ligandenbindung bildet. Der Rezeptor für CNP ist eine weitere ähnliche Guanylat-Cyclase (NP-R2). Außerdem bindet CNP an den NP-Clearance-Rezeptor (NP-R3). |

Endopeptidase gefunden, Corin, das neben der Trypsin-ähnlichen Peptidase-Domäne weitere charakteristische Abschnitte besitzt: mehrere LDL-Rezeptor-Domänen, Scavenger-Rezeptor-Domänen und zwei Cystein-reiche FZ-Domänen (nach dem *frizzled* Protein benannt, beteiligt an der Signaltransduktion des Wnt-Proteins). Die Auswirkungen von Defekten des Corin sind ähnlich denen des ANP. Für CNP wurde Furin als Prohormon-Konvertase beschrieben (Wu et al. 2003a). Auch besitzt CNP ein PC2-Erkennungsmotiv (Abb. 4.43; å88/89).

Physiologie. ANP wird von Herzmuskelzellen des rechten Atriums bei Stimulation durch starke Dehnung freigesetzt. Die Mechanorezeptoren, die die ANP-Freisetzung auslösen, sind nicht-selektive Kationenkanäle (Zhang et al. 2008b). ANP wirkt auf die NP-Rezeptoren 1 in der Niere, in Blutgefäßen und in der Nebenniere. In der Niere wird durch die Erhöhung des cGMP der Transport von Natrium in den Harn beschleunigt, außerdem pumpen Aquaporine vermehrt Wasser in den Harn. In der Nebenniere wird die Bildung von Aldosteron gehemmt.

ANP ist zudem ein wichtiger Regulator der Herzbildung. Es wird schon in den ersten Entwicklungsstufen des Herzens bei Nagern und beim Menschen in der Anlage der Atria exprimiert (Chuva de Sousa Lopes et al. 2006). Zwei herzspezifische Transkriptionsfaktoren, GATA-4 und Nkx2-5, aktivieren den Promotor des ANP-Gens.

BNP, zuerst aus Hirn isoliert, später aber wie ANP als Hormon der Myozyten der Herzkammern identifiziert, wirkt wie ANP, da es an den gleichen NPR1 bindet. Außerdem wurde ein Nukleotid-Austausch im Promotor des BNP-Gens gefunden, der mit verringerter Knochendichte und besonders starkem Verlust an Knochenmineralisierung bei Frauen nach der Menopause assoziiert ist. Dabei erhöht sich die BNP-Blutkonzentration auf das Doppelte (Takeishi et al. 2007). Weitere Ursache/Wirkungsbeziehungen sind bislang unbekannt.

Bei Mäusen, denen gezielt das Gen für BNP entfernt worden war, zeigten dagegen pathologische Veränderungen im Herzgewebe: Vermehrungen und Verhärtungen des Bindegewebes (Tamura et al. 2000). In den $BNP^{-/-}$-Tieren waren allerdings Blutdruck, Natrium- und Kalium-Konzentrationen im

104 4 Drei Typen von Hormonen

	`` 1 2 3 4 5
1234567890123456789012345678901234567890123456789 0```	
ANP	`mssfstttvsfllllafqllgqtra`	-25 - -1
	`npmynavsnadlmdfknlldhleekmpledevvppqvlsepneeagaals`	1 - 50
	`plpevppwtgevspaqrdggalgrgpwdssdrsallksklralltaprSL`	51 - 100
	`RRSSCFGGRMDRIGAQSGLGCNSFRY`	101 - 126
BNP	`mdpqtapsrallllflhlaflggrs`	-26 - -1
	`hplgspgsasdletsglqeqrnhlqgklse`	1 - 30
	`lqveqtsleplqesprptgvwksrevategirghrkmvlytlraprSPKM`	31 - 80
	`VQGSGCFGRKMDRISSSSGLGCKVLRRH`	81 - 107
CNP	`mhlsqllacallltllslrpseakp`	-25 - -1
	`gappkvprtppaeelaepqaagggqkkgd`	1 - 29
	`kapggggganlkgdrsrllrdlrvdtksraawarllqehpnarkykgankk`	30 - 89
	`GLSKGCFGLKLDRIGSMSGLGC`	90 - 111

Abb. 4.43. Die Sequenzen der Präproteine für die Atrialen Natriuretischen Peptide. Die drei Peptide, ANP, BNP und CNP entstehen jeweils aus einem Präprotein, von dem die Signalpeptidase und dann unterschiedliche Endopeptidasen das C-terminale reife Hormon freisetzen. Die ringförmige Struktur ist durch die Disulfid-Brücke angedeutet

ANP	`S C FGGRMDRIGAQSGLG C NS`
	`:|||  ::||||:  |||||`
BNP	`SG C FGRKMDRISSSSGLG C KV`
	`:|||  ::||||::  |||||`
CNP	`GLSKG C FGLKLDRIGSMSGLG C`

Abb. 4.44. Sequenzhomologie der Atrialen Natriuretischen Peptide: Identische Aminosäuren sind durch | gekennzeichnet, ähnliche Aminosäuren durch :, Cysteine sind *invers* dargestellt

Serum, Aldosteron-Konzentration, Harnausscheidung von Natrium oder Kalium im Vergleich zu Wildtyp-Tieren völlig normal, so dass man schließen kann, dass BNP auf diese Stoffwechselparameter nur einen geringen Einfluss ausübt. Außerdem scheint ANP endokrine Effekte auszuüben, während die Wirkung von BNP eher parakrin zu sein scheint (Ogawa et al. 2001).

Die Rolle von CNP zeigte sich an CNP-Knockout-Mäusen. Wie Chusho et al. (2001) nachweisen konnten, entwickeln $CNP^{-/-}$-Tiere besonders lange Knochen, weil die Verknöcherung verzögert abläuft (vergl. Abschn. 8.6; Chusho et al. (2001)). Ob beim Menschen Varianten der Achondrodysplasie durch CNP-Defektmutationen ausgelöst werden, ist noch nicht bekannt. CNP wird als mögliches Therapeutikum bei diesem Knochenwachstumsdefekt angesehen.

Phylogenese. Während bei Schleimaalen (*Eptatretus burgeri*) bisher nur ein einzelnes Natriuretisches (NP-) Gen beschrieben wurde (Kawakoshi et al. 2003), gibt es bei Knorpel- und Knochenfischen und den übrigen Vertebraten drei und mehr NP-Gene (Houweling et al. 2005). Von CNP gibt es bis zu vier Gene. Das CNP-4 soll das primordiale Gen der Cyclostomata sein (Kawakoshi et al. 2006).

Wie auch schon für andere Hormone gibt es Berichte, dass Antikörper gegen humane oder Nager-NP in Schnecken, Krebsen oder sogar in Einzellern spezifisch binden. Bislang fehlt dazu eine biochemische Charakterisierung der Hormone (Sequenzierung), noch gibt es Klonierungen. Takei weist daher (auch schon 2001) die Berichte als nicht ausreichend belegt zurück. Seit 2001 gibt es keine zusätzlichen Belege für die Expression und Funktion von NP in Invertebraten. Während Guanyl-Cyclase-Rezeptoren in den vielen verschiedenen Vertebraten und Invertebraten bekannt sind, sind die NPR1- und NPR2-Rezeptoren vertebratenspezifisch (Fitzpatrick et al. 2006). NPR3, der NP-*clearance*-Rezeptor, ist ebenfalls nur bei Vertebraten sequenziert[72].

4.2 Peptidhormone bei Invertebraten

Das Konzept der Neurosekretion wurde von Hans und Berta Schaller in den dreißiger und vierziger Jahren des vergangenen Jahrhunderts zuerst an Invertebraten entdeckt, wobei die Kilogramm schwere Meeresschnecke *A. californica*[73] („Seehase") mit ihren wenigen und besonders großen Neuronen studiert wurde. Neuropeptide werden heute bei allen Metazoa beobachtet. In den vollständig bekannten genomischen DNS-Sequenzen z. B. von Bienen (*A. mellifera*[74]) ließ sich mittels Software nach den Charakteristika von Neuropeptiden (Signalsequenzen, Schnittmustern für Prohormon-Konvertasen, terminale Glycine für Amidierung) suchen. Dabei wurden 200 verschiedene potentielle Neuropeptide bestimmt, von denen durch analytische Methoden aus Bienengewebe und -flüssigkeit eine große Zahl nachgewiesen werden konnten (Hummon et al. 2006). Auch von anderen Insekten, u. a. von *D. melanogaster*, ist ein Inventar der möglichen Neuropeptide bekannt, genauso wie bei *C. elegans*, den beiden Modellorganismen der Entwicklungsbiologen.

Bei den Deuterostomia sind einzelne Tunikata (*C. intestinalis*[75]) und Echinodermata (*S. purpurata*) ebenfalls vollständig sequenziert. Bei diesen Arten hat man bislang vor allem Homologe von Vertebraten-Hormonen analysiert. Ob Tunikata- oder Echinodermata-spezifische Neuropeptid- oder Peptid-Hormone existieren, wurde bislang[76] nicht beschrieben.

Zur Übersicht haben wir in Tabelle 4.7 Strukturmotive und andere Charakteristika von Invertebratenhormonen zusammengestellt. Die einzelnen Hormone werden im folgenden beschrieben.

4.2.1 Stoffwechsel-aktive Peptidhormone

4.2.1.1 CHH: Crustaceen-Hyperglykämisches Hormon

Einleitung. Beim CHH der Crustacea handelt es sich um ein Hormon des X-Organs der Augenstiele, das in der Sinusdrüse freigesetzt wird. Es ist der Prototyp einer ganzen Familie von Peptiden: CHH/MIH/MOIH/GIH/VIH. Crustaceen-hyperglykämisches Peptid stimuliert den Kohlenhydrat-Stoffwechsel; Häutungshemmendes Hormon (*molting inhibiting hormone*; MIH) unterdrückt die Häutung, die für ein Wachstum bei Ecdysozoa notwendig ist; Mandibular-Organ (MO)-hemmendes Hormon unterdrückt die Methylfarnesoat-Bildung im MO; Gonaden-hemmende/Vitellogenese-hemmende Hormone (GIH/VIH) wirken auf die Gonaden.

Das CHH-analoge Peptid der Insekten, das Ionen-Transport-Protein (ITP), wird in den *Corpora cardiaca* gebildet und freigesetzt.

---

[72] http://www.ncbi.nlm.nih.gov/sites/entrez?Db=homologene&Cmd=ShowDetailView&TermToSearch=699
[73] Aplysia californica
[74] Apis mellifera
[75] Ciona intestinalis
[76] Soweit es die Pubmed-Datenbank nachzusehen erlaubt; Aug. 2008
[77] Pagurus bernhardus

Tabelle 4.7. Charakteristische Sequenzen der verschiedenen Neuropeptide bei Invertebraten

Name	Motiv
Adipokinetische Hormone	**pELNFx**$_{4/5}$-NH$_2$
Allatotropine	**TARGF**-NH$_2$
Allatostatine Typ-A	**Y/F-x-FG-L/I**-NH$_2$
Typ-B	**Wx$_6$W**-NH$_2$
Typ-C	**PISCF**-OH
Bombyxin – Insulin-ähnliche Peptide	B-Kette → C-Peptid → A-Kette
CAP	Nonapeptide mit intramolekularer Disulfid-Brücke wie Oxytozin/Vasopressin
Enterine	**PxxxHxxFV**-NH$_2$
FMRF/RFamid	**FMRF**-NH$_2$ bzw. **RF**-NH$_2$
Kardio-exzitatorisches Peptid	**NDWF**-NH$_2$
Leucokinine	**FxxWG**-NH$_2$
kurzes Neuropeptid-F	**xxxxRLRF**-NH$_2$
MIP	**PxFY**-NH$_2$ (y= F, I, V)
Orcokinine	H$_2$N-**NxDEI**
PTTH	Cystein-Knoten wie Gonadotropine/TSH/NGF
Pyrokinine	**FxPRL**-NH$_2$
Sulfakinine	Tyrosin-sulfatiertes **YGHMRF**-NH$_2$
Tachykinin	**FxGLM**-NH$_2$

Tabelle 4.8. Tabelle der CHH-Familien-Mitglieder

Abk.	Englischer Name	Deutscher Name	alternativer Name
CHH	*crustacean hyperglycemic hormone*	Crustaceen-hyperglykämisches Hormon	Ionen-Transport-Peptid (ITP)
MIH	*molting inhibiting hormone*	Häutungs-hemmendes Hormon	
MOIH	*mandibular organ inhibiting hormone*	Mandibuläres-Organ-hemmendes Hormon	
GIH/VIH	*gonad/vitellogenesis inhibiting hormone*	Gonaden/Vitellogenese-hemmendes Hormon	

Biochemie und Struktur. Bei den Mitgliedern der CHH/MIH/MOIH/GIH/VIH-Familie (Abkürzungen in Tabelle 4.8 erklärt) handelt sich um relativ lange Peptide mit sechs charakteristischen Cysteinen und entsprechend drei Disulfid-Brücken. Nur bei CHH trägt das Vorläuferprotein ein weiteres Peptid. Eine Funktion dieses CHH-*precursor related peptide* (CPrP; AS 1-50) ist bislang nicht gefunden worden. Bei Krebsen wird CHH im X-Organ (XO) gebildet und in der Sinus-Drüse (*sinus gland*; SG) freigesetzt. Das CHH-analoge Ionen-Transport Peptid der Insekten (ITP; Heuschrecken, Fliegen und Seidenspinner) wird in den *Corpora cardiaca* (CC) gebildet und freigesetzt. Ein alternatives ITP-Peptid fanden Dircksen et al. (2001) im Perikardialen Organ: Hier wurde durch alternatives Spleißen der gleichen RNS ein C-terminal verändertes Peptid generiert.

Physiologie. Bei Krabben sind die Rezeptoren für CHH membranständige Guanylat-Cyclasen (mGC), die nach CHH-Bindung intrazellulär cGMP erhöhen. CHH stimuliert die Amylase-Freisetzung aus der Mit-

Steckbrief 45: Crustaceen-Hyperglykämisches Hormon (CHH)

Sequenz Abb. 4.45

Bildung und Ziel CHH und verwandte Peptide werden in neurosekretorischen Zellen der X-Organe gebildet und nach axonalem Transport im Neurohämalorgan Sinusdrüse in die Hämolymphe freigesetzt.

Funktion CHH reguliert den Kohlenhydrat-Stoffwechsel.

Rezeptor membranständige Guanylat-Cyclase (mGC)

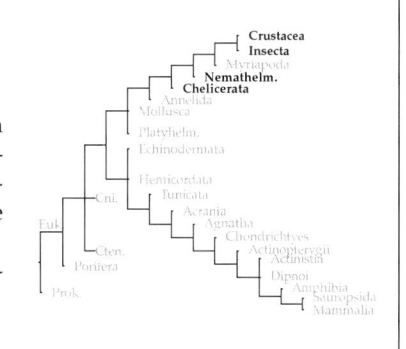

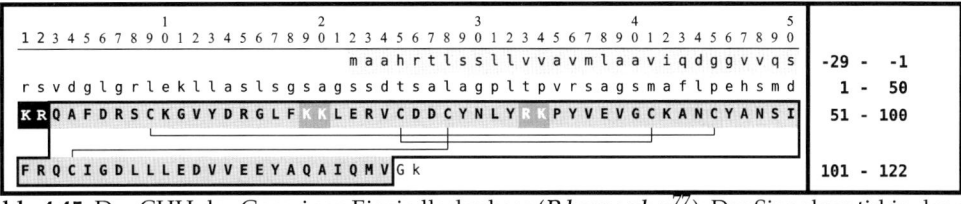

```
           1          2          3          4          5
1 2 3 4 5 6 7 8 9 0 1 2 3 4 5 6 7 8 9 0 1 2 3 4 5 6 7 8 9 0 1 2 3 4 5 6 7 8 9 0 1 2 3 4 5 6 7 8 9 0
                              m a a h r t l s s l l v v a v m l a a v i q d g g v v q s    -29 -  -1
r s v d g l g r l e k l l a s l s g s a g s s d t s a l a g p l t p v r s a g s m a f l p e h s m d   1 -  50
K R Q A F D R S C K G V Y D R G L F K K L E R V C D D C Y N L Y R K P Y V E V G C K A N C Y A N S I  51 - 100
F R Q C I G D L L L E D V V E E Y A Q A I Q M V G k                                                101 - 122
```

Abb. 4.45. Das CHH des Gemeinen Einsiedlerkrebses (*P. bernardus*[77]): Das Signalpeptid in der ersten Zeile ist *hellgrau* hinterlegt; CHH AS 53–124 (*eingerahmt* auf *grauem Hintergrund*) wird vom Vorläufer-Protein durch eine PC1 freigesetzt, deren **KR** *weiß auf schwarz* dargestellt ist; weitere (nicht-benutzte) PC2-Motive sind *weiß auf grau* dargestellt; *schwarze Striche* zwischen den Cystein-Resten deuten Disulfid-Brücken an in Analogie zu Yasuda et al. (1994): dort wurde auch eine Epimerisierung des Phenylalanins (AS: 55) beschrieben. Das N-terminale Glutamin ist im sezernierten Peptid zu Pyroglutamat zyklisiert. (Quelle: Genbank DQ450960)

---

teldarm-Drüse. Dies bewirkt eine Erhöhung des Zuckergehaltes in der Hämolymphe. CHH kann (wie MIH) auch die Ecdysteroid-Bildung hemmen, wodurch die Häutung verzögert wird. ITP bindet ebenfalls an mGC und reguliert die Diurese bei Fliegen.

Phylogenese. CHH/ITP und ähnliche Peptide sind bisher bei Chelicerata, Nematoda, Crustacea und Insecta bekannt.

4.2.1.2 Bombyxin and Insulin-ähnliche Peptide (ILP)

Einleitung. Bombyxin und andere ILPs sind Neuropeptide, die Wachstum, Entwicklung, Fruchtbarkeit, metabolische Homöostase und Langlebigkeit regulieren. 1986 entdeckten Nagasawa et al., dass das kleinere Neuropeptid der Prothoraxdrüse ein Insulin der Insekten darstellt.

Biochemie und Struktur. Die Insulin-ähnlichen Peptide haben eine dem Vertebraten-Insulin vergleichbare Struktur: Auf dem Vorläuferprotein sind hinter dem Signalpeptid die B-Kette, das C-Peptid und die A-Kette kodiert. Anders als beim menschlichen Insulin, bei dem PC1, PC2 oder Furin wirksam sind, reicht PC1 für die Prozessierung des Bombyxins aus. Auch kann das Glutamin am N-Terminus zu Pyroglutamat zyklisiert werden.

Beim Seidenspinner (*B. mori*[78]) und bei der Taufliege (*D. melanogaster*)[79] gibt es jeweils mehrere Gene für ILP (Kawakami et al. 1989; Brogiolo et al. 2001), die in verschiedenen Zellen exprimiert werden und je nach Stadium differentiell reguliert werden. In der Taufliege wurde 7 dIlp identifiziert. Die einzelnen dIlp werden zeitlich und räumlich unterschiedlich exprimiert (vergl. Tabelle 4.9).

---
[78] Bombyx mori
[79] *D. melanogaster*[80] wird im Deutschen als Schwarzbäuchige Taufliege oder als Fruchtfliege bezeichnet.

Steckbrief 46: **Bombyxin und Insulin-ähnliche Peptide (ILP)**

Sequenz Abb. 4.46

Bildung und Ziel Bombyxin/ILPs werden in neurosekretorischen Zellen des ZNS gebildet, außerdem im Darm (bei *D. melanogaster*).

Funktion Bombyxin/ILPs sind wichtig für das Wachstum.

Rezeptor Der Rezeptor für Insulin-ähnliche Peptide ist wie beim Insulin ein Transmembran-Rezeptor mit Tyrosin-Kinase-Aktivität. Es wird ein als Insulin-Rezeptor-Substrat bezeichnetes Molekül benötigt, um die Signalkaskade in die Zelle auszulösen.

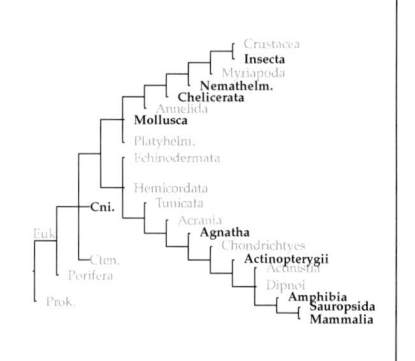

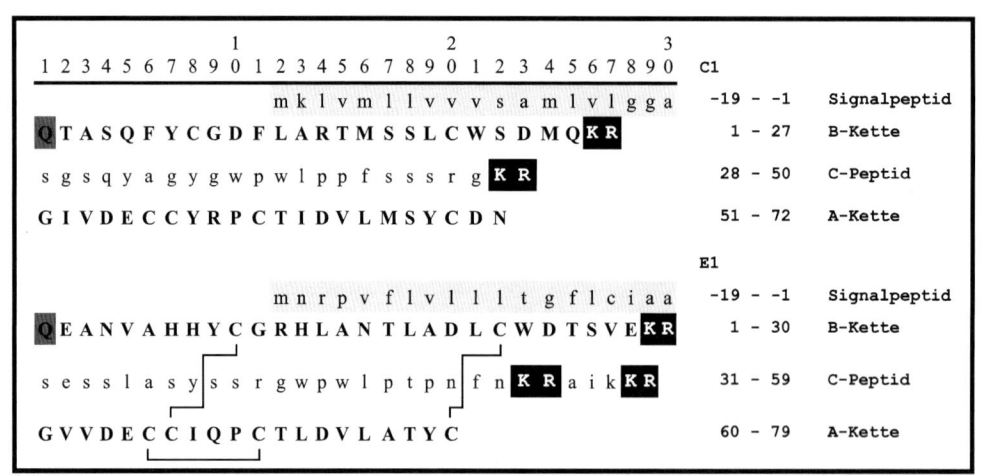

```
                    1                   2                   3
    1 2 3 4 5 6 7 8 9 0 1 2 3 4 5 6 7 8 9 0 1 2 3 4 5 6 7 8 9 0    C1
                    m k l v m l l v v v s a m l v l g g a        -19 - -1    Signalpeptid
    Q T A S Q F Y C G D F L A R T M S S L C W S D M Q K R           1 - 27    B-Kette
    s g s q y a g y g w p w l p p f s s s r g K R                  28 - 50    C-Peptid
    G I V D E C C Y R P C T I D V L M S Y C D N                    51 - 72    A-Kette

                                                                   E1
                    m n r p v f l v l l l t g f l c i a a        -19 - -1    Signalpeptid
    Q E A N V A H H Y C G R H L A N T L A D L C W D T S V E K R    1 - 30    B-Kette
    s e s s l a s y s s r g w p w l p t p n f n K R a i k K R     31 - 59    C-Peptid
    G V V D E C C I Q P C T L D V L A T Y C                        60 - 79    A-Kette
```

Abb. 4.46. Primärsequenzen zweier Bombyxine: Die Signalpeptide AS -19 - 1 sind jeweils in der ersten Zeile *hellgrau* hinterlegt. Aus dem Vorläuferhormon wird durch eine PC1 das C-Peptid ausgeschnitten (die **KR** sind *weiß auf schwarz* dargestellt). *Schwarze Striche* zwischen den Cystein-Resten von B- und A-Peptiden des E1-Bombyxins deuten die Disulfid-Brücken an (Maruyama et al. 1992). Die N-terminalen Glutamine (**Q**) sind zu Pyroglutamat zyklisiert (p**E**, *grau hinterlegt*). (Quelle: Genbank P21808, P15410)

Physiologie. ILP/Bombyxin steuern existenzielle Funktionen im Wachstum der Tiere. ILPs werden in neurosekretorischen Zellen der *Pars intercerebralis* in wenigen Zellen gebildet und in den *Corpora cardiaca* freigesetzt. Die Freisetzung ist abhängig von der verfügbaren Nahrung.

Der Insulin-Rezeptor bei Fliegen (aus einem InsR-Gen mit verschiedenen alternativen Spleiß-Formen) entspricht dem Insulin-Rezeptor der Vertebraten. Anders als bei diesen ist ein Analogon des →Insulin-Rezeptor-Substrats (IRS), das bei Ligandenbildung phosphoryliert wird und dann einige intrazelluläre Signalkaskaden auslöst, im Fliegen-InsR noch Teil des Rezeptor-Moleküls. Darüberhinaus gibt es in Fliegen ein eigenes IRS-Gen (*Chico*), dessen Expression und Phosphorylierung zusätzliche Signalkaskaden auslöst. Der InsR ist für die Entwicklung des Nervensystems bei Fliegen unverzichtbar (Fernandez et al. 1995). In welchem Maße Insulin-Signale Wachstum und Differenzierung beeinflussen, wird → später bespro-

Tabelle 4.9. Differentielle Expression von ILP in *D. melanogaster*. (Quelle Brogiolo et al. (2001))

	Embryo	Larve
dIlp1	nicht vorhanden (n. v.)	nicht untersucht (n. u.)
dIlp2	**im Mitteldarm**, in Mesoderm-Stadien 12–16	in Imaginalscheiben[1], **in je sieben neurosekretorischen Zellen der *Partes intercerebrales* (PI) und in Speicheldrüsen**
dIlp3	n. v.	in sieben neurosekretorischen PI-Zellen (s. dIlp2)
dIlp4	**in Mesoderm-Stadien 2–6**, im vorderen Mitteldarm-Rudiment	**im Mitteldarm**
dIlp5	n. v.	in sieben neurosekretorischen PI-Zellen (s. dIlp2), im Darm
dIlp6	n. v.	im Darm
dIlp7	außer im Dotter überall, im Mitteldarm	**in 10 Neuronen des ventralen Nervenstrangs**

starke, mäßige, schwache Expression
[1] aus denen Flügel, Geschlechtsorgane, Beine, Augen und Antennen entstehen.

chen. Rezeptor-Defekt-Mutationen sind embryonal lethal.

Eine besondere Bedeutung kommt dem Ilp1 der Bienen zu. Die Expression von Ilp1 hängt davon ab, ob die Larve mit dem Royal Gelee, also als künftige Bienenkönigin, gefüttert wird. Nur dann, wenn Royal Gelee verabreicht wird, wird Ilp1 exprimiert. Dies hat dann weitere Veränderungen zur Folge, die zur Entwicklung der Königin führen (Wheeler et al. 2006).

Phylogenese. ILPs sind wahrscheinlich bei allen Eumetazoa vorhanden.

4.2.1.3 AKH, RPCH oder HrTH

Einleitung. Adipokinetische Hormone (AKH) werden in den *Corpora cardiaca* der Insekten freigesetzt und wirken auf den Fettkörper. Sie lösen die Freisetzung von Zuckern und Fetten aus, die dann von den ebenfalls durch AKH stimulierten Muskelzellen der Flügel verwertet werden, um das Fliegen zu ermöglichen.

Biochemie und Genetik. AKH entstehen aus einem Präprotein, von dem erst durch die Signalpeptidase das Signalpeptid und dann durch eine PC1 oder PC2 das AKH-assoziierte Peptid (AAP) abgespalten wird (Abb. 4.47); anschließend wird in klassischer Weise das C-terminale Glycin durch die Peptidyl-Glycyl-alpha-hydroxylating Monoxygenase (PHM) amidiert und das N-terminale Glutamin zyklisiert. Charakteristisch ist das N-terminale **ELFN**-Motiv. In einigen Heuschrecken hat man mehrere AKH-Peptide gefunden (Tabelle 4.10).

Physiologie. Durch Bindung von AKH an den G-Protein-gekoppelten heptahelikalen Transmembran-Rezeptor in Adipozyten des Fettkörpers wird unter Bildung von cAMP die Proteinkinase-A stimuliert. Diese phosphoryliert ein *Lipid storage droplet protein 1* (LSDP-1) und die Triglycerid-Lipase (TG-Lipase). Dies führt innerhalb kurzer Zeit zur Freisetzung der Lipide in die Hämolymphe (Patel et al. 2005).

Das Rote Pigment-konzentrierende Hormon (RPCH) der Crustacea ist strukturell den AKH gleich. Einige X-Organ-Neuronen schütten in den Sinus-Drüsen der Augenstiele RPCH aus. Darüberhinaus wird RPCH/AKH auch im Stomatogastrischen Ganglion exprimiert. (Chung u. Webster 2004) konnten zeigen, dass RPCH zuerst in X-Organ/Sinus-Drüse bestimmt werden kann, dann aber von weiteren Neuronen, möglicherweise im Postkommisuralen Organ, gebildet wird. RPCH ist wichtig für

Steckbrief 47: **Adipokinetisches Hormon (AKH), Rotes Pigment-konzentrierendes Hormon (RPCH), Hypertrehalosämisches Peptid (HrTH)**

Sequenz Abb. 4.47

Bildung und Ziel AKH wird in den *Corpora cardiaca* von neurosekretorischen Zellen gebildet.

Funktion AKH reguliert Stoffwechselvorgänge, mit denen die Flugmuskeln mit Energie versorgt werden.

Rezeptor GPC-heptahelikaler Rezeptor

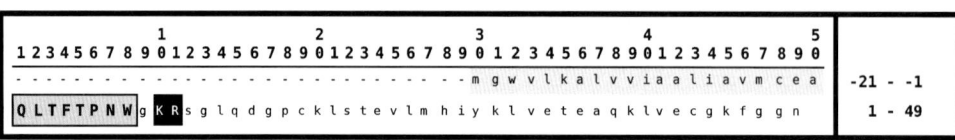

```
                    1         2         3         4         5
         1234567890123456789012345678901234567890123456789 0
         - - - - - - - - - - - - - - - - - - - - - m g w v l k a l v v i a a l i a v m c e a   -21 - -1
         Q L T F T P N W g K R s g l q d g p c k l s t e v l m h i y k l v e t e a q k l v e c g k f g g n   1 - 49
```

Abb. 4.47. Primärsequenz des Adipokinetischen Hormons aus der Amerikanischen Großschabe: Das Signalpeptid ist *grau* hinterlegt, das AKH-Peptid *gerahmt*, das PC1-Motiv *invers* dargestellt. (Quelle: Genbank AAV41425)

Tabelle 4.10. Verschiedene Adipokinetische Hormone bei Insekten

Species	Hormone	Sequenz	dibasisches PC-Motiv	Genbank-Referenz
L. migratoria	AKH I	pELNFTPNWGT-NH$_2$	GKR	P55319
	AKH II	pELNFSAGW-NH$_2$	GRR	P08379
	AKH III	pELNFTPWW-NH$_2$	GKR	P19872
Schistocerca gregaria	AKH I	pELNFTPNWGT-NH$_2$	GKR	P18829
Schistocerca nitens	AKH II	pELNFSTGW-NH$_2$	GRR	P53807
M. sexta[81]	AKH	pELTFTSSWG-NH$_2$	GKR	P67788.1
D. melanogaster	AKH	pELTFSPNW-NH$_2$	GKR	P61855
C. maenas[82]	RPCH	pELNFSPGW-NH$_2$	GKR	Q26324

die Rhythmen des Verdauungstraktes (pylorische Rhythmen, gastrische Mühle), die von den 28 Neuronen n des Stomatogastrischen Nervensystems kontrolliert werden (Thirumalai u. Marder 2002).

Kürzlich haben Cruz-Bermudez u. Marder (2007) gezeigt, dass RPCH bei *Cancer borealis* auch einer der Modulatoren des Herzganglions ist. Da zahlreiche Peptide und andere Substanzen die Herzfrequenz beeinflussen, argumentieren sie, dass wegen dieser Expression im Herzganglion eine schnellere Verbreitung des Hormons im Tier erfolgen kann und sich so die Reaktionszeiten auf eine Hormonausschüttung verringern.

Phylogenese. Bislang kennt man AKH/RPCH bei Crustaceen und Insekten.

4.2.2 Regulation der Herzfrequenz und des Druckes durch Neuropeptide

4.2.2.1 Kardio-Akzeleratorische Peptide: CAP

Einführung. Das kardio-akzeleratorische Peptid der Crustaceen (CCAP) wurde von Stangier et al. (1987) in den pericardialen Organen von Krebsen entdeckt. Injektionen dieses Peptids führten zur Erhöhung der Herzfrequenz. Heute sind CAP auch bei Insekten und Mollusken identifiziert. Diese

> **Steckbrief 48: Kardio-Akzeleratorisches Peptid (CAP)** 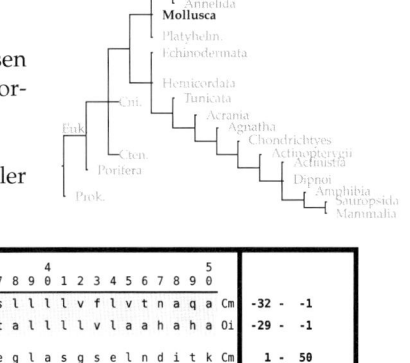
>
> **Sequenz** Abb. 4.48
> **Bildung und Ziel** CAP werden bei Insekten und Krebsen in Neuronen gebildet und in Neurohämalorganen freigesetzt.
> **Funktion** CAP beeinflussen die Herzfrequenz.
> **Rezeptor** Der CAP-Rezeptor ist ein heptahelikaler GPcR.
>
> ```
>                   1                   2                   3                   4                   5
> 1 2 3 4 5 6 7 8 9 0 1 2 3 4 5 6 7 8 9 0 1 2 3 4 5 6 7 8 9 0 1 2 3 4 5 6 7 8 9 0 1 2 3 4 5 6 7 8 9 0
>                         m k m s s t s w l g r t w l v t a g s l l l l v f l v t n a q a   Cm   -32 - -1
>                         m s t i s t h g r a g v m v l t a l l l l v l a a h a h a        Oi   -29 - -1
> g p v a KR d i d s l l d g k i KR PFCNAFTGC g KKR s d p e l e g l a s g s e l n d i t k   Cm    1 - 50
> g p l v KR d i g d l l e g k d KR PFCNAFTGC g KKR s d p g l e g v a s s s e l d a l a k   Oi    1 - 50
> h v l a e a r l w e q l q s k m e a m r m l a s r m d s r p v f RRKR s l i h p q h d r v h s v t Cm   51 - 100
> h v l a e a k l w e q l q n k m e v m r s l a a r m e n h p l y RRRR s a p q q p r h h l t t t p Oi   51 - 100
> t l n h k g d a e k q                                                                     101 - 111
> k q k v e s e k q                                                                        101 - 109
> ```
>
> **Abb. 4.48.** Primärsequenzen von CCAP aus den Krebsen *C. maenas* (CM) und *O. immunis*[83] (Oi). Das Signalpeptid ist jeweils *grau* hinterlegt, die Orcokinine sind *gerahmt* und *grau* hinterlegt. Dibasische Peptidmotive sind *invers* dargestellt. (Quelle: Genbank ABB46291 und ABB46293)

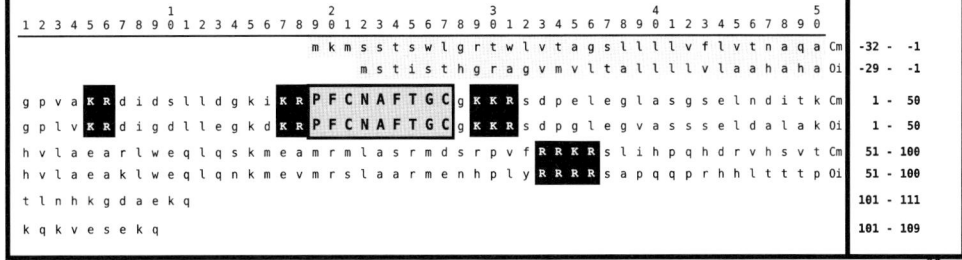

Tabelle 4.11. Kardio-akzeleratorische Peptide (M-CAP) von Schnecken, zum Vergleich ein CCAP. (Quelle Vehovszky et al. (2005))

Species	Hormone	Sequenz
H. pomatia[84]	M-CAP I	PF C NSYG C YNS-NH$_2$
	M-CAP II	LF C NGYGG C QNL-NH$_2$
O. immunis	CCAP	PF C NAFTG C -NH$_2$

Moleküle sind den Hormonen der Neurohypophyse (Oxytozin, Vasopressin) ähnlich.

Biochemie und Struktur. CCAP sind Nonapeptide, die durch eine intramolekulare Disulfid-Brücke zyklisiert sind. Am C-Terminus sind die Peptide amidiert. Nachdem die Genom-Sequenzierung bei *D. melanogaster* abgeschlossen war, haben Park et al. (2002) aus Taufliegen Vasopressin-Rezeptor-ähnliche GPcR in Zelllinien exprimiert und gefunden, dass durch CCAP als Ligand entweder Kalzium mobilisiert oder cAMP erhöht wurde. Die Konzentrationen von CCAP, die für eine Stimulation notwendig waren, waren allerdings so hoch, dass man eher von einer unspezifischen Stimulation als von einem spezifischen CCAP-Rezeptor sprechen konnte.

Physiologie. CCAP kommt bei Krebsen und Insekten nicht nur in den Perikardialen Organen vor, sondern z. B. beim Tabakschwärmer (*M. sexta*) in einigen Neuronen von Gehirn, Schlundganglion, thorakalem Ganglion, abdominalen Ganglien und im terminalen Ganglion (Loi et al. 2001). Bei Krebsen haben Trube et al. (1994) CCAP in Neuronen und neurosekretorischen Zellen des ventralen Nervenstrangs identifiziert. Veelaert et al. (1997) zeigten, dass neurosekretorische Zellen der *Pars intercerebralis* des Heuschre-

---
[84] Orconectes immunis

ckenhirns CAP in die *Corpora cardiaca* freisetzen, die dort die AKH-Freisetzung stimulieren – eine Analogie zur hypothalamisch-hypophysären Achse.

CCAP ist besonders stark in den Spätstadien der → Häutung exprimiert. Dann steigt die CCAP-Konzentration in der Hämolymphe stark an (Phlippen et al. 2000; Gammie u. Truman 1999; Loi et al. 2001). Wegen der verstärkten Wasseraufnahme während der Häutung wird vermutet, dass CCAP die Pumpleistung des Herzens dafür erhöht. Außerdem konnten Gammie u. Truman (1997) zeigen (wieder in *M. sexta*), dass CAP Bewegungen auslöst, mit denen das Platzen der alten Haut und deren Abstreifen bewirkt wird, und die für den Erfolg der Häutung notwendig sind. Schließlich haben Davis et al. (2007) vor kurzem bei Fruchtfliegen gezeigt, dass CAP die Enzyme aktiviert, die für die Färbung des neugebildeten Stützskeletts notwendig sind: die Tyrosin-Hydroxylase (TH) und Dopa-Carboxylase, die wir bei der → Katecholamin-Biosynthese der Vertebraten noch genauer kennenlernen.

Die CAP der Mollusken (M-CAP) sind den CCAP verwandt: zyklische Peptide mit Aminosäuren-Austausch (Tabelle 4.11). Vehovszky et al. (2005) haben gezeigt, dass die M-CAP Einfluss auf den zentralen Motor der Nahrungsaufnahme ausüben.

Phylogenese. Bislang sind CAP bei Mollusken, Crustaceen und Insekten bekannt. Aus der Anwesenheit eines Rezeptors der Vasopressin-Familie kann bislang nicht auf die Anwesenheit von CAP/Vasotocin/Vasopressin-ähnlichen Molekülen bei allen Bilateria geschlossen werden.

4.2.2.2 Herzanregendes Peptid, NdWF-amid

Das kardio-excitatorische Peptid von Schnecken ist ein Tripeptid mit einer D-Aminosäure: D-Tryptophan (DW): Asparaginyl-

---
[84] Helix pomatia
[85] Aplysia kurodai

D-Trytophanyl-Phenylalanyl-Amid (**ND WF**-NH_2). Es wurde von Morishita et al. (1997) in *A. kurodai*[85] als Stimulus der Herzkontraktion, nicht aber der Herzfrequenz beschrieben. In *A. californica* wurde dann festgestellt, dass nicht nur im Herzen, sondern in allen Geweben, die **NDWF**-positive Neuronen haben, durch dieses Peptid Muskelkontraktionen stimuliert werden. Das Peptid wurde bei weiteren Schnecken identifiziert (Morishita et al. 2003a,b).

⟦S. 248⟧

Weder das Gen für **NDWF**-Amid, noch das Enzym, das die Isomerisierung des Tryptophans bewirkt, sind bisher bekannt (siehe Kasten „D-Aminosäuren"). **NDWF**-Amid ist bislang nur bei Schnecken bekannt.

4.2.2.3 Enterine

Einführung. Enterine wurden als charakteristische Neuropeptide bei Aplysia (*A. californica* und *A. kurodai*) identifiziert (Furukawa et al. 2001). In anderen Phyla gibt es keine nachweisbaren, homologen Peptide. Enterine zusammen mit → AMrP wirken als Antagonisten zum **NDWF** der Schnecken und hemmen die Kontraktionen der Aorta, aber auch die des Darmes.

⟦S. 170⟧
⟦S. 113⟧

Biochemie und Struktur. Das Enterin-Vorläuferprotein ist besonders groß. Es enthält sowohl dibasische als auch monobasische Schnittstellen für Prohormonkonvertasen. Die in der Abb. 4.49 *grau hinterlegt* dargestellten Peptide werden auch verwendet, die Peptide konnten isoliert werden. Das Peptidmotiv der Enterine ist **PxxxHxxFV**-NH_2. Die nichtaktiven Restpeptide wurden ebenfalls isoliert, was die Vorläuferspaltung, wie sie in der Abb. 4.49 dargestellt ist, bestätigte (Furukawa et al. 2001).

Physiologie. Enterine hemmen die Kontraktionen des Darmes als Neurotransmitter oder in endokriner Weise. Ihre Anwesenheit in den zerebralen und bukkalen Ganglien spricht für eine Rolle bei der Nahrungsaufnahme. Ob Enterine weitere regulatorische

> **Steckbrief 49: Herzanregendes Peptid**
> (*Cardio-excitatory peptide*; NDWF-NH$_2$)
>
> Sequenz NDWF-NH$_2$; Präproprotein noch unbekannt
> Bildung und Ziel NDWF-Amid-positive Neuronen aus dem ZNS wirken auf die kardio-vaskulären Muskeln in Schnecken.
> Funktion NDWF-Amid erhöht den Blutfluss und den Blutdruck in Schnecken
> Rezeptor (noch nicht bekannt)

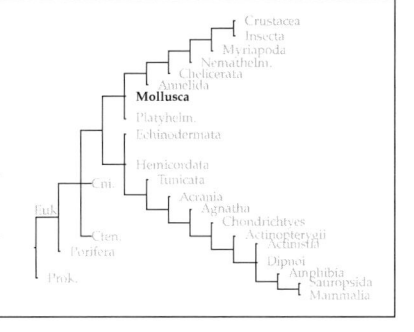

Funktionen haben, ist bis jetzt nicht bekannt (Furukawa et al. 2001).

Phylogenese. Enterine sind bisher nur bei Schnecken bekannt.

4.2.2.4 Mytilus hemmende Peptide (MIP; AMrP)

Einführung. MIP wurden zuerst in den Pedalganglien der Muschel *Mytilus edulis* entdeckt (Hirata et al. 1988). Später konnten in weiteren Muscheln und bei Schnecken verwandte Peptide beobachtet werden. Die charakteristische Eigenschaft der MIP ist die Hemmung von Muskelkontraktionen.

Biochemie und Struktur. Das charakteristische Motiv der MIP und verwandter, „Aplysia-MIP-ähnlicher Peptide" (AMrP) ist **PxFF/I/V**-NH$_2$. Das Vorläuferprotein von *A. californica* (Abb. 4.50) enthält 24 Peptide mit 6 oder 7 Aminosäuren, von denen 21 das Motiv enthalten, zwei weitere tragen ein Methionin oder Leucin an der letzten Position. Das **GSPRFF**-NH$_2$ kommt allein 11 mal vor.

Physiologie. Die MIP/AMrP bildenden Neuronen wurden in mehreren Ganglien gefunden: am stärksten in den → Pleural- und Abdominalganglien, außerdem in Zerebral-, Buccal- und Pedalganglien. MIP/AMrP hemmen Muskelkontraktionen: Die Kontraktionen des Ösophagus, des Penis-Retraktions-Muskels oder eines Muskels des Mantels wurden von verschiedenen *A. californica*-AMrP differentiell gehemmt. Dabei waren vor allem **GAPFRV**-NH$_2$, **GAPFRI**-NH$_2$ und **GPPFRI**-NH$_2$ aktiv (Fujisawa et al. 1999). In *A. kurodai* haben Sasaki et al. (2004) die Stimulation des Aorten-Vasoconstrictor-Muskels durch **NDWF**-amid und dessen Hemmung durch Enterine und AMrP (**GSPRFF**-NH$_2$) untersucht. In kultivierten Pleuralganglion-Neuronen fanden McDearmid et al. (2002) einen 4-Aminopyridin-sensitiven Kaliumkanal, der durch **GAPRFV**-NH$_2$ und **GSPRFF**-NH$_2$ stimuliert werden konnte.

Phylogenese. Bislang sind MIP/AMrP nur bei Mollusken bekannt. Die als Myoinhibitorische Peptide (MIP=Leucomyosuppressin) bezeichneten Neuropeptide von Insekten aus der Prothorax-Drüse sind strukturell nicht verwandt mit dem Mollusken-MIP.

D-Aminosäuren

Von den Ribosomen werden nur L-Aminosäuren eingebaut. Die Anwesenheit der D-Isomere erfordert daher die nachträgliche Isomerisierung durch eine Racemase oder Isomerase. Von D-Aspartat ist schon länger bekannt, dass es als Neurotransmitter eine Rolle spielt, auch D-Serin wurde in gleicher Funktion beschrieben. Weitere D-Aminosäuren wurden im gesamten Tierreich in Proteinen gefunden. Die Isomerasen wirken bevorzugt in der Nähe des N-Terminus. Das Enzym aus der Spinne *Agelenopsis aperta* benutzt ein **LxF**-Motiv als Substrat, um die X-Aminosäure zu isomerisieren, das **NxF** der Schnecken ist diesem Motiv ähnlich.

Steckbrief 50: Enterine

Sequenz Abb. 4.49
Bildung und Ziel Enterine werden in den zentralen und bukkalen Ganglien von Schnecken gebildet.
Funktion Enterine wirken in der Aorta und im Darm und hemmen dort die Muskelkontraktion.
Rezeptor (noch nicht bekannt)

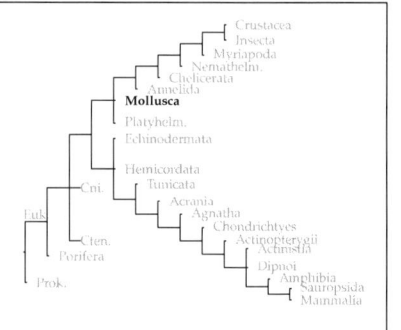

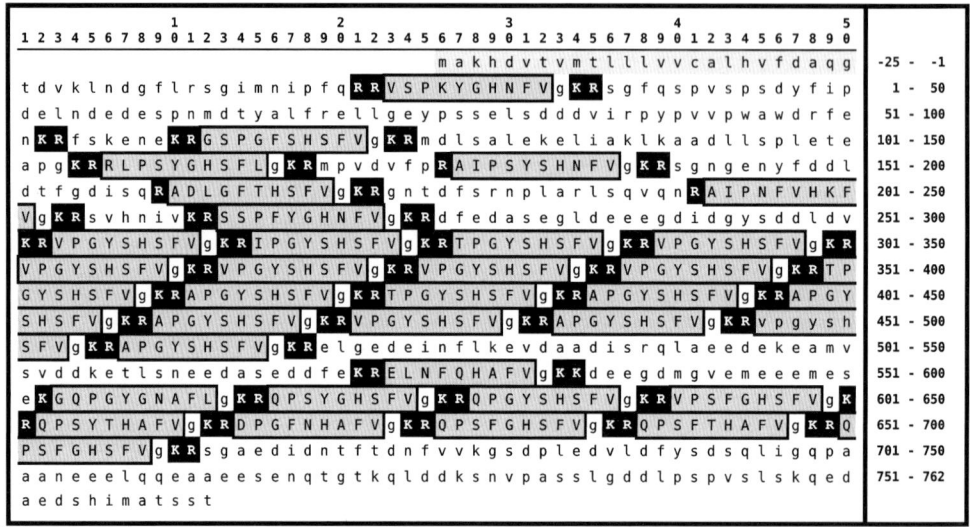

1234567890123456789012345678901234567890123456789012345678 90	
m a k h d v t v m t l l l v v c a l h v f d a q g	-25 - -1
t d v k l n d g f l r s g i m n i p f q RR VSPKYGHNFV g KR s g f q s p v s p s d y f i p	1 - 50
d e l n d e d e s p n m d t y a l f r e l l g e y p s s e l s d d d v i r p y p v v p w a w d r f e	51 - 100
n KR f s k e n e KR GSPGFSHSFV g KR m d l s a l e k e l i a k l k a a d l l s p l e t e	101 - 150
a p g KR RLPSYGHSFL g KR m p v d v f p R AIPSYSHNFV g KR s g n g e n y f d d l	151 - 200
d t f g d i s q R ADLGFTHSFV g KR g n t d f s r n p l a r l s q v q n R AIPNFVHKF	201 - 250
V g KR s v h n i v KR SSPFYGHNFV g KR d f e d a s e g l d e e e g d i d g y s d d l d v	251 - 300
KR VPGYSHSFV g KR IPGYSHSFV g KR TPGYSHSFV g KR VPGYSHSFV g KR	301 - 350
VPGYSHSFV g KR VPGYSHSFV g KR VPGYSHSFV g KR VPGYSHSFV g KR TP	351 - 400
GYSHSFV g KR APGYSHSFV g KR TPGYSHSFV g KR APGYSHSFV g KR APGY	401 - 450
SHSFV g KR APGYSHSFV g KR VPGYSHSFV g KR APGYSHSFV g KR V p g y s h	451 - 500
SFV g KR APGYSHSFV g KR e l g e d e i n f l k e v d a a d i s r q l a e e d e k e a m v	501 - 550
s v d d k e t l s n e e d a s e d d f e KR ELNFQHAFV g KK d e e g d m g v e m e e e m e s	551 - 600
e KG QPGYGNAFL g KR QPSYGHSFV g KR QPGYSHSFV g KR VPSFGHSFV g K	601 - 650
RQPSYTHAFV g KR DPGFNHAFV g KR QPSFGHSFV g KR QPSFTHAFV g KR Q	651 - 700
PSFGHSFV g KR s g a e d i d n t f t d n f v v k g s d p l e d v l d f y s d s q l i g q p a	701 - 750
a a n e e e l q q e a a e e s e n q t g t k q l d d k s n v p a s s l g d d l p s p v s l s k q e d	751 - 762
a e d s h i m a t s s t	

Abb. 4.49. Primärsequenz von Enterin-Präproprotein aus *A. californica*: Das Signalpeptid ist *grau* hinterlegt, die Enterine sind *gerahmt* und *grau* hinterlegt. Mono- und dibasische Peptidmotive sind *invers* dargestellt. Die Glycine am C-terminalen Ende der Peptide werden in allen Fällen zu Amid oxidiert. Die N-terminalen Glutamin-Aminosäuren werden zu Pyroglutamat zyklisiert. (Quelle: Furukawa et al. (2001) Genbank Q95P23)

4.2.2.5 Diuretische Hormone; (DiuH)[86]

Einführung. Die Diurese bei Insekten findet in den Malpighischen Gefäßen (*malpighian tubules*; MT) statt. Diese sind als Appendizes an den Mittel-Darm angehängt. Hat z. B. eine Mücke oder Wanze eine intensive Blutmahlzeit aufgenommen, ist das tierische oder menschliche Blut im Verhältnis zur Hämolymphe hypoton (~ 280 mOsm im Blut im Vergleich zu 370 mOsm in der Hämolymphe). Durch Sezernierung von Natrium- und Chlorid-Ionen in das Lumen der MT und Aufnahme von Flüssigkeit und durch die anschließende Ausscheidung von Wasser wird die Nahrung isoton für das Insekt und kann aufgenommen und verdaut werden. Diese Vorgänge, die Ausscheidung von Natriumchlorid und der Wassertransport werden durch diuretische Hormone stimuliert.

Sowohl Vasopressin/Oxytozin-ähnliche Peptide als auch CRH-verwandte Moleküle wurden als DiuH beschrieben, außerdem gibt es einzelne Kalzitonin-verwandte Diuretische Peptide. Detailliert erforscht, gelten heute vor allem die → CRH-ähnlichen [S.31]

---
[86] In der Literatur findet sich sowohl für das Diapause Hormon als auch für Diuretische Hormone die Abkürzung DH; daher wird hier mit DiuH abgekürzt.

4.2 Peptidhormone bei Invertebraten

> **Steckbrief 51: Mytilus-hemmende Peptide** 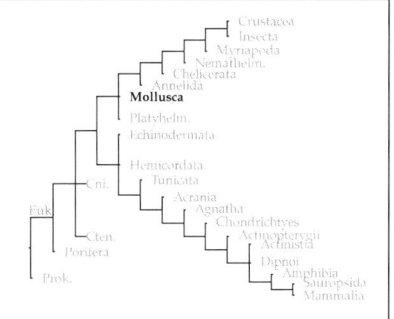
>
> **Sequenz** Abb. 4.50
> **Bildung und Ziel** MIP sind Neuropeptide in verschiedenen Ganglien, vor allem den Pleural- und Abdominal-Ganglien.
> **Funktion** MIP hemmen die Muskelkontraktion.
> **Rezeptor** (noch nicht bekannt)
>
> ```
>            1             2             3             4             5
> 1 2 3 4 5 6 7 8 9 0 1 2 3 4 5 6 7 8 9 0 1 2 3 4 5 6 7 8 9 0 1 2 3 4 5 6 7 8 9 0 1 2 3 4 5 6 7 8 9 0
>                                         m c t r p g l a a l l v l m t s c a s s    -20 -  -1
> f s r a d t q s a s a a a l s a a s a d a q a a r q q q e q h l v a q q q q q q q q q q h s n n n    1 -  50
> e p q q r a p s l d p y y r s l l d g s q g g q l f a p a q p v s q p d l s p d f s n p m g s s l s   51 - 100
> q s g t p e d s d t k v d t r g a a p k f f g k k r g q a p r f f g k k r a m a p k f f g k k s s e  101 - 150
> f p t s n s e q l a l d t r GSPRFF g k k s f p e s n r e q r GSPRFF g k k r f d e n v d i         151 - 200
> d e r a a p r f f g k k s s g e s a g d s g y i s v a s r GSPRFF g k k d d d i m i a a r GS        201 - 250
> PRFF g k k r s d d n v a l d l r GSPRFF g k r q s s d l d d e i s v a l r GSPRFF g k k            251 - 300
> r a d d e d i l l g e r GSPRFF g k k r a n d e n i s f s l r GSPRFF g k k r s d e s d d d         301 - 350
> n i g l v a r GSPRFF g k k r s d e t d d e n i g l m a r GSPRFF g r k r s d g l d d g n           351 - 400
> i i d v a t r GSPRFF g k k r s n s d s s d k s s d s a l s s s e s g r q t r q a p r f f g k r    401 - 450
> y v d e h h v s k r a a a t a f p l i i e a r q a p r f f g k r e y r y p p r g s p h f i g k r f s 451 - 500
> l y r s p g k y s l s s p y m s a k e f k e t f r r s d p f f m g k r t a e l n e e g s d d f t n d 501 - 550
> d t d d e n e y d e t v l f k r g a p r f v g k r g a p r f l g r r g a p r f i g r r g a p r f v  551 - 600
> k r g p p r f g k r d l d w y q k a l c a e a d i l e l d d c a d f l g n d d v k r q a p r f i g  601 - 650
> r k r g e d v s e r d y a q l l e a l s r l q a i k q i k a r i q n e k r l w v p g m v g r r s e y 651 - 700
> n l g p f d e f v d e s m e r                                                                       701 - 715
> ```
>
> **Abb. 4.50.** Primärsequenz des AMrP aus *A. californica*: Das Signalpeptid ist *grau* hinterlegt, die MIP sind *gerahmt* und *grau* hinterlegt. Das Hauptpeptid **GSPRFF**-NH$_2$ ist *in Großbuchstaben* dargestellt. Mono- und dibasische Peptidmotive sind *invers* dargestellt. Die Glycine am C-terminalen Ende der Peptide werden in allen Fällen zu Amid oxidiert. N-terminale Glutamin-Aminosäuren können zu Pyroglutamat zyklisiert werden. (Quelle: Fujisawa et al. (1999); Genbank AAF80382)

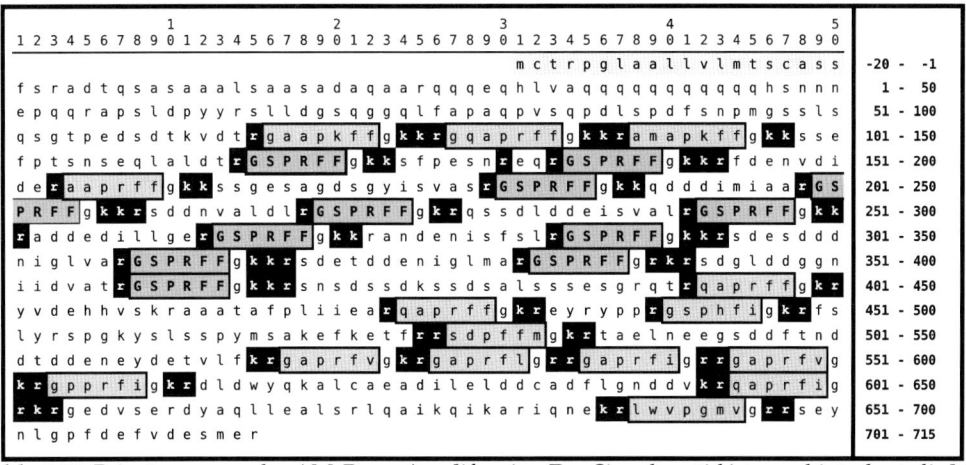

Insektenpeptide sowie die Kalzitonin-verwandten Peptide als DiuH, die sich *in vitro* wesentlich wirksamer erwiesen als → Inotozin oder ähnliche Peptide (vergl. Gaede (2004)).

Biochemie und Struktur. DiuH entstehen durch die Wirkung von PC1 (und PC2) aus Vorläuferpeptiden. Sie sind am C-terminalen Ende amidiert. Über die Wirkung der assoziierten Peptide (siehe Abb. 4.51) ist nichts bekannt. In einzelnen Spezies sind verschiedene Gene für DiuH bekannt, aus denen wirksame Peptide mit Kettenlängen zwischen 30 und 50 Aminosäuren entstehen. Eine differentielle Expression ist in der Literatur nicht nachweisbar. Außer den DiuH sind vor allem → Kinine und → CAP Stimulatoren der Diurese.

Der DiuH-Rezeptor ist ein G-Protein-gekoppelter, heptahelikaler Membranrezeptor der Sekretin-Rezeptor-Familie, der auf der Oberfläche der MT exprimiert wird (Jagge u. Pietrantonio 2008).

Physiologie. DiuH werden in neurosekretorischen Zellen der *Pars intercerebralis* und der *Corpora cardiaca* gebildet und freigesetzt. Auch in thorakalen und abdominalen Ganglien konnte eine – allerdings wesentlich geringere – Expression beobachtet werden (Audsley et al. 1997). DiuH wirkt über die Hämolymphe auf die Rezeptoren auf den Malpighischen Gefäßen. Dabei wird intrazellulär cAMP erhöht. Auch in Rezeptor-

4 Drei Typen von Hormonen

> **Steckbrief 52: Diuretische Hormone (DiuH)** 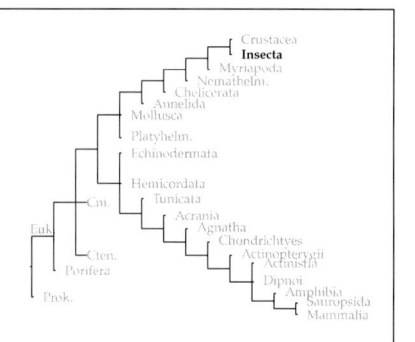
>
> **Sequenz** Abb. 4.51
> **Bildung und Ziel** DiuH werden von neurosekretorischen Zellen des Gehirns und den *Corpora Cardiaca* gebildet und wirken auf GPcR in den Malpighischen Gefäßen.
> **Funktion** DiuH stimulieren Natriumchlorid-Ausscheidung und Wassertransport.
> **Rezeptor** ein GPcR der Sekretin-Rezeptor-Familie
>
> ```
>                     1                   2                   3                   4                   5
> 1 2 3 4 5 6 7 8 9   0 1 2 3 4 5 6 7 8 9 0 1 2 3 4 5 6 7 8 9 0 1 2 3 4 5 6 7 8 9 0 1 2 3 4 5 6 7 8 9 0
>                                                             m m w w a i w c v m v v v s s a a s a       -19 -  -1
> a p a p d s a p m   d l v q   i d s a g p d d e   s l g y a v s s l e g r y g a e a p w l y l l a e m p r  1 -  50
> d s q i g r a a v   k r R M P S L S I D L P M   S V L R Q K L S L E K E R K V H A L R A A A N R N F L N  51 - 100
> D I g k r g l q w   s r s e   q p s a y y                                                                101 - 119
> ```
>
> **Abb. 4.51.** Primärsequenz des DiuH aus dem Tabakschwärmer: Das Signalpeptid ist *grau* hinterlegt, das DiuH[87] ist *gerahmt* und *grau hinterlegt*. Dibasische Peptidmotive sind *invers* dargestellt. Das Glycin am C-terminalen Ende der Peptide wird zu Amid oxidiert. (Quelle: Kataoka et al. (1989) Genbank P21819)

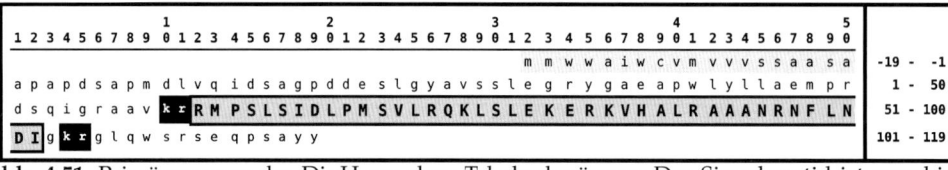

exprimierenden Zelllinien wurde nach Ligandenbildung eine verstärkte intrazelluläre cAMP-Bildung beobachtet (Gaede 2004).

Da die DiuH-Menge bei adulten Heuschrecken einen Tag nach dem Schlüpfen stark verringert war, ähnlich wie nach einer Fütterung, vermutete man auch eine DiuH-Beteiligung bei den Vorgängen, die dem Schlüpfen folgen.

Phylogenese. Diuretische Hormone wurden bislang von 20 verschiedenen Insekten-Arten beschrieben, aber nicht in anderen Phyla.

4.2.3 Kinine

Kinine sind Neuropeptide und Neurohormone, die wegen ihrer myotropen oder darm-anregenden Eigenschaften isoliert wurden. Die verschiedenen Kinin-Familien sind durch charakteristische Sequenzmotive gekennzeichnet.

Es gibt einerseits Pyrokinine/Pheromonbiosynthese-aktivierende Neuropeptide (**FxPRL**-NH_2[88]), Leucokinine/Lymnokinine (**FxxWG**-NH_2), Sulfakinine (Sulfatierte **RF**-NH_2) und Orcokinine (N-terminale **NxDEI**-Peptide).

4.2.3.1 Pyrokinine/Myotropine und Pheromonbiosynthese-aktivierendes Neuropeptid (PBAN)

Einführung. PBAN ist das Hormon einzelner neurosekretorischer Zellen der Subösophagus-Drüse, das dort oder nach axonalem Transport in den *Corpora cardiaca* freigesetzt wird. Es wirkt auf die Enzyme der Pheromon-bildenden Drüse. Die Anwesenheit von PBAN ist besonders bei Schmetterlingen (Lepidoptera) belegt, aber auch bei anderen Insekten gibt es PBAN-ähnliche Peptide; das analoge Peptid bei *D. melanogaster* heißt „Huugin".

Biochemie und Struktur. Pyrokinine bilden eine Gruppe von Peptiden, die sich durch eine C-terminale **FxPRL**-NH_2-Gruppe auszeichnen und denen muskelkontrahierende (myotrope) Aktivität nachgewiesen wurde. Spezielle Pyrokinine sind die PBAN, von denen Vorläuferprotein-Sequenzen bisher nur bei

---
[88] x steht für x-beliebige Aminosäuren.

Steckbrief 53: **Pyrokinine/PBAN**

Sequenz Abb. 4.52
Bildung und Ziel PBAN wird in der Subösophagus-Drüse gebildet und in den *Corpora cardiaca* freigesetzt.
Funktion PBAN stimuliert die Pheromon-Bildung
Rezeptor (noch nicht bekannt)

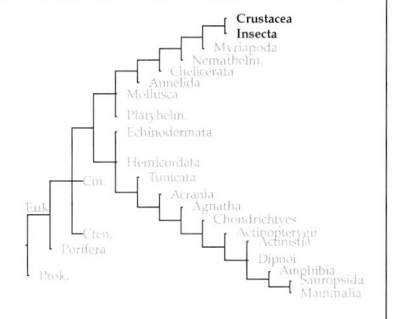

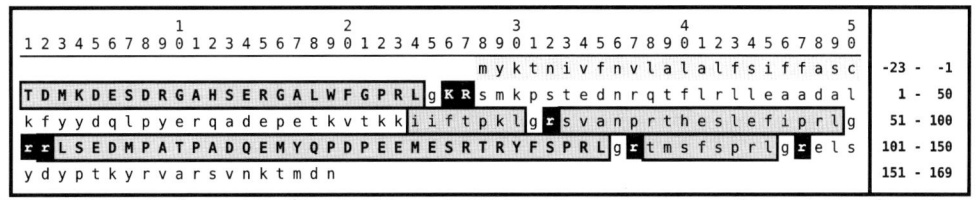

```
                    1                   2                   3                   4                   5
  1 2 3 4 5 6 7 8 9 0 1 2 3 4 5 6 7 8 9 0 1 2 3 4 5 6 7 8 9 0 1 2 3 4 5 6 7 8 9 0 1 2 3 4 5 6 7 8 9 0
                                          m y k t n i v f n v l a l a l f s i f f a s c      -23 -  -1
  T D M K D E S D R G A H S E R G A L W F G P R L g K R s m k p s t e d n r q t f l r l l e a a d a l    1 -  50
  k f y y d q l p y e r q a d e p e t k v t k k i i f t p k l g r s v a n p r t h e s l e f i p r l g   51 - 100
  r r L S E D M P A T P A D Q E M Y Q P D P E E M E S R T R Y F S P R L g r t m s f s p r l g r e l s  101 - 150
  y d y p t k y r v a r s v n k t m d n                                                                151 - 169
```

Abb. 4.52. Vorläuferprotein für PBAN- und DH-Primärsequenzen aus *B. mori*. Das Signalpeptid ist *grau* hinterlegt, das Diapause-Hormon [1-24] und PBAN [52/53-85] sind *gerahmt* und *grau* hinterlegt. Mono- und Dibasische Peptidmotive sind *invers* dargestellt. Die Glycine am C-terminalen Ende der Peptide werden in allen Fällen zu Amid oxidiert. Drei weitere Neuropeptide (α-SG [74-80], β-SG [83-99] und γ-SG [108-115]) können ebenfalls freigesetzt werden. Die N-terminalen Glutamin-Aminosäuren sind zu Pyroglutamat zyklisiert. (Quelle: Sato et al. (1993); Genbank P09971)

Lepidoptera in der Genbank bekannt sind (Abb. 4.52).

Auf dem Vorläuferprotein des Seidenspinners (*B. mori*) befindet sich außer dem PBAN auch das DH[89], ebenfalls ein Pyrokinin. Während beim Seidenspinner Diapause-Hormon und PBAN im selben Gen kodiert sind, wurden bei *D. melanogaster* Pyrokinine innerhalb der Gene für *Hugin*, für *Capa* und für ein Kardio-Akzeleratorisches Peptid *Cap2b* gefunden (Kean et al. 2002; Baggerman et al. 2002; Meng et al. 2002). Bei den Mücken *Ae. aegyptii*[90] und *A. gambiae*[91] sind drei kurze FxPRL-Amide und ein PRL-Amid auf nur einem Pyrokinin-Vorläuferprotein vorhanden (Genbank Q16N80 und Q7PTL2). Das PBAN-Neuropeptid-Proprotein der Motte *Agrotis ipsilon* trägt ein Diapause-Hormon, bei dem Leucin-Amid durch Isoleucin-Amid ausgetauscht ist, das PBAN und dazu zwei weitere Pyrokinine; beim orientalischen Tabakheerwurm (*Helicoverpa assulta*) sind DH und PBAN neben zwei weiteren Pyrokininen vorhanden.

Physiologie. Ursprünglich wurden Pyrokinine anhand der myotropen Aktivität identifiziert. Pyrokinine beeinflussen aber auch Kontraktionen des Heuschrecken-Ovidukts, die Diapause der Eier vom Seidenspinner (Diapause-Hormon; Abb. 4.52), eine Beschleunigung der Verpuppung von Fleischfliegen-Larven oder die Melanisierung und Rotfärbung von Mottenlarven (Torfs et al. 2001). Die ektopische (Über-)Expression des *Hugin*-Gens in der Fruchtfliege führte in fast der Hälfte der Larven zu Lethalität während der zweiten Verpuppung, nur 5% der Tiere erreichten den Adultstatus. Es kam zu irreparablen Schäden und Fehlverhalten bei der Häutung (Meng et al. 2002).

---
[89] Diapause-Hormon
[90] Aedes aegyptii
[91] Anopheles gambiae

118   4 Drei Typen von Hormonen

```
            1         2         3         4         5
  1 2 3 4 5 6 7 8 9 0 1 2 3 4 5 6 7 8 9 0 1 2 3 4 5 6 7 8 9 0 1 2 3 4 5 6 7 8 9 0 1 2 3 4 5 6 7 8 9 0
                          m i g f a v f s s f n r f t t i f v c v l l c v v y l l s y a s g    -33 -   1
  e y d g r d s s s g s n n d r a p s n e f g s c t d g k c i KR TSQDITSGMWFGPRL g RR            1 -  50
  RR a d RK p e i n s d i e a f a n a f e e p h w a i v t i p e t e KR QITQFTPRL g r e s g      51 - 100
  e d y f s y g f p k d q e e l y t e e q i y l p l f a s r l g RR VpwtpsprlgrqlhnivG         101 - 150
  d k p r q n f n d p r f                                                                     151 - 162
```

Abb. 4.53. Das Pyrokinin-Vorläuferprotein der Biene (*A. mellifera*). Das Signalpeptid ist *grau* hinterlegt, Pyrokinine sind *gerahmt*, in *Großbuchstaben* und *grau* hinterlegt. Ob die Peptide [111–130] und [134–142](in *Kleinbuchstaben*) als Pyrokinin aktiv sind, ist der Literatur nicht zu entnehmen, in Audsley u. Weaver (2006) sind sie nicht erwähnt. Mono- und dibasische Peptidmotive sind *invers* dargestellt. Die Glycine am C-terminalen Ende der Peptide werden in allen Fällen zu Amid oxidiert. Die N-terminalen Glutamin-Aminosäure kann zu Pyroglutamat zyklisiert sein. (Quelle: Genbank NP_001104182)

PBAN stimuliert über den PBAN-Rezeptor, einen heptahelikalen GPcR, Kalzium-Einstrom und cAMP-Anstieg in Zellen der Pheromon-Drüse. Das führte in einigen Spezies zu einer verstärkten Acetyl-CoA-Carboxylase-Aktivität, in anderen wiederum zu erhöhter Reduktion von Fettsäuren zu Aldehyden oder Alkoholen, welche dann die Pheromon-Bildung und -Freisetzung induzierten (Tillman et al. 1999). Der Pyrokinin-1-Rezeptor der Fruchtfliege ist ebenfalls ein heptahelikaler GPcR (Cazzamali et al. 2005).

Phylogenese. Während PBAN bisher[92] nur bei Schmetterlingen bekannt sind, wurden Pyrokinine vor allem bei Insekten, aber auch bei Krebsen nachgewiesen (Torfs et al. 2001).

4.2.3.2 Orcokinine

Einführung. Beim Kamberkrebs *O. limosus*[93] beschrieben Stangier et al. (1992) ein darmaktives Neuropeptid: Orcokinin. Später fanden sie ähnliche Peptide in anderen Krebsen. Heute sind Orcokinine bei Krebsen, Insekten und Nematoden bekannt; von Schnecken- oder Muschel-Orcokininen ist allerdings keine Sequenz in der Genbank vorhanden.
Biochemie und Struktur. Bei Crustacea und Nematoda sind zehn und mehr gleiche oder sehr ähnliche Neuropeptide auf dem selben Vorläuferprotein vorhanden, die durch Prohormonkonvertase-1 oder 2 freigesetzt werden (**KR**- bzw. **KK**-Motive). Bei Insekten findet man dagegen nur wenige Orcokinine auf dem Vorläuferprotein, dafür längere N-terminale Propeptid-Sequenzen (Abb. 4.54). Bienen benötigen nur die PC1, bei der Grünen Erbsenblattlaus (*Acyrthosiphon pisum*) braucht es dagegen PC1 und PC2, um Orcokinine freizusetzen (Abb. 4.54).

Das in Abb. 4.54 dunkelgrau umrandete Peptid **FDAFTTGF**-Amid aus dem Sumpfkrebs (*P. clarkii*[94]) wurde als Orcomyotropin aus *O. limosus* zuerst isoliert und analysiert. Das Vorläuferprotein von *O. limosus* ist noch nicht bekannt.

Bislang ist der Orcokinin-Rezeptor noch nicht beschrieben. Da in *C. elegans* ebenfalls Orcokinine und zudem alle G-Protein-gekoppelten Rezeptoren durch die Totalsequenzierung des Genoms bekannt sind, ist hier am ehesten mit der Idenfizierung eines Orcokinin-Rezeptors zu rechnen.

Physiologie. Die Konservierung der Neuropeptid-Struktur innerhalb des Propeptids bei Nematoden und Krebsen lässt auf wichtige Funktionen schließen. Das Orcokinin aus dem Kamberkrebs wirkt auf die Darm-

---
[92] (im Sept. 2008)
[93] Orconectes limosus
[94] Procambarus clarkii

Steckbrief 54: **Orcokinine**

Sequenz Abb. 4.54

Bildung und Ziel Orcokinine sind Neuropeptide u. a. aus dem Stomatogastrischen Ganglion; sie wirken als Neurotransmitter und als Hormone.

Funktion Orcokinine kontrahieren die Darmmuskulatur und steuern den Rhythmus im Pylorus. Sie sind an der zirkadianen Steuerung der Bewegungsaktivität beteiligt.

Rezeptor (noch nicht bekannt)

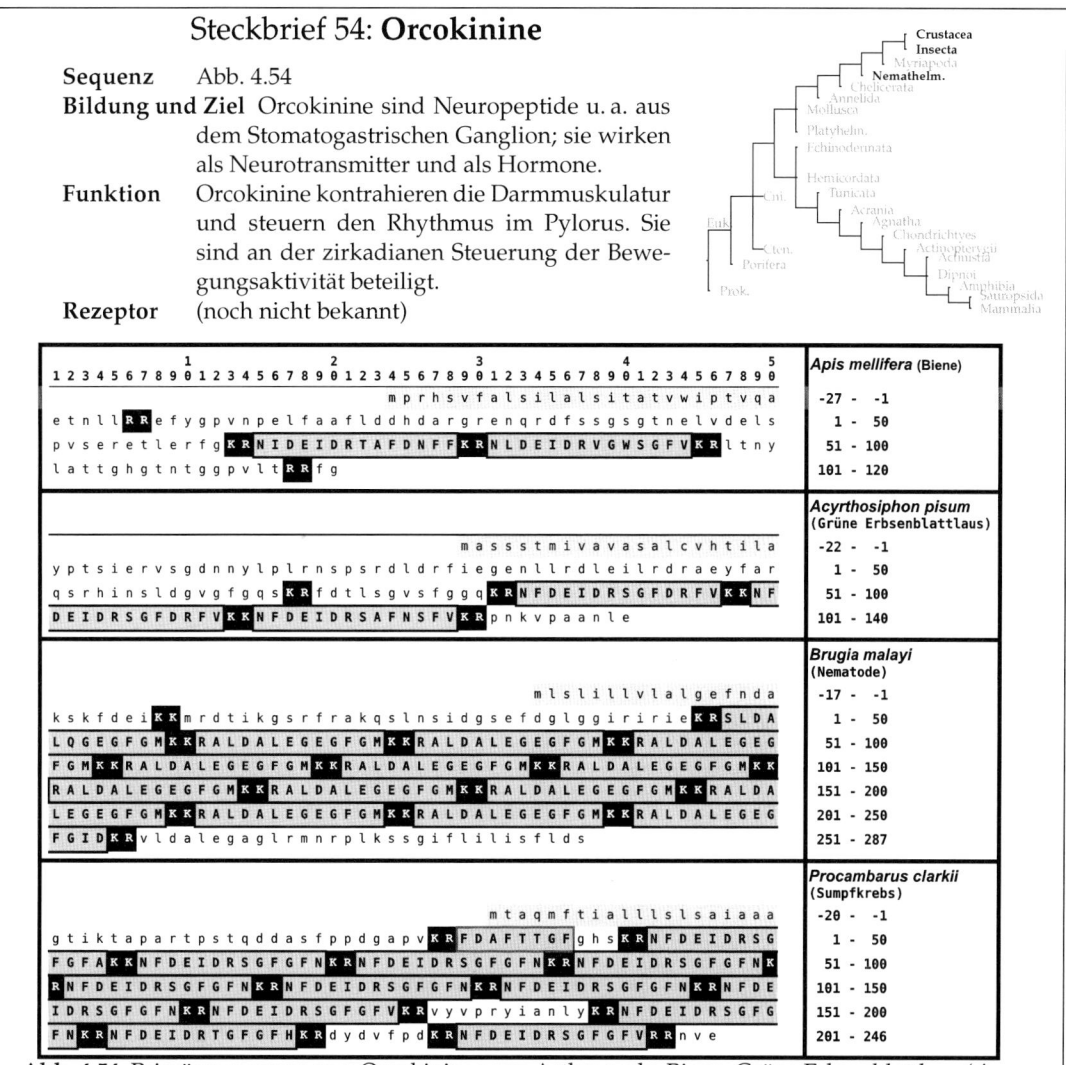

```
          1         2         3         4         5
 1234567890123456789012345678901234567890123456789 0                              Apis mellifera (Biene)
                              mprhsvfalsilalsitatvwiptvqa      -27 -  -1
 etnllRRefygpvnpelfaaflddhdargrenqrdfssgsgtnelvdels              1 -  50
 pvseretlerfgKRNIDEIDRTAFDNFFKRNLDEIDRVGWSGFVKRltny             51 - 100
 lattghgtntggpvltRRfg                                          101 - 120

                                                               Acyrthosiphon pisum
                                                               (Grüne Erbsenblattlaus)
                              massstmivavasalcvhtila           -22 -  -1
 yptsiervsgdnnylplrnspsrdldrfiegenllrdleilrdraeyfar              1 -  50
 qsrhinsldgvgfgqsKRfdtlsgvsfgqqKRNFDEIDRSGFDRFVKKNF             51 - 100
 DEIDRSGFDRFVKKNFDEIDRSAFNSFVKRpnkvpaanle                      101 - 140

                                                               Brugia malayi (Nematode)
                              mlslillvlalgefnda                -17 -  -1
 kskfdeiKKmrdtikgsrfrakqslnsidgsefdglggiririeKRSLDA              1 -  50
 LQGEGFGMKKRALDALEGEGFGMKKRALDALEGEGFGMKKRALDALEGEG             51 - 100
 FGMKKRALDALEGEGFGMKKRALDALEGEGFGMKKRALDALEGEGFGMKK            101 - 150
 RALDALEGEGFGMKKRALDALEGEGFGMKKRALDALEGEGFGMKKRALDA            151 - 200
 LEGEGFGMKKRALDALEGEGFGMKKRALDALEGEGFGMKKRALDALEGEG            201 - 250
 FGIDKRvldalegaglrmnrplkssgiflilisflds                         251 - 287

                                                               Procambarus clarkii
                                                               (Sumpfkrebs)
                              mtaqmftialllslsaiaaa             -20 -  -1
 gtiktapartpstqddasfppdgapvKRFDAFTTGFghsKRNFDEIDRSG              1 -  50
 FGFAKKNFDEIDRSGFGFNKRNFDEIDRSGFGFNKRNFDEIDRSGFGFNK             51 - 100
 RNFDEIDRSGFGFNKRNFDEIDRSGFGFNKRNFDEIDRSGFGFNKRNFDE            101 - 150
 IDRSGFGFNKRNFDEIDRSGFGFVKRvyvpryianlyKRNFDEIDRSGFG            151 - 200
 FNKRNFDEIDRTGFGFHKRdydvfpdKRNFDEIDRSGFGFVRRnve                201 - 246
```

Abb. 4.54. Primärsequenzen von Orcokininen aus Arthropoda: Biene, Grüne Erbsenblattlaus (*Acyrthosiphon pisum*), der Nematode *Brugia malayi* und des Sumpfkrebses *Procambarus clarkii*. Das Signalpeptid ist jeweils *grau* hinterlegt, die Orcokinine sind *gerahmt* und *grau* hinterlegt. Dibasische Peptidmotive sind *invers* dargestellt. (Quelle: Genbank P85832, XP_001947462, EDP37605, Q9NL82)

Kontraktion: es erhöht Amplitude und Frequenz der Kontraktionen. Orcokinin-bildende Neuronen n wurden im Stomatogastrischen Ganglion und anderen Ganglien nachgewiesen. Auch auf Rhythmus und Aktivität des Pylorus haben sie stimulierende Wirkung. Es ist bisher nicht sicher, ob Orcokinine als Neurotransmitter oder endokrin über die Hämolymphe wirken. In der Hämolymphe werden gleichbleibende Konzentrationen von Orcokininen gefunden. Andererseits ist der Mitteldarm von einigen Orcokinin-Neuronen innerviert.

Schließlich wurde zuletzt eine weitere Orcokinin-Funktion bei der zirkadianen Kontrolle der Lokomotor-Aktivität von Schaben nachgewiesen: Injektion von Orcokinin in das Akzessorische Mark des *Lobus opticus* führte zu stabilen Phasenverschie-

120   4 Drei Typen von Hormonen

bungen der Bewegungsaktivität (Hofer u. Homberg 2006).

Phylogenese. Bislang sind Orcokinine bei Insekten, Krebsen und Nematoden beschrieben.

4.2.3.3 Leucokinine/Lymnokinine

Einführung. Leucokinine, Locustakinine, und Lymnokinine sind Peptide der **FxxWx**-Amid-Familie, die mit ähnlichen Strukturen bei Insekten, Mollusken und Nematoden bekannt geworden sind. Ursprünglich erwiesen sich die Leucokinine als Darmkontraktion-stimulierende Hormone. Heute gilt die Regulation der Diurese in den Malpighischen Gefäßen als charakteristische Funktion der Leucokinine und verwandter Peptide.

Biochemie und Struktur. Leucokinine wurden zuerst von Holman et al. (1986b,a) in der Schabe *L. maderae*[95] isoliert (Tabelle 4.12). Vorläufer-Proteine sind beim Seidenspinner, der Gelbfiebermücke und *D. melanogaster* bekannt. Die drei Peptidsequenzen auf dem Vorläuferprotein der Gelbfiebermücke (Abb. 4.55) wurden als Peptide isoliert. Vom Seidenspinner ist das Vorläuferprotein bekannt durch Genomsequenzierung; die Kinine selbst sind nicht nachgewiesen: möglicherweise sind die Peptide N-terminal länger als angegeben. Das Leucokinin von *D. melanogaster*, **NSVVLGKKQR**|**F**|**HS**|**W**|G-NH$_2$, isoliert von Baggerman et al. (2002), enthält ein dibasisches Peptidmotiv, an dem Prohormonkonvertasen schneiden können.

Das Lymnokinin aus *L. stagnalis*[96] weist ein C-terminales Serin-Amid auf: **PS**|**F**|**HS**|**W**|S-NH$_2$ (Cox et al. 1997). In *C. elegans* wurde ein Leucokinin-ähnliches Vorläuferprotein identifiziert (Genbank AAM22049) mit zweimal der Sequenz **QFYAWAG**, woraus wahrscheinlich ein pE|**F**|**YA**|**W**|A-NH$_2$ resultiert.

Den Lymnokinin-Rezeptor charakterisierten zuerst Cox et al. (1997). Weitere GP-cR fanden sich dann bei Insekten: Bienen, Fruchtfliegen und Gelbfiebermücken. Außerdem identifizierte man bei Zecken (also bei Chelicerata[97]) einen ähnlichen Rezeptor, ohne dass dort bisher Leucokinine gefunden wurden. Auch in dem Placozoon *Trichoplax adhaerens*, also einer ursprünglichen Metazoen-Art, wurde mit dem gesamten Genom ein Leucokinin-Rezeptor-ähnliches Molekül kloniert. Die drei *Ae. aegyptii*-Leucokinine (Abb. 4.55) binden alle an denselben Rezeptor, aber mit unterschiedlicher Affinität (Pietrantonio et al. 2005).

Physiologie. Holman et al. (1986b) bezeichneten die Leucokinine ursprünglich als Cephalomyotropine, Peptide des Gehirns, die Kontraktionen von Muskeln auslösen. Auch für die Isolierung weiterer Leucokinine z. B. bei Heuschrecken wurde die Kontraktion des Darmes als Bioassay für die Isolierung der Peptide verwendet.

Leucokinine sind für die Insektenforschung wichtig geworden, weil sie die Diurese von NaCl und KCl fördern. Bei den blutsaugenden Insekten, z. B. *Ae. aegyptii*, muss nach Nahrungsaufnahme ziemlich viel Salz und Flüssigkeit wieder entsorgt werden. Dies geschieht in den Malpighischen Gefäßen. Hier stimulieren Leucokinine den Salztransport. Indem man diesen Transport blockiert, hofft man, die Vermehrung dieser gefährlichen Krankheitsüberträger zu unterbinden.

Phylogenese. Bislang sind Leucokinine und ähnliche Peptide der **FxxFx**-Amid-Familie bei Mollusken, Insekten und Nematoden gefunden worden. Ein möglicher Rezeptor ist möglicherweise schon seit Beginn der Metazoen-Entwicklung vorhanden.

4.2.3.4 Tachykinin-ähnliche Peptide (TRP)

Einführung. Tachykinine wie → Substanz P [S. 90] wurden schon bei Vertebraten beschrieben. Diese Peptide haben ein gemeinsames

---
[95] Leucophaea maderae
[96] Lymnea stagnalis
[97] Chelicerata

4.2 Peptidhormone bei Invertebraten

Steckbrief 55: **Leucokinin, Lymnokinin**

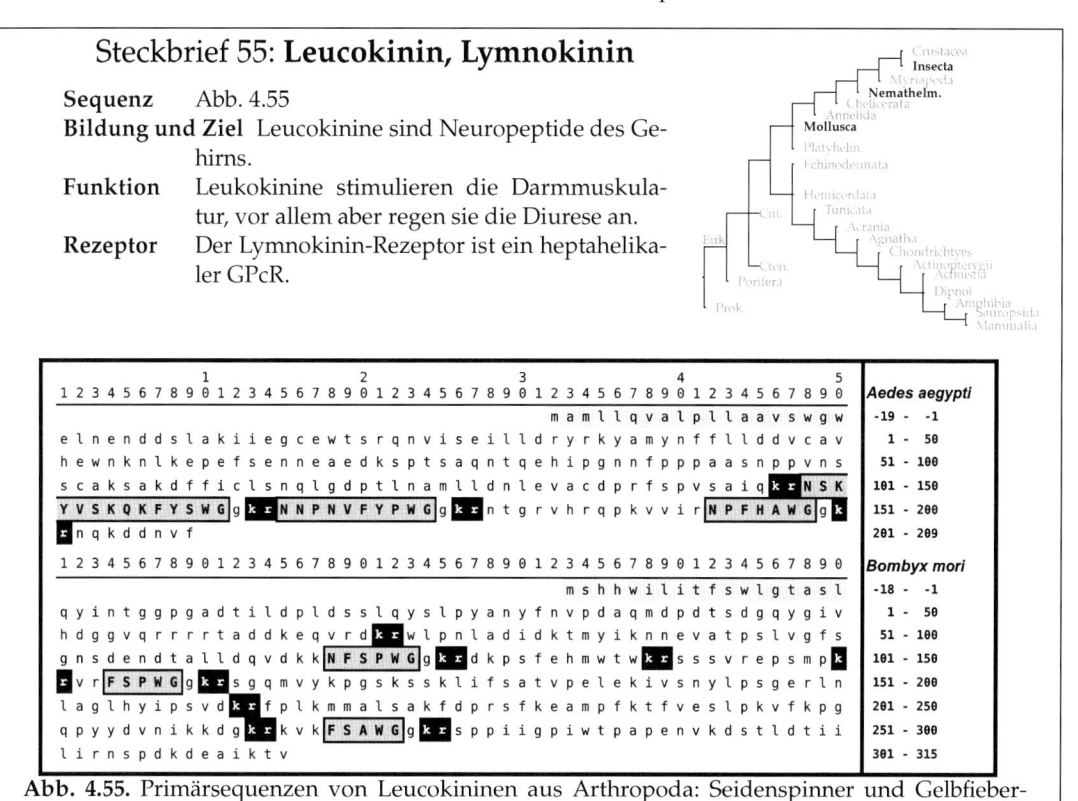

Sequenz Abb. 4.55
Bildung und Ziel Leucokinine sind Neuropeptide des Gehirns.
Funktion Leukokinine stimulieren die Darmmuskulatur, vor allem aber regen sie die Diurese an.
Rezeptor Der Lymnokinin-Rezeptor ist ein heptahelikaler GPcR.

```
                    1                   2                   3                   4                   5
 1 2 3 4 5 6 7 8 9 0 1 2 3 4 5 6 7 8 9 0 1 2 3 4 5 6 7 8 9 0 1 2 3 4 5 6 7 8 9 0 1 2 3 4 5 6 7 8 9 0    Aedes aegypti
                                                              m a m l l q v a l p l l a a v s w g w    -19 -   -1
 e l n e n d d s l a k i i e g c e w t s r q n v i s e i l l d r y r k y a m y n f f l l d d v c a v      1 -   50
 h e w n k n l k e p e f s e n n e a e d k s p t s a q n t q e h i p g n n f p p p a a s n p p v n s     51 -  100
 s c a k s a k d f f i c l s n q l g d p t l n a m l l d n l e v a c d p r f s p v s a i q kr N S K     101 -  150
 Y V S K Q K F Y S W G g kr N N P N V F Y P W G g kr n t g r v h r q p k v v i r N P F H A W G g k     151 -  200
 r n q k d d n v f                                                                                     201 -  209
 1 2 3 4 5 6 7 8 9 0 1 2 3 4 5 6 7 8 9 0 1 2 3 4 5 6 7 8 9 0 1 2 3 4 5 6 7 8 9 0 1 2 3 4 5 6 7 8 9 0    Bombyx mori
                                                              m s h h w i l i t f s w l g t a s l    -18 -   -1
 q y i n t g g p g a d t i l d p l d s s l q y s l p y a n y f n v p d a q m d p d t s d g q y g i v      1 -   50
 h d g g v q r r r r t a d d k e q v r d kr w l p n l a d i d k t m y i k n n e v a t p s l v g f s     51 -  100
 g n s d e n d t a l l d q v d k k N F S P W G g kr d k p s f e h m w t w kr s s s v r e p s m p k    101 -  150
 r v r F S P W G g kr s g q m v y k p g s k s s k l i f s a t v p e l e k i v s n y l p s g e r l n    151 -  200
 l a g l h y i p s v d kr f p l k m m a l s a k f d p r s f k e a m p f k t f v e s l p k v f k p g    201 -  250
 q p y y d v n i k k d g kr k v k F S A W G g kr s p p i i g p i w t p a p e n v k d s t l d t i i    251 -  300
 l i r n s p d k d e a i k t v                                                                        301 -  315
```

Abb. 4.55. Primärsequenzen von Leucokininen aus Arthropoda: Seidenspinner und Gelbfiebermücke. Das Signalpeptid ist jeweils *grau* hinterlegt, die Leucokinine sind *gerahmt* und *grau hinterlegt*. Dibasische Peptidmotive sind *invers* dargestellt. (Quelle: Genbank O02036, BAG50367)

Tabelle 4.12. Kinine aus der Schabe *Leucophaea madeira*

I	DPA F NS W	G-NH$_2$
II	DPG F SS W	G-NH$_2$
III	DQG F NS W	G-NH$_2$
IV	DAS F HS W	G-NH$_2$
V	GSG F SS W	G-NH$_2$
VI	pESS F HS W	G-NH$_2$
VII	DPA F SS W	G-NH$_2$
VIII	GAD F YS W	G-NH$_2$

FxGLM-NH$_2$-Motiv. Die Tachykinin-ähnlichen Peptide der Invertebraten gehören zur **FxGxR**-NH$_2$-Familie (Nässel 1999, Review). Sie wurden in verschiedenen Invertebraten-Phyla gefunden: Mollusken, Echiura (Anneliden), Insekten und Crustacea.

Biochemie und Struktur. Bis zu 14 verschiedene Tachykinin-ähnliche Peptidsequenzen kann man auf den Vorläuferproteinen (nach cDNS-Klonierung) von Schaben (z.B. *L. maderae*) finden, die auch durch chemische Analyse *ex vivo* als Peptide nachgewiesen wurden. In anderen Spezies dagegen identifizierte man nur wenige TRP.

Bei verschiedenen Insekten und Zecken sind mögliche TRP-Rezeptoren veröffentlicht worden. Es handelt sich in allen Fällen um GPcR der Rhodopsin-Familie.

> **Steckbrief 56: Tachykinin-ähnliche Peptide**
>
> **Sequenz** Abb. 4.56
> **Bildung und Ziel** TRP wird im Gehirn, in verschiedenen Ganglien von Kopf, Thorax und Abdomen und in neuroendokrinen Zellen des Mitteldarms gefunden.
> **Funktion** Es wirkt aktivierend auf Darmmuskulatur und auf Geruchsnerven.
> **Rezeptor** Der TRP-Rezeptor ist ein heptahelikaler GPcR der Rhodopsin-Familie.
>
> | | |
> |---|---|
> | `                              mafcprsrvgalilvtlsliavvlc` | -26 - -1 |
> | `apeesp kr APSGFLGVR g kk dnvipefnsdefneaad kr APAMGFQGVR g` | 1 - 50 |
> | `kk dqdedlgyd kr GPSMGFHGMR g kk eqqdflrdlvd kr GPNMGFMGMR g` | 51 - 100 |
> | `kk dpldfdyye kr APSMGFQGMR g kk dqweedadmy kr APSMGFQGMR gk` | 101 - 150 |
> | `k dyfddedeyf kr MGFMGMR g kk egdfevddypedglwsedgegeemd kr` | 151 - 200 |
> | `APAAGFFGMR g kk VPASGFFGMR g kk GPSVGFFAMR g kk APSAGFMGMR g` | 201 - 250 |
> | `kk APSGFMGMR g kr edldgedldsllqyldsayqhgrd kr ngerapgs kk` | 251 - 300 |
> | `APSGFLGTR g kk dwptqqgaeagtepdihtslsd` | 301 - 334 |
>
> **Abb. 4.56.** Primärsequenzen von TRP aus *L. maderae* (LemTRP). Das Signalpeptid ist jeweils *grau hinterlegt*, die TRP sind *gerahmt* und *grau hinterlegt*. Dibasische Peptidmotive sind *invers* dargestellt. Von LemTRP-2 und LemTRP-3 existieren lange und kurze Peptide, beide tragen in der langen Form ein intramolekulares dibasisches Peptidmotiv. (Quelle: Genbank AAX11211; Nässel (1999); Predel et al. (2005))

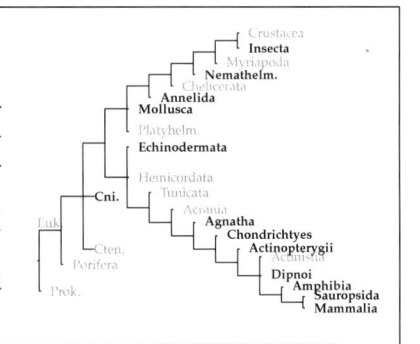

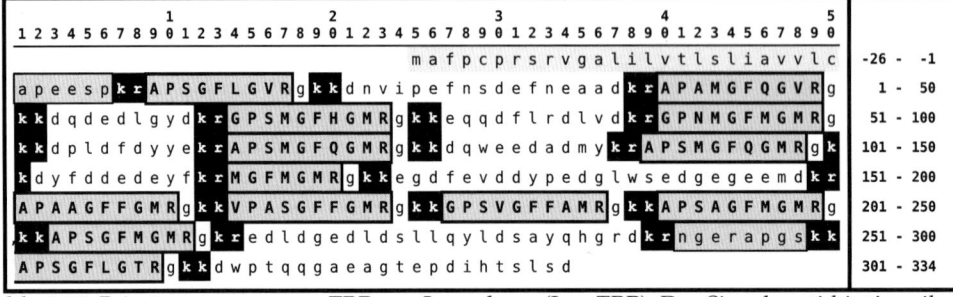

Physiologie. Das Tachykinin-ähnliche Peptid wird (bei *L. migratoria*) in verschiedenen Hirnregionen, außerdem in Kopf-, Thorax- und Abdominal-Ganglien gefunden und dazu im Mitteldarm. Tachykinin-ähnliche Peptide stimulieren wie Sulfakinine oder Allatotropine die Darmmuskulatur. Einen spezifischerer Effekt konnte man bei *D. melanogaster*-Fliegen beobachten, in denen TRP durch RNA-Interferenz ausgeschaltet worden war: In diesen Fliegen war der Geruchssinn beeinträchtigt, der Bewegungsapparat dagegen war hyperaktiv (Winther et al. 2006). Bei Krebsen wird TRP in endokrinen Darmzellen gebildet. Diese setzten TRP vor allem bei erhöhter KCl-Konzentration frei. Auch hier wird ein Rolle bei der Steuerung der Nahrungsaufnahme vermutet (Christie et al. 2007).

Phylogenese. Tachykinine und Tachykinin-ähnliche Peptide kommen wahrscheinlich in allen Metazoen vor; auf jeden Fall muss ein Vorläufer-Gen existiert haben, bevor sich Protostomia und Deuterostomia auftrennten.

4.2.3.5 Sulfakinine

Einführung. Das erste Sulfakinin aus der Schabe *L. maderae* wurde mit Hilfe eines Bioassays isoliert, bei dem die Häufigkeit und Stärke von Darmkontraktionen bestimmt wurde.

Biochemie und Struktur. Sulfakinine entstehen aus einem Vorläuferprotein. Sie sind charakterisiert durch die C-terminale **DYGHMRF**-NH$_2$-Sequenz (Abb. 4.57). Einige Sulfakinine wurden mit Sulfatierung am Tyrosin (**Y**) isoliert; wo die Sequenz bislang nur durch RNS/DNS-Analyse identifiziert wurde, besteht keine Sicherheit, dass das Peptid auch tatsächlich sulfatiert ist. Allerdings sind auch nicht sulfatierte Sulfakinine aktiv (Nichols 2007, 2003). Die Tyrosylprotein-Sul-

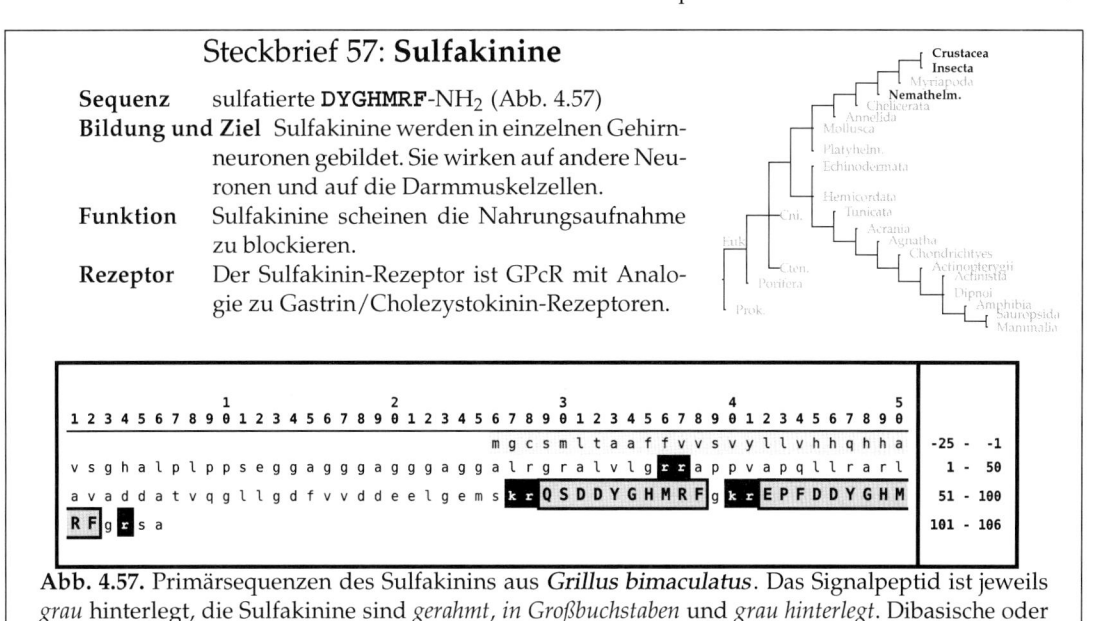

Steckbrief 57: **Sulfakinine**

Sequenz sulfatierte **DYGHMRF**-NH_2 (Abb. 4.57)
Bildung und Ziel Sulfakinine werden in einzelnen Gehirnneuronen gebildet. Sie wirken auf andere Neuronen und auf die Darmmuskelzellen.
Funktion Sulfakinine scheinen die Nahrungsaufnahme zu blockieren.
Rezeptor Der Sulfakinin-Rezeptor ist GPcR mit Analogie zu Gastrin/Cholezystokinin-Rezeptoren.

```
              1         2         3         4         5
  1 2 3 4 5 6 7 8 9 0 1 2 3 4 5 6 7 8 9 0 1 2 3 4 5 6 7 8 9 0 1 2 3 4 5 6 7 8 9 0 1 2 3 4 5 6 7 8 9 0
                                        m g c s m l t a a f f v v s v y l l v h h q h h a       -25 - -1
  v s g h a l p l p p s e g g a g g g a g g g a g g a l r g r a l v l g r r a p p v a p q l l r a r l    1 - 50
  a v a d d a t v q g l l g d f v v d d e e l g e m s k r QSDDYGHMRF g k r EPFDDYGHM   51 - 100
  RF g r s a                                                                                       101 - 106
```

Abb. 4.57. Primärsequenzen des Sulfakinins aus *Grillus bimaculatus*. Das Signalpeptid ist jeweils *grau* hinterlegt, die Sulfakinine sind *gerahmt, in Großbuchstaben* und *grau* hinterlegt. Dibasische oder Furin-Peptidmotive sind *invers* dargestellt. (Quelle: Genbank CAL48349)

fotransferase (TPST), das Enzym, das das Tyrosin sulfatiert, wurde in allen untersuchten Vertebraten und bei Insekten, Nematoden und Anneliden, aber auch bei verschiedenen Bakterien nachgewiesen (Übersicht bei Moore (2003)).

Sulfakinine ähneln den ebenfalls sulfatierten C-terminalen Fragmenten von → Gastrin und Colecystokinin. Auch das Cionin aus *C. intestinalis* gilt als verwandt.

Sulfakinin-Rezeptoren wurden anhand der Analogie zu Gastrin-/CCK-Rezeptoren von Vertebraten bei *D. melanogaster* identifiziert und charakterisiert. Bei weiteren Insekten und bei Nematoden wurden ebenfalls Sulfakinin-Rezeptor-Gene identifiziert.

Physiologie. Sulfakinine wurden ursprünglich wegen der stimulatorischen Wirkung auf die Darmmuskulatur identifiziert. In Larven sind es nur wenige ZNS-Neuronen, die Sulfakinine bilden. Deren Zahl nimmt in Puppen und adulten Tieren zu.

Neben der Regulation von Muskelkontraktionen fand man in letzter Zeit heraus, dass Sulfakinine vor allem die Nahrungsaufnahme blockieren (Wei et al. 2000). Damit wirken Sulfakinine nicht nur als Neurotransmitter, sondern auch als Hormone.

Phylogenese. Bislang sind Sulfakinine bei Insekten und bei Crustacea bekannt. Die Verwandtschaft zu den Gastrinen und Cholezystokininen, zu Caerulein, aber auch zu Cionin spricht für die Existenz solcher Moleküle schon bei frühen Metazoa. Die Homologien der Sulfotransferasen bestärken diese Annahme.

4.2.4 Neuropeptide der Reproduktion

4.2.4.1 PTTH

Einführung. PTTH[98] ist das Peptid weniger neurosekretorischer Zellen des Insektenhirns. Es wird in den *CA*[99] freigesetzt und stimuliert in der Prothorax-Drüse die Bildung von Ecdysteroiden. Diese sind für Wachstum und Entwicklung unverzichtbar.

Biochemie und Struktur. PTTH ist ein Homodimer aus zwei gleichen Peptid-Ketten (Is-

---
[98] Prothoracicotrophes Hormon
[99] *Corpora allata*

> **Steckbrief 58: Prothoracicotrophes Hormon (PTTH)**
>
> **Sequenz** Abb. 4.58
> **Bildung und Ziel** PTTH wird in wenigen Hirnneuronen gebildet und wirkt auf die Prothoraxdrüse.
> **Funktion** PTTH stimuliert in der Prothoraxdrüse die Ecdyson-Bildung.
> **Rezeptor** (noch nicht bekannt) 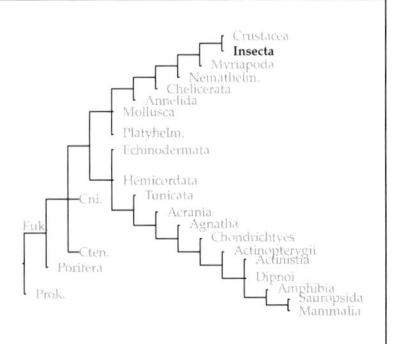 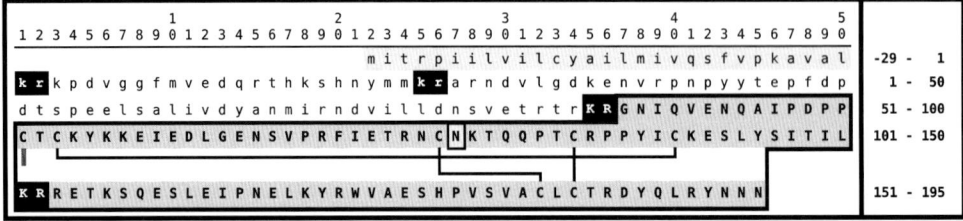
>
> ```
>                    1                   2                   3                   4                   5
>  1 2 3 4 5 6 7 8 9 0 1 2 3 4 5 6 7 8 9 0 1 2 3 4 5 6 7 8 9 0 1 2 3 4 5 6 7 8 9 0 1 2 3 4 5 6 7 8 9 0
>                                        m i t r p i i l v i l c y a i l m i v q s f v p k a v a l    -29 -   1
>  k r k p d v g g f m v e d q r t h k s h n y m m k r a r n d v l g d k e n v r p n p y y t e p f d p    1 -  50
>  d t s p e e l s a l i v d y a n m i r n d v i l l d n s v e t r t r K R G N I Q V E N Q A I P D P P   51 - 100
>  C T C K Y K K E I E D L G E N S V P R F I E T R N N K T Q Q P T C R P P Y I C K E S L Y S I T I L   101 - 150
>  K R R E T K S Q E S L E I P N E L K Y R W V A E S H P V S V A C L C T R D Y Q L R Y N N N           151 - 195
> ```
>
> **Abb. 4.58.** Primärsequenz des PTTH des Seidenspinners: Das Signalpeptid ist *grau* hinterlegt, das PTTH ist *gerahmt* und *grau hinterlegt*, das glykosylierte Arginin (**N**) ist ebenfalls *gerahmt*. Dibasische PC1-Peptidmotive sind *invers* dargestellt. (Quelle: P17219)

hizaki u. Suzuki 1994; Abb. 4.58), die beiden Untereinheiten sind durch eine Disulfid-Brücke zwischen den Aminosäuren 130 verknüpft (in Abb. 4.58 durch einen *grauen Balken* angedeutet).

Die singulären Gene (bzw. cDNAs) für PTTH aus *B. mori*, *D. melanogaster* und verschiedenen *Helicoverpa*-Arten (Eulenfalter) wurden kloniert. Charakteristische Strukturmerkmale sind das dibasische Peptid-Motiv im Vorläuferprotein unmittelbar vor PTTH, die Positionierung der sieben Cystein-Reste und das glykosylierte Arginin. Die Sequenzhomologie beträgt zwischen 40 und 98% bezüglich der Aminosäuren (Sauman u. Reppert 1996).

Die Prohormonkonvertase erkennt nicht einfach **KR**, dadurch würde das PTTH intern nochmals gespalten, sondern wahrscheinlich **RKR** oder **RxRK**. An letzterem Motiv spaltet auch Furin. In der Literatur ist die PTTH-spaltende Endopeptidase noch nicht beschrieben.

Physiologie. PTTH bewirkt die Stimulation der Ecdyson-Biosynthese. Ohne dass der Rezeptor für PTTH bislang bekannt ist, wurde eine cAMP- und Kalzium-vermittelte Stimulation in Zellen der Prothoraxdrüse beschrieben. Die fast ausschließliche Expression von PTTH in wenigen laterodorsalen neurosekretorischen Zellen des Insektenhirns lässt auf eine spezifische Funktion von PTTH schließen.

PTTH wird in einem zirkadianen Rhythmus freigesetzt. Dabei sind die Zeitgeber-Neuronen n (Expression von *per*) in unmittelbarer Nachbarschaft der PTTH-Neuronen n lokalisiert und mit diesen durch Synapsen verbunden (Sauman u. Reppert 1996).

Die Menge an PTTH-mRNA war während der Entwicklung von Larven konstant, obwohl jeweils vor dem Schlüpfen PTTH-Schübe in die Hämolymphe freigesetzt werden, was auf eine Regulation der Freisetzung, nicht der Bildung von PTTH deutet. Für die Expression von PTTH im Gehirn ist der Myocyten-*Enhancer*-Faktor 2 (MEF2) wichtig, der an den PTTH-Promotor bindet.

Phylogenese. Bislang ist PTTH nur bei Insekten beschrieben worden.

Steckbrief 59: **Prothoracicostatisches Hormon (PTSH); Myoinhibitorisches Peptid (MIP)**

Sequenz	Abb. 4.59
Bildung und Ziel	PTSH wird im Larvenhirn gebildet und wirkt auf die Prothoraxdrüse.
Funktion	PTSH hemmt die Ecdyson-Bildung in der Prothoraxdrüse.
Rezeptor	(noch nicht bekannt)

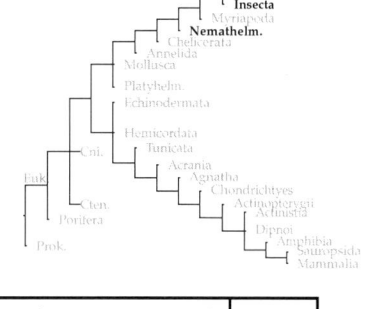

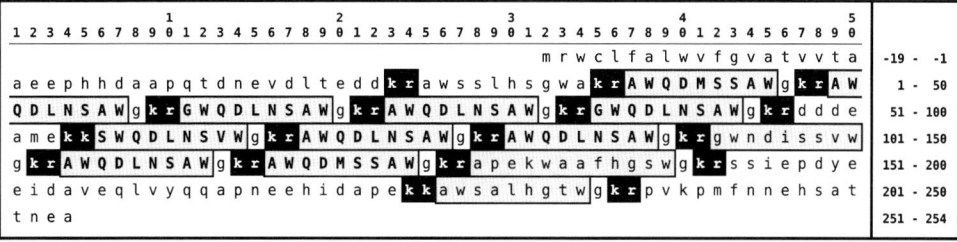

```
              1         2         3         4         5
    1234567890123456789012345678901234567890123456789 0
                                    mrwclfalwvfgvatvvta    -19 - -1
    aeephhdaapqtdnevdltedd kr awsslhsgwa kr AWQDMSSAW g kr AW    1 - 50
    QDLNSAW g kr GWQDLNSAW g kr AWQDLNSAW g kr GWQDLNSAW g kr ddde   51 - 100
    ame kk SWQDLNSVW g kr AWQDLNSAW g kr AWQDLNSAW g kr gwndissvw  101 - 150
    g kr AWQDLNSAW g kr AWQDMSSAW g kr apekwaafhgsw g kr ssiepdye  151 - 200
    eidaveqlvyqqapneehidape kk awsalhgtw g kr pvkpmfnnehsat  201 - 250
    tnea                                                    251 - 254
```

Abb. 4.59. Primärsequenz des PTSH des Seidenspinners. Das Signalpeptid ist *grau* hinterlegt, die PTSH sind *gerahmt, grau hinterlegt* und in Großbuchstaben, weitere Peptide sind gerahmt. Dibasische PC1-Peptidmotive sind *invers* dargestellt. Das Peptid AS25–33 ist wegen des G→A-Austausches in Position 34 nicht amidiert und damit wohl unwirksam. (Quelle: NP_00103689)

4.2.4.2 PTSH; MIP

Einführung. Während PTTH die Ecdyson-Biosynthese in der Prothorax-Drüse stimuliert, war das Hormon, das diese Synthese abschaltet, zuerst nicht bekannt. Sowohl → Neb-TMOF als auch einige → Allatostatine wurden als prothoracicostatisch beschrieben; Hua et al. (1999) entdeckten schließlich ein weiteres Neuropeptid, das die Stimulation durch PTTH blockieren konnte.

Biochemie und Struktur. Die Consensus-Sequenz der *B. mori*-PTSH hat sechs invariable Aminosäuren (Abb. 4.60). Die bekannten PTSH besitzen alle das → Allatostatin-Typ-B-Motiv **Wx$_6$W**-NH$_2$. Außerdem fanden Hua et al. (1999), dass die PTSH-Consensus-Sequenz **AWQDLNSAW**-NH$_2$ identisch mit der Sequenz des Myo-inhibitorischen Peptid 1 (MIP1) aus *M. sexta* ist, von dem allerdings keine prothoracicostatische Wirkung beschrieben ist.

Physiologie. MIP/PTSH-Peptide hemmen nicht nur die Ecdyson-Biosynthese, sondern auch Darmmuskeln und möglicherweise die Juvenilhormon-Synthese. Seit der Entdeckung des potentiellen Rezeptors für B-Typ-Allatostatin in der Fruchtfliege (Johnson et al. 2003) sind keine weiteren Studien, vor allem über die räumliche und zeitliche Expression dieses Proteins im Verlauf der Fliegenentwicklung, erschienen.

Neben den MIP/PTSH-Peptiden wirken außerdem noch FRMF-ähnliche Peptide regulierend auf die Prothoraxdrüse und deren Ecdyson-Synthese (Yamanaka et al. 2006). Welchen Einfluss die verschiedenen Peptide zusammen mit PTTH auf die Hormonproduktion ausüben, wie die Regulation im Verlauf der Entwicklung abläuft, wie Gendefekte die Entwicklung beeinflussen, kann zur Zeit noch nicht beantwortet werden.

Phylogenese. Myoinhibitorische Peptide sind bislang von Fliegen bekannt, prothoracicostatische Peptide dagegen von Motten und Käfern. Außerhalb der Insekten besitzt *C. elegans* ein Protein mit Homologie zum PTSH-Vorläufer und mit einem durch PC1 freizusetzenden **Wx$_6$W**-NH$_2$-Allatostatin-Typ-B-Peptid/PTSH.

```
    S
    G       M S
   A W Q D L N S A W
```

Abb. 4.60. Consensussequenz des PTSH des Seidenspinners: Je größer der Buchstabe, desto häufiger kommt er vor (Max. = 10/10; Min. = 1/10). (Quelle: NP_001036890)

Steckbrief 60: Pheromon-Synthese hemmendes (Pheromonostatisches) Peptid (PSP); Sex-Peptid (SP)

Sequenz	Abb. 4.61
Bildung und Ziel	PSP/SP werden in den männlichen Geschlechtsorganen gebildet und mit den Spermien in die weiblichen Geschlechtsorgane transferiert.
Funktion	Die Peptide hemmen die Pheromon-Biosynthese.
Rezeptor	ein heptahelikaler G-Protein-gekoppelter Membranrezeptor

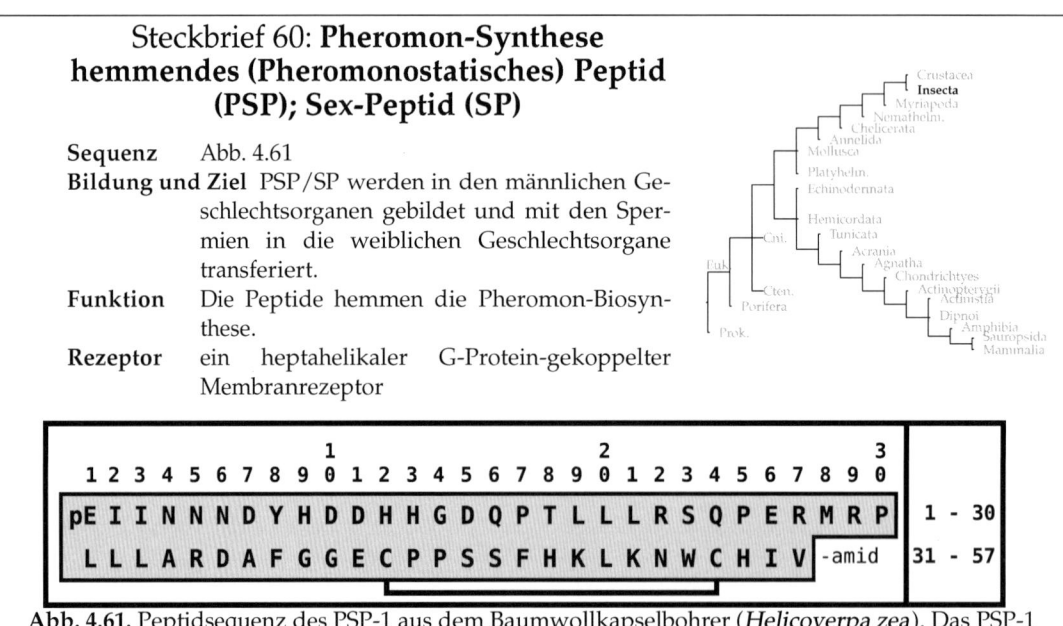

```
          1                   2                   3
1 2 3 4 5 6 7 8 9 0 1 2 3 4 5 6 7 8 9 0 1 2 3 4 5 6 7 8 9 0
pE I I N N N D Y H D D H H G D Q P T L L L R S Q P E R M R P    1 - 30
L L L A R D A F G G E C P P S S F H K L K N W C H I V -amid    31 - 57
```

Abb. 4.61. Peptidsequenz des PSP-1 aus dem Baumwollkapselbohrer (*Helicoverpa zea*). Das PSP-1 ist *gerahmt*, *grau hinterlegt* und in *Großbuchstaben*. Es ist N-terminal durch Pyroglutamat und C-terminal durch Amid modifiziert. Die intramolekulare Cysteinbrücke ist eingetragen. (Quelle: AAB35024)

4.2.4.3 Pheromonostatische Peptide, Sex-Peptide

Einführung. Weibliche Insekten signalisieren mit Pheromonen Geschlechtsreife und Kopulationsbereitschaft. Während der Kopulation empfangen sie mit dem Samen Peptidhormone, die die Pheromonsynthese und -freisetzung blockieren. Dadurch werden diese Weibchen vorübergehend für andere Männchen uninteressant. Nach der Eiablage werden häufig wieder Pheromone freigesetzt, und erneute Kopulation wird möglich.
Biochemie und Struktur. Das Pheromon-Synthese-hemmende Peptid von *Helicoverpa zea* (Abb. 4.61) ist ein relativ langes Peptid. Sex-Peptide aus der akzessorischen Drüse der Fruchtfliege sind wesentlich kürzer. Gemeinsames Merkmal ist eine C-Terminus-nahe, intramolekulare Disulfid-Brücke.

Physiologie. Die Bildung des Sex-Peptides/PSP durch das Männchen in den Geschlechtsorganen und dessen Rezeption durch das Weibchen sind eine bemerkenswerte Neuropeptid-Transmission. Es handelt sich weder um Neurotransmission, noch um endokrine Interaktion über die Hämolymphe. Pheromon-artig ist die Wirkung, weil sie zwischen verschiedenen Tieren abläuft. Vergleichbar ist am ehesten die Beeinflussung der ILP1-Expression bei Bienen durch das Füttern von Gelee-Royal.

[S.105]

PSP/SP werden in den männlichen Geschlechtsorganen, speziell im *Ductus ejaculatorius*, aber auch bei beiden Geschlechter im Herzen exprimiert. Mit dem Samen als Träger werden sie in die Weibchen gebracht. Dort kann kurz nach der Begattung eine Reduktion der PBAN-Bildung durch die Gehirnneuronen beobachtet werden. Ob dafür PSP/SP-Rezeptoren auf Zellen der weiblichen Geschlechtsorgane und neuronale Kontakte in das Gehirn oder ein Transport von PSP/SP in das Gehirn notwendig sind, ist nur vereinzelt untersucht: Bei *D. melanogaster* konnten steigende SP-Mengen immunologisch im weiblichen Hirn nach der Begattung nachgewiesen werden (Nagalakshmi et al. 2004), andererseits sind für die SP-Antwort funktionsfähige Neuronen notwendig, die das Protein *egghead* exprimieren (Soller et al. 2006).

Nicht nur die PBAN-Bildung und -Freisetzung wird durch PSP/SP beeinflusst; die Eiablage und die Juvenil-Hormon-Freisetzung werden stimuliert. Dadurch stellt das Männchen sicher, dass nur seine Spermien für die Befruchtung verwendet werden. Bei einigen Arten nimmt der PSP/SP-Effekt nach einigen Tagen wieder ab. Die Dauer des Effektes ist von der Anwesenheit von Spermien abhängig, an deren Oberfläche die PSP/SP mit ihrem N-terminalen Ende adhärieren und von wo sie nach der Befruchtung langsam dissoziieren (Kubli 2003).

Nach der Isolierung des GPc-Rezeptors für das -PSP von *D. melanogaster* wurde dessen Expression in Genitaltrakt und ZNS der weiblichen Fruchtfliege beobachtet (Yapici et al. 2008). Bei Rezeptor-Defektmutanten unterblieb die Eiablage und die Fliegen kopulierten erneut wie virginale Tiere.

Phylogenese. Bisher sind von Insekten PSP/Sexpeptide bekannt.

4.2.4.4 GIH, VIH

Einführung. Wie die verwandten → CHH ist GIH/VIH ein Crustaceen-Peptid, das von Zellen des X-Organs der Augenstiele gebildet und in der nahen Sinusdrüse freigesetzt wird.

Biochemie und Struktur. Der GIH-Vorläufer besteht aus dem Signalpeptid und dem GIH-Peptid mit einem C-terminalem **GKR**, was zu Amid verkürzt wird. Die sechs Cysteine sind an gleicher Stelle wie beim CHH. Anders als CHH besitzt GIH/VIH kein assoziiertes N-terminales Peptid.

Physiologie. GIH ist eines der Hormone, die den Lebenszyklus von Krebsen/Hummern steuern. Solange GIH gebildet wird, wird die Häutung gehemmt. Mit dem Abfallen der GIH-Konzentration kann der Krebs reifen, und die Vitellogenese wird aktiviert. Schließlich kann die Häutung erfolgen.

Phylogenese. GIH/VIH sind bislang nur bei Crustacea bekannt.

4.2.4.5 TMOF

Einführung. Ein Trypsin-modulierendes oostatisches Prinzip wurde schon vor fast 75 Jahren beobachtet (Iwanov u. Mescherskaya 1935, weitere Zitate bei Borovsky 2003). Bevor die Sequenz bekannt war, wusste man, dass man mit einem Extrakt aus Ovarien die Vitellogenese und die Verdauung einer Blutnahrung von *Ae. aegyptii* hemmen konnte. 1990 identifizierten Borovsky et al. dann die Peptid-Sequenz von TMOF. Heute ist TMOF ein potentielles Insektizid gegen die Gelbfiebermücke.

Biochemie und Struktur. Mit seinen sieben Prolin-Aminosäuren ist TMOF ein ungewöhnliches Peptid. Für den TMOF-Rezeptor sind die N-terminalen vier Aminosäuren **DYPA** relevant. Ein **DYPR**-Analogon war noch viermal wirksamer als TMOF oder **DYPA**. Freigesetzt aus dem Präprohormon wird TMOF durch die Signalpeptidase und eine Endoprotease, die nach Lysin spaltet, z. B. ein Trypsin oder Chymotrypsin-ähnliches Enzym.

Aus der Fleischfliege *Neobellieria bullata* wurde ebenfalls ein TMOF isoliert, dessen **NPTNLH**-Sequenz von der aus *Ae. aegyptii* deutlich abweicht (Bylemans et al. 1994).

Physiologie. Der Name „oostatischer Faktor" ist irreführend. TMOF wirkt hemmend auf die Bildung und Freisetzung von Darmenzymen. Dadurch hemmt es die Gonaden nur indirekt. Aus den Gonaden freigesetzt, kann TMOF ohne Transportprotein die Darmwände durchdringen. In adulten Mücken wird TMOF etwa 30 Std. nach einer Blutmahlzeit freigesetzt. Zu dieser Zeit ist das Fremdblut verdaut, und möglicherweise blockiert TMOF jetzt die überschüssigen Enzyme. Wenn man nun Larven mit TMOF behandelt, verhungern diese. Auch soll TMOF die Prothorax-Drüse beeinflussen (Gilbert et al. 2002).

Phylogenese. Ursprünglich wurden Oostatische bzw. Antigonadotrophe Faktoren auch bei Crustaceen beschrieben (vergl. Borovsky 2003), aber eine Sequenz liegt noch nicht vor. Nur bei Insekten ist TMOF kloniert oder sequenziert.

4.2.4.6 Nebcolloostatin

Einführung. Bei der Isolierung des TMOF wurde ein weiteres Peptid mit oostatischer Wirkung entdeckt, das wegen seiner Homologie zu Kollagenen Colloostatin genannt wurde. Es wurde bis heute nicht intensiv erforscht.

Biochemie und Funktion. Die **SIVPLGLPVP IGPIVVGPR**-Sequenz des Colloostatin ist dem Präprokollagen-IV aus der Fruchtfliege in hohem Maße ähnlich, das Protein aus der Fleischfliege ist noch nicht isoliert. Welche Enzyme Colloostatin freisetzen, ist nicht bekannt. Das Peptid wurde aus Fliegen-Abdomenina isoliert und hemmt in nanomolaren Konzentrationen die Vitellogenese.

Physiologie. Kürzlich zeigten Wasielewski u. Rosinski (2007), dass Colloostatin (genauso wie TMOF) in Mehlwürmern (*Tenebrio molitor*) die Vitellogenese und die Ovarentwicklung verlangsamt, die Ovulation und Eiablage verzögert und schließlich die Zahl der abgelegten Eier verringert.

Phylogenese. Außer bei Insekten sind keine Colloostatine bekannt.

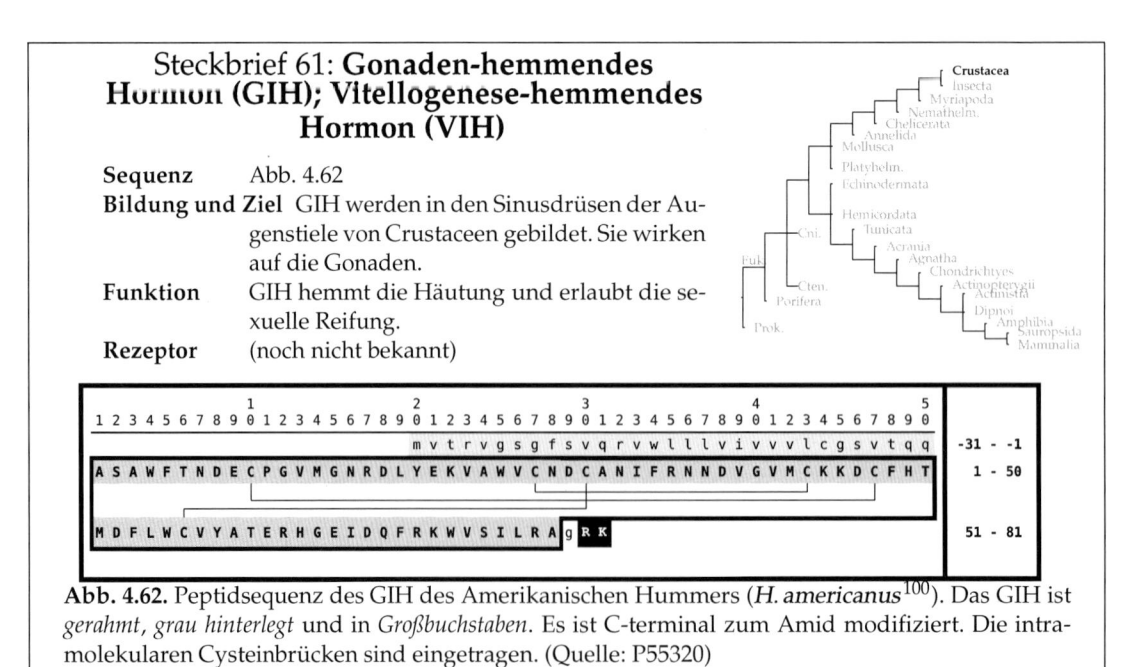

Steckbrief 61: Gonaden-hemmendes Hormon (GIH); Vitellogenese-hemmendes Hormon (VIH)

Sequenz	Abb. 4.62
Bildung und Ziel	GIH werden in den Sinusdrüsen der Augenstiele von Crustaceen gebildet. Sie wirken auf die Gonaden.
Funktion	GIH hemmt die Häutung und erlaubt die sexuelle Reifung.
Rezeptor	(noch nicht bekannt)

```
                    1                   2                   3                   4                   5
  1 2 3 4 5 6 7 8 9 0 1 2 3 4 5 6 7 8 9 0 1 2 3 4 5 6 7 8 9 0 1 2 3 4 5 6 7 8 9 0 1 2 3 4 5 6 7 8 9 0
                    m v t r v g s g f s v q r v w l l l v i v v v l c g s v t q q      -31 - -1
  A S A W F T N D E C P G V M G N R D L Y E K V A W C N D C A N I F R N N D V G V M C K K D C F H T     1 - 50
  M D F L W C V Y A T E R H G E I D Q F R K W V S I L R A g R K                                         51 - 81
```

Abb. 4.62. Peptidsequenz des GIH des Amerikanischen Hummers (*H. americanus*[100]). Das GIH ist *gerahmt*, *grau hinterlegt* und in *Großbuchstaben*. Es ist C-terminal zum Amid modifiziert. Die intramolekularen Cysteinbrücken sind eingetragen. (Quelle: P55320)

Steckbrief 62: **Trypsin-modulierender oostatischer Faktor (TMOF)**

Sequenz Abb. 4.63
Bildung und Ziel TMOF wird in den Gonaden freigesetzt und wirkt auf Darmenzyme.
Funktion TMOF ist ein Enzyminaktivator.
Rezeptor Ein Rezeptor ist nicht notwendig, da TMOF direkt auf die Enzyme wirkt.

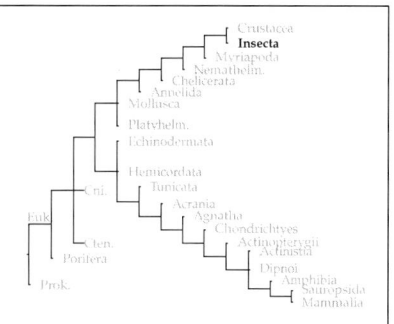

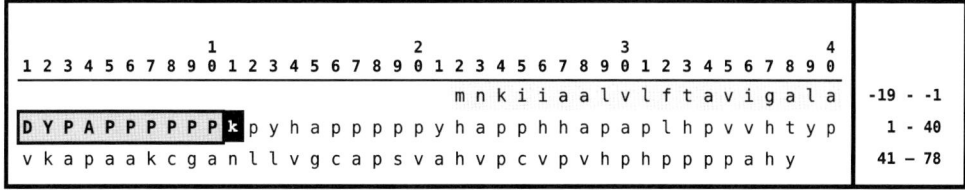

```
                    1                   2                   3                   4
1 2 3 4 5 6 7 8 9 0 1 2 3 4 5 6 7 8 9 0 1 2 3 4 5 6 7 8 9 0 1 2 3 4 5 6 7 8 9 0
                                        m n k i i a a l v l f t a v i g a l a    -19 - -1
D Y P A P P P P P k p y h a p p p p p y h a p p h h a p a p l h p v v h t y p     1 - 40
v k a p a a k c g a n l l v g c a p s v a h v p c v p v h p h p p p p a h y      41 - 78
```

Abb. 4.63. Peptidsequenz des TMOF aus der Gelbfiebermücke (*Ae. aegyptii*). Das TMOF ist *gerahmt, grau hinterlegt* und in *Großbuchstaben*. (Quelle: P19425; Borovsky et al. (1990))

4.2.5 Peptidhormone der Metamorphose und der Häutung

4.2.5.1 Häutungshemmendes Hormon (MIH)

Einführung. MIH gehört zur Familie der CHH/GIH/VIH-Peptide. Es wird wie diese in einzelnen Neurosekretorischen Zellen des Crustaceen-Augenstiels gebildet und dort freigesetzt.

Biochemie und Struktur. Wie GIH/VIH besteht das MIH-Vorläuferprotein nur aus dem Signalpeptid und dem Hormon. Die Position der Cysteine und die Organisation der drei Disulfidbrücken sind wie in CHH oder GIH konserviert.

Physiologie. MIH ist wie → CHH ein Hormon, dass die Ecdyson-Biosynthese in der Sinusdrüse reguliert. Auch die Wirkung von MIH wird über Guanylat-Cyclasen vermittelt. Hier scheint auch eine NO-Synthase eine Rolle zu spielen. Ein spezifischer Rezeptor wurde bislang noch nicht identifiziert, allenfalls ein Kandidat (Zheng et al. 2008).

Die bisherige Hypothese, dass die MIH-Expression vor der Häutung sinkt, damit Ecdyson verstärkt freigesetzt werden kann, wird neuerdings angezweifelt, da vor und nach der Häutung keine großen Unterschiede in der Konzentration von MIH in der Hämolymphe oder in den Augenstielen gefunden wurden (Chung u. Webster 2005).

Steckbrief 63: **Collagen-ähnliches Oostatin aus der Fleischfliege *Neobellieria bullata* (Neb-Colloostatin)**

Sequenz SIVPLGLPVP IGPIVVGPR
Bildung und Ziel möglicherweise aus Präprokollagen IV durch unbekannte Endopeptidasen
Funktion hemmt die Vitellogenese
Rezeptor (noch nicht bekannt)

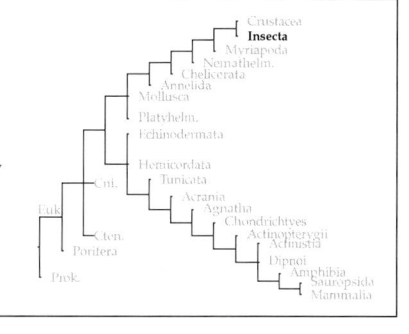

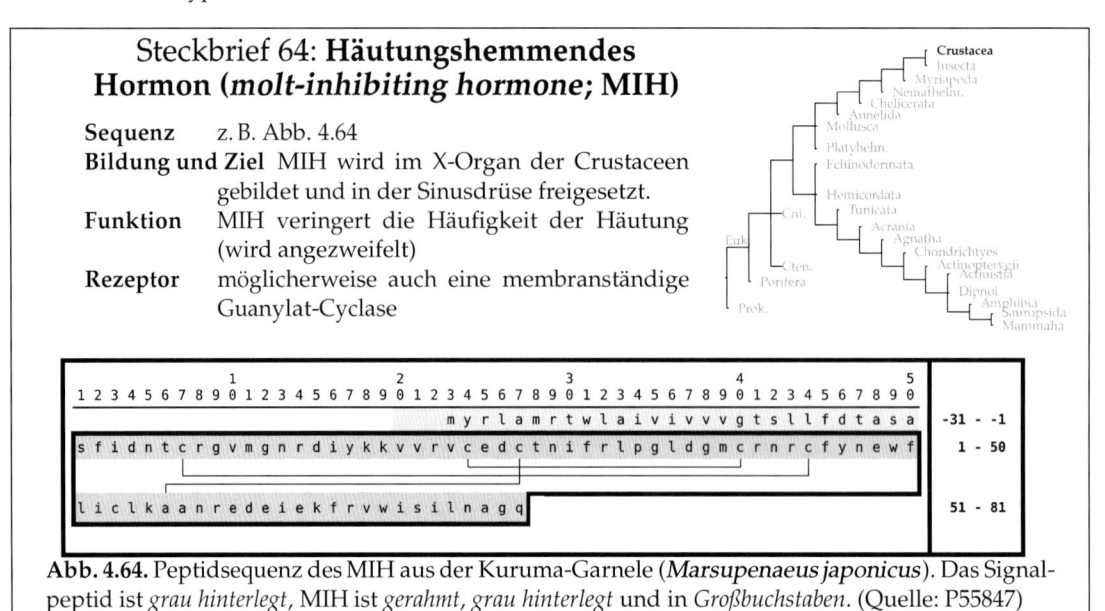

Steckbrief 64: **Häutungshemmendes Hormon** (*molt-inhibiting hormone*; MIH)

Sequenz	z. B. Abb. 4.64
Bildung und Ziel	MIH wird im X-Organ der Crustaceen gebildet und in der Sinusdrüse freigesetzt.
Funktion	MIH veringert die Häufigkeit der Häutung (wird angezweifelt)
Rezeptor	möglicherweise auch eine membranständige Guanylat-Cyclase

```
                    1                   2                   3                   4                   5
1 2 3 4 5 6 7 8 9 0 1 2 3 4 5 6 7 8 9 0 1 2 3 4 5 6 7 8 9 0 1 2 3 4 5 6 7 8 9 0 1 2 3 4 5 6 7 8 9 0
                              m y r l a m r t w l a i v i v v v g t s l l f d t a s a    -31 - -1
s f i d n t c r g v m g n r d i y k k v v r v c e d c t n i f r l p g l d g m c r n r c f y n e w f    1 - 50
l i c l k a a n r e d e i e k f r v w i s i l n a g q                                                51 - 81
```

Abb. 4.64. Peptidsequenz des MIH aus der Kuruma-Garnele (*Marsupenaeus japonicus*). Das Signalpeptid ist *grau hinterlegt*, MIH ist *gerahmt, grau hinterlegt* und in *Großbuchstaben*. (Quelle: P55847)

Phylogenese. MIH ist ein Hormon der Crustaceen.

4.2.5.2 Corazonin

Einführung. Corazonin wurde 1989 von Veenstra zuerst in Schaben und dann in weiteren Insekten identifiziert und charakterisiert (Veenstra 1989). In Käfern scheint das Gen zu fehlen. Die Corazonin-Rolle bei der Häutung wurde erst kürzlich von Kim et al. (2004) entdeckt. Corazonin ist das früheste Peptid, das in der Häutungskaskade wirkt.

Biochemie und Struktur. Das Corazonin-Peptid besteht aus 11 Aminosäuren, hat ein N-terminales Pyroglutamat und ein C-terminales Amid. Variationen zwischen verschiedenen Insekten betreffen vor allem die siebte Aminosäure: bei Bienen Histidin, bei Schaben und Fliegen Arginin. Der Corazonin-Rezeptor ist ein GPcR (Cazzamali et al. 2002).

Physiologie. Corazonin ist ein Neuropeptid des ZNS: Es wird von Dorsomedialen und Corazonin-Neuronen n des ventralen Nervenstranges und dorsolateralen Corazonin-Neuronen gebildet. Nur die dorsolateralen Corazonin-Neuronen überleben die Metamorphose; die anderen sterben während der Metamorphose unter dem Einfluss von Ecdyson durch Apoptose ab. Nach dem Abklingen des prä-ecdysischen Ecdyson-Peaks sekretieren die Neuronen Corazonin, das in den Inka-Zellen die Freisetzung von Prä-Ecdysis-triggerndem-Hormon (PETH) und ETH auslöst.

Ursprünglich wurde Corazonin als Cardioakzeleratorisches Peptid beschrieben. Diese Funktion ist in den Hintergrund getreten. Außerdem gilt Corazonin als *dark color inducing hormone* (DCIN), da es in bestimmten Albino-Heuschrecken eine Hautfärbung induzieren kann.

Phylogenese. Bislang ist Corazonin nur bei Insekten bekannt; es wurde aber nicht bei allen untersuchten Arten gefunden.

4.2.5.3 Ecdysis-triggerndes Hormon (ETH)

Einführung. Eine Rolle der Epitrachealen Drüsen bei der Luftaufnahme der Tracheen vor der Häutung vermutete Ikeda schon beim Seidenspinner vor über 100 Jahren. Zitnan et al. (1996) isolierten das ETH aus den Inka-Zellen und demonstrierten in weiteren Studien dessen Rollen bei Ecdysis und Metamorphose.

Steckbrief 65: **Corazonin**

Sequenz pETFTYSHGWTN-NH$_2$

Bildung und Ziel Corazonin wird im CNS gebildet und wirkt auf INKA-Zellen.

Funktion Corazonin stimuliert in Inka-Zellen die Freisetzung von *ecdysis triggering hormone* (ETH).

Rezeptor Der Rezeptor ist ein heptahelikales G-Protein-gekoppeltes Transmembranprotein.

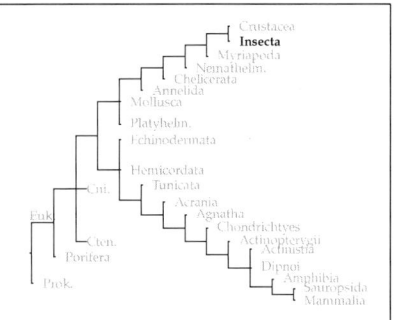

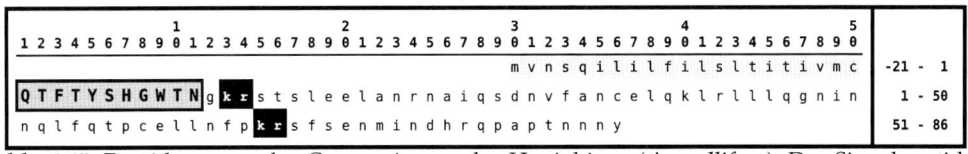

```
                    1                   2                   3                   4                   5
1 2 3 4 5 6 7 8 9 0 1 2 3 4 5 6 7 8 9 0 1 2 3 4 5 6 7 8 9 0 1 2 3 4 5 6 7 8 9 0 1 2 3 4 5 6 7 8 9 0
                                                          m v n s q i l i l f i l s l t i t i v m c    -21 -  1
Q T F T Y S H G W T N g k r s t s l e e l a n r n a i q s d n v f a n c e l q k l r l l l q g n i n     1 - 50
n q l f q t p c e l l n f p k r s f s e n m i n d h r q p a p t n n n y                                51 - 86
```

Abb. 4.65. Peptidsequenz des Corazonin aus der Honigbiene (*A. mellifera*). Das Signalpeptid ist *grau hinterlegt*, Corazonin ist *gerahmt, grau hinterlegt* und in *Großbuchstaben*. (Quelle: Q5DW47)

Tabelle 4.13. Ecdysis-triggering Hormone

B. mori, M. sexta	**PETH**	SFIKPN.NVPRV-NH$_2$
B. mori	**ETH**	SNEA FDEDVMGYVIKSNKNIPRM-NH$_2$
M. sexta	**ETH**	SNEAISPFDQGMMGYVIKTNKNIPRM-NH$_2$
D. melanogaster	**ETH1**	DDSSPGFFLKITKNVPRL-NH$_2$
D. melanogaster	**ETH2**	GE..NFAIKNLKTIPRI-NH$_2$
Ae. aegyptii	**ETH1**	DETPGFFIKLSKSVPRI-NH$_2$
Ae. aegyptii	**ETH2**	GDFENFFLKQSKSVPRI-NH$_2$
B. mori	**ETH-AP**	NYDSGNHFDIPKVYSLPFEFYGDNEKSLNNDDAEE...YYAKKMGSM-OH
M. sexta	**ETH-AP**	NYDSENRFDIPKLYPWRAENTELYEDDAQPTNGEEINGFYGKQRENM-OH

Biochemie und Struktur. Auf dem Vorläuferprotein des Seidenspinners (*B. mori*), genauso wie beim Tabakschwärmer (*M. sexta*), finden sich drei Peptide: das Präecdysis-triggering Hormon (PETH), ETH und ein assoziertes Peptid (ETH-AP). Bei der Fruchtfliege (*D. melanogaster*) und der Gelbfiebermücke (*Ae. aegyptii*) finden sich zwei

Steckbrief 66: **Ecdysis-triggering Hormon (ETH)**

Sequenz Tabelle 4.13

Bildung und Ziel ETH ist das Produkt der epitrachealen Inka-Zellen. Es wirkt auf das ZNS.

Funktion Durch ETH wird Prae-Ecdysis und Ecdysis ausgelöst. Außerdem füllen sich unter ETH-Einfluss die Tracheen mit Luft.

Rezeptor Der ETH-Rezeptor ist ein heptahelikales G-Protein-gekoppeltes Transmembranprotein.

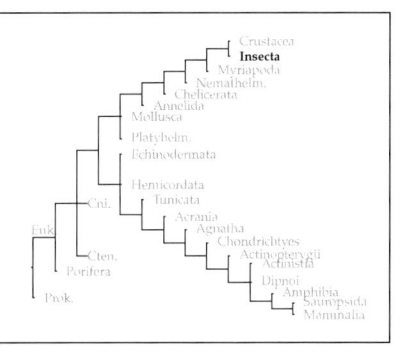

ETH-Peptide. Als Strukturmotiv kann man **I/LKxxKxI/VPRx**-amid ablesen.

Physiologie. ETH und PETH sind Hormone der Häutung: Corazonin erhöht intrazellulär cGMP in Inka-Zellen. Diese bilden und setzen ETH frei. Dieses wirkt dann einerseits lokal auf die Tracheen, die sich mit Luft füllen. Andererseits wirkt ETH endokrin auf EH- und CAP-Neuronen und erreicht zusammen mit diesen das Verhaltensmuster der Ecdysis.

Phylogenese. ETH wurde bislang in Insekten gefunden. Ein dem ETH-Rezeptor ähnlicher GPcR findet sich auch in Echinodermata.

4.2.5.4 Eclosionshormon (EH)

Einführung. Ähnlich wie die Isolierung des → TRH aus Tausenden von Schafshypothalami war die Isolierung des EH aus 17.000 Tabakschwärmerköpfen eine heroische Aufgabe. Für die chemische Analyse standen 3,5 µg zur Verfügung. Marti et al. (1987) bestimmten daraus die 62 Aminosäuren der Peptidsequenz des Eclosions-Hormons. Nach PTTH, das die Ecdyson-Biosynthese stimuliert, war EH das zweite Hormon der Häutung, das identifiziert werden konnte.

Biochemie und Struktur. Das Eclosions-Hormon wird aus dem Proprotein durch die Signalpeptidase freigesetzt. Charakteristisch sind die drei Disulfid-Brücken, in denen das Polypeptid den Proteinen der CHH/MIH/Ionentransport-Protein-Familie ähnelt, obwohl keine Sequenzhomologie bislang gefunden wurde. Ein EH-Rezeptor ist bis heute nicht in der Genbank publiziert.

Physiologie. EH wird von neurosekretorischen Zellen des ZNS gebildet. Allerdings wird es sowohl zentral als auch peripher freigesetzt. Für die periphere Freisetzung wird EH axonal an den abdominalen Proctodealen Nerv transportiert und dort in einem Neurohämalorgan freigesetzt. Zentrale Freisetzung findet dagegen in den *Corpora cardiaca/CA* statt. Für die Einleitung der Ecdysis ist nur die zentrale Freisetzung notwendig. Die abdominale Freisetzung stimuliert einige Hautdrüsen (Copenhaver u. Truman 1986; Hewes u. Truman 1991, und weitere Article von J. W. Truman).

Wie schon im Abschnitt über ETH gezeigt, partizipiert EH an dem Ecdysis-Programm. Es wirkt u. a. auf die Luftbefüllung der Tracheen, stimuliert die ETH-Freisetzung in den Inka-Zellen und aktiviert CAP.

Steckbrief 67: Eclosions-Hormon (EH)

Sequenz Abb. 4.66
Bildung und Ziel EH ist das Produkt der epitrachealen Inka-Zellen. Es wirkt auf das ZNS.
Funktion EH stimuliert das Ecdysis-Programm u. a. durch Aktivierung der CAP-Freisetzung.
Rezeptor Der EH-Rezeptor ist noch nicht bekannt.

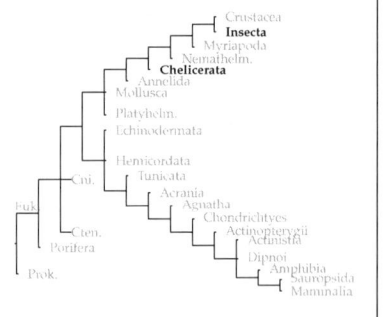

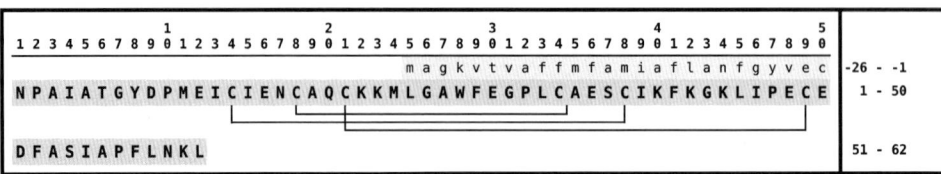

```
               1                   2                   3                   4                   5
 1 2 3 4 5 6 7 8 9 0 1 2 3 4 5 6 7 8 9 0 1 2 3 4 5 6 7 8 9 0 1 2 3 4 5 6 7 8 9 0 1 2 3 4 5 6 7 8 9 0
                         m a g k v t v a f f m f a m i a f l a n f g y v e c    -26 - -1
 N P A I A T G Y D P M E I C I E N C A Q C K K M L G A W F E G P L C A E S C I K F K G K L I P E C E    1 - 50

 D F A S I A P F L N K L                                                                                51 - 62
```

Abb. 4.66. Primärsequenz des Eclosions-Hormon des Tabakschwärmers. Das Signalpeptid ist *grau* hinterlegt, das EH-Polypeptid ist *fett gedruckt* und in *Großbuchstaben*. Die Disulfidbrücken sind eingetragen. (Quelle: P11919)

Steckbrief 68: Bursicon

Sequenz Abb. 4.67

Bildung und Ziel Das Bursicon-Dimer wird in wenigen neurosekretorischen Zellen der thorakalen und abdominalen Ganglien gebildet. Es wirkt auf Haut- und Flügelzellen.

Funktion Bursicon bewirkt die Aushärtung von Haut und Flügel nach der Häutung.

Rezeptor Der Bursicon-Rezeptor ist ein GPcR.

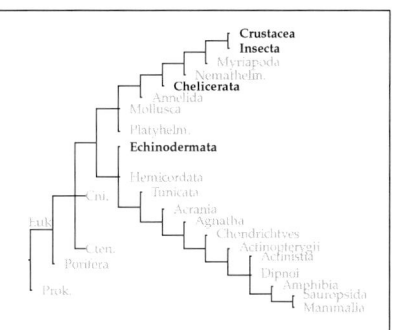

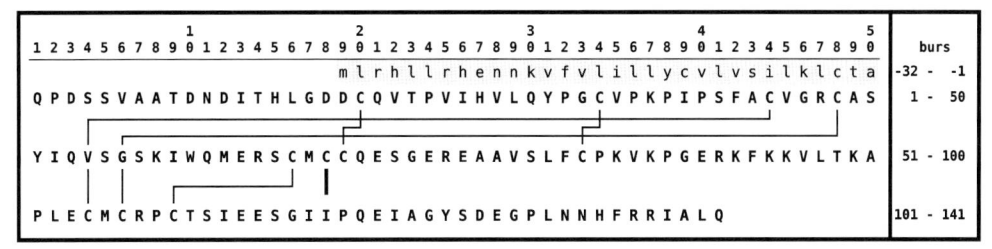

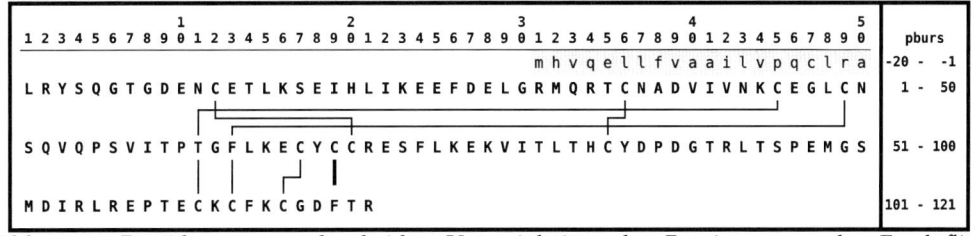

```
                    1                   2                   3                   4                   5
  1 2 3 4 5 6 7 8 9 0 1 2 3 4 5 6 7 8 9 0 1 2 3 4 5 6 7 8 9 0 1 2 3 4 5 6 7 8 9 0 1 2 3 4 5 6 7 8 9 0    burs
                                          m l r h l l r h e n n k v f v l i l l y c v l v s i l k l c t a   -32 -  -1
  Q P D S S V A A T D N D I T H L G D D C Q V T P V I H V L Q Y P G C V P K P I P S F A C V G R C A S        1 -  50

  Y I Q V S G S K I W Q M E R S C M C C Q E S G E R E A A V S L F C P K V K P G E R K F K K V L T K A       51 - 100

  P L E C M C R P C T S I E E S G I I P Q E I A G Y S D E G P L N N H F R R I A L Q                      101 - 141
```

```
                    1                   2                   3                   4                   5
  1 2 3 4 5 6 7 8 9 0 1 2 3 4 5 6 7 8 9 0 1 2 3 4 5 6 7 8 9 0 1 2 3 4 5 6 7 8 9 0 1 2 3 4 5 6 7 8 9 0    pburs
                                                  m h v q e l l f v a a i l v p q c l r a                 -20 -  -1
  L R Y S Q G T D E N C E T L K S E I H L I K E E F D E L G R M Q R T C N A D V I V N K C E G L C N        1 -  50

  S Q V Q P S V I T P T G F L K E C Y C C R E S F L K E K V I T L T H C Y D P D G T R L T S P E M G S     51 - 100

  M D I R L R E P T E C K C F K C G D F T R                                                              101 - 121
```

Abb. 4.67. Peptidsequenzen der beiden Untereinheiten des Bursicons aus der Fruchtfliege (*D. melanogaster*). Das Signalpeptid ist *grau hinterlegt*, die Peptide sind in *Großbuchstaben*. Die in den Quellen angegebenen Disulfidbrücken sind eingetragen. Die beiden Cysteine für die intermolekulare Bindung der beiden Untereinheiten sind durch *kurze dicke Linien* gekennzeichnet. (Quelle: Q9VD83 für burs und Q9VJS7 für pburs)

EH-Defektmutanten können keine Ecdysis durchführen.

Phylogenese. In der Datenbank finden sich Sequenzen für EH von Insekten und einer Spinne.

4.2.5.5 Bursicon

Einführung. Es war schon einige Jahrzehnte klar, dass am Ende der Häutung die Aushärtung und Färbung der Haut durch ein Hormon stimuliert wird. Dieses Hormon wurde Bursicon genannt. Erst im Jahr 2005 wurde das vollständige Molekül als ein Heterodimer zweier Cystein-Knoten-Polypeptide identifiziert, zusammen mit dem GPcR-Rezeptor, der spezifisch das Dimer der beiden Proteine erkennt (Luo et al. 2005).

Biochemie und Struktur. Bursicon besteht aus zwei Untereinheiten burs und pburs (für *partner of burs*), die jeweils den gleichen Aufbau aufweisen: Nach dem Signalpeptid folgt ein Cystein-Knoten-Polypeptid. Die Organisation der Cysteinbrücken ist gleich: Cys1 → Cys7[101]; Cys2 → Cys8; Cys3 → Cys9; Cys4 → Cys10; Cys5 intermolekular; Cys6 → Cys11. Homologie besteht für die jeweiligen Untereinheiten bei verschiedenen untersuchten Insekten. Der Rezeptor für das Heterodimer Bursicon (burs/pburs) ist bei der Fruchtfliege und dem Reismehlkä-

---
[101] Zählweise der Cysteine vom N-terminalen Ende her: Cys1 erstes Cystein, Cys2 zweites Cystein ...

fer *T. castaneum*[102] jeweils ein GPcR; es besteht eine charakteristische Analogie zu den Glykoproteinhormon-Rezeptoren der Vertebraten.

Da pburs in Zellen gebildet wird, z. B. in den *Corpora cardiaca*, in denen burs nicht nachgewiesen werden konnte, könnte pburs auch als Homodimer existieren oder an ein anderes Protein binden.

Physiologie. Die bekannte Funktion des Bursicon ist die Induktion der Flügelstabilisierung und der Hautfärbung. Der Bursicon-Dimer wird in einigen Zellen der subösophagialen, thorakalen und abdominalen Ganglien (SEG, TG bzw. AG) gebildet und durch Neurosekretion freigesetzt. Pburs wird zudem in intrisischen Zellen der *Corpora cardiaca* gebildet. Für den Tabakschwärmer wurde dies kürzlich genau analysiert (Tabelle 4.14; Dai et al. (2008).

Während Bursicon im Larvenstadium vor allem in SEG und TG exprimiert wird, exprimieren in der Puppe alle ZNS-Ganglien Bursicon, im adulten Tier wiederum nur die abdominalen Ganglien. Die Rolle von Bursicon im adulten Tier ist noch nicht bekannt. Genauso unbekannt ist eine Funktion für den möglichen pburs-Homodimer in den *Corpora cardiaca*.

Phylogenese. Bursicon-Dimere finden sich bei Insekten, Crustaceen und Chelicereten. Ein Bursicon-ähnliches Protein wurde auch bei Echinodermata sequenziert.

4.2.6 Regulatoren der Nahrungsaufnahme

4.2.6.1 RF- und FMRF-Amide

Einführung. Vor über 30 Jahren beschrieben Price u. Greenberg (1977) die Isolierung von **FMRF**-NH$_2$ als kardiostimulierendes Peptid aus der Riesenvenusmuschel (*Macrocallista nimbosa*), das auch in der Blitzschnecke *Busycon contrarium* Muskelkontraktionen eines Radula-Muskels auslöste. Seit damals sind in Vertebraten und Nichtvertebraten zahlreiche RF-amid-Peptide isoliert worden, u. a. die schon besprochenen → Kisspeptine, → Prolaktin-releasing Peptid. Das Neuropeptid FF (NPFF) (**FLFPQPQRF**-NH$_2$) und die ko-translatierten NPAF oder NPSF sind beim Menschen und anderen Säugern an der Schmerzempfindung beteiligt (Vilim et al. 1999, und dortige Zitate). Von weiteren RF-Amid-Peptiden bei Säugern, einschließlich des Menschen, weiß man, dass z. B. RF-Amid-ähnliche Peptide (RFRP) im Gehirn, besonders auch im Hypothalamus, exprimiert sind, aber eine Funktion ist noch nicht bekannt (Bechtold u. Luckman 2007).

Bei Invertebraten gibt es in einigen Phyla sehr viele verschiedene FMRF-Amid-ähnliche Gene, z. B. sind in *C. elegans* 22 RF-Amid-Gene (*flp-1–flp-22*) bekannt, von denen mehr als 50 Peptide abgelesen werden[103].

Biochemie und Struktur. Während bei Mollusken das **FMRF**-NH$_2$ als Tetrapeptid gebildet wird, finden sich bei Insekten FRMF-Amide, z. B. in *D. melanogaster* (Abb. 4.68), die N-terminal verlängert sind.

In *C. elegans* kommen nur FLP vor (vergl. Tabelle 4.15), insgesamt 63 verschiedene RF-Amide in 23 Genen, wobei durch diese Gene noch weitere Neuropeptide ohne RF-Amid-C-Terminus kodiert werden. In den meisten Fällen enthalten die Vorläuferproteine nur einen Typ von FLP, die aber dann in mehrfacher Kopie: flp1, flp3, flp7 oder flp18. In einigen Vorläufern sind auch mehrere verschiedene FLP-Typen vorhanden: flp14 oder flp17.

Neben dibasischen PC1- oder PC2-Motiven kommen auch **RxxR**-, **RxxK** oder monobasische **R**- oder **K**-Aminosäuren als Schnittstellen für die Prohormonkonvertasen in Frage, z. B. in der Spitzschlammschnecke *L. stagnalis* (Abb. 4.69): Ein Furin-ähnliches Enzym wurde in *L. stagnalis* beschrieben (Smit et al. 1994). Southey et al. (2008)

---

[102] Tribolium castaneum

[103] Der Kürze halber werden wir mit FMRF-Amiden alle Peptide mit N-terminal verlängerten **FMRF**-Amid, Sequenzvarianten (z. B. **FIRF**-Amid) als *FMRF-Amide-like Peptides* (FLP) bezeichnen

Tabelle 4.14. Differentielle Expression von Bursicon in Nervensystem des Tabakschwärmers (Abk. CC: *Corpora Cardiaca*; SEG: subösophagales Ganglion (G); TG thorakiales G.; AG abdominales G.; TAG terminales AG); (Quelle Dai et al. (2008))

	St-3 Larve	Zellen	Co-transl.	Puppe	Zellen	Co-transl.	Adult	Zellen	Co-transl.
CC	pburs	>10		not shown			pburs	5–7	AKH
SEG	Bursicon	2x2	CAP 1pair	Bursicon	2x2		none		
TG1	Bursicon	2x2	CAP 1pair	Bursicon	2x2		none		
TG2/3	Bursicon	1x2		Bursicon	2x2		none		
AG1	Bursicon	1x2		Bursicon	2x2	CAP 1x2	Bursicon	3x2	CAP 1x2
AG2	Bursicon	1x2		Bursicon	2x2	CAP 1x2	Bursicon	3x2	CAP 1x2
AG3-5	none			Bursicon	2x2	CAP 1x2	Bursicon	2x2	CAP 1x2
AG6	none			Bursicon	1x2		Bursicon	3x2	CAP 1x2
TAG	none			Bursicon	1x2		Bursicon	3x2	CAP 1x2

Steckbrief 69: **FMRF-Amide**

Sequenz FMRF-NH$_2$ und N-terminal verlängerte Analoga

Bildung und Ziel FMRF-Amide werden in Neuronen gebildet und wirken über synaptische Spalte auf GPC-Rezeptoren oder auf Ionenkanäle.

Funktion FMRF-Amide wurden Muskelkontraktionspeptide identifiziert.

Rezeptor FMRF-Rezeptoren in Insekten und Nematoden sind G-Protein-gekoppelte, heptahelikale Membranrezeptoren.

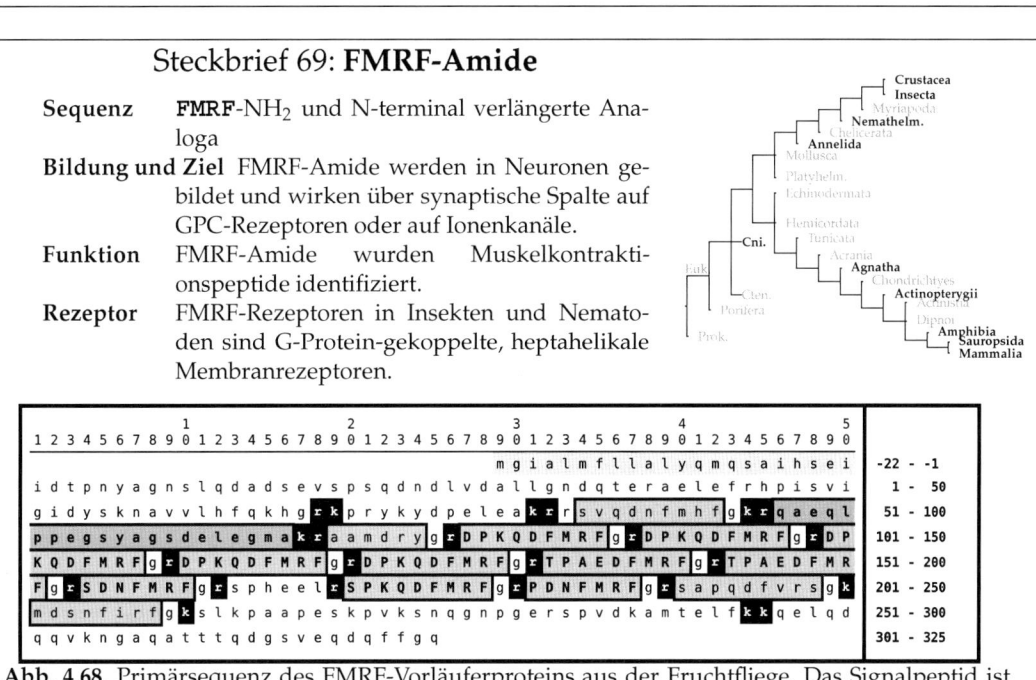

```
                                                          -22 - -1
                       m g i a l m f l l a l y q m q s a i h s e i
i d t p n y a g n s l q d a d s e v s p s q d n d l v d a l l g n d q t e r a e l e f r h p i s v i    1 - 50
g i d y s k n a v v l h f q k h g rk p r y k y d p e l e a kr s v q d n f m h f g kr q a e q l          51 - 100
p p e g s y a g s d e l e g m a kr a a m d r y gr DPKQDFMRF gr DPKQDFMRF gr DP                         101 - 150
KQDFMRF gr DPKQDFMRF gr DPKQDFMRF gr TPAEDFMRF gr TPAEDFMR                                             151 - 200
F gr SDNFMRF gr s p h e e l gr SPKQDFMRF gr PDNFMRF gr s a p q d f v r s gk                            201 - 250
m d s n f i r f gk s l k p a a p e s k p v k s n q g n p g e r s p v d k a m t e l f kk q e l q d      251 - 300
q q v k n g a q a t t t q d g s v e q d q f f g q                                                       301 - 325
```

Abb. 4.68. Primärsequenz des FMRF-Vorläuferproteins aus der Fruchtfliege. Das Signalpeptid ist *grau* hinterlegt, durch chemische Analyse identifizierte Peptide sind *gerahmt*, FMRF-Peptide sind *fett* und in *Großbuchstaben*, weitere Peptide *klein geschrieben*; innerhalb des Vorläuferproteins findet sich das CRH-ähnliche Peptid: AS 96–116. Monobasische und dibasische Peptidmotive für Prohormonkonvertase sind *invers* dargestellt, die davorliegenden Glycine werden alle von der PHM zu NH$_2$ oxidiert. (Quelle: P10552)

---

beschreiben die Nutzung von potentiellen Schnittstellen in Insekten und zeigen, dass zumindest in den Organismen, mit denen die statistische Auswertung erfolgte, keine Endopeptidase hinter einem **RxxK**- oder hinter einem singulärem **K** spaltete. Nur hinter dibasischen **RK**- bzw. **KK** und nach **RxKK**-Motiven fand mit steigender Häufigkeit Spaltung statt. Für Mollusken hatten Spijker et al. (2004) zuvor eine Analyse mit gleichem Ergebnis in Schnecken publiziert. Allerdings scheint es sehr schwer, bei möglichen 8 FMRF-Amiden diejenigen zu identifizieren, die nicht freigesetzt werden. Drei

4 Drei Typen von Hormonen

```
         1         2         3         4         5
1 2 3 4 5 6 7 8 9 0 1 2 3 4 5 6 7 8 9 0 1 2 3 4 5 6 7 8 9 0 1 2 3 4 5 6 7 8 9 0 1 2 3 4 5 6 7 8 9 0
                              m k t w s h v a l l a c l s i k w l t c v m a d s i y c d d p d m c s    -35 -   -1
m t k r f l r f g r a l d t t d p f i r l r r q f y r i g r g g y q p y q d k r f l r f g r s e q p     1 -   50
d v d d y l r d v v l q s e e p l y r k r r s t e a g g q s e e m t h r t a r s a p e p a a e n r e    51 -  100
i m k r e t g a e d l d e e k r F M R F g r g d e e a e k r F M R F g k S F M R F g r d m s d v d k   101 -  150
r F M R F g k r F M R F g r e p g t d k r F M R F g r e p g a d k r F M R F g k s f d g e e e n d d   150 -  200
d l y y n e s d a d s n d d v d k r F M R F g k s a e e k r F M R F g k s e d a s r d k k e f l r i   201 -  250
g k r e s r s a e v e n n i q i a a k q s                                                              251 -  271
```

Abb. 4.69. Primärsequenz des FMRF-Vorläuferproteins aus der Spitzschlammschnecke (*L. stagnalis*): Das Signalpeptid ist *grau* hinterlegt, durch chemische Analyse identifizierte Peptide sind *gerahmt*, FMRF-ähnliche Peptide sind *fett* und *in Großbuchstaben*, weitere Peptide *kleingeschrieben*. Monobasische und dibasische Peptidmotive für Prohormonkonvertase sind *invers* dargestellt, die davorliegenden Glycine werden alle von der PHM zu NH_2 oxidiert. Ob es ein SFMRF-Amid (AS 137–141) als Peptid gibt, ist der Quelle nicht zu entnehmen. (Quelle: P19802)

von sieben FMRF-Amiden sind durch eine RXXR-erkennende PC, z. B. Furin, freisetzbar, eines durch PC1 (**KR**), und drei durch eine unbekannte, RXXK-erkennede PC. Bei Fliegen sind dagegen alle 10 FMRF-ähnlichen Peptide durch ein RXXR-erkennendes Furin abspaltbar, während die assoziierten Peptide ein RXXK-Motiv aufweisen. Möglicherweise ist der Grad der FMRF-Freisetzung und der assoziierten Peptide deshalb durch die differentielle Expression der Prohormon-Konvertasen gesteuert, oder aber, es sind zwar die FMRF-Amide konserviert, sie werden aber nicht freigesetzt.

Die bekannten Rezeptoren für FMRF-Amide sind G-Protein-gekoppelte, heptahelikale Rezeptoren, z. B. in *D. melanogaster* (Genbank AAF47700) oder in *C. elegans* (Genbank ACG61342). Von den vielen FLP binden nur die in *flp10* und *flp17* kodierten an diesen ersten FLP-Rezeptor aus *C. elegans*.

Physiologie. Nach den bisher bekannten Wirkungen der (FM)RF-Amide handelt es sich in den meisten Fällen um Neurotransmitter, weniger um Hormone im eigentlichen Sinne. Fluoreszenz-Immunhistologie für FMRF-enthaltende Nervenzellen erzeugt häufig bei Invertebraten ein Abbild des Nervensystems, da in einzelnen Regionen bis zu 50% aller Neuronen angefärbt werden (z. B. Pernet et al. (2004). Andererseits findet man z. B. in *C. elegans* eine differentielle Expression der verschiedenen *flp*-Gene, die auf spezielle Funktionen der einzelnen Peptide bzw. Peptidtypen hinweist. Nur für einige dieser Peptide wurden bisher die spezifischen Rezeptoren identifiziert. Einige Hinweise auf Flp-Funktionen kann man auch bei Defektmutationen finden: *flp-1*-defekte Nematoden können Hyperosmolarität nicht mehr empfinden, reagieren nicht länger auf Berührungen der Nase, aber auf Berührungen des übrigen Körpers. Außerdem haben sie eine veränderte Bewegungskoordination (Li et al. 1999).

FMRF-Amid wurde als Muskelkontraktions-Peptid ursprünglich in Schnecken identifiziert. Diese Rolle hat es auch in Regenwürmern (*Eisenia fetida*, *Lumbricus terrestris*; Csoknya et al. (2005)). In Anthozoa (Cnidaria) waren ebenfalls Muskelzellen von Antho-RF-Neuronen besetzt (Pernet et al. 2004). Allerdings wird vermutet, dass auch Nahrungsaufnahme und Reproduktion durch Antho-RF-Amid gesteuert wird. Tessmar-Raible et al. (2007) halten RF-Amid-Neuronen für multifunktionelle sensorische Zellen, die sowohl in Invertebrata (Annelida, Mollusca, Hemi- und Cephalochordata) als auch in Fischen (zumindest in Teleostei) ein altes Entwicklungsmuster darstellen.

Linguegla et al. (1995) identifizierten neben den GPcR einen FMRF-gesteuerten Natriumkanal in der gefleckten Weinbergschnecke (*Helix aspersa*). Dieser durch Ami-

Tabelle 4.15. FMRF-Amid-ähnliche Peptide in *C. elegans*

Genname	Beispiel	Consensus	Anzahl der Peptide
flp1	SADPNFLRF-NH$_2$	PNFLRF	6
flp2	SPREPIRF-NH$_2$	EPIRF	2
flp3	SAEPFGTMRF-NH$_2$	GTRMRF	9
flp4	PTFIRF-NH$_2$	FIRF	2
flp5	AKFIRF-NH$_2$	KFIRF	3
flp6	KSAYMRF-NH$_2$	YMRF	1
flp7	SPMQRSSMVRF-NH$_2$	MVRF	4
flp8	KNEFIRF-NH$_2$	FIRF	1
flp9	KPSFVRF-NH$_2$	FVRF	1
flp10	QPKARSGYIRF-NH$_2$	YIRF	1
flp11	AMRNALVRF-NH$_2$	L/FVRF	2/1
flp12	RNKFEFIRF-NH$_2$	FIRF	1
flp13	APEASPFIRF-NH$_2$	PFIRF	6
flp14	KHEYLRF-NH$_2$	YLRF	1
flp14	SLLDYRF-NH$_2$	DYRF	1
flp14	EIVFHQISPIFFRF-NH$_2$	FFRF	1
flp15	GGPQGPLRF-NH$_2$	GPLRF	2
flp16	AQTFVRF-NH$_2$	FVRF	2
flp17	KSQYIRF-NH$_2$	YIRF	1
flp17	KSAFVRF-NH$_2$	FVRF	1
flp18	EMPGVLRF-NH$_2$	PGVLRF	6
flp19	WANQVRF-NH$_2$	Q/SVRF	1/1
flp20	AMMVRF-NH$_2$	MVRF	1
flp21	GLGPRPLRF-NH$_2$	PLRF	1
flp22	SPSAKWMRF-NH$_2$	WMRF	1
flp23	TKFQDFLRF-NH$_2$	FLRF	3

lorid blockierbare Kanal aus vier gleichen Untereinheiten hat große Ähnlichkeit mit dem menschlichen epithelialen Natriumkanal (→ eNaC) in Nieren, durch den Natrium rückresorbiert wird. Der Kanal bei den Mollusken wird vor allem durch das Tetrapeptid **FMRF**-NH$_2$ geöffnet, **FLRF**-NH$_2$ ist ein partieller Agonist und **FKRF**-NH$_2$ ein Antagonist. Auch N-terminal verlängerte FMRF-Amide sind weniger wirksam als das Tetrapeptid selbst (Cottrell 1997).

Ähnliche Natriumkanäle wurden auch bei *C. elegans* identifiziert und Degenerine genannt, weil einzelne Punktmutationen zur neuronalen Degeneration führten. In dieser Art wirken die Kanäle beim Tastsinn und, soweit bekannt, nicht als FMRF-Amid-Rezeptoren.

Phylogenese. RF-Amide und FMRF-Amide sind bei vielen Eumetazoa nachgewiesen. Während bei Protostomia die Peptide auf dem Vorläuferprotein häufig in mehrfacher Kopie vorliegen, ist das Neuropeptid FF beim Menschen nur in einfacher Kopie vorhanden. Phylogenetische Untersuchungen über alle Metazoen sind noch nicht durchgeführt; einige RF-Amide der Vertebraten wurden von Osugi et al. (2006) zusammengestellt. Außer dem Neuropeptid FF gehören auch das → Kisspeptin sowie das → Prolaktin-Releasing Peptid zu den RF-Amiden.

4.2.7 Neuropeptid-Regulatoren des Juvenilhormon-Stoffwechsels

4.2.7.1 Allatotropine

Einführung. Allatotropin (Abb. 4.70) ist das Produkt neurosekretorischer Zellen des Insektenhirns, das in den *Corpora cardiaca* frei-

Steckbrief 70: **Allatotropin**

Sequenz GFKNVEMMTARGF-NH$_2$

Bildung und Ziel Allatotropine werden von neurosekretorischen Hirnneuronen in den *Corpora cardiaca* freigesetzt und wirken in den *Corpora allata*

Funktion Allototropine sind Stimulatoren der Juvenilhormonsynthese.

Rezeptor Der Allatotropin-Rezeptor ist ein heptahelikaler G-Protein-gekoppelter Membranrezeptor.

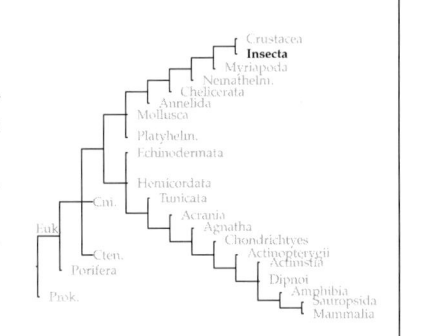

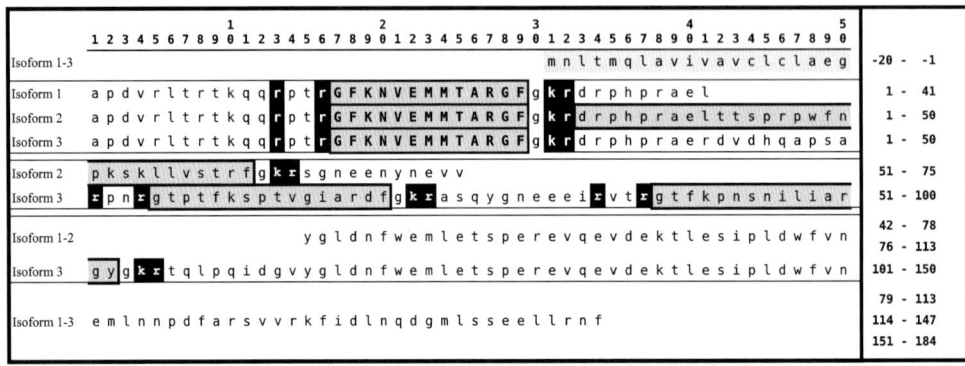

	1 2 3 4 5 6 7 8 9 0 1 2 3 4 5 6 7 8 9 0 1 2 3 4 5 6 7 8 9 0 1 2 3 4 5 6 7 8 9 0 1 2 3 4 5 6 7 8 9 0	
Isoform 1-3	m n l t m q l a v i v a v c l c l a e g	-20 - -1
Isoform 1	a p d v r l t r t k q q r p t **GFKNVEMMTARGF** g k r d r p h p r a e l	1 - 41
Isoform 2	a p d v r l t r t k q q r p t **GFKNVEMMTARGF** g k r d r p h p r a e l t t s p r p w f n	1 - 50
Isoform 3	a p d v r l t r t k q q r p t **GFKNVEMMTARGF** g k r d r p h p r a e r d v d h q a p s a	1 - 50
Isoform 2	p k s k l l v s t r f g k r s g n e e n y n e v v	51 - 75
Isoform 3	r p n r g t p t f k s p t v g i a r d f g k r a s q y g n e e e i r v t r g t f k p n s n i l i a r	51 - 100
Isoform 1-2	y g l d n f w e m l e t s p e r e v q e v d e k t l e s i p l d w f v n	42 - 78 / 76 - 113
Isoform 3	g y g k r t q l p q i d g v y g l d n f w e m l e t s p e r e v q e v d e k t l e s i p l d w f v n	101 - 150
Isoform 1-3	e m l n n p d f a r s v v r k f i d l n q d g m l s s e e l l r n f	79 - 113 / 114 - 147 / 151 - 184

Abb. 4.70. Primärsequenz des Allatotropin-Vorläuferproteins des Tabakschwärmers (*M. sexta*): Die drei Isoformen, die durch alternatives Spleißen entstehen, bilden alle das Allatotropin, und zum Teil weitere Peptide. Das Signalpeptid ist *grau* hinterlegt, Allatotropin ist *gerahmt* und *in Großbuchstaben*, weitere Peptide *gerahmt* und *kleingeschrieben*. RxxR- und Dibasische Peptidmotive für Prohormonkonvertasen sind *invers* dargestellt, davorliegenden Glycine werden alle von der PHM zu NH$_2$ oxidiert. (Quelle: P21786)

gesetzt wird und über die Hämolymphe in die *Corpora allata* gebracht wird, wo es die Juvenilhormonbiosynthese stimuliert.

Biochemie und Genetik. Das *M. sexta*-Allatotropin (MAS-AT) entsteht durch die Wirkung einer PC1 und einer Furin-ähnlichen Protease auf das Vorläufer-Protein. Es wird am C-Terminus durch PHM[104] amidiert.

Der Allatotropin-Rezeptor wurde erst kürzlich als GPcR entdeckt (Yamanaka et al. 2008).

Physiologie. Das Verhältnis von Ecdyson und Juvenilhormon entscheidet bei den Insekten über das Ergebnis der Häutung. Fehlt das Juvenilhormon (JH), dann entsteht die Imago. Eine zusätzliche Gabe von Juvenilhormon dagegen verhindert die Metamorphose und führt zu einem zusätzlichen Larvenstadium. Allatotropin reguliert die JH-Biosynthese auf bislang unbekannte Weise.

Allatotropin wird in wenigen neurosekretorischen Zellen des Gehirns gebildet. Wie die Freisetzung in den *Corpora cardiaca* reguliert ist, ist bislang noch nicht bekannt.

Allatotropin wird außerdem bei der Entwicklung des Antennallappens von *M. sexta* (Utz et al. 2008) exprimiert und wirkt weiterhin auf die Darmkontraktionen.

Phylogenese. Die bekannten Allatotropine wurden bei Motten, Fliegen und Käfern entdeckt. Die fünf C-terminalen Aminosäuren **TARGF**-NH$_2$ sind konserviert, ein synthetisches **TARGF**-NH$_2$ kann ebenfalls die Juvenilhormon-Biosynthese stimulieren. Bei

---
[104] Peptidyl-Glycyl-alpha-hydroxylating Monoxygenase

weiteren Insekten (z. B. Heuschrecken) ist die Allatotropin-Funktion vorhanden: Gehirnpeptide stimulieren die JH-Biosynthese, doch ist das Peptid bislang nicht isoliert. Das *B. mori*-Allatotropin hat die gleiche Sequenz wie das *M. sexta*-Peptid. Für *D. melanogaster* war eine Suche in der Proteindatenbank nach dem Peptid **TARGFGKR** nicht erfolgreich. **TAMRGF** wurde gefunden, aber nicht in einer Umgebung mit Prohormonkonvertase-Motiven.

Bei zwei Anneliden wurden Allatotropin-ähnliche Vorläuferproteine beschrieben, aus denen sich aber kein Peptid ausschneiden lässt, das dem Allatotropin auch nur ähnelt (Genbank P46978 und P46980).

4.2.7.2 Allatostatine

Einführung. Anhand von *In-vitro*-Experimenten mit isolierten *Corpora allata* wurden aus verschiedenen Insektenspezies drei Typen von Peptiden isoliert, die die JH-Biosynthese hemmen: die von Schaben werden als Typ-A, die von Grillen als Typ-B und die von Schmetterlingen als Typ-C bezeichnet. *In vivo* sind diese Peptide aber nicht alle aktiv oder nur zu bestimmten Zeiten (vergl. Audsley et al. (2008, und dortige Zitate)).

Biochemie und Struktur. Typ-A-Allatostatine sind charakterisiert durch das Y/F-X-FGL-Amid-Motiv und dadurch, dass sie aus relativ großen Vorläuferproteinen entstehen mit bis zu über 30 einzelnen Peptid. Außerdem werden die Peptide allein durch die PC1 (**KR**-Motiv) freigesetzt, während zahlreiche andere Neuropeptide auf der einen Seite durch eine PC1, auf der anderen Seite durch ein Furin-ähnliches Enzym ausgeschnitten werden.

Typ-B-Allatostatine, die ein **Wx$_6$W**-NH$_2$ charakterisiert, sind bislang nur bei Grillen identifiziert worden. Während verschiedene Typ-A-Allatostatine speziesübergreifend wirksam sind, sind die Typ-B-Peptide nur in Grillen aktiv. Sie sind verwandt mit anderen, myo-inhibitorischen Peptiden in anderen Spezies (Stay u. Tobe 2007). Nur in Grillen sind solche Typ-B-Peptide allatostatisch (Audsley et al. 2008).

Die Typ-C-Allatostatine aus verschiedenen Spezies besitzen jewells nur eine Sequenz: z. B. pyro-**EVRYFRQ**|**C**|**YFNPIS**|**C**|**F**-OH bei *D. melanogaster* mit einer intramolekularen Disulfid-Brücken und dem N-terminalen Pyroglutamat. Ein solches Peptid ist bei Motten und Stechmücken allatostatisch aktiv.

Interessanterweise weist das Allatotropin-2 der Motte *Spodoptera frugiperda*, **RVRGNPISCF**, deutliche C-terminale Sequenzhomologie zum C-Typ-Allatostatin auf.

Rezeptoren für die verschiedenen Allatostatine sind G-Protein-gekoppelte Rezeptoren aus verschiedenen GPcR-Familien: Typ-A – Galanin-Rezeptor-Familie; Typ-B – Bombesin-Rezeptor-Familie; Typ-C – Somatostatin/Opioid-Rezeptor-Familie.

Physiologie. Beim Tabakschwärmer wurde die allatostatische Wirkung zuerst für das Typ-C-Peptid beschrieben: Die JH-Biosynthese in isolierten *CA* von Stadium 5-Larven[105] wurde Null bis vier Stunden, aber auch 24 Stunden nach der Häutung, genauso wie in denen von drei Tage alten adulten Motten, durch das isolierte Peptid blockiert (Kramer et al. 1991; Audsley et al. 2008). Auch die gleichen Organe anderer Spezies wurden durch das *M. sexta*-Peptid inhibiert, allerdings nicht so vollständig wie bei *M. sexta*.

Die Betonung des Stadiums, zu dem die Hemmung der Biosynthese möglich war, und der Verweis auf *in vivo* oder *in vitro* ist deshalb wichtig, da *in vivo* nur selten ein Effekt zu beobachten war. Während das *M. sexta*-Typ-C-Peptid in *M. sexta* in einer Konzentration von 10 nM wirksam war, waren für die Hemmung in Organen anderer Spezies Konzentrationen von über 1 µM notwendig.

Es wäre auch wichtig zu betonen, ob die konstitutive JH-Biosynthese gehemmt wur-

---

[105] nach der vierten Häutung

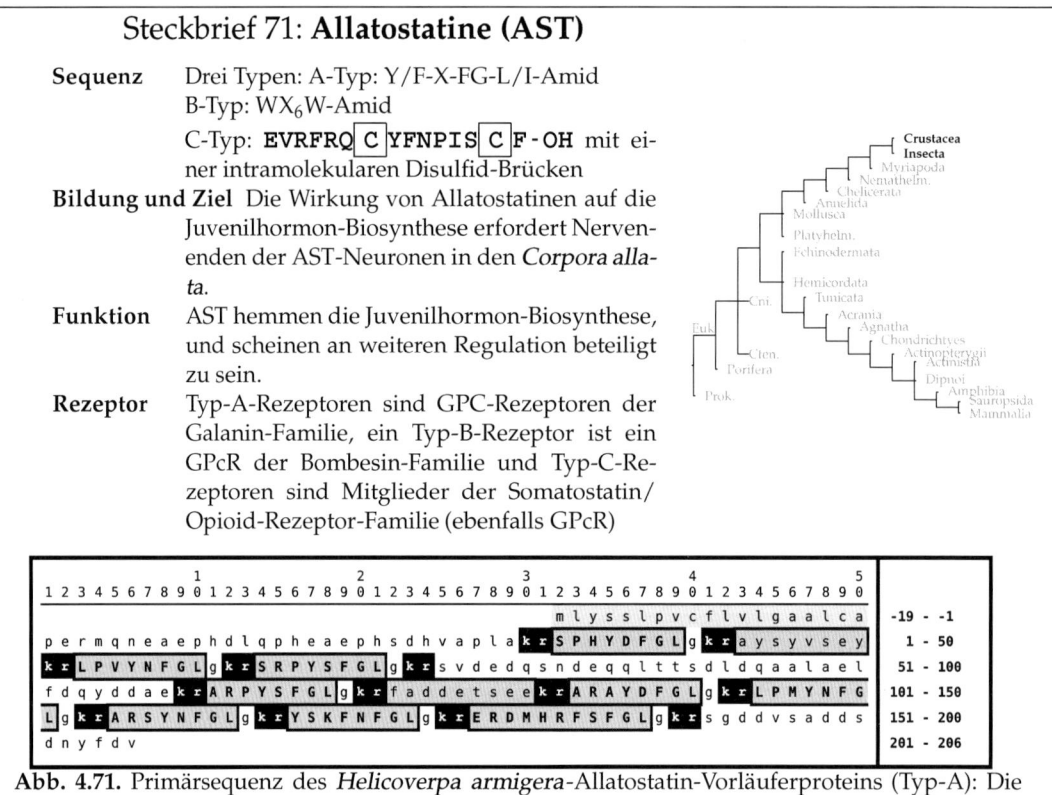

> **Steckbrief 71: Allatostatine (AST)**
>
> **Sequenz** Drei Typen: A-Typ: Y/F-X-FG-L/I-Amid
> B-Typ: WX_6W-Amid
> C-Typ: `EVRFRQ C YFNPIS C F-OH` mit einer intramolekularen Disulfid-Brücken
>
> **Bildung und Ziel** Die Wirkung von Allatostatinen auf die Juvenilhormon-Biosynthese erfordert Nervenenden der AST-Neuronen in den *Corpora allata*.
>
> **Funktion** AST hemmen die Juvenilhormon-Biosynthese, und scheinen an weiterer Regulation beteiligt zu sein.
>
> **Rezeptor** Typ-A-Rezeptoren sind GPC-Rezeptoren der Galanin-Familie, ein Typ-B-Rezeptor ist ein GPcR der Bombesin-Familie und Typ-C-Rezeptoren sind Mitglieder der Somatostatin/Opioid-Rezeptor-Familie (ebenfalls GPcR)
>
> ```
>                    1         2         3         4         5
> 1 2 3 4 5 6 7 8 9 0 1 2 3 4 5 6 7 8 9 0 1 2 3 4 5 6 7 8 9 0 1 2 3 4 5 6 7 8 9 0 1 2 3 4 5 6 7 8 9 0
>                                           m l y s s l p v c f l v l g a a l c a     -19 - -1
> p e r m q n e a e p h d l q p h e a e p h s d h v a p l a kr SPHYDFGL gkr a y s y v s e y    1 - 50
> kr LPVYNFGL gkr SRPYSFGL gkr s v d e d q s n d e q q l t t s d l d q a a l a e l   51 - 100
> f d q y d d a e kr ARPYSFGL gkr f a d d e t s e e kr ARAYDFGL gkr LPMYNFG         101 - 150
> L g kr ARSYNFGL gkr YSKFNFGL gkr ERDMHRFSFGL gkr s g d d v s a d d s              151 - 200
> d n y f d v                                                                        201 - 206
> ```
>
> **Abb. 4.71.** Primärsequenz des *Helicoverpa armigera*-Allatostatin-Vorläuferproteins (Typ-A): Die Allatostatine mit dem Muster **F/Y-x-FGL**-NH_2 sind *gerahmt* und *in Großbuchstaben*, weitere Peptide *gerahmt* und *kleingeschrieben*. Dibasische Peptidmotive für PC1 sind *invers* dargestellt, davorliegenden Glycine werden alle von der PHM zu NH_2 oxidiert. (Quelle: O44314)

de oder nur der experimentell durch Allatotropin erzeugte Anstieg. Insgesamt sind nur wenige Spezies intensiv erforscht, und die Befunde ergeben noch kein klares Bild (vergl. die ziemlich neuen Übersichtsartikel von Audsley et al. (2008) und Stay u. Tobe (2007)).

Auch die immunologische Charakterisierung der Allatostatin-Rezeptor-Expression ist noch nicht soweit fortgeschritten, als dass dieses Kapitel als abgeschlossen betrachtet werden kann.

Phylogenese. Allatostatine wurden bislang nur bei Insekten und Crustaceen identifiziert, während Allatostatin-Rezeptor-ähnliche Proteine auch bei Placozoen, Nematoden und bei Echinodermaten gefunden wurden.

4.2.8 Peptidhormone der Haut

4.2.8.1 Pigment-*dispersing* Hormon

Einführung. Die Lichtadaption in den Augen und in der Haut werden bei Crustaceen durch zwei antagonistische Hormone bewirkt: Rotes-Pigment-konzentrierendes Hormon (→ RPCH/AKH) und Pigment-dispergierendes Hormon (PDH), welches bei Insekten Pigment-dispergierender Faktor (PDF) genannt wird. Die Entdeckung der hormonellen Beeinflussung der Licht/Dunkel-Adaption geht auf Koller und Perkins zurück (zusammengefasst bei Rao (2001)). Bei Insekten hängt die PDF-Expression direkt mit den Neuronen des zirkadianen Impulsgebers zusammen.

4.2 Peptidhormone bei Invertebraten

Biochemie und Struktur. Bei den Pigmentdispergierenden Hormonen (4.72) handelt es sich um Peptide mit einer Kettenlänge von 18 Aminosäuren, die konservierte N- und C-Termini und weitere konservierte Aminosäuren tragen. Die Consensus-Sequenz für β-PDH, das bisher in Krebsen **und** Insekten gefunden wurde, ist **NSELINSxLxxSxxxxxA**-NH$_2$. α-PDH wurde bislang nur in wenigen Crustacea-Arten identifiziert; die Consensussequenz ist **NSGMINSILGIPxVMxxA**-NH$_2$. Interessanterweise wurden bei der Tiefseekrabbe *Pandalus jordani* neben zwei verschiedenen α-PDH auch ein β-PDH sequenziert (vergl. Tabelle 4.16).

Die PDF-Rezeptoren bei Nematoden und Insekten sind GPcR der Sekretin-Familie, bei Krebsen ist noch kein Rezeptor kloniert.

Physiologie. PDH sind Produkte des Augenstieles. Die meisten PDH-Neuronen sezernieren in das Hämalorgan Sinusdrüse; einige PDH-Neuronen sind aber nicht mit der Sinusdrüse verknüpft.

Die Rolle der PDH in Crustaceen liegt in der Hell/Dunkel-Adaption. Unter dem Einfluss von PDH (und dem Antagonisten PCH) werden Pigmente in Ommatiden des Auges umgeschichtet und an „hell" adaptiert.

Bei Insekten konnte gezeigt werden, dass PDF-Neuronen an der Regulation des zirkadianen Schrittmachers beteiligt sind. Sie steuern z. B. die Tageslicht-abhängige Aktivität von Fliegen. PDF wurde in lateralen Hirnneuronen lokalisiert, die bei Larven mit dem Bolwig-Organ und bei adulten Fliegen in einem außerhalb der Retina befindlichen Zusatzauge (*eyelet*) angetroffen werden (Helfrich-Forster et al. 2002).

Phylogenese. Die Genbank weist bislang nur Pigment-dispergierende Hormone/Faktoren von Chrustacea bzw. Insekten auf.

4.2.9 Weitere NP

4.2.9.1 Neuropeptid-F – zwei Peptidgene

Einführung. Neuropeptid-F gilt allgemein als das Invertebraten-Homologon von → Neuropeptid-Y. Bei 36–40 Aminosäuren beschränkt sich die Homologie allerdings auf 5 Aminosäuren, ein Prolin ziemlich am N-Terminus, ein oder zwei Tyrosine mit konserviertem Abstand und zwei Arginine am C-Terminus (in Abb. 4.73 *dunkelgrau* hinterlegt). Allerdings ist auch der NPF-Rezeptor ein GPcR aus der gleichen Familie wie

---

Steckbrief 72: Pigment dispersing Hormon (PDH)

Sequenz	GFKNVEMMTARGF-NH$_2$
Bildung und Ziel	Das PDH ist ein Hormon des Augenstieles und wirkt in der Haut von Krebsen.
Funktion	Unter dem Einfluss von PDH entfärbt sich die Haut der Crustacea.
Rezeptor	Der Pigment-Dispersig-Faktor-Rezeptor ist ein GPcR der Sekretin-Familie

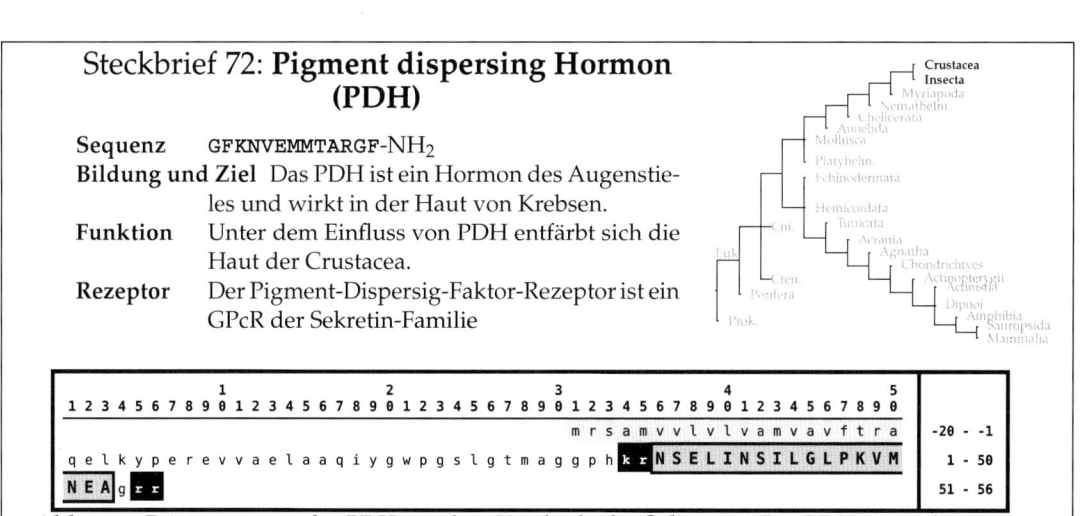

```
                    1         2         3         4         5
          1234567890123456789012345678901234567890123456789 0
                                      mrsamvvlvlvamvavftra    -20 - -1
          qelkyperevvaelaaqiygwpgslgtmaggph kr NSELINSILGLPKVM  1 - 50
          NEA g rr                                             51 - 56
```

Abb. 4.72. Primärsequenz des PDH aus dem Kamberkrebs *O. limosus*. Das PDH ist *gerahmt* und in *Großbuchstaben*. Dibasische Peptidmotive für PC1 oder PC2 sind *invers* dargestellt, das davorliegende Glycin wird von der PHM zu NH$_2$ oxidiert. (Quelle: P37085)

Tabelle 4.16. Sequenzvergleich der PDH aus Crustaceen und Insekten

β-PDH	
Crustacea:	
Uca puligator, Cancer magister, C. maenas, Pastifastacus leniusculus, Callinectes sapidus I	NSELINSILGLPKVMNDA-NH$_2$
Callinectes sapidus II	-------L--ISAL--E--NH$_2$
P. clarkii, O. immunis, O. limosus	---------------E--NH$_2$
Penaeus aztecus, Penaeus vannamei I/II	----------I---------NH$_2$
Penaeus vannamei III	-------L-----------NH$_2$
Penaeus japonicus I	----------I----T---NH$_2$
Penaeus japonicus II	------------F-I---NH$_2$
Pandalus jordani I	----------------T---NH$_2$
Armadillidium vulgare	---------A-R-L-N--NH$_2$
PDF	
Insekten:	
Periplaneta americana	--------------L----NH$_2$
Acheta domesticus	---I----------L----NH$_2$
Romalea microptera	---I---------LL----NH$_2$
Carausius morosus	---------A----L----NH$_2$
D. melanogaster	---------S---N-----NH$_2$
α-PDH	
Crustacea:	
Pandalus borealis, Pandalus jordani II	--GM---I--I-R--TE--NH$_2$
Pandalus jordani III	--GM---I--I----A---NH$_2$
Macrobrachium rosenbergii	--GM---I--I----AE--NH$_2$

der NPY-Rezeptor. Mit Hilfe von Anti-PYY-Antiseren (also gegen Vertebraten-PYY) hat man schon vor der Isolierung von NPF Neuronen immunhistologisch identifiziert, von denen später die NPF-Expression nachgewiesen werden konnte.

Nicht zu verwechseln mit dem Vertebraten-Homologon Neuropeptid-F ist das „kurze Neuropeptid-F" (sNPF). Die vier Peptide z. B. bei *D. melanogaster* (sNPF1-4) stammen von einem anderen Gen und werden anders als NPF exprimiert. Während NPF auch bei ursprünglichen Metazoa (Plathelminthes) entdeckt wurde, kennt man die sNPF bislang nur von Arthropoda.

Struktur und Genetik. Das NPF wird vom Präproprotein einerseits durch die Signalpeptidase und durch eine PC1 freigesetzt und anschließend von der PHM amidiert.

sNPF wurde erstmals als NPF-ähnliches Peptid aus Käferhirn isoliert (Led-NPF; Spittaels et al. (1996)). Heute sind aus Zweiflüglern und Schmetterlinge einige sNPF bekannt. sPF entstehen (z. B. bei *A. gambiae*) durch die Wirkung von Signalpeptidase, einer PC1 oder PC2 und einer Furin-ähnlichen Peptidase. Auch hier wird der C-Terminus amidiert. Nicht klar ist, durch welches Enzym sNPF2 oder sNPF4 N-terminal freigesetzt werden. Die Rezeptoren sind sowohl im Fall von NPF als auch von sNPF GPcR.

Physiologie. NPF ist ein Neuropeptid, das bei Arthropoda, bei Mollusken, aber auch schon bei Plathelminthes gefunden wurde. Bei *D. melanogaster* gibt es vier NPF-bildende Neuronen, deren Axone in weitere Hirnbereiche und den ventralen Nervenstrang

> **Steckbrief 73: Neuropeptid F (NPF)**
>
> **Sequenz** Abb. 4.73
> **Bildung und Ziel** NPF wird in neurosekretorischen Zellen des ZNS gebildet.
> **Funktion** NPF ist ein Neurotransmitter und bei der zircadianen Kontrolle der Nahrungssuche von Larven beteiligt.
> **Rezeptor** Der NPF-Rezeptor ist ein heptahelikaler GPcR. 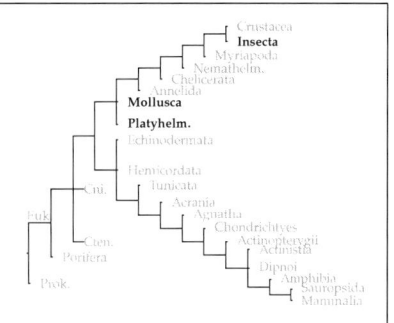
>
> ```
>                     1                   2                   3                   4
> 1 2 3 4 5 6 7 8 9 0 1 2 3 4 5 6 7 8 9 0 1 2 3 4 5 6 7 8 9 0 1 2 3 4 5 6 7 8 9 0
> - - - - - - - - - - - m a s g t f t q r l l v a l m i f a l i a d l s t l v a a      -29 - -1
> R P Q D S D A A S V A A A I R Y L Q E L E T K H A Q H A R P R F g k r g g y l n      1 - 40
> p a i f g q d e q e v d w q d s t f s r                                              41 - 60
> ```
>
> **Abb. 4.73.** Primärsequenzen des Neuropeptid F aus *Ae. aegyptii*. Das Signalpeptid (AS -29 – -1) ist *hellgrau* hinterlegt. NPF (*gerahmt*) wird durch eine PC1 geschnitten. Das reife Peptid ist am C-Terminus amidiert

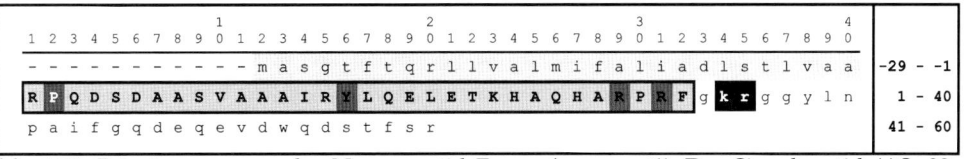

reichen. Wegen der Anwesenheit von NPF in Neurohämalzonen, z. B. in den *Corpora cardiaca*, wird NPF auch als Neurohormon angesehen. Bei den Turbellaria (Strudelwürmern) wirkt NPF bei der Organregeneration mit: Diese Tiere können sich, wenn ihnen z. B. der Kopf abgetrennt wurde, mit Hilfe von NPF vollständig regenerieren (Kreshchenko 2008; Kreshchenko et al. 2008).

sNPF wird bislang nur bei Insekten gefunden: Fliegen, Käfern, Mücken. Es wird in Neuronen gebildet. Man findet sNPF in der Hämolymphe, was den Schluss auf ein Neurohormon zulässt. Der Großteil der sNPF-Neuronen bildet weitere Neurotransmitter. Daraus schließt man, dass auch sNPF hauptsächlich ein Neurotransmitter ist.

Bei *D. melanogaster* wurden außerdem NPF-freisetzende, endokrine Zelle im Mitteldarm gefunden (Veenstra et al. 2008), sNPF-sezernierende endokrine Zellen dagegen nicht. Die NPF-bildenden Zellen waren auch Tachykinin-positiv. sNPF wurde dagegen in hypozerebralen Ganglien gefunden, von denen aus u. a. der Vorderdarm innerviert wird.

Funktionell werden NPF und sNPF mit der Nahrungssuche und der Nahrungsaufnahme in Verbindung gebracht, eine Analogie zum NPY. sNPF spielt außerdem eine Rolle beim Geruchssinn von Fliegen. NPF- und NPFR-Expressionsstudien, mittels Transgenen oder RNS-Interferenz, haben gezeigt, dass ohne NPF-Signale die Fliegen Nahrung verweigern, während verstärkte NPF-induzierte Signaltransduktion verlängerte Nahrungsaufnahme bewirkte (Nässel et al. 2008). Yamanaka et al. (2008) vermuten, dass sNPF die Nahrungsaufnahme mit der Juvenilhormon-Bildung koppelt. Während der Diapause wird NPF nicht exprimiert, fanden Huybrechts et al. (2004) bei Kartoffelkäfern.

Die NPF-Expression ist teilweise geschlechtsabhängig. Eine spezielle NPF-Expression von männlichen Fliegen wird durch das *transformer*-Gen reguliert. In diese Regulation ist auch das *fruitless*-Gen eingebunden. Wird diese geschlechtsabhängige NPF-Expression unterbunden, reduzieren die Fliegenmännchen ihr Balzverhalten. Diese NPF-Expression hängt außerdem direkt von Genen ab, die den zirkadianen Rhythmus steuern und von Neuronen in der unmittelbaren Nachbarschaft der NPF-Neuronen exprimiert werden (Lee et al. 2006).

Steckbrief 74: **Kurzes Neuropeptid F (sNPF)**

Sequenz Abb. 4.74

Bildung und Ziel sNPF wird in neurosekretorischen Zellen des ZNS gebildet und wirkt meist als Neurotransmitter.

Funktion sNPF ist in Zellen des Geruchssinns exprimiert und bei der zircadianen Kontrolle der Nahrungssuche von Larven beteiligt.

Rezeptor Der sNPF-Rezeptor ist ein heptahelikaler GPcR.

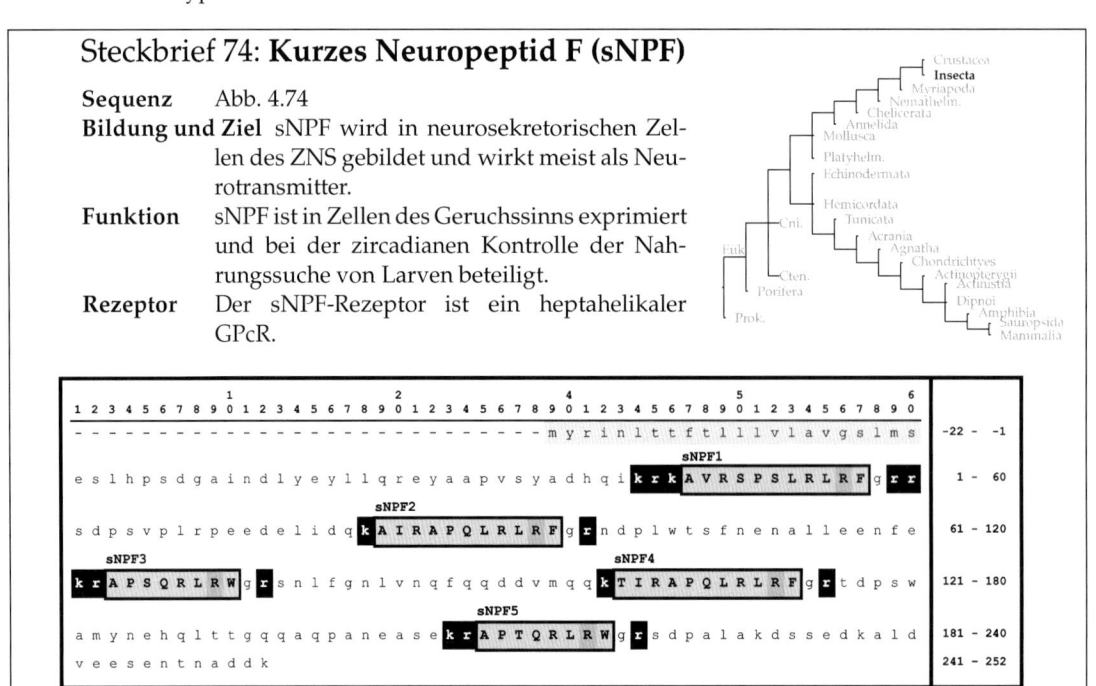

```
                        1                   2                       4                   5                   6
     1 2 3 4 5 6 7 8 9  0 1 2 3 4 5 6 7 8 9 0 1 2 3 4 5 6 7 8 9     0 1 2 3 4 5 6 7 8 9 0 1 2 3 4 5 6 7 8 9 0
     - - - - - - - - -  - - - - - - - - - - - - - - - - - - - m y r i n l t t f t l l l v l a v g s l m s       -22 -  -1
                                                      sNPF1
     e s l h p s d g a  i n d l y e y l l q r e y a a p v s y a d h q i  k r k A V R S P S L R L R F  g  r r     1 -  60
                                       sNPF2
     s d p s v p l r p  e e d e l i d q  k A I R A P Q L R L R F  g  r  n d p l w t s f n e n a l l e e n f e    61 - 120
          sNPF3                                                sNPF4
     k r A P S Q R L R W  g  r  s n l f g n l v n q f q q d d v m q q  k T I R A P Q L R L R F  g  r  t d p s w  121 - 180
                                         sNPF5
     a m y n e h q l t  t g q q a q p a n e a s e  k r A P T Q R L R W  g  r  s d p a l a k d s s e d k a l d    181 - 240
     v e e s e n t n a  d d k                                                                                    241 - 252
```

Abb. 4.74. Primärsequenzen des sNPF aus *A. gambiae*. Das Signalpeptid ist *hellgrau* hinterlegt. Die fünf sNPF (*gerahmt*) werden C-terminal durch eine Furin-Peptidase (Erkennungsstelle **RxxR**) und N-terminal durch PC1/2 oder ein anderes Enzym geschnitten. Die reifen Peptide sind am C-Terminus amidiert

---

Schließlich fanden die gleichen Autoren, dass auch die Körpergröße durch NPF reguliert wird: War die NPF-Expression unterbunden, wurden die Fliegen deutlich größer als die Tiere mit normaler NPF-Expression.

Auf der Suche nach (weiteren) Analogien von NPF und NPY fanden Dierick u. Greenspan (2007), dass das Ausschalten des NPF-Gen zu einer erhöhten Aggression von Fliegen führte, unabhängig von der Wirkung, die eine erhöhte Serotonin-Konzentration auslöst.

Phylogenese. NPF findet sich bei verschiedenen Invertebraten, angefangen bei Plathelminthes, bei Mollusken und bei Insekten. Die strukturelle Homologie, auch die vom NPF-Rezeptor, zu den NPY/PYY-Proteinen und -Rezeptoren der Vertebraten lässt darauf schließen, dass diese Moleküle möglicherweise bei allen Bilateria vorhanden sind.

Das sNPF ist, soweit man weiß, ein Peptidhormon der Insekten.

4.2.9.2 Proktolin

Einführung. Proktolin (PKT) aus Schaben wurde als erstes Neuropeptid sequenziert (Starratt u. Brown 1975). Mit Hilfe von Antiseren gegen PKT wurden schon sehr bald die Existenz von PKT-Neuronen in Insekten nachgewiesen, später auch bei Crustaceen und sogar beim Schwertschwanz *Limulus polyphemus*, einem lebenden Fossil.

Struktur und Genetik. Proktolin ist ein Pentapeptid ohne geschützten C- oder N-Terminus. Dafür gilt das Molekül selbst als Hemmstoff von Enkephalinasen. Aus dem Vorläuferprotein wird es durch die Signalpeptidase und eine Furin-ähnliche Peptidase (Erkennunsstelle **RxxxxR**) freigesetzt. Bislang ist nach über 30 Jahren seit der Entdeckung von Proktolin in Schaben nur das Präproprotein bei *D. melanogaster* in der Genbank publiziert.

Steckbrief 75: **Proktolin (PKT)**

Sequenz	Abb. 4.75
Bildung und Ziel	Proktolin wird von Neuronen im ZNS und im übrigen Nervensystem von Insekten und Crustaceen gebildet.
Funktion	Proktolin wirkt auf die Muskelaktivität und steigert die Häufigkeit von Muskelkontraktionen.
Rezeptor	Der *D. melanogaster*-Proktolin-Rezeptor ist ein heptahelikaler GPcR.

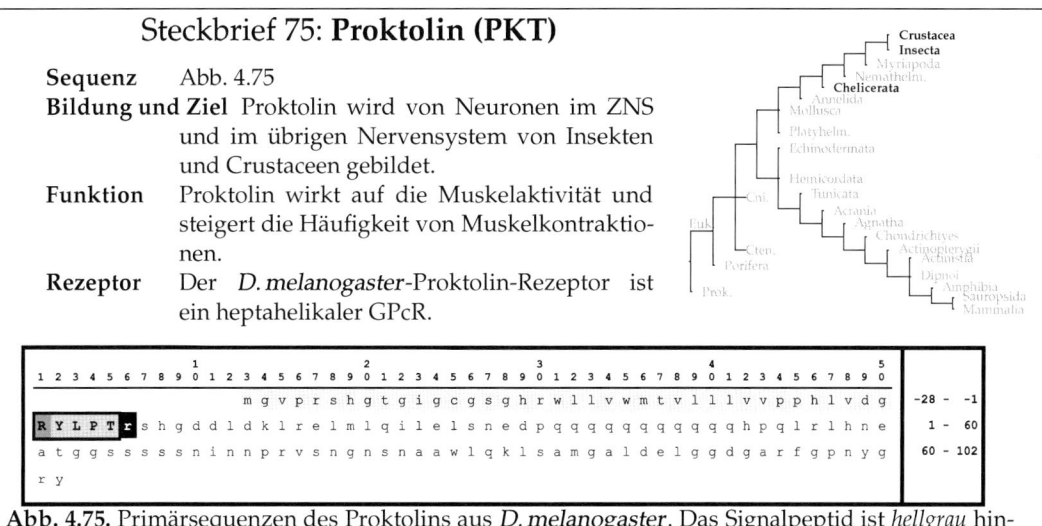

```
                    1                   2                   3                   4                   5
1 2 3 4 5 6 7 8 9 0 1 2 3 4 5 6 7 8 9 0 1 2 3 4 5 6 7 8 9 0 1 2 3 4 5 6 7 8 9 0 1 2 3 4 5 6 7 8 9 0
                    m g v p r s h g t g i g c g s g h r w l l v w m t v l l l v v p p h l v d g         -28 -  -1
R Y L P T r s h g d d l d k l r e l m l q i l e l s n e d p q q q q q q q q q q h p q l r l h n e        1 -  60
a t g g s s s s s n i n n p r v s n g n s n a a w l q k l s a m g a l d e l g g d g a r f g p n y g     60 - 102
r y
```

Abb. 4.75. Primärsequenzen des Proktolins aus *D. melanogaster*. Das Signalpeptid ist *hellgrau* hinterlegt. Proktolin (*gerahmt* und in *Großbuchstaben*) wird C-terminal durch eine Furin-ähnliche Peptidase (Erkennungsstelle **RxxxxR**) und N-terminal durch die Signalpeptidase aus dem Präproprotein ausgeschnitten. (Quelle: Genbank CAD30643; die Schnittstelle der Signalpeptidase wurde mit dem Programm Signal 3.0 (http://www.cbs.dtu.dk/services/SignalP/) ermittelt)

Physiologie. PKT wirkt über einen GPcR der Rhodopsin-Familie (bei *D. melanogaster*). Die am meisten untersuchte Eigenschaft von PKT ist seine Rolle bei der Muskelkontraktion. Mit Hilfe von Proktolin und Anti-Proktolin-Antikörpern wurde Immunhistologie zur Identifizierung der PKT-Neuronen entwickelt (Bishop et al. 1981; Eckert et al. 1981). Diese wurde sowohl in Hirn als auch in den thorakalen und abdominalen Ganglien gefunden. Siwicki et al. (1985) fanden über 1400 PKT-Neuronen im Hummer. Neben der Wirkung auf Muskeln wirkt PKT auch auf den Oviduct.

Evans (1984) beobachtet an Beinmuskeln von Heuschrecken, dass PKT die Frequenz von Muskelkontraktionen durch Blockade von Kaliumströmen und durch den dadurch erzielten Membranwiderstand erhöhte.

Phylogenese. In der Genbank finden sich Einträge für Proktolin von Limulus (Chelicerata) und Arthropoden.

4.2.10 Zusammenfassung und Überblick

Die Tabelle 4.17 fasst einige wichtige Fakten über die Invertebraten-Neuropeptide zusammen: Fast alle der hier vorgestellten Neuropeptide sind endokrin aktiv, das heißt, sie werden von neurosekretorischen Zellen in die Hämolymphe sezerniert und wirken an entfernten Zellen. Die vor allem synaptisch wirksamen Neuropeptide besitzen endokrin-aktive Analoge bei Mensch und Tier – ein Grund sie hier zu beschreiben.

4.3 Hormone aus dem Mevalonat-Stoffwechsels: Juvenil-Hormone und Steroid-Hormone

Ausgehend von der Mevalon-Säure wird in Vertebraten und Invertebraten aus Isoprenyl-Oligomeren, Squalen und Cholesterin eine Zahl von Hormonen gebildet. Die wichtigsten sind bei den Vertebraten die Steroid-Hormone, die alle auf dem polyzyklischen Steran aufbauen. Bei Arthropoda werden dagegen die nichtzyklischen Juvenilhormone über die Farnesin-Säure bzw. deren Methyl-Ester gebildet und Ecdysteroide über Squalen und Cholesterin.

Tabelle 4.17. Neuropeptide bei Insekten, Krebsen und anderen Protostomia

Name	Bildungsort	synaptisch/endokrin	Vertebraten-Analogon
CHH	X-Organ	endokrin	
Bombyxin/ILP	ZNS/Darm	endokrin	Insulin
AKH	CC	endokrin	
CAP	Neuronen	parakrin/synaptisch	Oxytozin/Vasopressin
NdWF	Neuronen	??	
Enterine	Neuronen	endokrin/synaptisch	
MIP/AMRP	Neuronen	synaptisch	
DiuH	Neuronen	endokrin	
Pyrokinin/PBAN	Neuronen	endokrin	
Orcokinine	Neuronen	??	
Leucokinine	Neuronen	endokrin?	
TRP	Neuronen		Tachykinin
Sulfakinine	Neuronen	synaptisch/endokrin	Gastrin, CCK
PTTH	Neuronen	endokrin	
PSP/SP	männliche akzessorische Drüse	pheromonisch	
GIH/VIH			
TMOF	Gonaden	endokrin	
Nebcolloostatin	??	??	
MIH	X-Organ	endo-/parakrin	
Corazonin	ZNS		
ETH	Inka-Zellen	endokrin	
EH	ZNS	endokrin	
Bursicon	Neuronen	endokrin	
RF/FMRF-amide	Neuronen	synaptisch	Neuropeptid FF
Allatotropin	Neuronen	endokrin	
Allatostatin	Neuronen	synaptisch/parakrin?	
PDH	Neuronen	endokrin/synaptisch	

Für die jeweiligen Stoffwechselwege sind jeweils verschiedene Enzyme notwendig. Diese Enzyme finden wir nicht alle in der gleichen Zelle, in demselben Zellkompartiment, sondern die steroidbildenden Enzyme werden in verschiedenen Kompartimenten und auch in unterschiedlichen Zellen gefunden. Besonders deutlich wird dies bei dem Hormonwechselspiel von Mutter und Fötus, bei dem verschiedene Vorstufen sogar durch die Schranke der Plazenta transportiert werden müssen, damit sie dann weiter entwickelt werden können.

Der Nachweis eines Steroid-Hormons in dem Gewebeextrakt z. B. einer Muschel sagt deshalb noch nichts darüber aus, ob diese Muschel das Hormon selbst gebildet oder mit der Nahrung aufgenommen hat. Ohne den Nachweis der hormonbildenden Enzyme ist der analytische Hormonnachweis nur ein schwacher Hinweis auf die Hormonbildung. Genauso lässt der Nachweis einer bestimmten Enzymaktivität, z. B. die Verstoffwechselung von Testosteron in Muscheln, keine Aussage darüber zu, dass die untersuchte Muschel und dann Muscheln im allgemeinen Testosteron bilden können. Der Befund besagt nur, dass Steroide wie Testosteron oder verwandte Moleküle von einem Muschelenzym verändert werden können.

Wir werden daher die Juvenilhormon- und Steroid-bildenden Enzyme, deren räumliche Anordnung, und die Wirkungen der Hormone vorstellen. Darüberhinaus werden die Ecdysone sowie einige Pflanzen- und Pilz-Steroide vorgestellt.

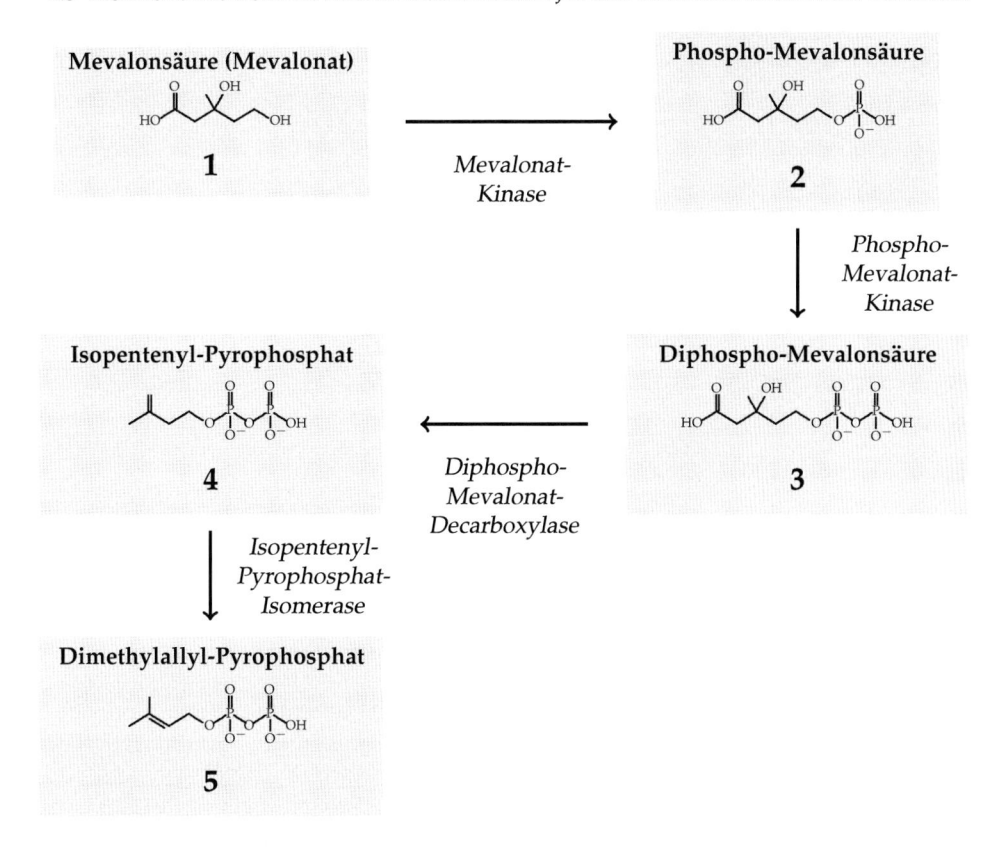

4.3 Hormone aus dem Mevalonat-Stoffwechsels: Juvenil-Hormone und Steroid-Hormone   147

Abb. 4.76. Bildung von Isopentenyl- und Dimethylallyl-Pyrophosphat

4.3.1 Überblick über die Wege zu Juvenilhormonen und Steroiden

Ausgangsprodukt für die JH/Steroidbiosynthese (Schooley u. Baker 1985) ist das Acetyl-Coenzym A, aus dem durch die Acetoacetyl-CoA-Thiolase Acetoacetyl-CoA und durch Wirkung der 3-Hydroxy-3-methylglutaryl-CoA-Synthase (HMG-S) Hydroxymethylglutaryl-CoA entstehen. Daraus macht die 3-Hydroxy-3-methylglutaryl-CoA-Reduktase (HMG-R) Mevalonat (**1**; Abb. 4.76). Durch die Mevalonat-Kinase, die Phosphomevalonat-Kinase und die Diphosphomevalonatdecarboxylase entsteht Isopentenyl-Pyrophosphat (Isopentenyl-PP; **4**).

Die Isopentenyl-Isomerase lässt schließlich das Dimethylallyl-PP (**5**; Abb. 4.76; Abb. 4.77) entstehen. Aus Dimethylallyl-PP plus Isopentenyl-PP entsteht Geranyl-PP (**6**).

Aus Geranyl-PP plus Isopentenyl-PP macht die Farnesyl-Synthase das Farnesyl-PP (**7**; Abb. 4.77).

Für die Juvenilhormonbildung entsteht aus diesem durch Abspaltung des Pyrophosphates Farnesol (**8**; Abb. 4.77), daraus durch Oxidation Farnesal (**9**) und schließlich Farnesin-Säure (**10**). Durch die JH-Methyltransferase wird daraus das Methylfarnesoat (**11**) gebildet. Dieses wird durch die JH-Epoxidase zum Juvenilhormon (**13**) oxidiert. Alternativ kann Farnesin-Säure auch direkt epoxiert werden (**12**) und anschließend zum Juvenilhormon methyliert werden.

Für die Steroid-Bildung wird aus zwei Farnesyl-Pyrophosphaten durch die Squalen-Synthase das Squalen (**14**; Abb. 4.79). Nach Epoxidierung lagert sich dieses zum Lanosterol (**16**) um, wobei die vier Ringe des Steran-Gerüstes gebildet werden. La-

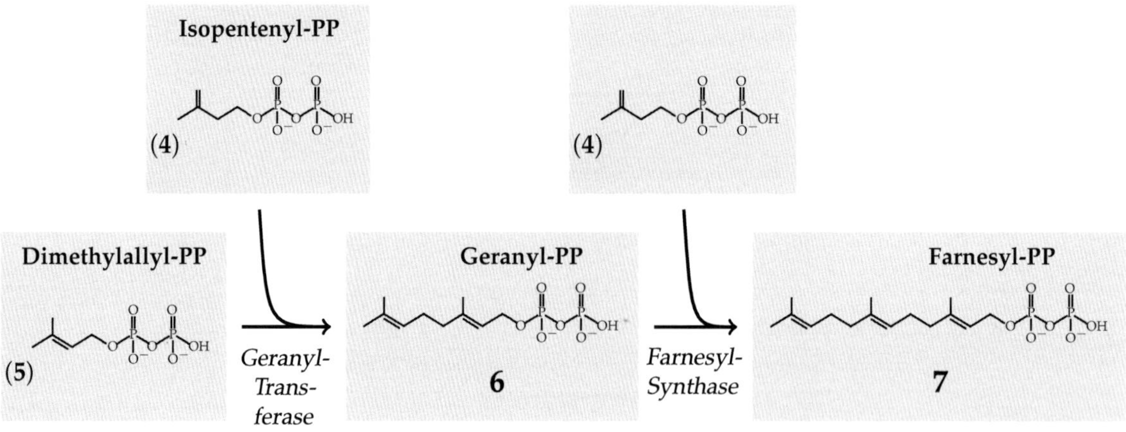

Abb. 4.77. Stufenweise Anlagerung von Isopentenylpyrophosphat führt zu Farnesyl-Pyrophosphat

nosterol wird dann durch Oxidation verschiedener Methyl-Gruppen zum Cholesterin umgebaut, dem Ausgangstoff der Steroid-Bildung, oder zu anderen Steroiden. Das Dimethyl-Chola-Trienol (**17**), im Follikel des Eierstockes durch die Lanosterol-14α-Demethylase gebildet, ist als parakriner Stimulator bei der Eireifung beteiligt. Vom 7-Dehydrocholesterin (**18**) geht die Biosynthese der Vitamin D_3-Substanzen aus (Abb. 4.79).

Die 14α-Demethylase ist das Cytochrom P450-Enzym (CYP51), das mit gleicher Funktion innerhalb aller Reiche des Lebens gefunden wurde: bei Bakterien, Pflanzen und Tieren.

JH und Steroid gehören zur Stoffklasse der Terpene. Monoterpene bestehen aus zwei Isopentenyl-Bausteinen = 10 C-Atome, ein Sesquiterpen[106] wie Farnesol aus 15 C-Atomen; Squalen oder Lanosterol sind Triterpene aus 30 C-Atomen.

4.3.2 Juvenil-Hormone

Einführung. Juvenilhormone sind seit bald 50 Jahren bekannt (Goodman u. Granger 2005, und dortige Zitate). Sie sind das Produkt der *Corpora allata*. Alle Ecdysozoa[107] müssen sich häuten, wenn sie wachsen wollen. Bei den Insekten gibt es allerdings zwei verschiedene Häutungen: einmal die Häutung zwischen zwei Larvenstadien (Larvenhäutung) und die Häutung zur Imago (Imaginalhäutung), die häufig mit einer Verpuppung einhergeht. Damit es zu einer Häutung kommt, muss die Ecdyson-Konzentration in der Hämolymphe ansteigen. Den Unterschied, der bestimmt, ob eine Larvenhäutung oder eine Imaginalhäutung eingeleitet wird, ist das JH[108]: Larven von *Psacothea hilaris*[109] im fünften Stadium können, genügend Wärme und Tageslicht vorausgesetzt, sich zur Imago häuten. Werden sie allerdings mit Juvenilhormon behandelt, machen sie noch zwei weitere Larvenhäutungen durch (Munyiri u. Ishikawa 2004).

---

[106] sesqui: eineinhalb
[107] mit den Panarthorpoda mit Insekten und Krebse, Bärtierchen (Tardigrada), Stummelfüßern (Onychophora) und den Cycloneuralia mit Fadenwürmern (Nematoda), Saitenwürmern (Nematomorpha), Hakenrüsslern (Kinorhyncha), Priapswürmern (Priapulida) und Korsetttierchen (Loricifera).
[108] Juvenilhormon
[109] ein ostasiatischer Bockkäfer

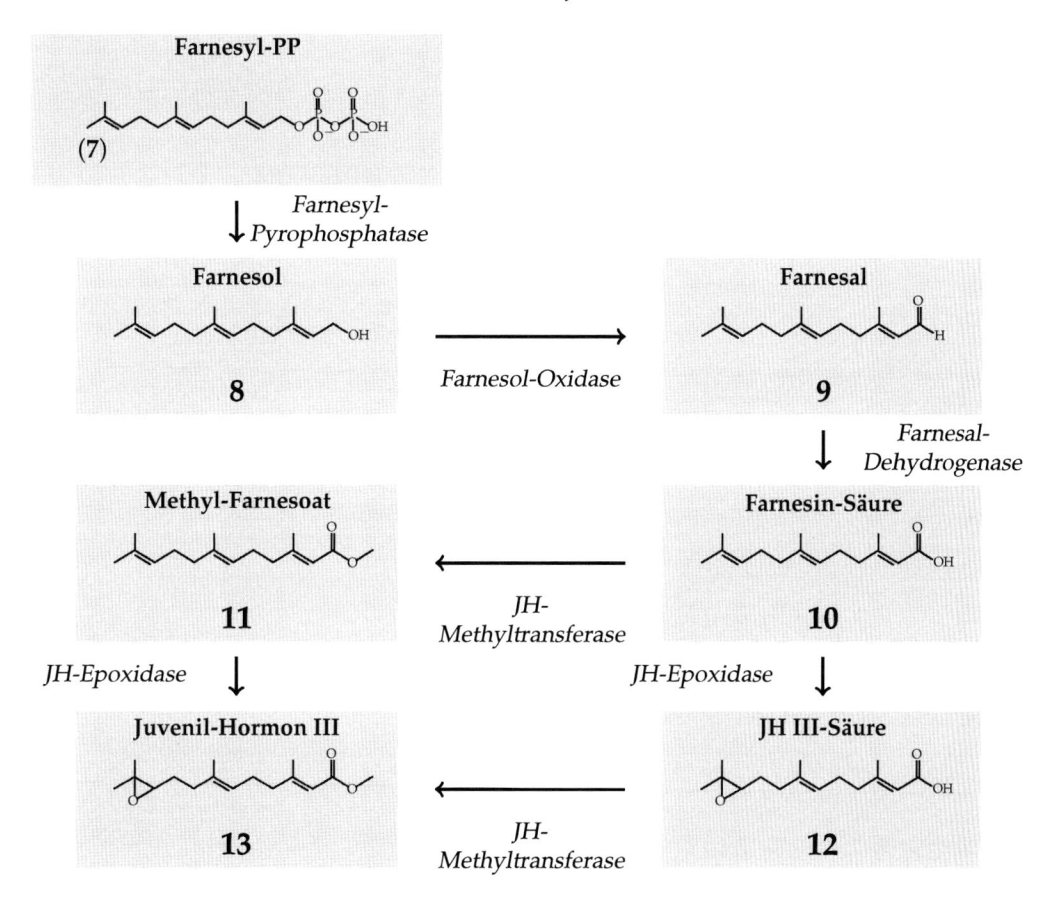

4.3 Hormone aus dem Mevalonat-Stoffwechsels: Juvenil-Hormone und Steroid-Hormone

Abb. 4.78. Bildung des Juvenilhormon III aus Farnesyl-Pyrophosphat

Biochemie und Struktur. Den prinizipiellen Weg der Juvenilhormon-Biosynthese haben wir in Abb. 4.78 schon dargestellt (als Review: Schooley u. Baker (1985)). Auf diese Art und Weise entsteht JH III (**13**). Weitere JH sind JH 0 (**26**), JH I(**25**), und JH II(**24**). Diese werden, soweit man weiß, nur von Lepidoptera (Schmetterlingen und Motten) gebildet; JH 0 hat man bislang nur in Eiern von *M. sexta* entdeckt. Die Unterschiede zwischen JH 0, JH I und JH II gegenüber JH III bestehen darin, dass nicht ausschließlich Acetyl-CoA, sondern auch Propionyl-CoA als Ausgangsverbindung verwendet wird. Aus Propionyl-CoA entsteht die in der Seitenkette verlängerte Homomevalonsäure (**21**). Je nachdem, ob die daraus entstehenden Ethylmethylallyl- und Homoisopentenyl-Pyrophosphate einmal oder zweimal verwendet werden, entstehen JH II, JH I oder JH 0.

Wie in Abb. 4.80 dargestellt, werden die aus Mevalonat gebildeten Dimethylallyl-PP und Isopentenyl-PP und die aus Homomevalonat entstehenden Ethylmethylallyl-PP (**22**) und Isohexenyl-PP(**23**) bei der Bildung der verschiedenen JH in charakteristischer Weise verwendet. Dies zeigt, dass in Tieren, die JH I und JH II bilden, der Acetyl-CoA- und der Propionyl-CoA-Weg gleichermaßen verwendet werden. Die spezifische Reaktion findet statt, wenn Geranyl-PP und Farnesyl-PP gebildet werden: Bei Tieren, die JH I (oder JH 0) bilden, verwendet die Geranyl-Transferase Ethylmethylallyl-PP und Isohexenyl-PP, während

4 Drei Typen von Hormonen

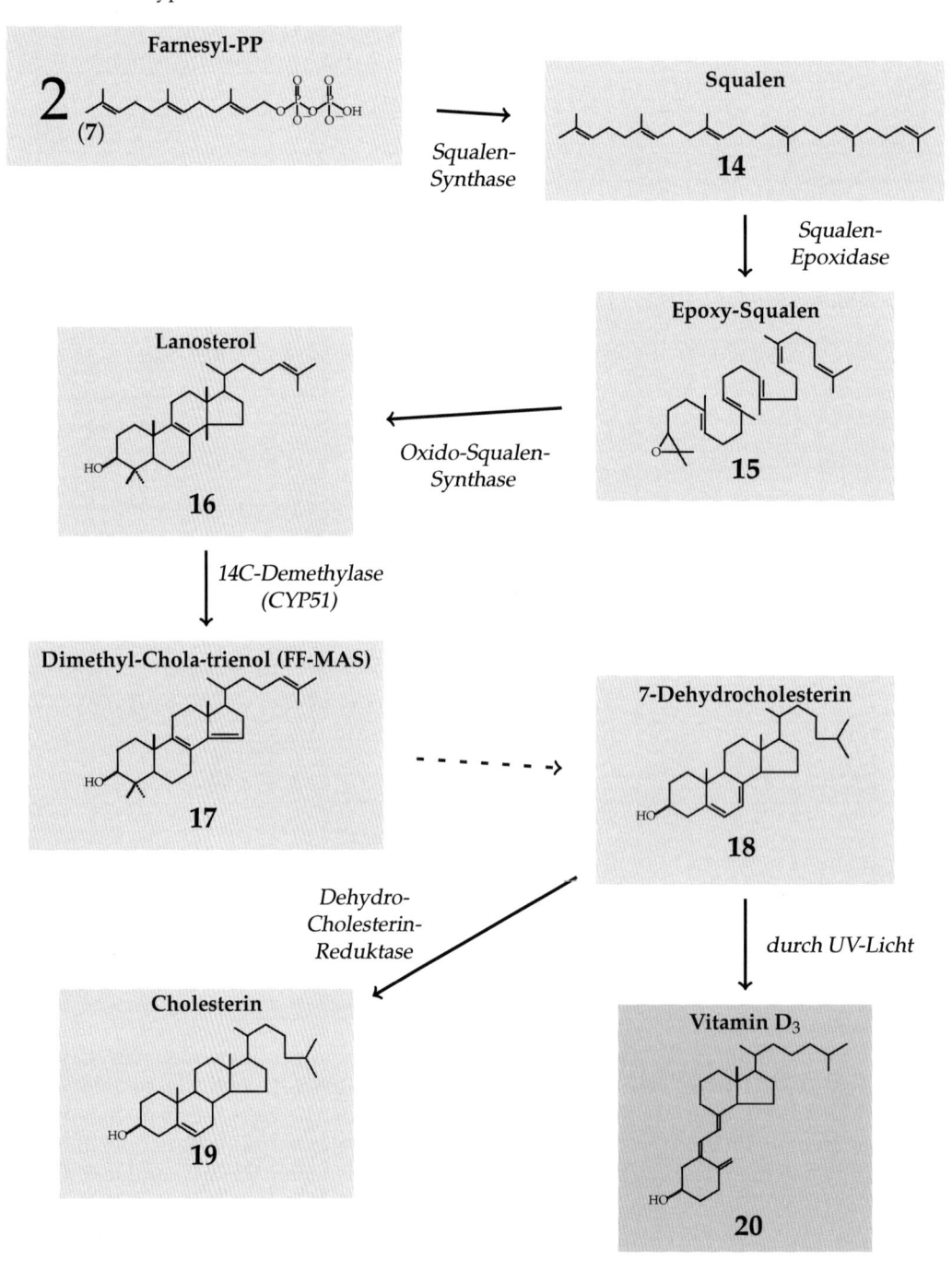

Abb. 4.79. Bildung des Cholesterins aus Squalen

bei denen, die JH II bilden, Ethylmethyl-allyl-PP und Isoprenyl-PP, verwendet werden.

Die Vielfalt der Juvenilhormone vergrößert sich dadurch, dass bei der Wanderheuschrecke hydroxylierte JH III-Derivate

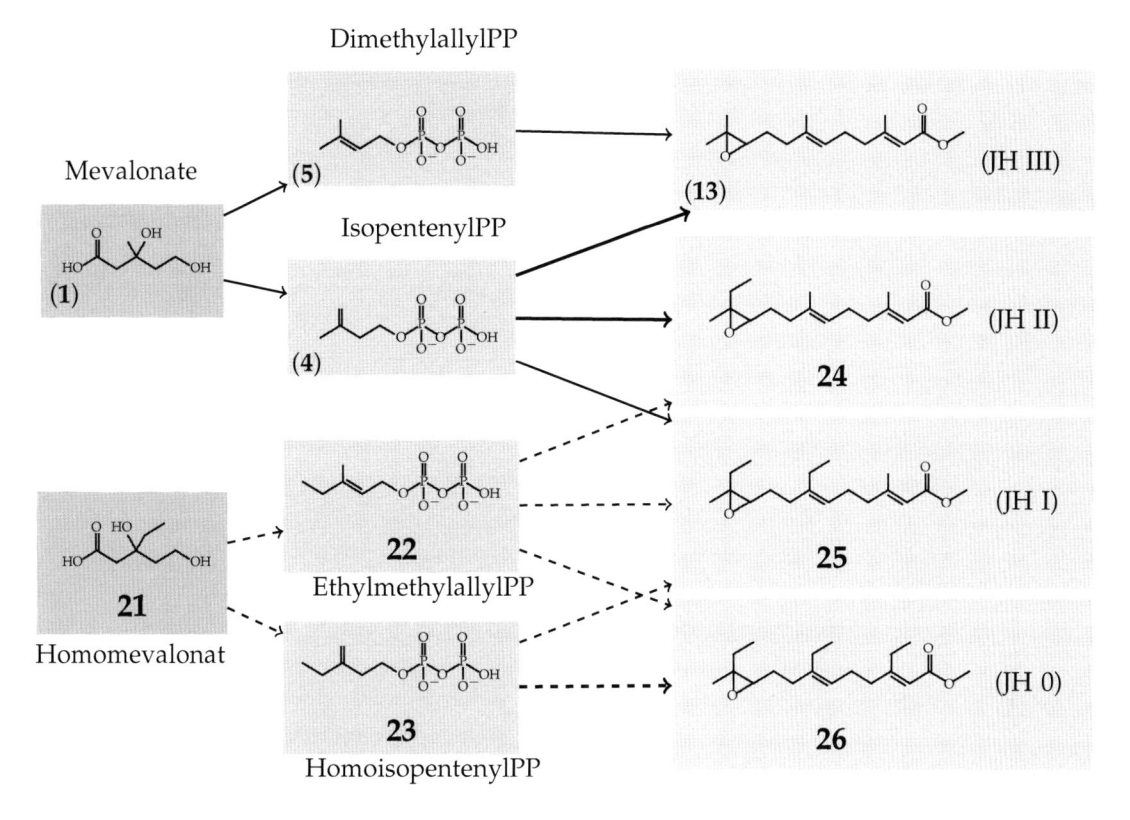

4.3 Hormone aus dem Mevalonat-Stoffwechsels: Juvenil-Hormone und Steroid-Hormone   151

Abb. 4.80. Die Verwendung von Propionyl-CoA (ausschließlich bei Lepidoptera) führt zur Bildung verschieder Juvenilhormone

vorkommen (Abb. 4.81), wobei jeweils eine der Seitenketten-Methylgruppen hydroxyliert ist. Das 12-Hydroxy-JHIII (**27**) war in Mehlwurm-Larven 100 mal aktiver als das JH III (Darrouzet et al. 1997).

Das Juvenilhormon der Fruchtfliege ist ein Bisepoxid (**31**; Abb. 4.82). Dabei wird Farnesinsäure zuerst zu 10,11-Epoxyfarnesinsäure (**12**), anschließend zu 6,7;10,11-Bisepoxyfarnesinsäure (**30**) oxydiert und dann erst durch die Methyltransferase verestert (Abb. 4.82). Auf diesem Weg entsteht kein JH III als Zwischenprodukt, das auch trotz intensivem Suchen nie bei *D. melanogaster* gefunden wurde.

Der Abbau der Juvenilhormone erfolgt einerseits durch Esterase zur freien Säure (**12**) oder durch Epoxid-Hydrolasen zu Diol-Derivaten (Abb. 4.83). Außerdem kann das JH III-Diol (**33**; Abb. 4.83) durch ei-

ne Kinase phosphoryliert werden (**34**). Es ist nicht offensichtlich, ob auch die Diole oder Diolphosphate noch biologische Aktivität besitzen.

JH wird in der Hämolymphe durch ein JH-bindendes Protein (JHBP) transportiert.

Als Juvenilhormon der Crustaceen wirkt Methylfarnesoat (**11**). Dieses wird unter Kontrolle von Neuropeptiden von dem Mandibularorgan gebildet.

Physiologie. Juvenilhormone bei Insekten haben unterschiedliche Funktionen im Larvenstadium und beim adulten Tier. Im Larvenstadium verhindern die JH die (vorzeitige) Häutung zur adulten Form. Bis zu 15 Häutungen sind notwendig, bis das adulte Tier schlüpfen kann. Bei den besonders intensiv untersuchten Schmetterlingen und Motten findet die Metamorphose nach dem

152 4 Drei Typen von Hormonen

12-Hydroxy-JH III

27

7-Hydroxmethyl-JH III

28

4-Hydroxmethyl-JH III

29

Abb. 4.81. Bei Heuschrecken sind hydroxylierte Derivate des JH III aktiv

Farnesinsäure

(10)

Epoxidase

JH III-Säure

(12)

Epoxidase

JH III-Bisepoxyd

31

Methyltransferase

Bisepoxy-JH III-Säure

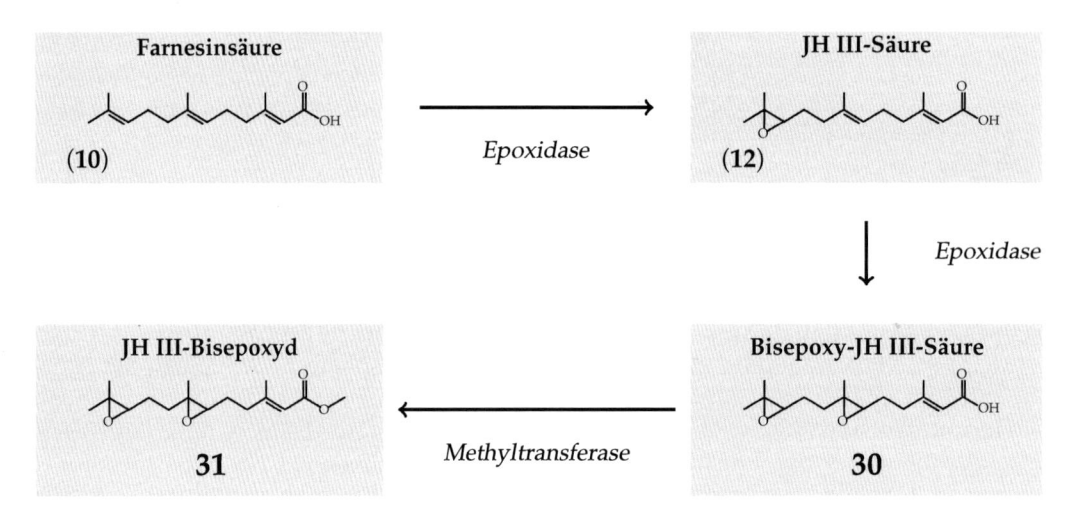

30

Abb. 4.82. Das Juvenilhormon der Fruchtfliege *D. melanogaster* ist ein Bisepoxy-JH III

fünften Larvenstadium statt; sie kann aber durch experimentelle Gabe von JH verzögert werden. Für die Regelung der JH-Bildung sind sowohl die Bildung stimulierende → Allatotropine, die Bildung hemmende → Allatostatine und den JH-Abbau beschleunigende Enzyme wie Esterasen oder Epoxid-Hydrolasen zuständig (Abb. 4.83).

Die Wechselwirkungen von JH und Ecdyson werden wir bei der → Häutung besprechen.

Über die Rolle bei der Häutung und der Verpuppung hinaus hat JH im adulten Tier einige weitere Funktionen: Damit es zur Imaginalhäutung und dem Schlüpfen überhaupt kommen kann, muss die JH-Konzen-

S. 248

S. 137
S. 139

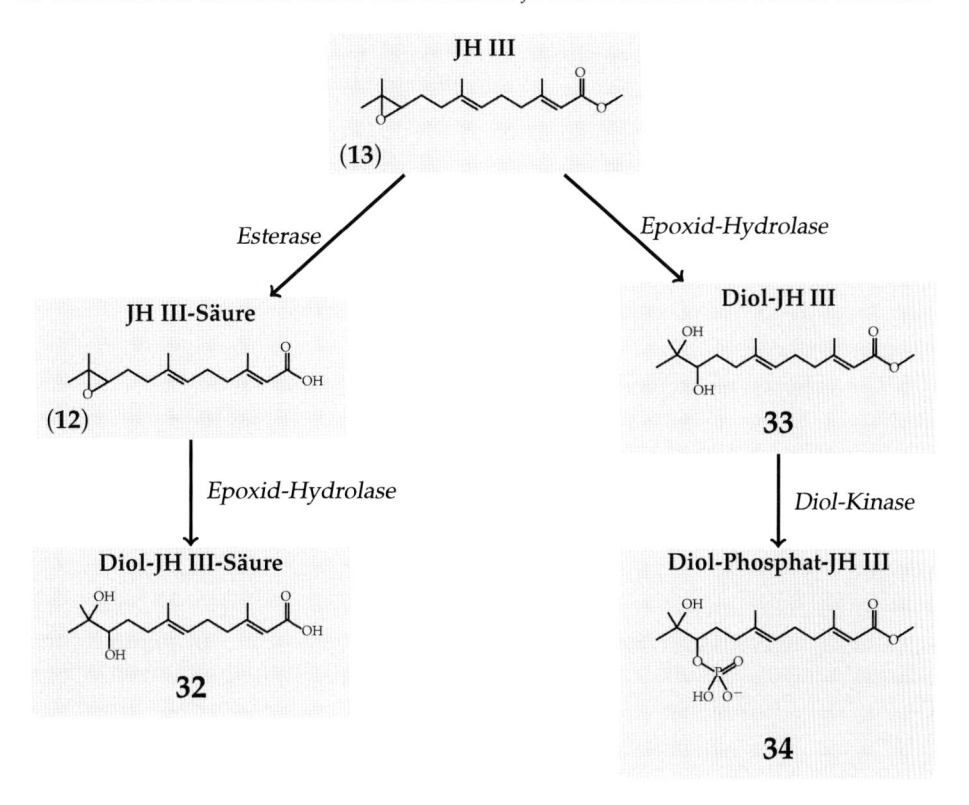

4.3 Hormone aus dem Mevalonat-Stoffwechsels: Juvenil-Hormone und Steroid-Hormone 153

Abb. 4.83. Abbauprodukte des Juvenilhormons

tration auf Null reduziert werden. Nach dem Schlüpfen fangen die CA[110] wieder mit der JH-Bildung und Freisetzung an. Innerhalb von ca. einem Tag steigert sich die JH-Konzentration in der Hämolymphe. Mit JH als Stimulus wird die Vitellogenese[111] im Fettkörper angeregt und die Sekretion von Vitellogenin in die Hämolymphe bewirkt. Diese postmetamorphe Funktion wird bei Mücken allerdings nicht mehr von JH geleistet, sondern von Ecdyson (**53**; Abb. 4.94; Hartfelder (2000)). Hier, wie auch in den übrigen untersuchten Insekten, stimuliert JH die Aufnahme des Vitellogenins in die Gonaden und dessen Verwendung bei der Oogenese.

Grillen (*Gryllus rubens*) besitzen zwei polymorphe Formen: Langflüglige flugfähige (LFF) und kurzflüglige flug-unfähige (KFU) Grillen; sie unterscheiden sich vor al-

lem in der JH-Esterase (vergl. Abb. 4.83). Mit diesem Befund konnte man ansatzweise erklären, wie geringe JH-Unterschiede in der Entwicklung der genetisch gleichen Grillen zu den deutlichen Unterschieden der Phänotypen führen konnten. Dabei waren in einer speziellen Phase die JH-Titer bei KFU-Formen niederer als bei den LFF-Tieren. Es wurde vor kurzem eine zeitabhängige, diurnale JH-Konzentration in der Hämolymphe der LFF gefunden mit einer 15–20-fachen JH-Konzentrations-Steigerung in der Hellphase gegenüber der Dunkelphase, während KFU fast keine Unterschiede aufwiesen. Noch komplizierter werden die Befunde dadurch, dass verlängert erhöhte JH-Werte in LFF-Tieren zum Abbau der Flugmuskeln führen. Offensichtlich gibt es ein enges Fenster, in dem LFF ihre JH-Werte kontrollieren

---
[110] *Corpora allata*
[111] Bildung des Eidotters

müssen, ohne die Flugfähigkeit zu verlieren (Zhao u. Zera (2004)[112]).

Bei staatenbildenden Insekten hängt mit der JH-Konzentration in der Hämolymphe eines Individuums dessen sozialer Status innerhalb des Insektenstaates zusammen: Bei Bienen führt die unterschiedliche Fütterung von Königinnen- und Arbeiterinnen-Larves zu einer erhöhten JH-Bildung und -Freisetzung in den Königinlarven. Diese erhöhten JH-Werte dienen nicht mehr der Ausformung der weiblichen Geschlechtsorgane bei den Königinnen. Sexuelle und eilegende Aktivität bei Arbeiterinnen supprimiert nämlich die Bienenkönigin durch die Freisetzung eines Pheromons: (E)-9-oxo-2-decenoic acid (Hartfelder 2000). Bei Bienen ist dagegen die Flugaktivität durch JH stimuliert: dies sowohl in Königinnen und Drohnen, als auch in Arbeiterinnen. Während allerdings die Drohnen und die Königinnen früh im adulten Leben flugaktiv sind, findet Flugaktivität bei Arbeiterinnen erst später statt, wenn Sie Nektar und Pollen sammeln (sollen).

Auch die „Entscheidung" darüber, ob eine Arbeiterin im Nest aktiv ist oder bei der Nahrungssuche, wird durch die *Corpora allata* und damit wohl durch JH gesteuert. Mit der Steigerung der CA-Aktivität in Arbeiterinnen geht eine Funktionsänderung des anfänglich nahrungsbildenden Hypopharynx einher, eine verringerte Vitellogenin-Bildung und eine Vergrößerung der zerebralen Pilzkörper, in denen die für den empfindlicheren Geruchssinn und die Orientierung nötigen Nerven angetroffen werden. Diese Änderungen der JH-Funktion haben nur in den staatenbildenden Honigbienen stattgefunden; in Hummeln oder Feldwespen hat das JH-Hormon die ursprüngliche gonadotrophe Funktion behalten.

Die biochemische und molekularbiologische Analyse der JH-Effekte leidet generell darunter, dass der JH-Rezeptor noch nicht bekannt ist[113].

4.3.3 Steroide

Steroide sind Abkömmlinge des Sterans (35), das aus vier Kohlenstoffringen zusammengebaut ist:

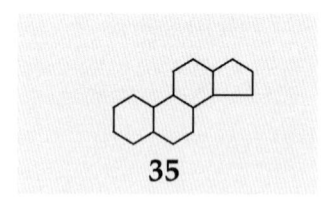

35

Abb. 4.84. Steran-Grundgerüst

Die Steroid-Hormone unterscheiden sich in den Gruppen, die an das Ringsystem gebunden sind, und in Veränderungen am Ring selbst: Doppelbindungen beispielsweise, ein aromatischer Ring anstelle des aliphatischen. Cholesterin wird aus Squalen (14) gebildet, das ausgehend von der Mevalonsäure (1) über Geranylpyrophosphat (6) aus zwei Farnesylpyrophosphaten (7) gebildet und zu Lanosterol (16) zyklisiert wird (Abb. 4.79). Die Methylgruppen in der 4- und 14-Position des Lanosterols werden durch Cytochrom P450-Monoxygenasen entfernt (CYP), die weiter unten beschrieben werden. Die letzte Zwischenstufe, aus der schließlich Cholesterin gebildet wird, ist das 7-Dehydrocholesterin (18; vergl. Abb. 4.97), das außerdem zum Vitamin D_3 umgewandelt werden kann.

Die Steroid-Hormone der Wirbeltiere gehören zu fünf Stoffklassen: den Gestagenen wie Progesteron, den Glukokortikoiden wie z. B. Kortisol, den Mineralokortikoiden wie Aldosteron, den Androgenen wie Testosteron und den Östrogenen wie Östradiol. Alle leiten sich von gemeinsamen Vorläufern ab, nämlich dem Pregnenolon und dem Progesteron, das einerseits als Hormon wirkt, zum anderen Vorläufer für die anderen vier

---

[112] Ein detaillierter Übersichtsartikel von A. J. Zera, der nicht in PubMed referenziert ist, ist unter http://findarticles.com/p/articles/mi_qa4054/is_/ai_n9329386 verfügbar

[113] Stand: Nov. 2008

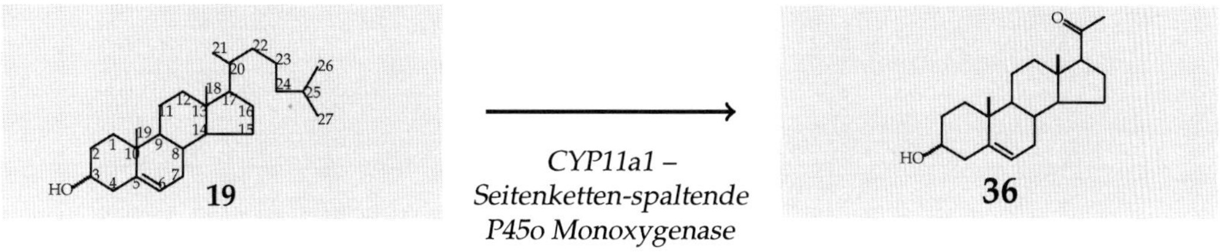

4.3 Hormone aus dem Mevalonat-Stoffwechsels: Juvenil-Hormone und Steroid-Hormone   155

Cholesterin → *CYP11a1 – Seitenketten-spaltende P450 Monoxygenase* → **Pregnenolon**

19   **36**

Abb. 4.85. Cholesterin und Pregnenolon

Steroidklassen ist. Gemeinsame Vorstufe aller dieser Steroid-Hormone ist das Pregnenolon (**36**). Es entsteht aus dem Membranlipid Cholesterin (**19**).

Die Nummern in Abb. 4.85 bezeichnen die Kohlenstoffatome des Cholesterins. Die Bezeichnung ist für alle anderen Steroide gleich: 17 C-Atome in den vier Ringen, zwei Methyl-Gruppen 18 und 19, und die übrigen Kohlenstoffe in der Seitenkette.

Cholesterin ist all denen, die auf eine gesunde Ernährung zu achten versuchen, ein wichtiger Begriff. Zu hohe Cholesterin-Werte im Blut deuten auf zu fettreiche Ernährung. Ohne Cholesterin würde allerdings die gesamte Steroidhormon-Produktion zusammenbrechen – mit fatalen Folgen für das Stoffwechselgleichgewicht und die Fortpflanzung des Menschen. Außerdem ist Cholesterin unverzichtbar für die Stabilität von Zellmembranen.

Man hat sich lange gefragt, was eine Zelle benötigt, damit sie Steroide herstellen kann: was sind die Eigenschaften steroidbildender (steroidogener) Zellen? Vor noch nicht allzu langer Zeit wurde dann bekannt, dass ein Aktivator-Protein gebildet werden muss, das StAR-Protein (*steroid acute regulator*). Heute weiß man, dass StAR so labil ist, dass es in Hoden, Nebenniere und Ovar, aber auch im Gehirn, in dem Maße gebildet werden muss, wie Cholesterin aus der Zellmembran einer Zelle in die Mitochondrien geschleust werden soll. Das Enzym CYP11A1, das aus Cholesterin Pregnenolon macht, wird nämlich nur in den Mitochondrien angetroffen.

Nicht nur für dieses Enzym der Steroidogenese gibt es einen solchen festgelegten Wirkungsort, sondern wir halten fest, dass die Enzyme der Steroidogenese in den Zellen nur an festgelegten Orten wirken. Bei der Synthese eines Steroids muss das unfertige Steroid von einem Ort zum anderen wandern, während die Enzyme ortsfest sind.

Zu den steroidogenen Enzymen gehören Enzymkomplexe mit Cytochrom P450 (Abb. 4.86). Solche Komplexe sind in der Leber an der Detoxifizierung von vielen schädlichen Substanzen beteiligt. Zur Vereinheitlichung der Benennung werden diese Enzyme von CYP1 bis CYP21 und weiter durchgezählt. Für die Steroidbildung sind vor allem CYP11A1, CYP11B1, CYP11B2, CYP17, CYP19 und CYP21 wichtig, außerdem CYP51 im Biosyntheseweg des Cholesterins. Steroidogene Enzyme sind außerdem die 3β- und 17β-Hydroxysteroid-Dehydrogenasen (HSD), von denen es jeweils mehrere Typen gibt. Die Umwandlung von Testosteron in das aktivere Dihydro-Testosteron bewirkt die 5α-Reduktase.

Zum Verständnis der Steroid-Bildung reicht es nicht, die Strukturen der Steroid-Hormone zu beherrschen, sondern die Kenntnisse über die steroidogenen Enzyme, ihre zeitliche und räumliche Regulierung, sind gleichermaßen wichtig.

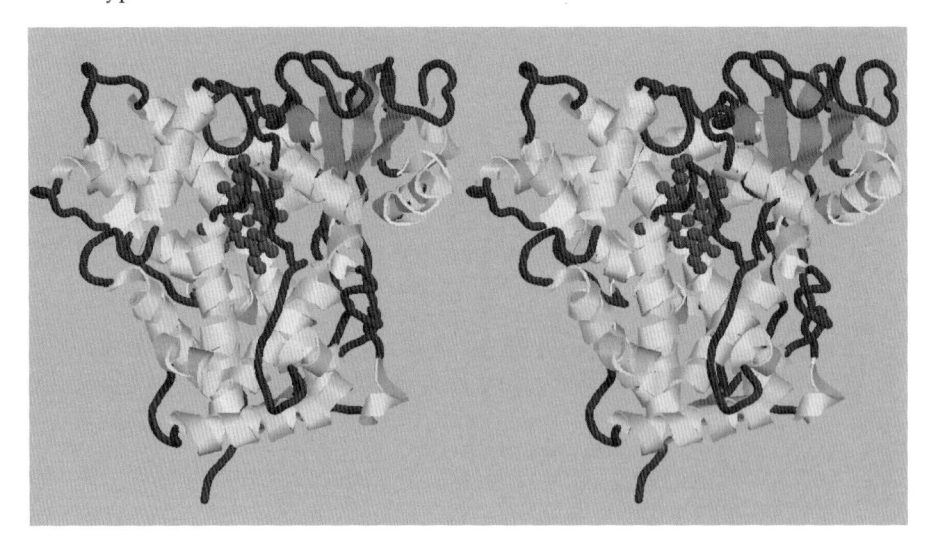

Abb. 4.86. Stereomodell eines Cytochrom P450: Das Leberenzym CYP2c5. Das Protein besteht aus einer Reihe von Helizes (*hell*), einem Faltblattbereich (*grau*) und dem Häm-Molekül, das in der Mitte ein Metall-Atom komplexiert (*Kugeln*). (Quelle: Williams et al. (2000); PDB: 1DT6)

4.3.4 Steroidogene Enzyme

CYP11A1, Spaltung der Seitenketten

Dieses Enzym (auch als P450$_{scc}$, *side chain cleavage* (SCC) oder 20,22-Lyase bezeichnet) spaltet die Seitenkette des Cholesterins (**19**) zwischen den C-Atomen 20 und 22 (Abb. 4.85). Als Produkt entsteht Pregnenolon (**36**). Der frühere Name Cholesterin-Monoxygenase zeigt, dass CYP11A1 wie alle anderen CYP-Enzyme durch Oxidation wirkt. Der Enzymkomplex besteht aus dem Cytochrom P450 selbst, dem Flavoprotein Adrenodoxin-Reduktase, dem Schwefel-Eisen-haltigen Adrenodoxin und dem Co-Faktor NADPH. Der CYP11A1-Komplex überträgt stufenweise Sauerstoff-Moleküle auf die Cholesterin-C-Atome 20 und 22 und übernimmt die freiwerdenden Wasserstoffatome, die zu Wasser werden. Die dazu notwendigen Elektronen stammen aus dem NADPH, das Elektronen an die Adrenodoxin-Reduktase übergibt, das wiederum Adrenodoxin reduziert, von wo aus die Elektronen dem Cytochrom übergeben werden. Aus dem ersten Sauerstoff-Molekül (O_2) wird das eine O an das Cholesterin gehängt (Epoxid), und das zweite wird zu Wasser.

Mit dem zweiten O_2 wird aus dem Epoxid ein Diol (plus ein Wassermolekül). Mit dem dritten O_2-Molekül wird schließlich die C-C-Bindung gespalten und das Pregnenolon gebildet. In ähnlicher Weise funktionieren alle CYP-Proteine. Diese Oxidationen können nicht rückgängig gemacht werden.

CYP11A1 ist ein Enzym der Mitochondrien. Auch die Adrenodoxin-Reduktase und Adrenodoxin sind dort angesiedelt. Mittels StAR muss das Cholesterin von der Zellmembran in die Mitochondrien gebracht werden, damit Steroid-Bildung beginnen kann.

3β-HSD

Die 3β-Hydroxysteroid-Dehydrogenase-$\delta^{4,5}$-Isomerase setzt Pregnenolon (**36**) zu Progesteron (**37**) um (Abb. 4.87). Dabei wird zum einen die Hydroxy-Gruppe an C-Atom 3 zur Ketogruppe oxidiert, zum anderen wird die Doppelbindung zwischen den C-Atomen 5 und 6 zwischen die Positionen 4 und 5 verschoben.

Die beiden humanen 3β-HSD-Isoenzyme sind auf dem Chromosom 1 kodiert und bevorzugen als Ko-Faktor Nikotin-Adeno-

4.3 Hormone aus dem Mevalonat-Stoffwechsels: Juvenil-Hormone und Steroid-Hormone   157

Abb. 4.87. Progesteron-Bildung durch 3β-HSD

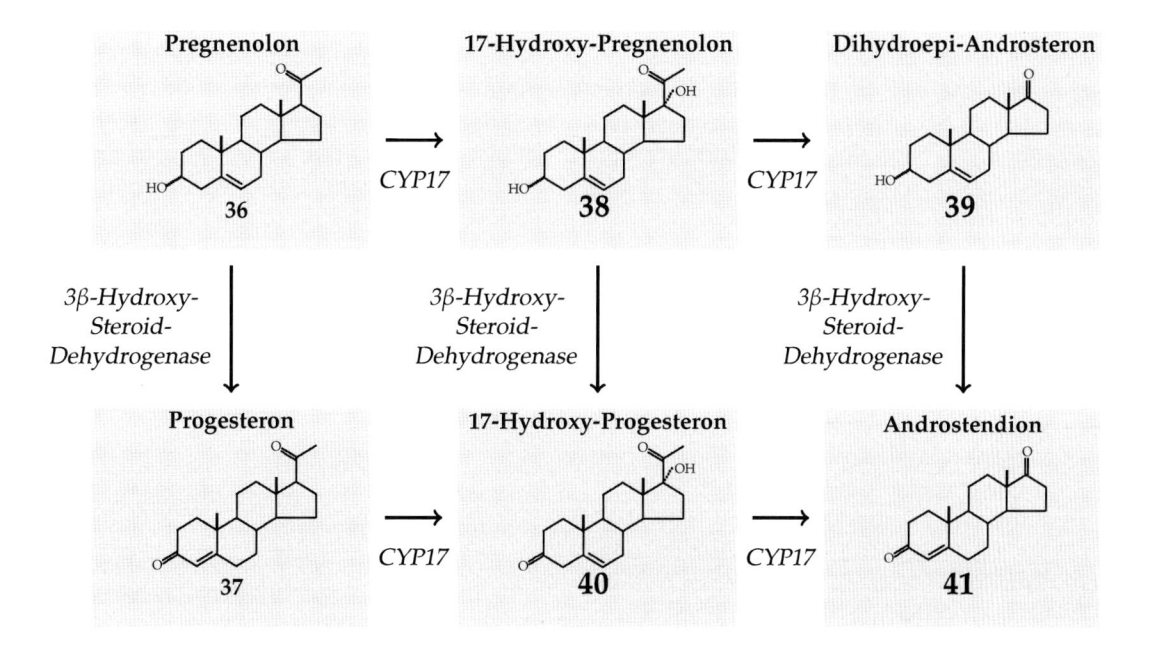

Abb. 4.88. Androgenbildung durch CYP17 und 3β-HSD

sin-Dinukleotid (NAD$^+$). Typ 2 wird hauptsächlich in den Nebennieren und den Geschlechtsorganen gebildet, in Plazenta und anderen Geweben findet sich vor allem Typ 1.

Nicht nur Pregnenolon wird von der 3β-HSD zu Progesteron umgewandelt. In gleicher Weise wirkt das Enzym auch auf 17-Hydroxy-Pregnenolon (**40**) oder Dehydroepiandrosteron (DHEA)(**39**; Abb. 4.88).

3β-HSD ist ein Enzym des glatten → Endoplasmatischen Retikulums (sER).

CYP17 – zwei Funktionen in einem Enzym:

Auf dem Bildungsweg von Pregnenolon zu Kortisol und zu den Androgenen/Östrogenen werden Pregnenolon sowie Progesteron von der CYP17 oxidiert. Wie der Name sagt, ist das Kohlenstoffatom 17 des Steran-Gerüstes Angriffspunkt (vergl. Abb. 4.85).

Das menschliche Gen für CYP17 liegt auf Chromosom 10. Das Enzym ist ebenfalls im sER aktiv. Damit also CYP17 auf Pregnenolon wirken kann, muss dieses von den Mit-

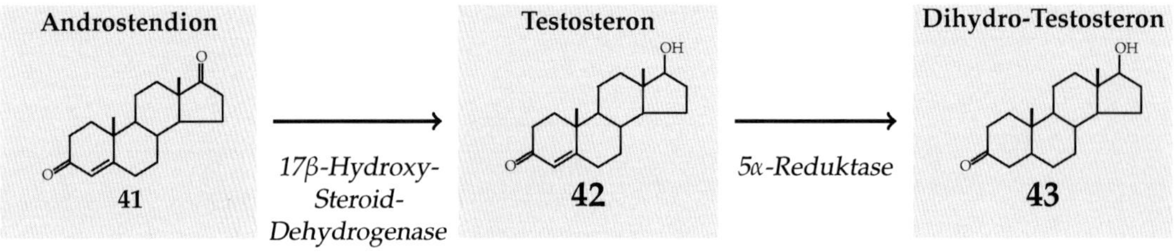

158   4 Drei Typen von Hormonen

Abb. 4.89. Testosteron: Bildung und Reduktion zu DHT

ochondrien, wo es gebildet wird, durch das Cytosol in das ER wandern.

CYP17 ist wie CYP11A1, die wir oben beschrieben haben, eine Monoxygenase und benutzt Elektronen und Sauerstoff, um den Kohlenstoff 17 zu oxidieren. Die P450-Oxireduktase bringt die Elektronen.

- Wenn CYP17 zusätzlich durch eine Proteinkinase, deren Aktivität durch zyklisches Adenosin-Monophosphat (cAMP) stimuliert wird, an Serin- und Threonin-Aminosäuren mit Phosphat-Resten beladen wird, und
- wenn etwa dreimal mehr P450-Oxireduktase vorhanden ist als CYP17, dann
- wird CYP17 zur 17,20-Lyase und spaltet die Kohlenstoffkette zwischen dem Ringkohlenstoff 17 und dem Seitenketten-Kohlenstoff 20. Damit entstehen 19C-Steroide.

17β-HSD

Die 17β-Hydroxylase gehört zu einer großen Enzymfamilie. Sieben menschliche Enzymtypen sind bekannt. Während die 17β-HSD Typ 5 im Cytosol der Nebennierenrinde, in der *Zona glomerulosa*, Androstendion (**41**) zu Testosteron (**42**) reduziert (Abb. 4.89), wird der gleiche Vorgang in den Hoden durch die 17β-HSD Typ 3 bewirkt, die allerdings im Endoplasmatischen Retikulum angesiedelt ist. Weitere 17β-HSD oxidieren Östrogene und Testosteron und inaktivieren diese. Je nach Typ und → Substrat machen die 17β-HSDs aus der 17-Keto-Gruppe eine 17-Hydroxy-Gruppe oder aus einer 17-Hydroxyl-Gruppe eine 17-Keto-Gruppe. Soweit der Literatur zu entnehmen ist, geht beim einzelnen Enzymtyp der Weg immer in die gleiche Richtung. Die verschiedenen Subtypen finden sich in den Mitochondrien, im ER, in sogenannten Peroxisomen oder im Zytosol.

Während die Monoxygenasen vom CYP-Typ also nicht umkehrbare Reaktionen durchführen, sind die Reaktionen der Hydroxylasen umkehrbar, wenn es auch dafür ein anderes Enzym braucht.

5α-Reduktase

Die 3-Oxo-5-α-Steroid-4-Dehydrogenase (SRDa) ist das Enzym, durch das Testosteron (**42**) zu Dihydrotestosteron (**43**) reduziert wird (Abb. 4.89). Zwei Isoenzyme[114] mit 46% Homologie in den 254 bzw. 259 Aminosäuren sind beim Menschen und bei Wirbeltieren bekannt (Abb. 4.90). SDRa2 ist das Enzym vor allem der Gonaden, das bei Männern auch für Prostatabeschwerden bei steigendem Alter verantwortlich gemacht wird. Die Typ1 SDRa dagegen ist nicht nur in steroidogenen Organen, sondern im gesamten Körper, ZNS, Lymphozyten, Leber und weiteren Organen aktiv. Dort wird nicht nur Testosteron zu DHT reduziert, sondern genauso werden Pregnenolon und DHEA reduziert.

CYP21

Dieses Enzym oxidiert den Kohlenstoff-21 von Progesteron und von 17-OH-Progesteron. Auch CYP21 ist ein Enzym des glatten → Endoplasmatischen Retikulums. In

---
[114] Enzyme mit gleicher Funktion, aber unterschiedlicher Proteinsequenz

4.3 Hormone aus dem Mevalonat-Stoffwechsels: Juvenil-Hormone und Steroid-Hormone   159

```
M A T A T G V A E E R L L A A L A Y L Q C A V G C A V F A R N R Q T N S V Y G R H - - A L P S H R L   48
        M Q V Q C Q Q S P V L A G S A T L V A L G A L A L Y V A K P S G Y G K H T E S L K P A A T   45

R V P A R A A W V V Q E L P S L A L P L Y Q Y A S E S A P R L R S A P N C I L L A M F L V H Y G H R   98
R L P A R A A W F L Q E L P S F A V P A G I L A R Q P L - S L F G P P G T V L L G L F C L H Y F H R   94

C L I Y P F L M R G G K P M P L L A C T M A I M F C T C N G Y L Q S R Y L S H C A V Y A D D W V T D  148
T F V Y S L L N R G R - P Y P A I L I L R G T A F C T G N G V L Q G Y Y L I Y C A E Y P D G W Y T D  143

P R F L I G F L W L T G M L I N I H S D H I L R N L R K P G D T G Y K I P R G G L F E Y V T A A N   198
I R F S L G V F L F I L G M G I N I H S D Y I L R Q L R K P G E I S Y R I P Q G G L F T Y V S G A N   193

Y F G E I M E W C G Y A L A S W S V Q G A A F A F F T F C F L S G R A K E H H E W Y L R K F E E Y P  248
F L G E I I E W I G Y A L A T W S L P A L A F A F F S L C F L G L R A F H H H R F Y L K M F E D Y P  243

K F R K I I I P F L F
K S R K A L I P F I F
```

118 von 254 Identität: 46 % Homologie
grau hinterlegt: Transmembran-Bereiche:

Abb. 4.90. 5α-Reduktasen: Isoenzym-Vergleich. Die SRDa1 mit 259 Aminosäuren ist in der jeweils *oberen* Zeile, die (hauptsächlich adrenale und gonadale) SRDa2 mit 254 AA in der jeweils *unteren* Zeile dargestellt. Für maximale Homologie wurden drei Lücken eingeführt, die durch waagerechte Striche gekennzeichnet sind. (Quellen: Genbank: NM_001047 und NM_000348)

der *Zona fasciculata*, einer der drei Schichten der → Nebennieren-Rinde, wird Cholesterin (**19**) unter Zuhilfenahme des StAR-Proteins in die Mitochondrien gebracht und in Pregnenolon (**36**) umgewandelt. Danach wandert Pregnenolon aus den Mitochondrien in das Endoplasmatische Retikulum, wo es von CYP17 und 3β-HSD in Hydroxyprogesteron (**40**) umgewandelt und schließlich von CYP21 zu der direkten Kortisol-Vorstufe 11-Deoxy-Kortisol (**50**; = Dihydroxyprogesteron) oxidiert wird.

In der *Zona glomerulosa* wird dagegen aus Progesteron (**37**) Deoxykortikosteron (**46**) gebildet, aus dem später Aldosteron (**49**) entsteht.

Ein Defekt von CYP21 reduziert die Kortisol- und die Aldosteron-Bildung und führt zu mittleren bis schweren Nebennieren-Erkrankungen (vergl. Abschn. 11.5.1) und dadurch zu gravierenden Ausfällen des endokrinen Systems bis hin zum Tod.

CYP11B1

Das letzte Enzym der Kortisol-Biosynthese in der Nebenniere ist CYP11B1, ebenfalls eine Cytochrom-P450-Monoxygenase. CYP11B1 wird von Adrenodoxin, das auch CYP11A1 versorgt, mit Elektronen beliefert. Das Enzym ist wie CYP11A1 in den Mitochondrien angesiedelt. Durch CYP11B1 wird das Kohlenstoff-Atom 11 am Steran-Gerüst oxidiert (Abb. 4.92).

CYP11B2 (Aldosteron-Synthase)

Diese Cytochrom P450-Monoxygenase ist das charakteristische Enzym der Mineralokortikoid-Biosynthese. CYP11B2 oxidiert stufenweise Deoxykortikosteron (**46**) zuerst zu Kortikosteron (**47**), dann zum 18Hydroxy-Kortikosteron (**48**) und zuletzt zum Aldosteron (Abb. 4.92). Da verschiedene Formen des Aldosteron-Mangels bekannt sind, die einmal in der Anreicherung von Kortikosteron und zum anderen in der von 18Hydroxy-Kortikosteron resultieren, wird geschlossen, dass die Umsetzung stufenweise abläuft. Der Ausfall der CYP11B2 kann tödlich enden, da Aldosteron unverzichtbar für die Regulierung des Salzgehaltes der Körperflüssigkeit ist (vergl. Abschn. 11.5.5). Heute können Mineralokortikoide von außen zugeführt werden.

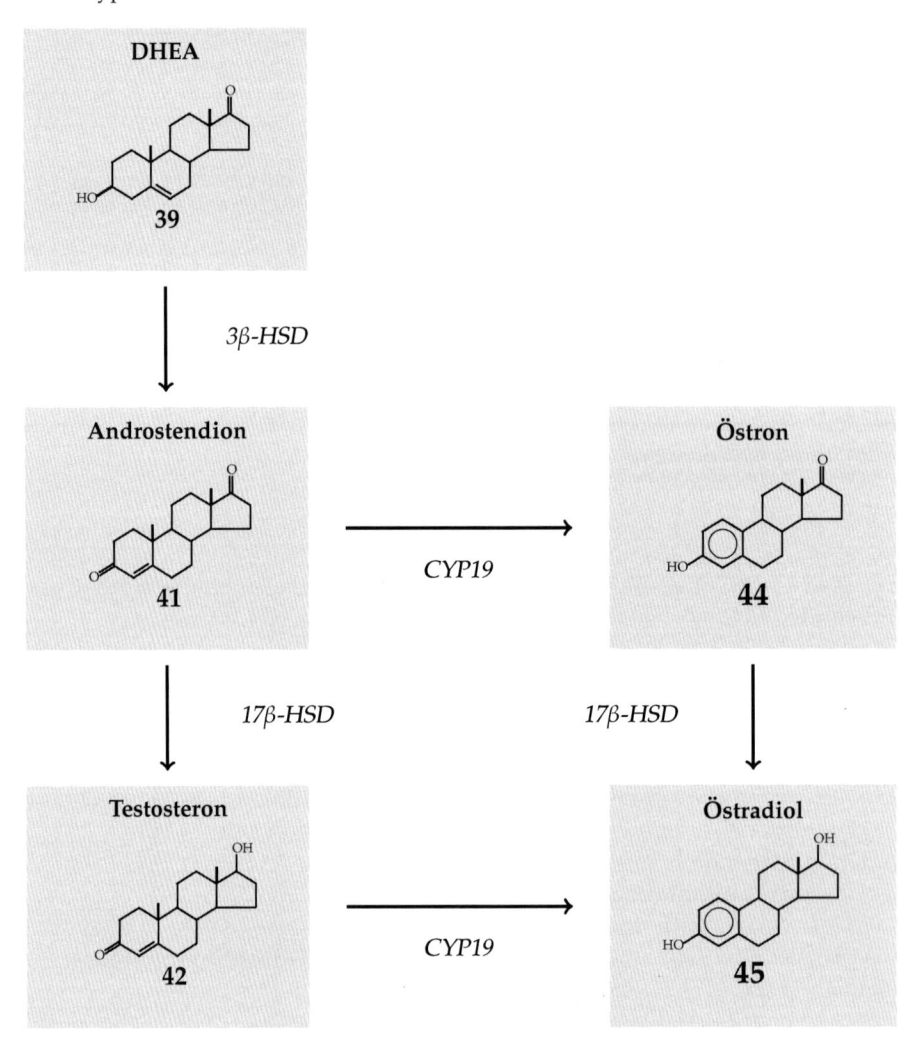

Abb. 4.91. Wirkung der Aromatase (CYP19)

CYP19

Das Schlüsselenzym der Östrogen-Synthese ist die CYP19 oder Aromatase (Abb. 4.91), die aus Testosteron (**42**) Östradiol (**45**) und aus Androstendion (**41**) Östron (**44**) bildet. Während die Ringe aller anderen Steroid-Hormone von den Chemikern als aliphatisch und gesättigt bezeichnet werden und räumlich nicht in einer Ebene liegen, ist der Ring 1 aller Östrogene aromatisch und ungesättigt, die sechs C-Atome liegen in einer Ebene. Bei der Umwandlung von Androgenen in Östrogene wird außerdem noch der Kohlenstoff 19 entfernt (vergl. Abb. 4.85), er wird weg oxydiert, denn CYP19 ist wie alle anderen CYP-Enzyme eine Monoxygenase. Östrogene haben also nur 18, Androgene 19, und Mineralo- und Glukokortikoide 21 Kohlenstoffatome.

4.3.5 Geschlechtshormone

Weibliche und männliche Geschlechtshormone, Östrogene und Androgene, sind bestimmend für die Fortpflanzung. Steroidhormone, ausgehend vom Pregnenolon,

4.3 Hormone aus dem Mevalonat-Stoffwechsels: Juvenil-Hormone und Steroid-Hormone

Tabelle 4.18. Charakteristische Enzyme der steroidogenen Gewebe

steroidogenes Gewebe	Endprodukt	charakteristische Enzyme
Nebennierenrinde:		
Zona glomerulosa	Aldosteron	CYP11A1, 3β-HSD, CYP21, CYP11B2
Zona fasciculata	Kortisol	CYP11A1, 3β-HSD, CYP17, CYP11B1
Zona reticularis	Androstendion	CYP11A1, 3β-HSD, CYP17
Hoden	Dihydro-Testosteron	CYP11A1, 3β-HSD, CYP17, 17β-HSD, 5α-Reduktase
Ovar	Östradiol	CYP11A1, 3β-HSD, CYP17, 17β-HSD, CYP19

das durch die Spaltung der Cholesterin-Seitenkette durch die CYP11A1 entsteht, sind charakteristisch für Wirbeltiere (vergl. Kap. 4.3.4). Wirbellose Tiere, Pilze, Pflanzen und aerobe Bakterien können zwar Squalen (**14**) zyklisieren und Lanosterol (**16**) oder Ergosterol bilden, die weiteren Derivate (siehe auch Abb. 4.96) sind aber nicht, so weit bekannt, als Geschlechtshormone aktiv. Nur Pilze (untersucht bei *Achlya*) bilden zwei Steroide, Antheridiol (**58**) und Dehydro-Oogoniol (**57**) (vergl. Abb. 4.95), die die Geschlechtsausprägung und damit letztendlich die Fruchtkörperbildung auslösen. Von Androgenen und Östrogen hängt bei Wirbeltieren die Geschlechtsentwicklung, die Reifung der Geschlechtsorgane und die Aktivität der Keimdrüsen ab; außerdem haben sie Bedeutung für das Wachstum und bewirken geschlechtsspezifische Prägung im Gehirn.

Entwicklung der Geschlechtsorgane:
Auf dem Y-Chromosom der Männer gibt es einige wenige Gene, die nicht auch auf dem X-Chromosom gefunden werden. Ein solches Gen ist das *SRY*-Gen (*sex region Y*). Wird *SRY* abgelesen, werden danach die steroidogenen Enzyme gebildet, von denen Testosteron synthetisiert wird. Die bis dahin geschlechtsneutralen Urgonaden werden dadurch männlich geprägt. Während dieser Prägung bilden sich die charakteristischen Zellen des Hodens, die Sertoli- und die Leydig-Zellen. Außerdem wird das sogenannte Anti-Müller-Hormon AMH gebildet, das die Müller'schen Gänge veranlasst, sich zurückzubilden. Aus den Wolff'schen Gängen entwickeln sich die Samenleiter, und schließlich wandern die Hoden in den Hodensack.

Jede der gerade erwähnten Funktionen kann defekt sein, so dass die volle Entwicklung des männlichen Geschlechtes nicht erfolgt und fast immer Unfruchtbarkeit resultiert. Unfruchtbarkeit entsteht ebenso, wenn der Rezeptor für Androgene defekt oder blockiert wird. Genetische Veränderungen durch Mutationen oder Blockaden durch sogenannte Anti-Androgene behindern ebenfalls die volle Ausprägung des männlichen Geschlechts. Zu den Anti-Androgenen zählen ein stabiles Abbauprodukt von DDT[115], im Pflanzenschutz verwendete Stoffe wie Vinklozolin, genauso wie einige Medikamente, die zur Behandlung von Prostata-Tumoren eingesetzt werden (Hydroxyflutamid).

Während Testosteron in Säugern die Ausprägung des männlichen Geschlechts veranlasst, ist das Fehlen von Testosteron Auslöser der Ausbildung der weiblichen Geschlechtsausprägung. Fehlt Testosteron und wird kein Anti-Müller-Hormon gebildet, entwickeln sich die Müller'schen Gänge zu den Eileitern, die Ovarien bil-

---
[115] Dichlordiphenyltrichlorethan

den sich aus, anstelle von Hoden, und die Wolff'schen Gänge verkümmern.

Für die Bildung der weiblichen Geschlechtsorgane ist kein Östrogen notwendig, es muss nicht vom Fötus über Testosteron gebildet werden. Im Gegenteil, ein unbeabsichtigter Androgen-Einstrom von der Mutter her vermännlicht im weiblichen Fötus die Geschlechtsorgane.

Wir können also festhalten, dass beim Menschen, wie bei anderen Säugetieren, die Anwesenheit von Testosteron über die Geschlechtsausprägung entscheidet.

Bei Fischen ist dies anders. Dort sind Östrogene notwendig, damit sich der weibliche Typ entwickelt. Daher können wir bei Fischen keine Auswirkungen von Anti-Androgenen beobachten, weil Androgene bei Fischen nicht über den Geschlechtsphänotyp bestimmen. Bei Fischen sehen wir aber alle Reaktionen, die Anti-Östrogene auslösen, da diese Substanzen, beispielsweise DDT und viele hochchlorierte Phenol-Derivate, den Östrogen-Rezeptor blockieren und der weibliche Fisch-Typ sich nur unvollständig oder gar nicht ausprägt.

Es gibt auch geschlechtstypische Prägungen im Gehirn: Bei Rattenmännchen und -weibchen fand man Hirnbereiche mit geschlechtstypischen Unterschieden. Solche dimorphen Areale (z. B. der *sexual dimorphic nucleus* der Prä-optischen Region) werden durch männliche Geschlechtshormone geprägt. Allerdings wirkt nicht das Testosteron: Zwar wandert Testosteron in das Gehirn ein, wird aber dort vollständig in Östradiol aromatisiert, so dass die Ausprägung des männlichen Typus über das weibliche Geschlechtshormon Östradiol abläuft. Die Frage, ob auch beim Menschen sexuell dimorphe Areale geprägt werden, kann nicht beantwortet werden, da sich jeder Eingriff in die natürliche Entwicklung aus ethischen Gründen verbietet.

Hormonproduktion in den Keimdrüsen:
Beim Erwachsenen sind die Keimdrüsen (Gonaden) die Hauptorte, an denen Geschlechtshormone gebildet werden. Testosteron wird in den Leydig-Zellen des Hodens gebildet und in den Theka-Zellen um die weiblichen, ovariellen Follikel; die Follikelzellen des Ovars machen aus dem Testosteron die Östrogene, die bei Männern von den Leydig-Zellen gebildet werden. Die Produktion steht unter der Kontrolle des Gonadotropins FSH, das von der Hypophyse unter der Kontrolle von GnRH ausgeschüttet wird. Die GnRH- und die FSH-Ausschüttung stehen wiederum unter inhibitorischer Kontrolle von Testosteron, Östradiol und Inhibin. Einen solchen Regelkreis nennen die Enzymologen Produkt-Hemmung oder Feedback-Inhibition.

Androgenproduktion in der Nebenniere:
Außerhalb der Gonaden findet in der *Zona reticularis* der Nebenniere die Bildung von Androgenen statt. In der Nebenniere selbst kann das Dehydroepiandrosteron (**39**) und das Androstendion (**41**) nicht in Testosteron (**42**) umgewandelt werden, weil die 17β-HSD fehlt (vergl. Abb. 4.88). Deren Anwesenheit in weiteren Geweben bewirkt, dass Androgene aus der Nebenniere in Testosteron und Dihydrotestosteron verwandelt werden.

Diese Androgene führen z. B. bei Frauen nach der Menopause zu einer Vermännlichung der Gesichtszüge und zu Bartwuchs: Da keine Follikel mehr reifen und daher auch keine Bildung von Östrogenen in den reifenden Follikeln im Ovar stattfindet, verschiebt sich das Verhältnis Östrogen zu Androgen auf die Seite der Androgene mit Auswirkungen auf den Bartwuchs und eine Schrumpfung der Haut.

Auch im Fall von CYP21-Defekten vermännlichen Frauen: Haarbildung an Torso und Beinen, Absenkung der Stimmlage, Wachstum der Klitoris. Progesteron und 17α-Hydroxyprogesteron werden zu viel gebildet, fehlendes Kortisol kann die Enzyme nicht hemmen, CRH- und ACTH-Freisetzung werden ebenfalls nicht durch Kortisol blockiert, und daher findet die Produktion von Nebennieren-Androgenen verstärkt statt (vergl. Abb. 11.2).

4.3.6 Kortikoide

Das Glukokortikoid Kortisol (**51**) und das Mineralokortikoid Aldosteron (**49**) (und Androgene) werden in der Nebennierenrinde gebildet, während das Mark der Nebenniere Adrenalin (**75**) freisetzt. Die menschliche Nebennierenrinde besteht aus drei Schichten: der äußeren *Zona glomerulosa* mit der Aldosteron-Bildung, der mittleren *Zona fasciculata* mit der Kortisol-Bildung und der inneren *Zona reticularis* mit der Androgen-Bildung.

Die spezielle Enzym-Ausstattung der jeweiligen Zonen ist in Tabelle 4.18 dargestellt.

Kortisol

Welche wichtige Rolle Kortisol im Organismus spielt, sieht man am besten daran, dass der Ausfall der Kortisol-Bildung tödlich verläuft. Bei der kongenitalen adrenalen Hyperplasie (CAH) ist z. B. die CYP21 defekt. Solange das Kind während der Schwangerschaft im Mutterleib lebt und von der Mutter mit Kortisol (**51**) und Aldosteron (**49**) versorgt wird, fällt der Nebennieren-Defekt nicht auf. Nach der Abnabelung müssten kindseigene Kortikoide vorhanden sein, um vor allem die ACTH-Bildung zu regeln, außerdem ist Kortisol der wirksamste Regulator im Immunsystem und von Entzündungsreaktionen. Wenn diese Regelung ausbleibt, wird der Nebenniere durch ACTH signalisiert, Kortikoide zu bilden. Diese antwortet darauf mit Zellteilung, und die Nebenniere wird immer größer (hyperplastisch). Werden Zytokin-Mediatoren des Immunsystems nicht unterdrückt, kann es zur Auszehrung kommen. CYP21 ist auch unverzichtbar für die Aldosteron-Bildung (vergl. Abb. 4.92). Wird der CYP21-Defekt nicht erkannt, stirbt das Kind. Auslöser der CAH kann auch ein Defekt der CYP11B1 sein, dem charakteristischen Enzym der Kortisol-Biosynthese.

Die Bildung des Kortisols und anderer Steroide der Nebennierenrinde wird durch das ACTH aus der Hypophyse ausgelöst, das unter der Kontrolle des CRH aus dem Hypothalamus steht. Kortisol wirkt hemmend auf die Bildung dieser beiden Hormone (Feedback-Inhibition). Auch die Vasopressin-Bildung wird durch Kortisol gehemmt.

Im Kohlenhydratstoffwechsel stimuliert Kortisol die Glukose-Neusynthese (Glukoneogenese) in der Leber, es aktiviert die Glykogensynthase, die Glukose in Glykogenspeicher einbaut, es hemmt die Glukoseaufnahme und seine Verwertung z. B. im Muskel. Lipide werden unter Kortisolkontrolle abgebaut; die Lipidspeicher werden umgeschichtet; die Lipoproteine des Blutes (HDL, LDL, VLDL) werden alle erhöht, was einen beschleunigten Lipid-Transport ermöglicht.

Damit wirkt Kortisol bei Stress den Wirkungen von Adrenalin entgegen. Adrenalinausschüttung führt zur Leerung der Glykogenspeicher. Kortisol hilft, diese Speicher wieder aufzufüllen, auf Kosten von Aminosäuren und Fetten.

Während in der Leber durch Kortisol Genaktivierung verursacht wird, werden in anderen Geweben, besonders in den Muskeln, Gene und Proteinbildung abgeschaltet. Kalzium wird unter Kortisol-Einfluss nicht mehr vom Darm aufgenommen und in der Niere rückresorbiert, die Bildung neuer Knochen wird unterbunden.

Kortisol-Derivate werden häufig als Medikamente bei Entzündungsreaktionen eingesetzt. Bestimmte T-Lymphozyten, also Blutzellen und Träger der Immunantwort, werden durch Kortisol in den Zelltod getrieben. Dadurch wird eine akute Entzündung unterdrückt. Die Ursache bleibt aber meist vorhanden.

In der Niere verstärkt Kortisol die Filtration und fördert die Säureausscheidung. Zentral, also im Gehirn, wirkt Kortisol auf die Regulation der Befindlichkeit, auf die Wahrnehmungsfähigkeit, schließlich kommt es zu Einflüssen auf das Schlafverhalten.

Die Menge von Kortisol im Blut unterliegt einem charakteristischen täglichen (zirkadianen) Rhythmus, mit geringen Blutkonzentrationen am Morgen, bis zum Abend

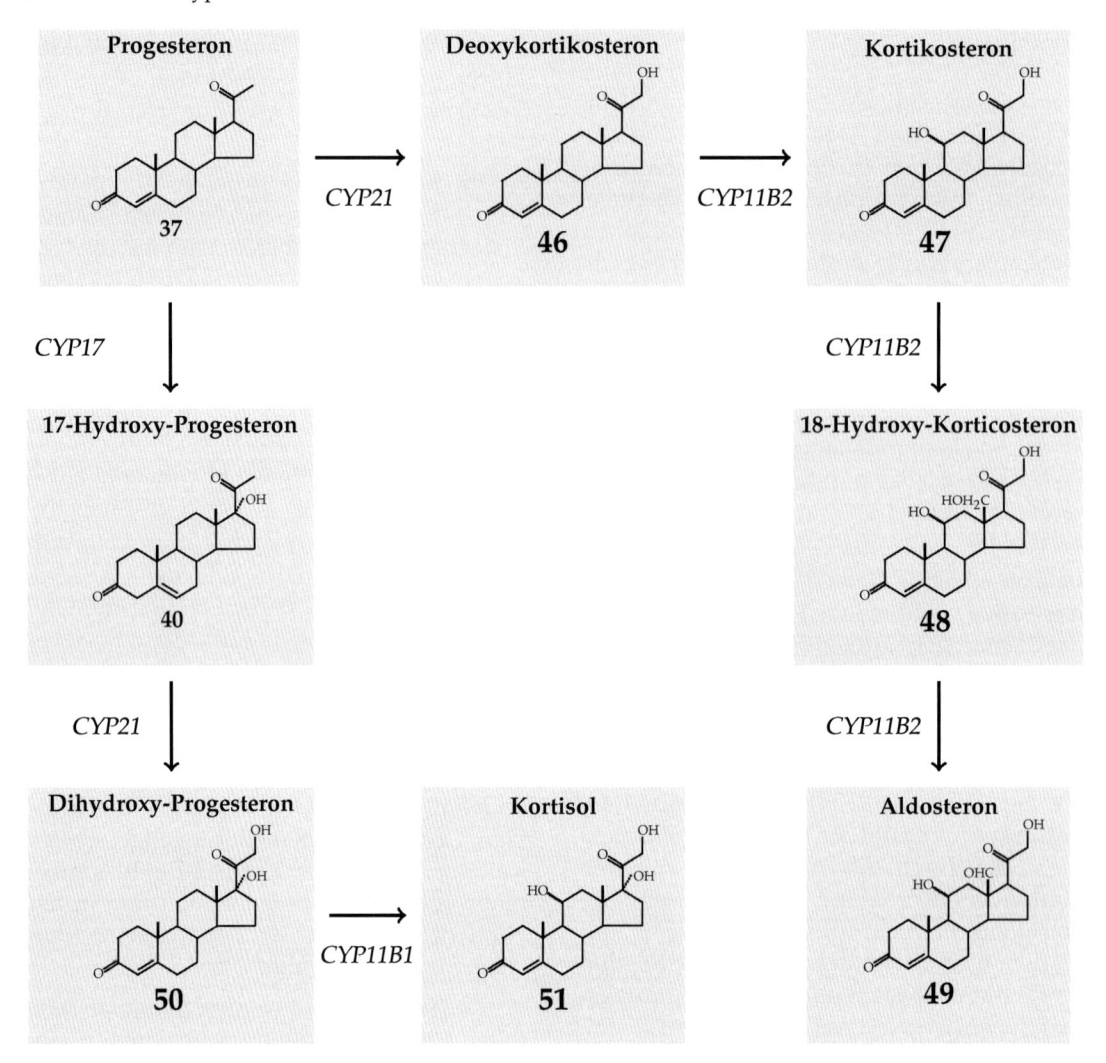

Abb. 4.92. Bildung der Kortikoide

steigenden Mengen und einem deutlichen nächtlichen Abfall (Abb. 8.2).

Aldosteron

Das Mineralokortikoid Aldosteron (**49**) steuert die Natrium-Rückresorption und die Kalium-Sekretion in der Niere. Dabei gibt es schnelle Reaktionen, bei denen ein membranständiger Aldosteron-Rezeptor einen vorhandenen Natrium/Wasserstoff-Austauscher aktiviert, und langsame Antworten, bei denen die Translation der Natrium/Kalium-ATPase stimuliert wird, einem Membrantransporter, der unter Verbrauch von → ATP Natrium-Ionen ins Blut abgibt und Kalium-Ionen aus dem Blut aufnimmt.

Die Bildung von Aldosteron (und dessen Freisetzung) wird durch ACTH und Angiotensin II geregelt. Abfallender Blutdruck und sinkender Kalium- und Natrium-Gehalt setzen in der Niere Renin frei. Renin ist wie die Prohormon-Konvertasen ein Spalt-Enzym: Es setzt aus dem Angiotensinogen das Angiotensin I frei, welches vor allem in der Lunge vom Angiotensin-konvertierenden-Enzym (ACE) zum wirksamen Angiotensin II verkürzt wird, welches durch die Angiotensinase zum ebenfalls wirksamen Angiotensin III noch verkürzt werden kann. Die beiden Angiotensine erhöhen in der Nebenniere genauso wie ACTH die Zahl der Aldosteron-Synthasen (CYP11B2).

4.3.7 Steroide im Gehirn

Seit 1995 hat sich herausgestellt, dass eine eigene und charakteristische Steroidbildung und -funktion im zentralen Nervensystem (ZNS) stattfindet. Die Bildung von DHEA, Progesteron, Testosteron und Östradiol verläuft auf den schon vorgestellten Wegen (vergl. Abb. 4.93). Zusätzlich finden sich die Sulfotransferase sowie die Sulfatase, die Cholesterin, Pregnenolon oder DHEA in die zugehörigen Sulfat-Ester überführen bzw. letztere in die Sulfat-freien Formen zurückbilden. Ein charakteristisches Enzym für die Bildung sogenannter Neurosteroide ist die 5α-Reduktase, durch die unter anderem im Hoden Testosteron in Dihydro-Testosteron reduziert wird. Durch 5α-Reduktase wird im Hirn aber auch Progesteron in 5α-Pregnan-3,20-dion umgewandelt. Aus letzterem wird durch eine weitere Reduktase, die 3α-Hydroxysteroiddehydrogenase (3α-HSD), 3α,5α-Tetrahydroprogesteron gebildet, auch als Allopregnanolon bezeichnet. Die 3β-HSD macht aus dem 5α-Pregnan-3,20-dion das Stereoisomer 3β,5α-Tetrahydroprogesteron. Auch das Schlüsselprotein der Steroidogenese, das StAR-Protein (vergl. Kap. 4.3.3), wurde im ZNS angetroffen.

Die Aktivität verschiedener Gamma-Amino-Buttersäure- (GABA-) Rezeptoren sowie von Glutamat-Rezeptoren wird durch Allopregnanolon moduliert. Von 7α-OH-Progesteron, das durch die Einwirkung der 7α-Reduktase aus Progesteron entsteht, ist bekannt, dass es auf dopaminerge Neuronen wirkt. Eine Rolle sollen Neurosteroide bei Bewältigung von Angstzuständen haben: Sowohl im Tierversuch als auch in vorläufigen Versuchen mit menschlichen Probanden zeigte sich, dass Neurosteroide gegen Angst wirken. Untersuchungen stellen auch Neurosteroide mit der Alzheimer-Krankheit, mit Epilepsie und dem Prämenstruellen Syndrom in Zusammenhang. Allerdings werden diese drei Krankheiten mit jeder neuen Stoffklasse in Verbindung gebracht, so dass sich erst in der Zukunft zeigen wird, ob hier Neurosteroide effektiv sind.[116]

4.3.8 Andere Steroidhormone

4.3.8.1 Insekten und Krebse, andere niedere Metazoen

Für Insekten und Krebse kennt man das Ecdyson (**53**) und seine Abkömmlinge, die als Häutungshormone bekannt geworden sind, aber darüber hinaus eine ganze Liste von untersuchten Aktivitäten zeigen: Ecdyson ist das Produkt der Häutungsdrüse, die bei Krebsen Y-Organ genannt wird und bei Insekten als Ventraldrüse, oder Prothorax-Drüse bezeichnet wird und Teil der Ringdrüse ist. Ecdyson entsteht aus Cholesterin über Ketodiol. Es wird lokal in den Wirkungsorganen in das biologisch vielfach aktivere 20-Hydroxy-Ecdyson (**54**) umgewandelt. Außerdem leiten sich vom Ketodiol 25-Desoxy-Ecdyson (**55**) ab, wie auch das Ponasteron A (**56**; Abb. 4.94).

Zu den durch Ekdysteroide geregelten Aufgaben gehören Ausbildung der Form, Häutungen, Zellvermehrung, Eireifung, Embryogenese, Vitellogenese, Eisprung, Spermienbildung, Pheromon-Bildung (Paarungshormon), Proteinsynthese, Farbwechsel und Verhalten. Nicht immer sind alle diese Funktionen von Ekdysteroiden in gleicher Weise abhängig, aber es gibt jeweils Beispiele bei Insekten, wo die einzelnen Bereiche von einem Ekdysteroid geregelt werden. Im Unterschied zu den Wirbeltieren,

---

[116] Hier spielt der Wunsch von forschenden Medizinern, dass ein neu entdeckter Stoff der Stein der Weisen sein muss, eine Rolle; kommerzielle Interessen, da bei einem durchschlagenden Erfolg auch viele Mittel winken, sind vielleicht auch wichtig, aber meistens zweitrangig.

166   4 Drei Typen von Hormonen

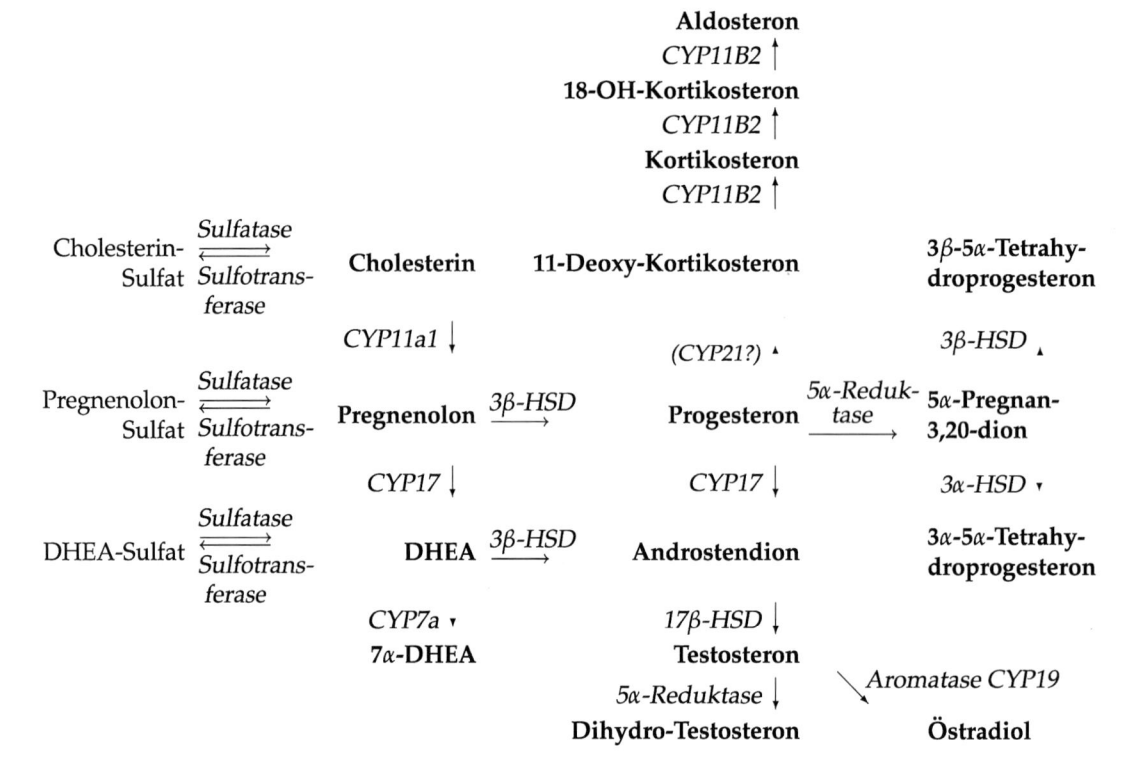

```
                                           Aldosteron
                                          CYP11B2 ↑
                                       18-OH-Kortikosteron
                                          CYP11B2 ↑
                                          Kortikosteron
                                          CYP11B2 ↑

                    Sulfatase
      Cholesterin-  ⇌        Cholesterin   11-Deoxy-Kortikosteron         3β-5α-Tetrahy-
      Sulfat        Sulfotrans-                                           droprogesteron
                    ferase
                               CYP11a1 ↓              (CYP21?) ▲          3β-HSD ▲

                    Sulfatase                                   5α-Reduk-
      Pregnenolon-  ⇌        Pregnenolon  3β-HSD→   Progesteron  tase →   5α-Pregnan-
      Sulfat        Sulfotrans-                                           3,20-dion
                    ferase
                               CYP17 ↓                CYP17 ↓             3α-HSD ▼

                    Sulfatase
      DHEA-Sulfat   ⇌            DHEA     3β-HSD→   Androstendion         3α-5α-Tetrahy-
                    Sulfotrans-                                           droprogesteron
                    ferase
                               CYP7a ▼                17β-HSD ↓
                               7α-DHEA              Testosteron
                                                                  \ Aromatase CYP19
                                          5α-Reduktase ↓
                                          Dihydro-Testosteron             Östradiol
```

Abb. 4.93. Steroidbildung im ZNS. In der Abbildung sind die Enzyme dargestellt, deren Expression im Gehirn nachgewiesen ist. Dort wo nur *Pfeilspitzen* gezeichnet sind, ist die Umsetzung aus Hirn-Biopsien oder -Homogenaten nicht bekannt, die Enzyme und Metabolite wurden aber beschrieben. Die *Klammer* und das *Fragezeichen* bei CYP21 deuten an, dass dieses Enzym nicht gefunden wurde. Ohne CYP21 kann aber 11-Deoxy-Kortikosteron nicht gebildet werden. Dieses, CYP11B2 und Kortikosteron wurden definitiv identifiziert. (Quelle: Stoffel-Wagner (2001))

bei denen durch die Spaltung der Cholesterin-Seitenkette Pregnenolon entsteht, können die Gliederfüßler (Arthropoden) die Seitenkette nicht verkürzen. Variationen am Steran-Gerüst und an der Seitenkette werden allerdings von analogen CYP- und HSD-Enzymen durchgeführt.

4.3.8.2 Steroide bei Pflanzen und Pilzen

Der Vollständigkeit halber erwähnt werden auch die Steroide bei Pflanzen. Auch diese können aus Mevalonsäure (**1**), Squalen (**14**) und daraus Cycloartenol (**59**) oder Lanosterol (**16**) als Ausgangspunkt einer umfangreichen Steroid-Biosynthese bilden. Das Enzym CYP11A1, das die Seitenkette von Cholesterin spaltet, wurde allerdings bislang in Pflanzen und Pilzen nicht gefunden, auch nicht den tierischen Pregnenolon und Progesteron ähnliche Steroide.

Das in der Abb. 4.96 gezeigte Brassinolid (**63**) gilt als wichtiger Regulator des pflanzlichen Wachstums. Zwergwuchs bei verschiedenen Pflanzen wurde auf Enzymdefekte bei der Bildung von Brassinolid zurückgeführt.

Einigen Pilzsteroiden kommen Funktionen bei der Erhaltung der Membranintegrität zu.

Die Steroide Antheridiol (**58**) und Dehydro-Oogoniol (**57**) beim Pilz *Achlya ambisexualis* (Abb. 4.95) werden von zwei Vegetationsformen produziert, die man männlich bzw. weiblich nennt: Ein weibli-

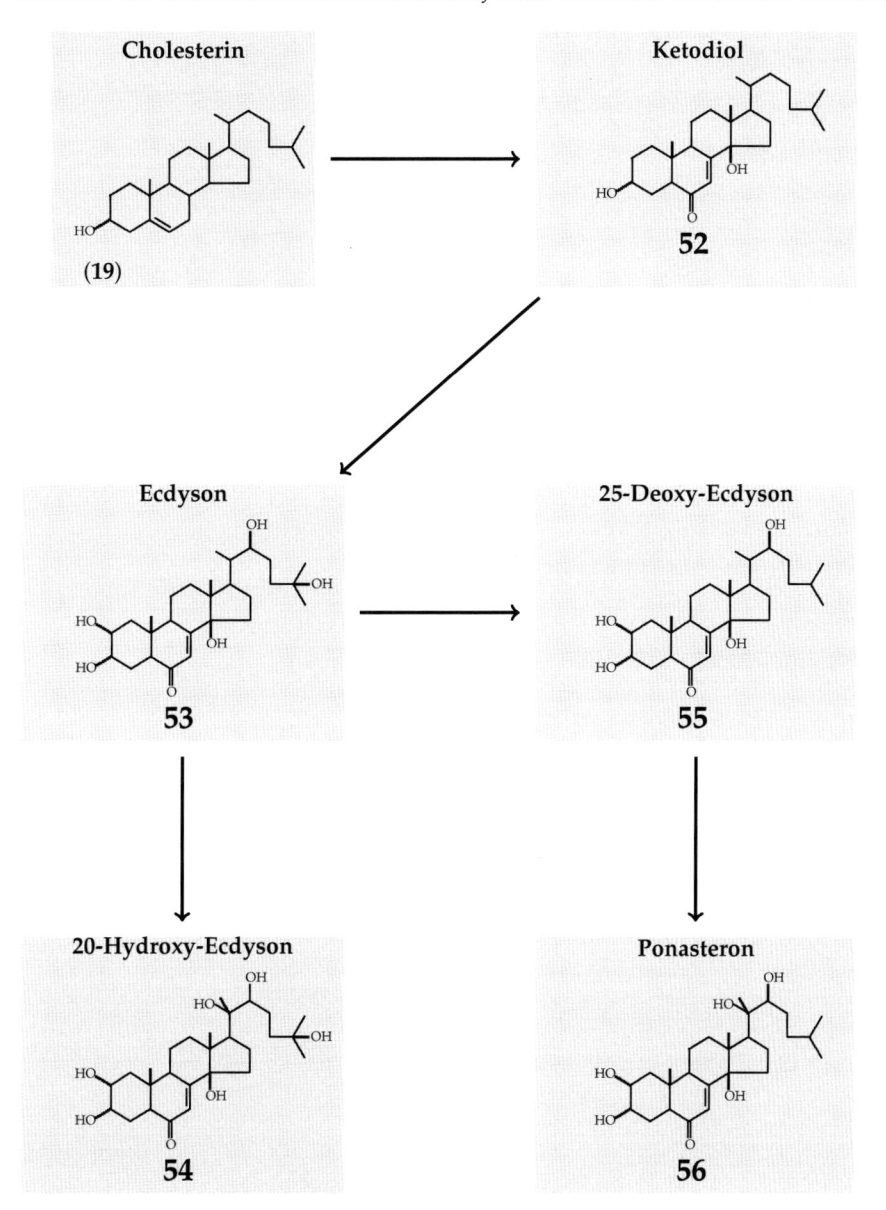

4.3 Hormone aus dem Mevalonat-Stoffwechsels: Juvenil-Hormone und Steroid-Hormone   167

Abb. 4.94. Steroid-Hormone bei Insekten und Krebsen

cher Pilz scheidet Antheridiol aus, dies wird von einem männlichen Pilz erkannt, der daraufhin das Oogoniol ausscheidet. Schließlich können die beiden Pilze zusammen den gemeinsamen Fruchtkörper ausbilden.

4.3.9 1,25-Dihydroxy-Vitamin D_3 (Kalzitriol)

Dem Vitamin D_3 (**20**) sieht man nur auf den zweiten Blick an, dass es ebenfalls aus

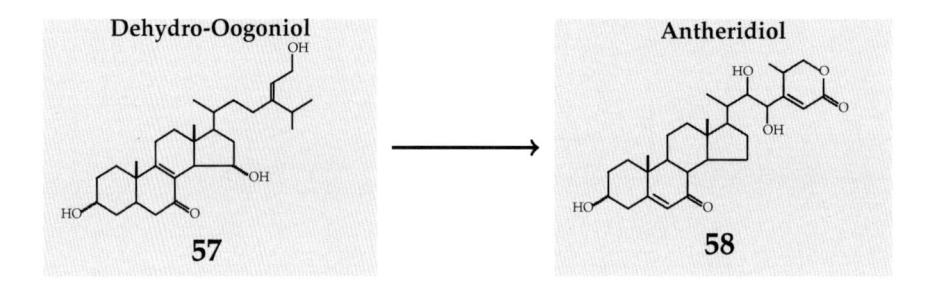

Abb. 4.95. Geschlechtssteroide beim Pilz *Achlya ambisexualis*

Cholesterin entstanden ist. Zwar als Vitamin bezeichnet, ist es ein Hormon, das neben dem Parathormon und dem Kalzitonin für die Aufrechterhaltung einer exakten Kalzium-Konzentration im Blut notwendig ist (Abb. 4.97).

Das aktive Kalzitriol (**65**) ist notwendig, um Kalzium-Ionen aus dem Darm in die Darmzotten aufzunehmen. Die Kalzitriol-Bildung und die übrige Kalzium-Homöostase wird durch das Parathormon und durch Kalzitonin kontrolliert.

4.3.9.1 Bildung von Vitamin D$_3$

Die Bildung von Vitamin D$_3$ (Cholekalziferol) aus 7-Dehydrocholesterin (**18**) wird durch UV-Licht (mit Wellenlängen zwischen 270 und 300 nm) in der menschlichen Haut ausgelöst. 7-Dehydrocholesterin entsteht als letzte Vorstufe der Cholesterin-Biosynthese aus Lanosterol (**16**), einem vielstufigen Prozess. Das Enzym Dehydrocholesterin-Reduktase, das aus 7-Dehydrocholesterin Cholesterin (**19**) bildet, ist beim Smith-Lemli-Opitz-Syndrom defekt. Diese Krankheit äußert sich unter anderem in geistiger Behinderung, fehlerhaft ausgebildeten Geschlechtsorganen (Gonadodysgenese), herabhängenden Augenlidern, Vielzehigkeit (Polydaktylie) und fehlendem Wachstum (Zwergenwuchs).

Bei der Anregung durch das UV-Licht wird die Bindung zwischen den Kohlenstoffatomen 10 und 9 (für die Nummerierung der Kohlenstoffatome vergl. Abb. 4.85) des zweiten Ringes geöffnet. Dafür ist **kein** Enzym notwendig. Die Drehung um die Bindung zwischen den C-Atomen 6 und 7 ist frei. Daher wird das Vitamin D$_3$ (**20**) meist wie in Abb. 4.97 dargestellt gezeichnet.

4.3.9.2 Vitamin D-Aufnahme durch Nahrung

Vitamin D kann als Vitamin D$_2$ (24-Methyl-Vitamin D$_3$, Ergocalciferol) und als Vitamin D$_3$ durch die Nahrung aufgenommen werden. Beide Formen werden in der Leber verwertet.

4.3.9.3 Bildung von 25-Hydroxy-Vitamin D$_3$

Von der Haut aus wird Vitamin D$_3$ durch das Vitamin D-bindende Protein in die Leber transportiert. In den Mitochondrien der Leberzellen (Hepatozyten) wird das Vitamin D$_3$ durch die CYP27 an Kohlenstoff 25 oxidiert, und es entsteht das 25-Hydroxy-Vitamin D$_3$ (**64**), das 25-Hydroxy-Cholekalziferol. Das CYP27 oxidiert außerdem das Kohlenstoffatom 27 von Gallensäuren, daher der Name CYP**27**. 25-OH-Vitamin D$_3$ bindet fest an das Vitamin-D-Binde-Protein (DBP) und zirkuliert mit diesem im Blut.

4.3.9.4 Bildung von Kalzitriol (1,25-Dihydroxy-Vitamin D$_3$)

Sinkt die Kalzium-Konzentration im Blut, wird 25-OH-Vitamin D$_3$ in der Niere zu 1,25-Di-OH$_2$-Vitamin D$_3$ (**65**; Kalzitriol) oxidiert. Dies wird von der CYP1α bewirkt. CYP1α ähnelt in seiner Sequenz der CYP27 und der im nächsten Abschnitt besprochenen CYP24.

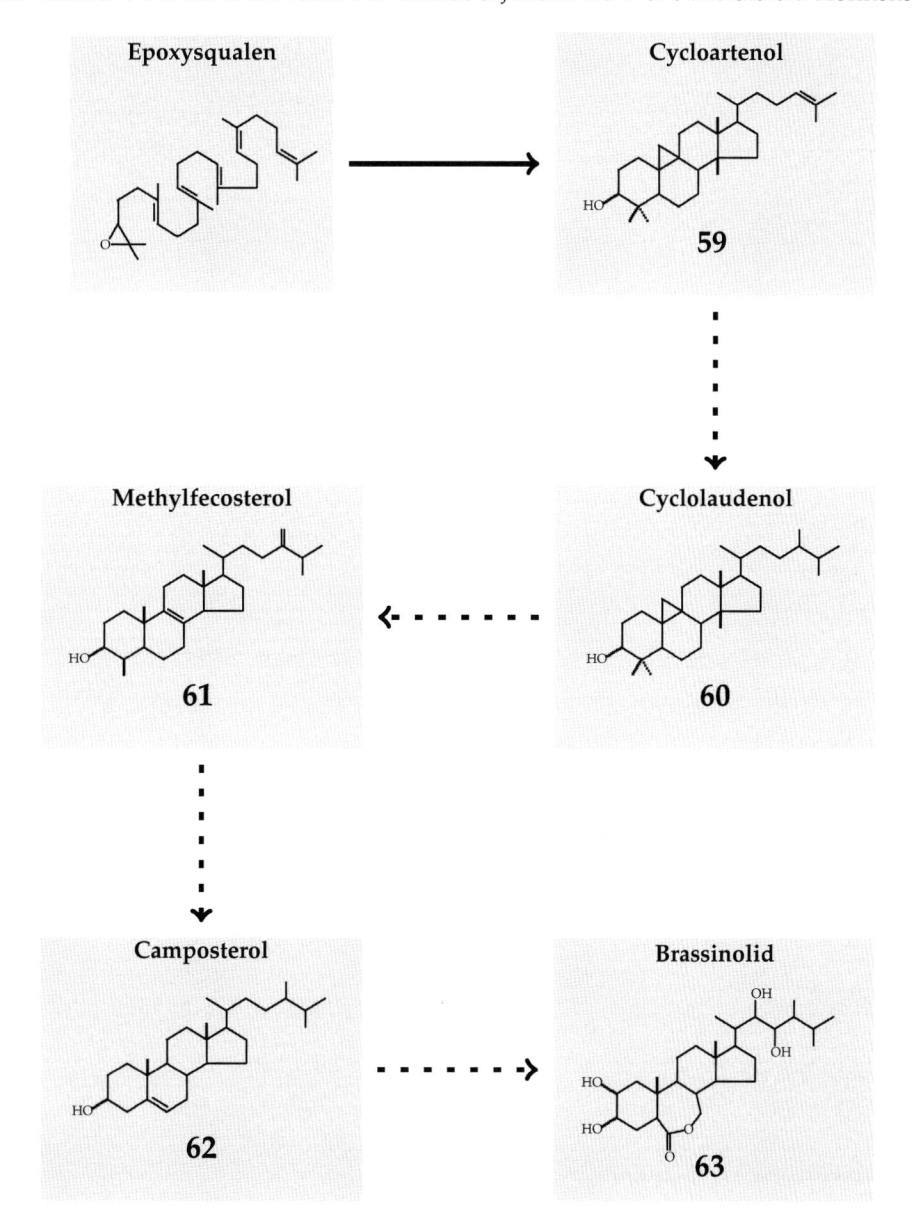

Abb. 4.96. Beispiele pflanzlicher Steroide

4.3.9.5 Kalzitriol-Abbau zu 24,25-OH$_2$-Vitamin D$_3$

Steigt der Kalzium-Spiegel oder die Vitamin D$_3$-Konzentration im Blut durch zu starke Aufnahme, wird ebenfalls in der Niere 25-OH-Vitamin D$_3$ durch die CYP24 zu 24,25-Dihydroxy-Vitamin D$_3$ (**66**, 24,25-OH$_2$-Vitamin D$_3$) oxidiert (Abb. 4.98). Dies ist das erste Produkt des stufenweisen Abbaus der Seitenkette, die bei der Kalzitroischen Säure (**70**) aufhört (Abb. 4.98). Die Bildung des CYP24-Enzym wird durch 1,25-Di-(OH)$_2$-Vitamin D$_3$ sowohl in der Niere als auch im Knochen stimuliert.

Cholesterin (19) → Dehydrocholesterin (18)

↓ UV-Licht

Vitamin D₃ (20)

← CYP27 in der Leber

Hydroxy-Vitamin D₃ (64)

↓ CYP1α in den Nieren

Dihydroxy-Vitamin D₃ (65)

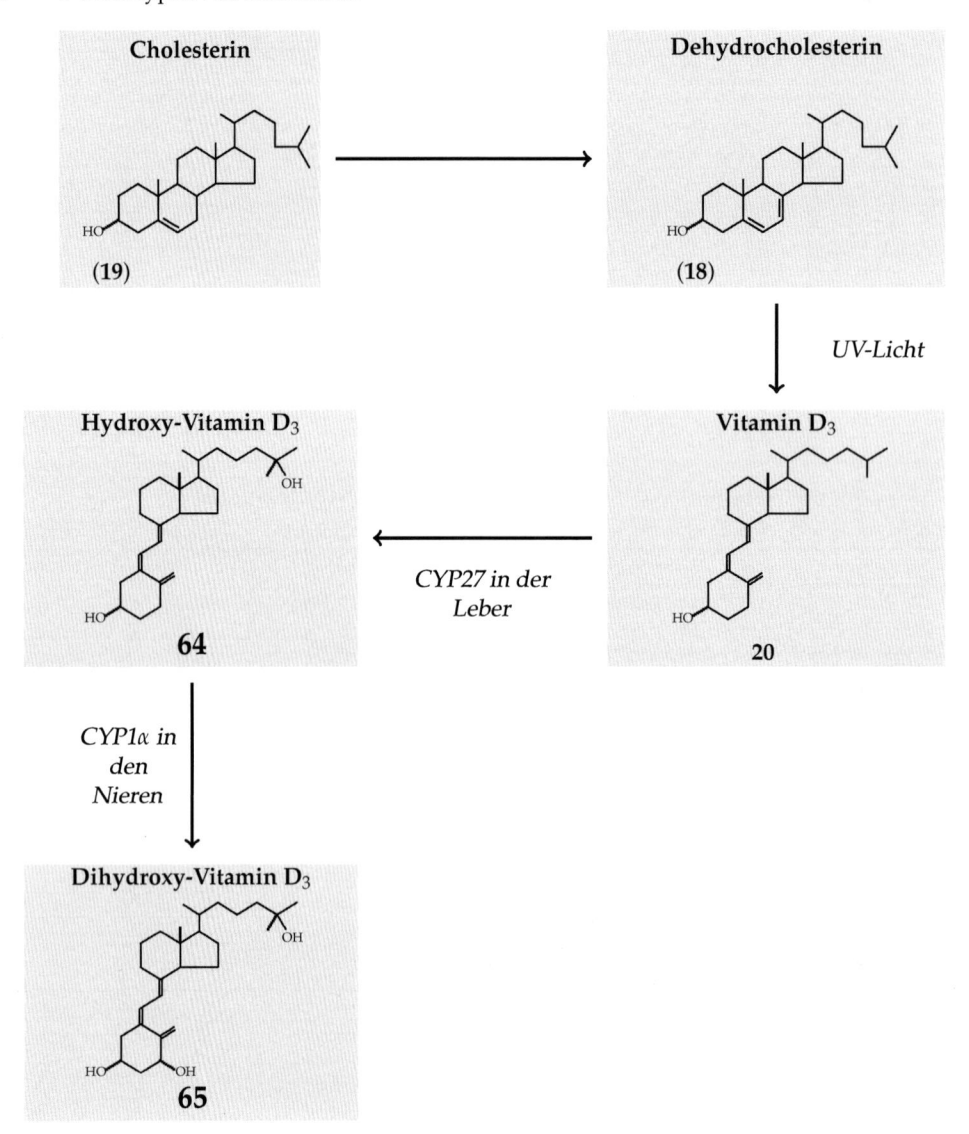

Abb. 4.97. Bildung und Umwandlung von Vitamin D₃

4.4 Abkömmlinge von Aminosäuren

Dabei handelt es sich um Katecholamine, um Serotonin und Melatonin und um die Schilddrüsenhormone Thyroxin und Trijodothyronin.

4.4.1 Katecholamine

Zu diesen gehören vier Stoffe, die sich vom Tyrosin (**71**) ableiten: L-DOPA (**72**), Dopamin (**73**), Noradrenalin (**74**) und das Hormon des Nebennierenmarks: Adrenalin (**75**), wobei auch Noradrenalin von Nebennierenmarkszellen freigesetzt wird (Tabelle 4.19). In der englischen und amerikanischen Literatur gibt es auch die Begriffe Epinephrin(e) und Norepinephrin(e) für Adrenalin und Noradrenalin. *Ad-renal* ist lateinisch und heißt „bei der Niere", *epi-nephros* ist griechisch und bedeutet genau das gleiche!

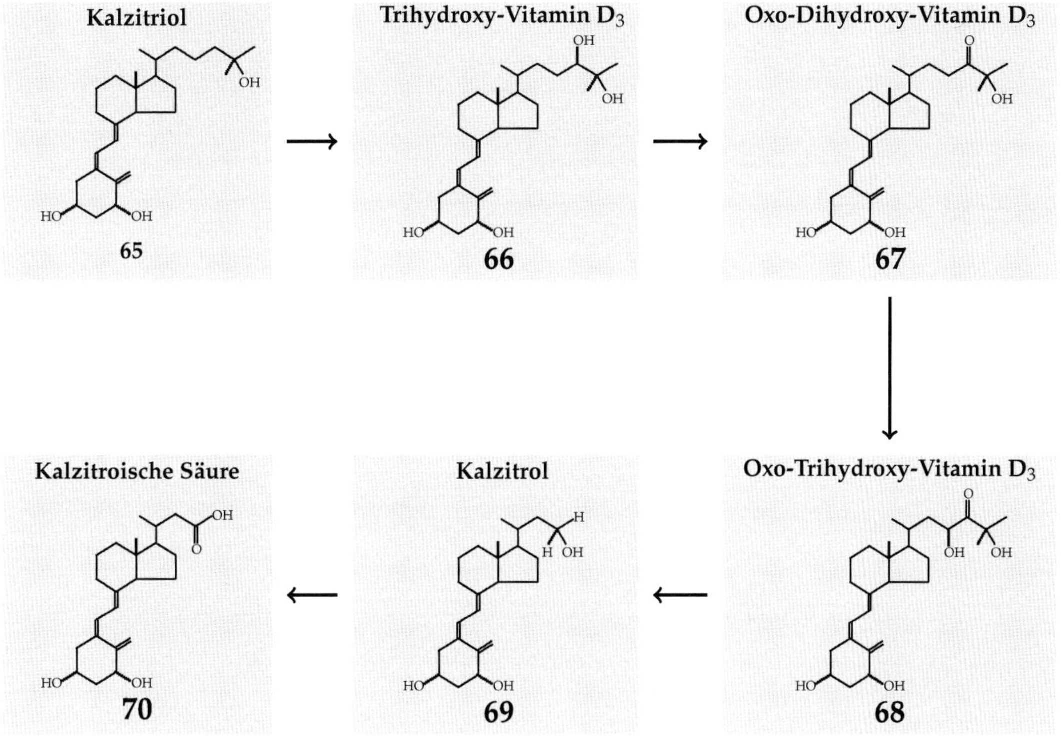

4.4 Abkömmlinge von Aminosäuren

Abb. 4.98. Abbau von 1,25-OH$_2$-Vitamin D$_3$ durch CYP24

Tabelle 4.19. Zellen mit Katecholamin-Ausschüttung

Katecholamine	Bildungsorte
DOPA→Dopamin	Dopamin-Neuronen
DOPA→Dopamin→Noradrenalin	Noradrenalin-Neuronen
DOPA→Dopamin→Noradrenalin→Adrenalin	Chromaffine Nebennieren-Zellen

Die ersten zwei Umsetzungen finden im Zytosol der Zellen statt. Das charakteristische Enzym ist die Tyrosin-Hydroxylase (Abb. 4.99). Ihre Aktivität bestimmt die Mengen an Noradrenalin oder Adrenalin, die gebildet werden können. Dopamin wird aktiv in Vesikeln transportiert. Die Dopamin-β-Hydroxylase ist nur in Vesikeln aktiv. Sie kommt in noradrenergen Neuronen und im Nebennierenmark vor. Das letzte Enzym der Katecholamin-Biosynthese, die Phenylethanolamin-N-Methyltransferase (PNMT) ist **das** charakteristische Enzym der chromaffinen Zellen des Nebennierenmarks und wird durch ACTH stimuliert.

Als Folge der verschiedenen Enzymausstattung finden wir also Neuronen, die Dopamin ausschütten – ihnen fehlt die Dopamin-β-Hydroxylase, solche Neuronen, die Noradrenalin ausschütten, und nur im Nebennierenmark Zellen, die Noradrenalin und/oder Adrenalin ausschütten. Die chromaffinen Zellen des Nebennieren**mark**s leiten sich auch von Nervengewebe ab, anders als die Zellen der Nebennieren**rinde**.

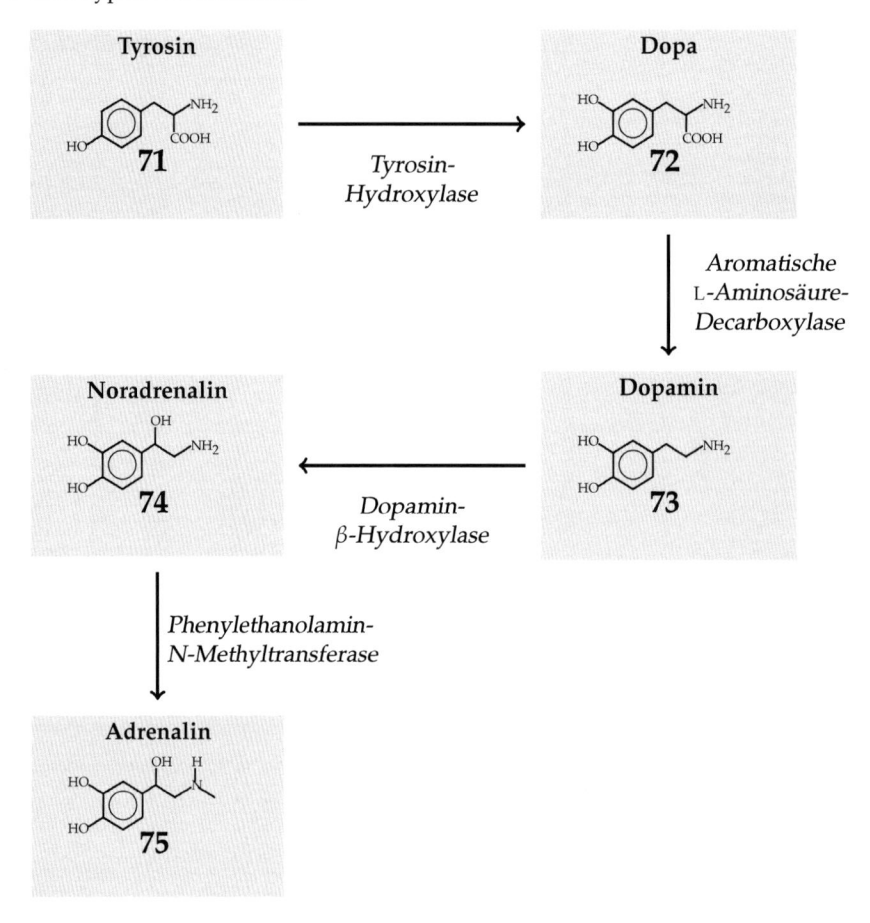

Abb. 4.99. Katecholamin-Biosynthese

Wir können uns daher merken,

1. dass Noradrenalin sowohl ein Neurotransmitter ist, mit dem noradrenerge Nervenzellen direkt auf Zielzellen über Synapsen wirken, z. B. auf Muskelzellen,
2. genauso aber auch von den Nebennieren aus über die Blutbahn endokrin auf entfernte Zielzellen wirken kann.

Adrenalin dagegen ist kein Neurotransmitter, sondern ein ausschließlich endokrin wirkendes Hormon, das über das Blut verbreitet wird und seinen Rezeptor auf vielen Zelltypen findet, unter anderem auch auf Nervenzellen. Neuere Befunde deuten allerdings auch auf eine Adrenalin-Bildung im Gehirn hin, ohne dass hier funktionelle Studien schon schlüssig geworden sind.

Dopamin

Dopamin (**73**) ist das Hormon, das die Prolaktin-Ausschüttung aus den Laktotropen Zellen der Hypophyse unterbindet. Diese Zellen würden dauerhaft Prolaktin ausschütten, wären sie nicht durch Dopamin gehemmt. Dieses Dopamin stammt von hypothalamischen Neuronen, die das Dopamin in die *Eminentia mediana* sezernieren, von wo es wie die Releasing Hormone für Gonadotropine, Wachstumshormon und Schilddrüsen-Stimulierendes Hormon über das Pfortadersystem um den Hypophysen-Stiel in die Hypophyse gelangt und die Prolaktin-Freisetzung blockiert.

Fehlende Dopamin-Kontrolle führt zu erhöhten Prolaktin-Spiegeln. Physiologisch sind niedrige Dopamin- und hohe Prolaktin-Freisetzung z. B. am Ende einer Schwangerschaft. Der Ausfall von Dopamin freisetzenden Neuronen in der *Substantia nigra* wird heute als eine Ursache für die Parkinson'sche Krankheit gesehen.

Die durch das Thyrotropin-Releasing-Hormon (TRH) verstärkte Prolaktin-Freisetzung wird durch Dopamin blockiert, während die durch Oxytozin und das vasoaktive intestinale Peptid (VIP; vergl. Kap. 4.1.9) hervorgerufene Prolaktin-Freisetzung nicht durch Dopamin blockiert werden kann.

Noradrenalin und Adrenalin

Während Noradrenalin fast ausschließlich an Nervenenden freigesetzt werden kann, wird Adrenalin vom Nebennierenmark ins Blut abgegeben.

Noradrenalin ist der Neurotransmitter des Sympathischen Nervensystems. Auf eine Herzzelle z. B. wirkt also zum einen Noradrenalin, indem es von Nerven an die Herzmuskelzellen gebracht wird, während Adrenalin durch das Blut bis an diese Zellen gebracht wird. Die adrenergen Rezeptor-Untergruppen erkennen meistens beide Stoffe, allerdings mit unterschiedlicher Empfindlichkeit.

Als Antwort auf Stress, auf Kälte, Erschöpfung, Schock oder z. B. Unterzuckerung (Hypoglykämie) wird über neuronale Vermittlung (mit Acetylcholin als Neurotransmitter) Adrenalin aus der Nebenniere freigesetzt. Dieses bewirkt in der Leber den Abbau von Glykogen zu Glukose, und die Glukose-Neubildung (Glukoneogenese) wird gefördert. Außerdem werden unter Katecholamin-Einfluss der Fettabbau beschleunigt und die Fett- und Ketonkörper-Konzentrationen im Blut erhöht.

4.4.2 Thyroxin – das Schilddrüsenhormon

Auch das Schilddrüsenhormon, das Thyroxin (**76**) und sein im Gewebe wirksames Derivat Trijodothyronin (**77**), entstehen aus Tyrosin. Anders als die Katecholamine wird das Thyroxin aber nicht durch Veränderungen eines einzelnen Tyrosin-Moleküls erstellt, sondern die Tyrosine, die zum Thyroxin umgebildet werden, sind zuerst in einem Eiweiß enthalten, das speziell in der Schilddrüse gebildet wird, besonders viele Tyrosine enthält und Thyroglobulin (Tg) genannt wird. Chemiker lernen schon im ersten Semester „Organische Chemie", dass sich an einen ungesättigten aromatischen Kohlenstoff-Sechsring wie in Benzol, in Phenol, in Östradiol oder in den Aminosäuren Phenylalanin und Tyrosin leicht ein Halogenmolekül wie Jod, Brom oder Chlor koppeln lässt. So auch an die Tyrosine des Thyroglobulins.

Alles Jod, das unser Körper mit der Nahrung aufnimmt, wird in der Schilddrüse gesammelt, indem es an die Tyrosine des Thyroglobulins gekoppelt wird. Das jodierte Thyroglobulin wird dann in den charakteristischen Follikeln (mit einem gelartigen Kolloid gefüllte Bläschen) der Schilddrüse gespeichert (Abb. 4.100).

Wenn das Schilddrüsen-stimulierende Hormon, das Thyrotropin (auch TSH, Thyreotropin genannt) nach seiner Freisetzung aus der Hypophyse den Schilddrüsenzellen mitteilt, dass Thyroxin benötigt und daher bitte freigesetzt werden soll, dann werden aus den Follikeln Thyroglobin-Moleküle herangezogen, zu Thyroxin abgebaut und dieses dann freigesetzt. Es wird also kein Thyroxin gespeichert, sondern nach Bedarf produziert (Abb. 4.100).

Auf das Thyroxin mit seinen vier Jod-Atomen wirkt ein Jod-abspaltendes Enzym, eine Dejodase (auch als Deiodinase bezeichnet) und erzeugt das Trijodothyronin. Dieses Thyroxin-Produkt bindet wesentlich fester an den Schilddrüsenhormon-Rezeptor als Thyroxin selbst und ist das im Körper wirksame Hormon.

Jod-Anlagerung an Thyroglobulin [1,2]. Bei der Speicherung von Jod wirkt die Schilddrüsen-Peroxidase (TPO). Dieses Enzym wird durch Wasserstoffperoxid aktiviert, das aus Wasser bei der Reduktion des Ko-Faktors NADP$^+$ entsteht. Damit wird Jodid zu molekula-

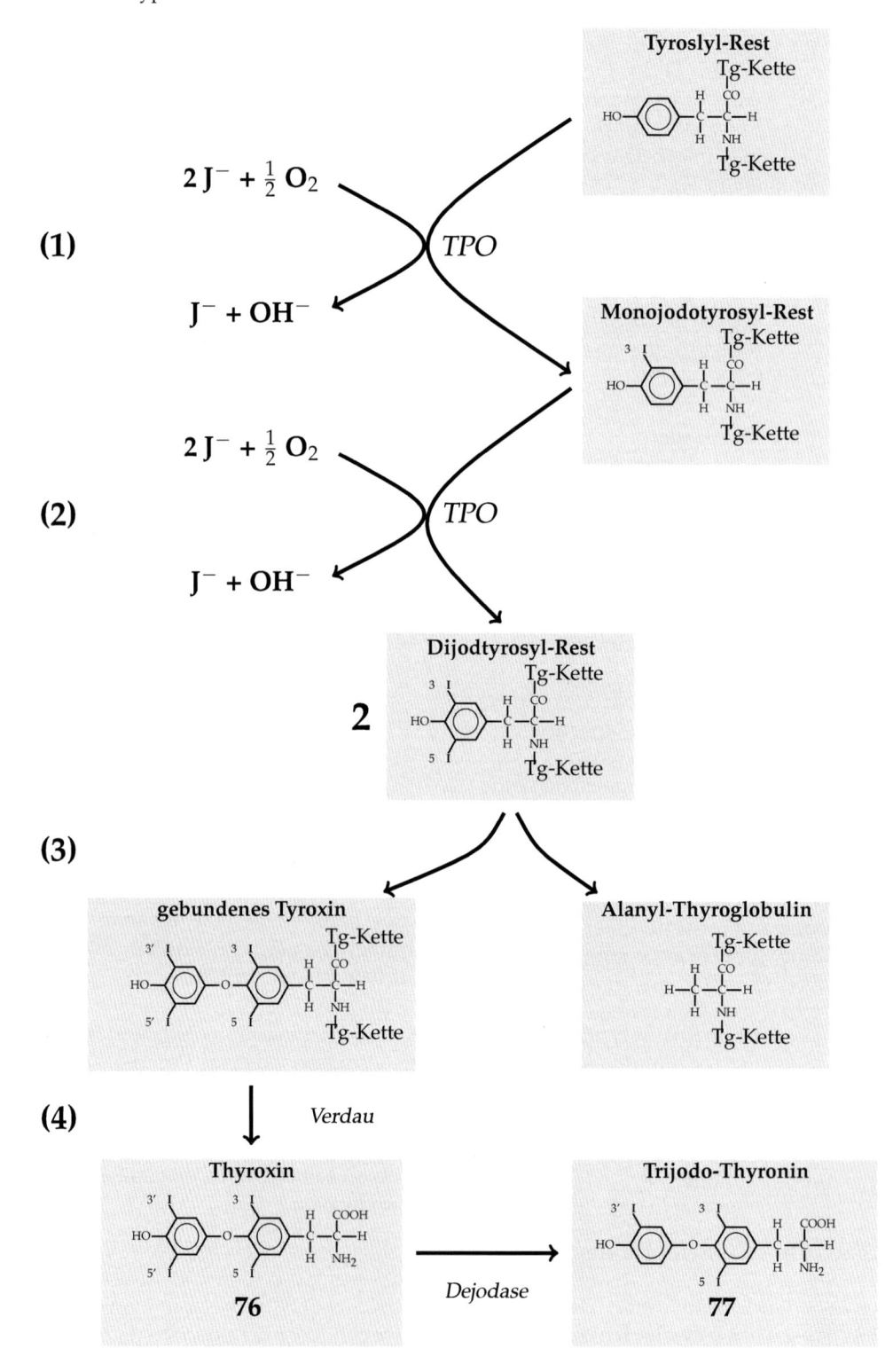

Abb. 4.100. Aufnahme von Jod bis zur Bildung von Thyroxin und Jodothyronin

rem J_2 oxydiert. Von der TPO werden dann nacheinander zwei Jod-Atome an bestimmte Tyrosin-Reste an den Enden der Thyroglobulin-Aminosäure-Kette gebunden (elektrophile Substitution am Aromaten). Das Enzym wirkt stufenweise (vergl. Abb. 4.100).

Bildung des Thyroxyl-Gruppe [3]. Im nächsten Schritt der Thyroxin-Biosynthese wird von einem zweifach jodierten Tyrosin der aromatische Ring auf ein anderes zweifach jodiertes Tyrosin übertragen. Dabei entsteht die Thyroxin-Gruppe, die aber immer noch in der Thyroglobulin-Kette verhaftet ist. Zurück bleibt ein Alanin-Rest, wo zuvor ein dijodiertes Tyrosin war.

Diese Jodierungsschritte erfolgen unabhängig davon, ob Thyroxin angefordert wurde oder nicht, und immer dann, wenn Jod aufgenommen wird. Das jodierte Thyroglobulin wird in der Follikel-Flüssigkeit gespeichert.

Freisetzung von Thyroxin [4]. Unter dem Einfluss des Schilddrüsen-stimulierenden Hormons aus der Hypophyse wird der Prozess der Thyroxin-Freisetzung gestartet (Abb. 4.100): Durch → Pinozytose wird die Follikel-Flüssigkeit in intrazelluläre Vesikel aufgenommen. In der Schilddrüsenzelle (und vielen anderen Zelltypen) gibt es weitere spezialisierte Vesikel, so genannte Lysosomen. Mit diesen verschmelzen die Thyrotropin-enthaltenden Vesikel. In den Lysosomen enthalten sind Verdauungsenzyme. In den verschmolzenen Vesikeln wird vor und hinter den Thyroxin-Gruppen die Protein-Kette des Thyroglobulins gespalten. Die jetzt freien Thyroxine verlassen die Vesikel und die Schilddrüsenzelle und werden mit dem Blut durch den ganzen Körper verteilt.

Dejodasen. Thyroxin wird durch die Dejodase (auch Deiodinase) zu Trijodothyronin abgebaut (Abb. 4.100). Dabei gibt es drei Enzymtypen. Alle drei Enzyme sind Selen-Enzyme mit einer Selenocystein-Gruppe. Für die Aktivität des Enzyms ist das Selen essentiell. Bei Selen-Mangel wird die Aktivität der Dejodasen länger aufrechterhalten als die aller anderen Selenoproteine.

Thyroxin (T_4) und Tri-jodothyronin (T_3) sind wichtige Faktoren für den Energiestoffwechsel. Sie stimulieren den Grundumsatz. Mangel an T_3 kann zum Tod führen. Eine Reduktion von T_3 wird bei Krankheit und Stress beobachtet; man interpretiert dies so, dass der Kalorienverbrauch reduziert und Energie gespart wird.

Die Schilddrüsenhormone werden im Blut durch ein Thyroxin-bindendes Globulin (TBG) transportiert; dieses wird von Leberzellen gebildet und ist auf dem X-Chromosom kodiert. Auch Ausfall und Überschuss von TBG kann zu Stoffwechselstörungen führen.

TBG gehört zu den Serpin-Proteinase-Inhibitoren. Wird TBG z. B. von einer Elastase gespalten, so wird das gebundene Hormon freigesetzt. Ob die Zellen, die den T_3-Kernrezeptor besitzen, auch gleichzeitig ein Oberflächenenzym zur Spaltung von TBG geregelt exprimieren, ist noch nicht untersucht. Damit könnte aber die Frage beantwort werden, wie Hormone, die nur intrazellulär an ihre Rezeptoren binden, gezielt in diese Zellen gelangen. Eine Freisetzung des Hormons in Zellnähe durch eine Spaltung des Transportproteins ist ein äußerst plausibler Erklärungsweg.

4.4.3 Melatonin

Melatonin (**82**; Abb. 4.101) ist das Produkt der Zirbeldrüse. Diese Drüse mit ihren himbeerartigen Zellen (Pinealozyten) und das von ihr produzierte Melatonin stellten die Hormonforscher vor viele Fragen. Nach vielen Fehlinterpretationen bei der Rolle von Melatonin hat sich aber heute dieser Forschungszweig beruhigt, allerdings auf einem niedrigen Niveau. Die vielen Hoffnungen, die sich mit dem Melatonin verknüpft haben, unter anderem sein Einsatz als Anti-Krebs-Mittel, haben sich zerschlagen (vergl. Fußnote auf S. 165).

Melatonin, 5-Methoxy-N-Acetyl-Tryptamin, wird ausgehend von Tryptophan (**78**) aufgebaut, ähnlich wie Noradrenalin aus Tyrosin gebildet wird. Die der DOPA-Bildung

4 Drei Typen von Hormonen

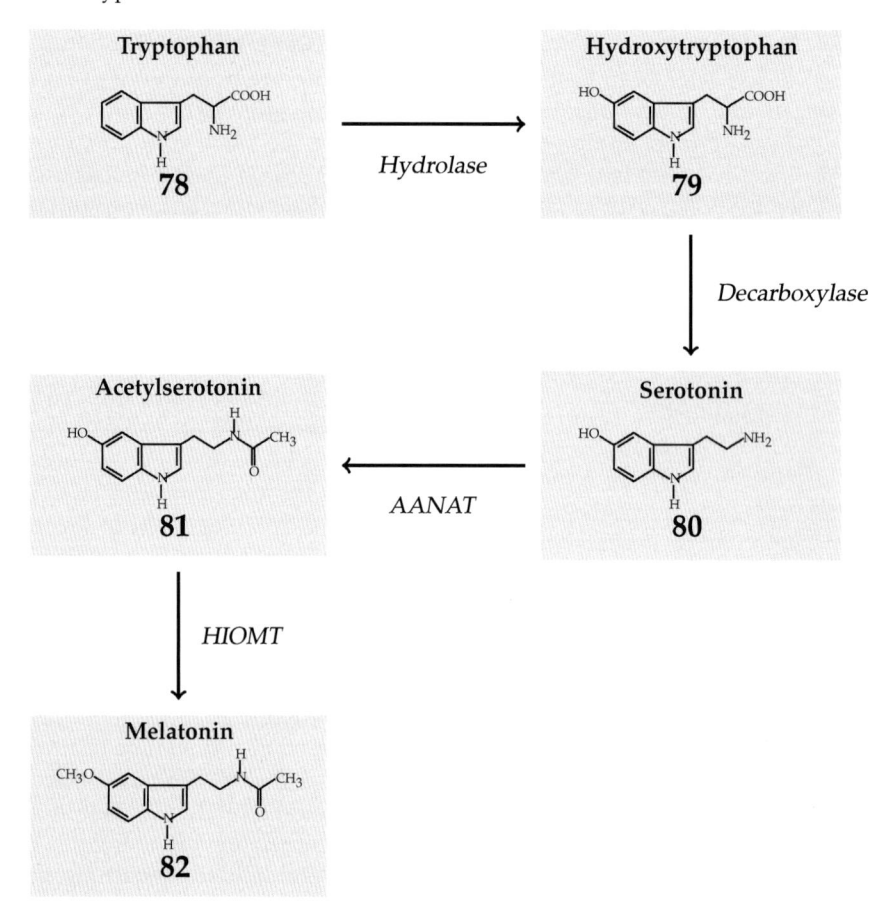

Abb. 4.101. Melatonin-Synthese aus L-Tryptophan

entsprechende Hydroxylierung am aromatischen Ring und die anschließende Decarboxylierung führt zu 5-Hydroxy=tryptamin (**80**; Serotonin). An Serotonin wird durch die Arylalkylamin-N-Acetyltransferase (AANAT) eine Acetyl-Gruppe gehängt, bevor die HIOMT[117] (auch ASMT[118]) an die Hydroxy-Gruppe einen Methyl-Rest bindet und damit die Bildung von Melatonin (**82**) abschließt.

Die Bildung von Melatonin läuft in einem Hell/Dunkel-Rhythmus ab: Im Dunkeln wird etwa 10fach mehr Melatonin freigesetzt als im Hellen. Der Rhythmus-Geber sitzt bei Säugetieren im *Nucleus suprachiasmaticus*, einem Bereich des Hypothalamus in der Nähe der Sehnerven, von dem aus andere Nervenzellen die Kontrolle über die Zirbeldrüse, das Organ der Melatoninsynthese, ausüben, indem sie dort Noradrenalin ausschütten. Dort sind vor allem β-adrenerge Rezeptoren für eine intakte, rhythmische Melatonin-Bildung zuständig.

Die AANAT wird durch cAMP geregelt. In den Pinealozyten wird von den Noradrenalin-Rezeptoren die Adenylat-Cyclase stimuliert. Diese erhöht in der Zelle die Menge an → cAMP. Dadurch wird eine Proteinkinase A aktiviert und das Enzym AANAT phosphoryliert. Danach bindet ein → 14-3-3-Protein an Threonin-phosphoryliertes AANAT. Dadurch wird die Phosphorylierungs-

---
[117] Hydroxyindol-O-Methyl-Transferase
[118] Acetyl-Serotonin-O-Methyl-Transferase

stelle abgeschirmt und vor Inaktivierung geschützt; die Aktivität der AANAT wird so stark erhöht.

Der letzte Schritt der Melatonin-Synthese, die Methylierung der 5-Hydroxygruppe, wird durch die HIOMT durchgeführt. Die Transkription dieses Enzyms wird durch β-adrenerge Rezeptoren direkt gesteuert und lässt sich durch deren Antagonisten spezifisch inhibieren. Als Methyl-Gruppen-Kofaktor wird S-Adenosylmethionin verwendet, dessen Synthese parallel zu der Transkription des Enzyms HIOMT gesteuert wird.

Von den vielen vermuteten Wirkungen hatte sich für Melatonin nur ein Einsatz als Schlafregulator gehalten. Wer nach einer Reise um die halbe Erde seinen Tagesrhythmus umstellen muss, nimmt gerne Melatonin, da er dann in kurzer Zeit seinen Schlafrhythmus wieder mit dem aktuellen Hell/Dunkel-Zyklus in Übereinstimmung bringen kann.

In allerneuester Zeit zeigt sich, dass mit Melatonin die Anpassungen an Jahreszeiten reguliert werden. Durch Summierung der nächtlichen Melatonin-Bildung können sogenannte Kalenderzellen im Hypophysenstiel die Unterschiede von heller und dunkler Jahreszeit messen und die Physiologie daraufhin adaptieren. Dies ist in Kap. 9.4 ausgeführt.

5
Hormonrezeptoren

Gliederung

5.1	Kernrezeptoren		180
5.2	Rezeptoren mit sieben Membranbereichen		181
	5.2.1	Guanosin-Triphosphat (GTP)-bindende Proteine	181
	5.2.2	Rezeptor-G-Protein-Wechselwirkung	184
	5.2.3	Ziele von G-Proteinen	184
	5.2.4	Variabilität durch differentiell exprimierte Rezeptortypen: Somatostatin-Rezeptoren	184
5.3	Rezeptoren mit Tyrosin-Kinase-Aktivität		186
5.4	Membran-Rezeptoren mit Serin/Threonin-Kinase-Aktivität		187
5.5	Membran-Rezeptoren ohne Kinase-Aktivität		187
5.6	Membranständige Steroid-Rezeptoren–noch unbekannt?		188

Hormonrezeptoren fallen mit wenigen Ausnahmen in zwei große Gruppen: die sogenannten G-Protein-gekoppelten Membranrezeptoren und die zytosolischen Rezeptoren für Steroidhormone und die Schilddrüsen-Hormone. Ausnahmen von diesen beiden Gruppen sind vor allem der Rezeptor für Insulin und der für das Wachstumshormon.

Die Signale, die von den beiden Haupttypen von Rezeptoren ausgesendet werden sind, besitzen charakteristische Unterschiede:

Schnelle Rezeptor-Signale

G-Protein-gekoppelte Rezeptoren (GPcR) vermitteln schnelle Reaktionen, die von anderen Partnern in der Zelle in langfristige Regulationen umgewandelt werden können. So werden unter dem Einfluss von GPcR Ionenkanäle geöffnet, Membranen depolarisiert, intrazelluläre Kalzium-Speicher freigegeben, Kinasen aktiviert, durch Phospholipasen Lipide gespalten. Alle diese Reaktionen erfolgen innerhalb von Sekunden und Sekundenbruchteilen. Wenn in der Folge dieser schnellen Reaktionen Signalkaskaden die Botschaft in den Zellkern tragen und weitere Gene aktiviert werden, kommt es zu langfristigen Veränderungen.

Langsame, genomische Änderungen

Die zytosolischen Rezeptoren für Steroidhormone und für das Schilddrüsenhormon können keine schnellen Reaktionen auslösen. Wenn die Hormone nach Durchtritt durch die Zellmembran im Zytosol an den Rezeptor binden, werden zwei Hormonre-

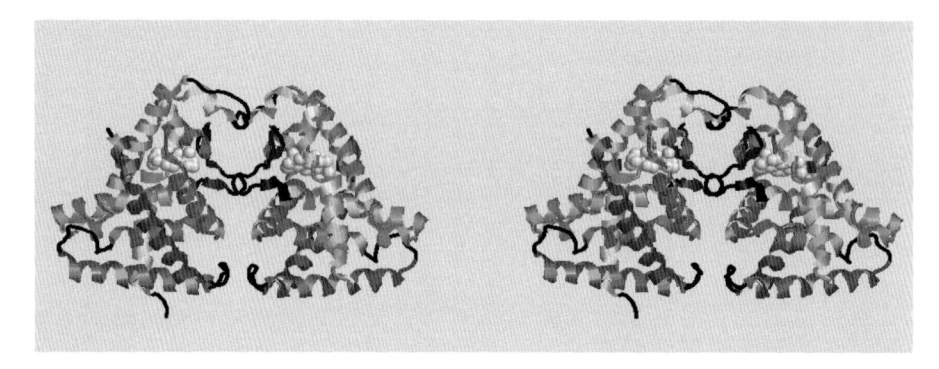

Abb. 5.1. Stereo-Modell eines Kernrezeptors: Der Androstan-Rezeptor. Androstan ist mit *hellen Kugeln* gezeichnet. Zwei Rezeptormoleküle lagern sich an dem β-Faltblatt aneinander. Dadurch entsteht ein Signal für den Kern-Import. Das Rezeptor-Dimer wird in den Zellkern gebracht und kann dort an DNS binden. (Quelle PDB 1XNX; RasMol)

zeptoren zu einem Komplex zusammengelagert. Der Komplex enthält ein Signal, mit dem er in den Zellkern überführt wird. Im Zellkern bindet der Komplex an Erkennungsstellen auf dem DNS-Strang. Dadurch wird die Aktivität der betroffenen Gene verändert und das Gen verstärkt abgelesen und in Protein umgeschrieben. Während GPcR also schnelle Signalkaskaden an der Membran auslösen, wirken nukleäre Rezeptoren im Zellkern und verändern Genaktivitäten. Diese Reaktionen erfolgen nicht im Sekundenbereich, sondern im Bereich von vielen Minuten und Stunden.

5.1 Kernrezeptoren

Im Jahr 2004 erhielten drei Biochemiker den wichtigsten amerikanischen Preis für Grundlagenforschung, den Lasker-Award: Elwood Jensen, Ronald Evans und Pierre Chambon. Alle drei hatten die Existenz und die Charakteristika von Rezeptoren bewiesen, die wir heute als Kernrezeptoren bezeichnen (Beispiel in Abb. 5.1). Es gibt 48 bekannte menschliche Kernrezeptoren für alle Steroidhormone, für Thyroxin und Trijodothyronin, für die Vitamine D und A (Tabelle 5.1). Außerdem werden viele Gifte in der Leber von Kernrezeptoren eingefangen.

Drei Charakteristika zeichnen einen Kernrezeptor aus:

Ligandenbindung

Jeder Kernrezeptor besitzt einen Bereich (Domäne), mit dem der Bindungspartner (Ligand), also das Hormon, das Vitamin oder das Toxin gebunden wird.

Dimerisierung

Nach der Ligandenbindung reagieren zwei Liganden-besetzte Kernrezeptoren miteinander: sie dimerisieren.

DNS-Bindung

Durch die Bindung zweier Kernrezeptoren wird ein Signal ausgelöst, das dem Kernrezeptordimer erlaubt, durch eine Kernpore in den Zellkern zu wandern. Dort bindet dieses Rezeptordimer mit dem DNS-Bindungsbereich an Erkennungsstellen auf der DNS. Es gibt für jeden bekannten und funktionellen Kernrezeptor solche Erkennungsstellen. Wenn ein Rezeptordimer an die Erkennungsstellen gebunden hat, wird die Ablesung des Genes, das in diesem Genort kodiert ist, beeinflusst. Es kann eine Verstärkung oder Abschwächung der Ablesung geben. Daraus können sich gesteigerte Aktivität oder Unterdrückung von Zellfunktionen ergeben.

Tabelle 5.1. Kernrezeptoren

Hormon/Ligand	Abkürzung für den Rezeptor	Typen	OMIM*
Schilddrüsenhormon	ErbA (TR)	α, β	190120, 190160
Östrogen	ER	α, β	133430, 601663
Progesteron	PR		607311
Testosteron, DHT	AR		133700
Mineralokortikoid	MR (NR3C2)	α, β	600983
Glukokortikoid	GR		138040
Vitamin D	VDR		601769
All-*trans*-Retinsäure	RAR	α, β, γ	180240, 180220, 180190
9-*cis*-Retinsäure	RXR	α, β, γ	180245, 180246, 180247
Oxysterole	X-Rezeptor der Leber: LXR	α, β	602423, 600380
Gallensäuren	FXR		603826
Fettsäuren	PPAR (*peroxisome-proliferator-activated receptor*)	α, γ, δ	170998, 601487, 600409
Pregnan X receptor	PXR		603065
konstitutiver Androstan-Rezeptor	CAR		603881

*OMIM: *Online Mendelian Inheritance in Man*
(http://www.ncbi.nlm.nih.gov/entrez/query.fcgi?CMD=search&DB=omim)

5.2 Rezeptoren mit sieben Membranbereichen

Anders als Steroide, die an intrazelluläre Rezeptoren andocken, binden fast alle Peptid- und Proteinhormone an Rezeptoren auf der Oberfläche von Zellen. Der überwiegende Teil der Rezeptoren gehört zu einer Proteinfamilie, bei der die Membran siebenmal (Sieben heißt auf griechisch *hepta*) von Proteinspiralen (Helix) durchstoßen wird, den heptahelikalen Rezeptoren (Tabellen 5.2 und 5.3; Abb. 5.2).

Auf der Außenseite der Zelle binden diese Rezeptoren das Hormon (den Liganden) und vermitteln in das Zellinnere hinein die Ligandenbindung, indem sie an sogenannte Guanosin-Triphosphat-bindende Proteine koppeln.

5.2.1 Guanosin-Triphosphat (GTP)-bindende Proteine

Die GTP-bindenden Proteine, G-Proteine abgekürzt, zeichnen sich dadurch aus, dass sie ihre Raumstruktur ändern, je nachdem, ob sie Guanosin-**Tri**phosphat oder Guanosin-**Di**phosphat (GDP) gebunden haben. Wir können folgende Eigenschaften festhalten:

GDP/GTP-Bindung: Allen G-Proteinen gemeinsam ist die Fähigkeit, GDP oder GTP zu binden. Dazu haben sie eine Bindungstasche.

GTP-Hydrolyse: In der Bindungstasche kann GTP zu GDP und Phosphat gespalten (hydrolysiert) werden; G-Proteine sind daher GTPasen. Eine schwache GTPase-Aktivität ist im G-Protein immer vorhanden; diese GTPase-Aktivität

Tabelle 5.2. Heptahelikale Rezeptoren: Klasse A: Rezeptoren mit Ähnlichkeit zu Rhodopsin und zum β-adrenergen Rezeptor

Hormon/Ligand	Rezeptor-Name/Abkürzung	Subtypen	OMIM
Adenosin	Adenosin-Rezeptor	A1, A2a, A2b, A3	102775, 102776, 600446, 600445
MSH, ACTH	MC1-R (MSH-R in Melanozyten), MC2-R (ACTH-R in der NN-Rinde), MC3-R (im ZNS), MC4-R (AgRP im Hypothalamus), MC5-R (in exokrinen Drüsen)		155555, 202200, 155540, 155541, 600042
Noradrenalin, Adrenalin	alpha-adrenerge Rezeptoren	1A, 1B, 1D	104221, 104220, 104219
		2A, 2B, 2C	104210, 104260, 104250
	beta-adrenerge Rezeptoren	1, 2, 3	109630, 109690, 109691
Dopamin	DPR	1a, 1b, 2	126449, 126453, 126450
Serotonin (5-Hydroxytryptamin)	HTR	1a, 1b, 1d, 1e, 1f	109760, 182131, 182133, 182132, 182134
		2a, 2b, 2c	182135, 601122, 312861
		3a, 3b, 5a, 6, 7	182139, 604654, 601305, 601109, 182137
Acetylcholin	muscarinischer AChR[1]	1, 2, 3, 4, 5	118510, 118493, 118494, 118495, 118496
Angiotensin II	AGTR	1, 2	106165, 300034
Bradykinin	BDKR	B1, B2	600337, 113503
Bombesin	Bombesin-like-Rez. BRS3		300107
Gastrin-Releasing Peptid	GRPR		305670
Cholecystokinin	CCK-R	A, B	119444, 119445
Neuromedin B	NMBR		162341
Neuromedin U	NMUR	1, 2	604153, 605108
Neuropeptid Y	NPYR	1, 2, (3)[2], 5	162641, 162642, (162643), 602001
Oxytozin	OXTR		167055
Arg-Vasopressin	AVPR	1a, 1b	600821, 600264
Galanin	GALR	1, 2, 3	600377, 603691, 603692
Somatostatin	SSTR	1, 2, 3, 4, 5	182451, 182452, 182453, 182454, 182455
GnRH	GnRHR		138850
TRH	TRHR		188545
Melatonin	MTNR	1a, 1b	600665, 600804
FSH	FSHR		136435
LH/hCG	LHCGR		152790
TSH	TSHR		603372

[1] Nikotinische AChR gehören nicht zu den GPcR.
[2] NPYR3 bindet kein NP-Y, dafür *stromal cell derived factor*;
NPYR3 wird auch als CXCR4 bezeichnet und ist ein Ko-Rezeptor für HIV.

5.2 Rezeptoren mit sieben Membranbereichen   183

Tabelle 5.3. Heptahelikale Rezeptoren: Klasse B: Rezeptoren mit Ähnlichkeit zum Sekretin-Rezeptor

Hormon/Ligand	Rezeptor-Name/Abkürzung	Subtypen	OMIM
Glukagon	GcgR		138033
Glukagon-ähnliches Peptid	GlP-R		138032
Sekretin	SctR		182098
Vasoaktives Intestinales Peptid	VIPR	1, 2	192321, 601970
GHRH	GHRH-R		139191
Kalzitonin	CTR		114131
Kalzitonin-ähnliches Peptid	CGRPR		114190[1]
Kortikotropin-releasing Hormon	CRHR	1, 2	122561, 602034[2]

Abb. 5.2. FSH-Bindung an die extrazelluläre Domäne des Rezeptors. Der extrazelluläre Bereich des FSH-Rezeptors (*oben links*) besteht aus einer ausgedehnten Wendel mit Faltblattstruktur (*breite Pfeile*). Daran bindet die α-Kette von FSH (*helle Linien und Pfeile*) im Bereich der α-Helix (*rechts oben*). Die β-Kette (**dunkle Linie und Pfeile**) bindet mit einem nicht speziell geordneten Kettenstück (**Seitenketten als Kugeln**). An die extrazelluläre Rezeptordomäne schließt sich der heptahelikale Transmembranbereich an, wie es im *unteren Bild* für Rhodopsin dargestellt ist. (Quelle: PDB 1XWD; RasMol)

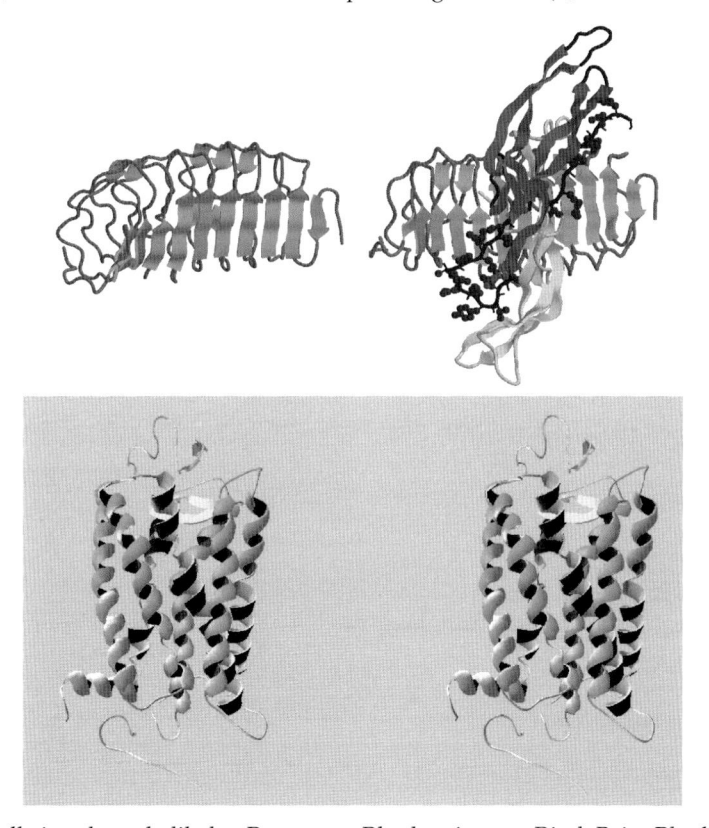

Abb. 5.3. Modell eines heptahelikalen Rezeptors. Rhodopsin vom Rind. Beim Rhodopsin selbst ist der extrazelluläre N-terminale Bereich relativ kurz. Bei den LH-, FSH- oder CG-Rezeptoren schließt sich dagegen an dieser Stelle die im *linkenn Bild* dargestellte Domäne an. Die *oben hell gemalte* α-Untereinheit kann zudem an die Transmembran-Domäne im *rechten Bild* binden. (Quelle: PDB 1F88; DeepView 3.7)

kann aber durch Wechselwirkung mit GTPase-aktivierenden Bindungspartnern stark gesteigert werden.

Guanosinnukleotid-Austausch: Durch die Kopplung eines G-Proteins mit heptahelikalen Hormonrezeptor, der seinen Liganden gebunden hat, wird der Austausch von GDP durch GTP erreicht.

Die G-Proteine, die an heptahelikale Rezeptoren binden, bestehen aus drei Eiweißketten, die Alpha-(Gα), Beta- und Gamma-Kette genannt werden. Die GDP/GTP-Bindungstasche sitzt in der Alpha-Kette (Abb. 5.4).

5.2.2 Rezeptor-G-Protein-Wechselwirkung

Der aktivierte heptahelikale Membranrezeptor wird räumlich nach Bindung des Hormons verändert. Diese Änderung führt dazu, dass die Proteinschleifen des Rezeptors, die in der Zelle die Membranspiralen verbinden, mit G-Proteinen koppeln können und in den G-Proteinen den Austausch von GDP nach GTP erzwingen. Heptahelikale Rezeptoren mit gebundenem Hormon sind demnach GDP/GTP-Austauscher.

Nach dem Austausch von GDP gegen GTP ändert sich die Raumstruktur der Alpha-Kette in einer Weise, dass die Interaktionen zwischen Alpha- und Beta-/Gamma-Kette instabil werden. Der Komplex aus drei Proteinen trennt sich deshalb in die Alpha-Kette mit dem GTP und in einen Beta-/Gamma-Komplex. Zuerst war bekannt, dass die Alpha-GTP-Gruppe an andere Enzyme in der Zelle koppeln kann und diese dadurch aktiviert. Später konnte nachgewiesen werden, dass auch der Beta-/Gamma-Komplex intrazelluläre Enzyme wie z. B. die Adenylat-Cyclase aktivieren kann.

5.2.3 Ziele von G-Proteinen

Eine ganze Reihe von verschiedenen Enzymen kann aktiviert werden

Adenylat-Cyclase: Dieses Enzym macht aus ATP zyklisches AMP (cAMP).

Guanylat-Cyclase: Dieses Enzym macht aus GTP zyklisches GMP (cGMP).

Phospholipasen: Diese spalten Phospholipide. Dabei entstehen Botenstoffe wie Inositoltrisphosphat oder Phosphocholin und zweifach mit Fettsäuren verknüpftes Glycerin, Diacyl-Glycerin (DAG) oder Eikosanoide wie Arachidonsäure und Lysophosphatide.

Sphingomyelinase: Wird dieses Enzym aktiviert, entstehen aus dem Membranlipid Ceramide und Phosphocholin.

Ionenkanäle: Die Gα-Ketten o1 und o2 wirken auf Kaliumkanäle.

Inositoltrisphosphat, Phosphocholin, DAG, Arachidonsäure oder Ceramid genauso wie cAMP und cGMP sind Botenstoffe, die in den Zellen weitere Veränderungen bewirken. Da man die Hormone als erste Botenstoffe bezeichnete, wurden cAMP und später alle anderen Vermittler als zweite Botenstoffe bezeichnet. Der englische Begriff ist *second messenger*.

5.2.4 Variabilität durch differentiell exprimierte Rezeptortypen: Somatostatin-Rezeptoren

Somatostatin (SST) ist ein Hormon, das wie alle anderen Hormone mit dem Blut zirkuliert. Wir haben schon gesehen, dass Somatostatin von Zellen im Hypothalamus, aber auch im Magen/Darm-Trakt und im endokrinen Pankreas gebildet wird. Zielzellen sind sehr unterschiedliche andere Zellen des endokrinen Systems. Die spezifische Wirkung von SST auf die jeweilige Zielzelle wird nicht durch Strukturvarianten von SST (14 AA-Form *versus* 28 AA-Form) erzielt, sondern indem die Wechselwirkungspartner, die SST-Rezeptoren, variieren.

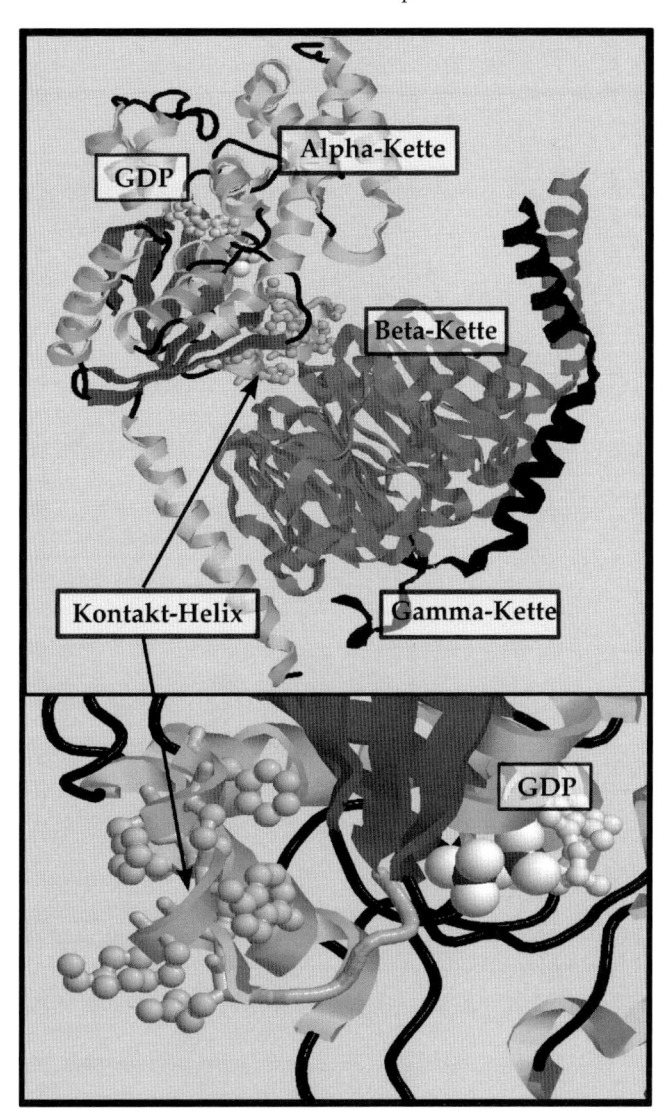

Abb. 5.4. Modell eines heterotrimeren G-Proteins. *oben*: Die α-Kette (*hellgrau mit dunkelgrauem Faltblatt*) enthält das GDP. Angelagert daran sind die *dunkelgraue* β-Kette mit einer Gugelhupf-artigen Struktur und die langgestreckte Helix der γ-Kette. *unten*: etwa 120° Drehung, dadurch Blick (von hinten) auf die GDP/GTP-Bindungstasche, vergrößert: Wenn die Rezeptoren Liganden gebunden haben, bewirken sie Austausch von GDP durch GTP. Das GTP drückt mit einer dritten Phosphat-Gruppe (*unten, schwarz-weiße Kugeln*, die dritte Phosphat-Gruppe fehlt) raumfordernd auf das Faltblatt (*dunkelgraue Pfeile*), die *hellgraue* Schleife und auf die Kontakthelix. Dadurch wird die Bindung des Trimers aufgelöst. (Quelle: Wall et al. (1995); PDB 1GP2; RasMol)

Da es fünf SST-R (Tabelle 5.4) gibt, die nicht nur allein, sondern auch als Homo- und Hetero-Dimere aktiv sind, lassen sich damit feinabgestimmte spezifische Regulationen erzeugen (Rocheville et al. (2000b)). Außerdem dimerisieren SST-R nicht nur untereinander, sondern auch z. B. mit Dopamin-Rezeptoren (Rocheville et al. (2000a)).

Tabelle 5.4. SSTR-vermittelte Signalwege und Funktionen (Quelle: Patel (1999))

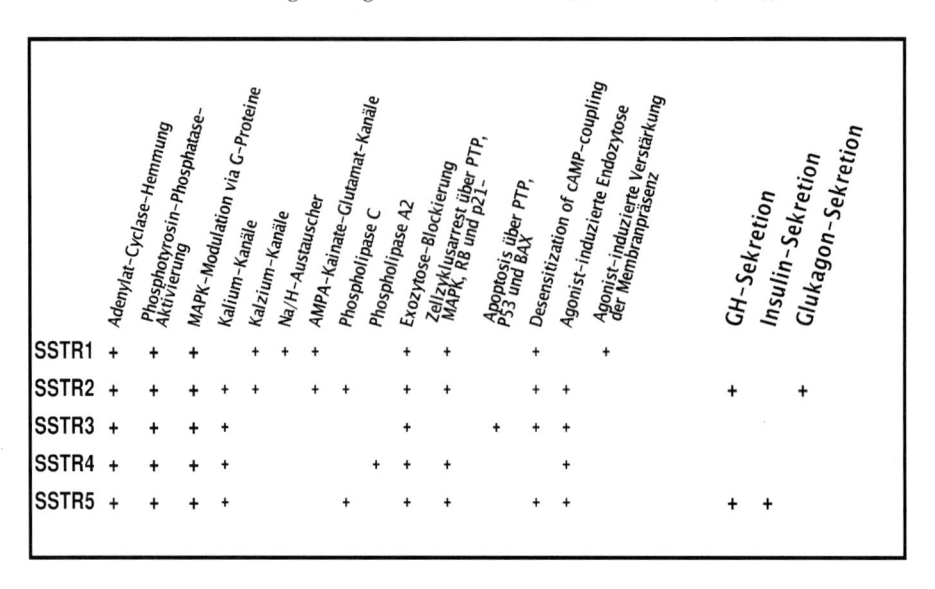

	Adenylat-Cyclase-Hemmung	Phosphotyrosin-Phosphatase-Aktivierung	MAPK-Modulation via G-Proteine	Kalium-Kanäle	Kalzium-Kanäle	Na/H-Austauscher	AMPA-Kainate-Glutamat-Kanäle	Phospholipase C	Phospholipase A2	Exozytose-Blockierung	Zellzyklusarrest über PTP, MAPK, RB und p21-	Apoptosis über PTP, P53 und BAX	Desensitization of cAMP-coupling	Agonist-induzierte Endozytose	Agonist-induzierte Verstärkung der Membranpräsenz	GH-Sekretion	Insulin-Sekretion	Glukagon-Sekretion
SSTR1	+	+	+		+	+		+	+		+			+				
SSTR2	+	+	+	+	+		+	+		+	+			+	+		+	+
SSTR3	+	+	+	+						+			+	+	+			
SSTR4	+	+	+	+				+	+	+				+				
SSTR5	+	+	+	+					+	+	+			+	+		+	+

5.3 Rezeptoren mit Tyrosin-Kinase-Aktivität

Das klassische Beispiel eines Hormonmembranrezeptors mit Tyrosin-Kinase-Aktivität (Tabelle 5.5) ist der Insulin-Rezeptor (Ins-R). Der Ins-R besteht aus insgesamt vier Ketten, von denen jeweils zwei gleich sind. Der Teil außerhalb der Zelle besteht aus zwei identischen Ketten, die durch eine Schwefel-Schwefel-Brücke verknüpft sind. Jede der äußeren Ketten bindet an eine weitere Kette, die durch die Membran reicht und im Zellinneren einen Bereich mit Enzymaktivität besitzt (Abb. 5.5). Mit Hilfe dieses Enzymes werden Tyrosine mit Phosphat beladen.

Ins-R gelten als Prototyp der Klasse II der Rezeptor-Tyrosin-Kinasen (RTK). Weitere Beispiele sind der Thrombozyten-abgeleitete Wachstumsfaktor-Rezeptor (PDGF-R), die Vaskular-endothelial-Wachstumsfaktor-Rezeptoren (VEGF-R) oder der Koloniestimulierende Wachstumsfaktor-Rezeptor (CSF-1-R). Diese Rezeptoren gehören zur Klasse V der RTK. Sie haben mehrere extrazelluläre Immunglobulin-ähnliche Domänen und eine um etwa 100 Aminosäuren verlängerte intrazelluläre Tyrosin-Kinase-Domäne.

Bei den meisten Tyrosin-Kinase-Rezeptoren werden Tyrosine des Rezeptors selbst phosphoryliert – eine Eigen- oder Autophosphorylierung. An solche phosphorylierten Tyrosine binden dann intrazelluläre Proteine, die nach dem Rous-Sarkoma-Virus-Protein „SRC" benannt sind und wie dieses an Tyrosinphosphat-Motive binden. Den Bereich, mit dem diese Proteine binden, nennt man SRC-Homologie Domäne 2 (SH2). SH2-Domänen kommen in ganz unterschiedlichen Proteinen vor, die alle intrazelluläre Signale vermitteln.

Beim Insulin-Rezeptor werden nun zwar Tyrosine autophosphoryliert; diese bilden aber keine SH2-Bindungsmotiv. Für die Signalvermittlung wird daher beim Insulin-Rezeptor ein weiteres Protein Tyrosin-phosphoryliert, das Insulin-Rezeptor-Substrat. Dieses weist nach der Phosphorylierung mehrere SH2-Erkennungsmotive auf, über die SH2-Proteine koppeln und das Insulin-Signal weiterleiten.

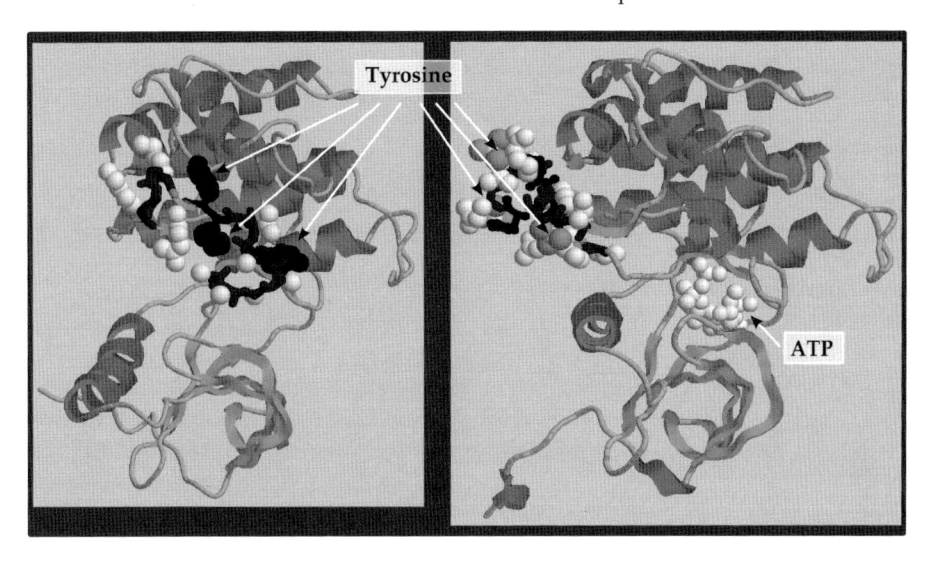

Abb. 5.5. Die Tyrosin-Kinase-Domäne des Insulin-Rezeptors. Der gleiche Teil des Moleküls, einmal im Ruhezustand (*links*), und im phosphorylierten und ATP-bindenden Zustand (*rechts*): Der Abschnitt mit den drei Tyrosin-Resten klappt im aktivierten Zustand in eine andere Postition. Da das Faltblatt im unteren Teil in ähnlicher Geometrie dargestellt ist, sieht man deutlich, wie sich durch Phosphorylierung und ATP-Einlagerung die übrige Struktur verändert: Nicht nur die Tyrosinphosphate klappen nach außen, insgesamt sind auch die Helizes verschoben und der Teil mit der Faltblattstruktur (*unten*) verdrillt. Durch solche Änderungen der Raumstruktur (Konformations-Änderung) verändert sich auch die Reaktivität des Moleküls: Es lagert sich an andere Proteine an und kann Signale weitergeben

Aus der Abb. 5.5 wird deutlich, wie sich durch Phosphorylierung und zusätzliche oder dadurch bewirkte Raumstruktur-Änderungen die Moleküloberfläche ändern kann. Hier wird beispielhaft deutlich, wie Signalwirkungen durch Konformationsänderungen verlaufen können.

5.4 Membran-Rezeptoren mit Serin/Threonin-Kinase-Aktivität

Der Aktivin/Inhibin-Rezeptor (ACV-R) (wie andere Rezeptoren für Proteine der TGF-β-Super-Gen-Familie; Tabelle 5.6) besitzt Serin-Kinase-Aktivität. Intrazellulär wird nach der Bindung von Aktivin an den ACV-R der Transkriptionsfaktor SMAD5 Serin-phosphoryliert. Danach wandert das phosphorylierte Molekül in den Zellkern und bindet an Promotoren, wodurch Genexpression moduliert wird.

5.5 Membran-Rezeptoren ohne Kinase-Aktivität

GH-Rezeptor und Leptin-Rezeptor

Leptin, Prolaktin und das Wachstumshormon sind in der Struktur sehr ähnlich. Da ist es wenig verwunderlich, dass auch die jeweiligen Rezeptoren zur gleichen Klasse von Membranrezeptoren gehören (Tabelle 5.7). Bei diesen Rezeptoren, als deren bekanntester Vertreter der Rezeptor für den Granulozyten-Kolonie-Stimulierenden Faktor (G-CSF) gilt, besteht der Rezeptor aus fünf unterscheidbaren Bereichen außerhalb der Zelle (extrazellulär), einer Region, die die Membran durchstößt (Transmembran-Region) und einem Bereich im Zellinneren

Tabelle 5.5. Rezeptoren mit Tyrosin-Kinase-Aktivität

Hormon/Ligand	Rezeptor-Name/ Abkürzung	Subtypen	OMIM
Insulin-Rezeptor	Ins-R	α/β	147670
Insulin-änlicher Wachstumsfaktor	IGF-R	Typ I, (Typ II)	146370, (147280[3])
Neurotrophin	NTRK1 (TRKA)		191315
Wachstum-Faktor aus Thrombozyten	PDGF-R	α/β	173490/173410

Tabelle 5.6. Rezeptoren mit Serin/Threonin-Kinase-Aktivität

Hormon/Ligand	Rezeptor-Name/ Abkürzung	Subtypen	OMIM
Activin-Rezeptor	ACVR1	Type 1a, 1b, 1c	102576, 601300, 608981
	ACVR2	Type 2, 2a, 2b	102581, 602730
Transformierender Wachstums-Faktor-β	TGFβ	I, II	

(zytoplasmatische Domäne). Die Gene für diese Rezeptoren bestehen aus bis zu 20 Exonen.

Zwei extrazelluläre Rezeptorendomänen binden mit den Schleifen (*hellgrau*) zwischen den Faltblattstrukturen (*dunkelgrau*) an die vier Helixes des Hormons (Abb. 5.6).

Die Rezeptoren sind sclbst nicht enzymatisch aktiv. Ihre Aktivität wird durch STAT-Proteine vermittelt. Aktiv werden die Rezeptoren, wenn zwei Hormonmoleküle und zwei Rezeptormoleküle zusammenkommen. An die zytoplasmatischen Teile (im Innern der Zelle) der durch Liganden zusammengeführten Rezeptoren kann ein STAT-Protein binden, das dann mit seiner SH2-Domäne weitere Aktivitäten vermittelt. Der Insulin-Rezeptor ist also noch enzymatisch aktiv, die Leptin-, Prolaktin- und Wachstumshormon-Rezeptoren nicht mehr. Neben der Rolle von Leptin auf die zentrale Regulation von Appetit und Nahrungsaufnahme wird auch eine Wirkung von Leptin auf das Immunsystem und die Fortpflanzung beobachtet.

Vom Leptin-R (OB-R) gibt es mehrere Spleißvarianten. Die OB-Rb-Variante besitzt eine 303 Aminosäuren lange zytoplasmatische Domäne, mit der vom membranständigen Rezeptor aus Signale in die Zelle übertragen werden; dieser Rezeptor wird auf solchen Zellen gefunden, in denen Leptin die NPY- und AgRP-Freisetzung inhibiert, z. B. auf Neuronen des *N. arcuatus*. Den kürzeren OB-R-Formen fehlt diese Domäne, sie können keine Signaltransduktion initiieren. Ihre Anwesenheit im *Plexus choroideus* und in Blutkapillaren des Gehirns gibt zu der Vermutung Anlass, dass sie beim Durchgang des im Körper gebildeten Leptins ins Gehirn eine Rolle spielen. Mit ihnen könnte Leptin die Blut-Hirn-Schranke durchdringen. Allerdings gibt es auch eine, jedoch durch Hunger und Fasten unterdrückte, Leptin-Expression in Hypothalamus und Hypophyse, sowie in anderen Hirnarealen (Tartaglia 1997; Morash et al. 1999).

5.6 Membranständige Steroid-Rezeptoren–noch unbekannt?

Die schnellen Wirkungen, die Aldosteron auf Lymphozyten oder glatte Muskelzellen ausübt, können nicht durch die

5.6 Membranständige Steroid-Rezeptoren–noch unbekannt?

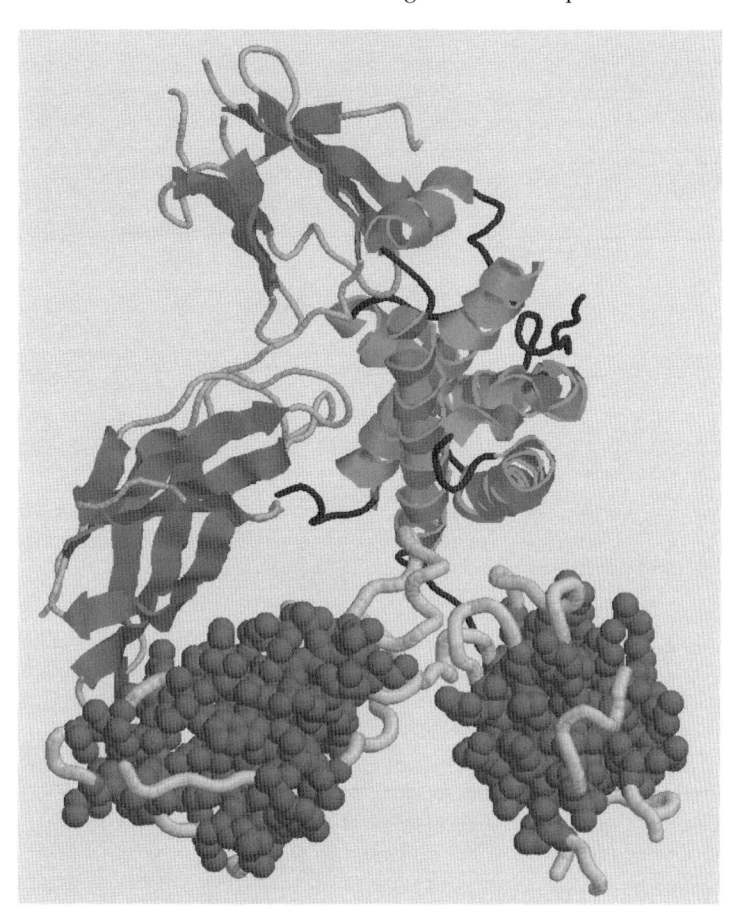

Abb. 5.6. Wachstumshormon mit Rezeptor. An GH, durch vier Helizes und den schwarzen Faden gekennzeichnet, binden gleichzeitig an je zwei Domänen zweier Rezeptormoleküle, die durch *dunkelgraue* β-Faltblätter und *helle* Schlaufen zwischen diesen dargestellt werden. (Quelle: PDB: 3HHR; Rasmol)

langsamen genomischen Wirkungen mittels Kernrezeptoren erklärt werden. Obwohl schon seit mehr als 10 Jahren nach diesem Molekül gesucht wird, ist ein membranständiger Aldosteron-Rezeptor bislang noch nicht identifiziert. Man kann die Wirkung auf den Natrium-Hydrogenium-Austauscher blockieren, man findet eine Signalvermittlung, aber der verflixte Rezeptor bleibt unbekannt.

Mittlerweile sind die Forscher auf der Suche nach unbekannten membranständigen Rezeptoren nicht nur bei Aldosteron, sondern auch bei Kortisol, Testosteron und Östradiol, bei Vitamin D sowie beim Schilddrüsen-Hormon. Da ja das menschliche Genom mittlerweile bekannt ist, sollten sich auch die Rezeptor-Kandidaten bald herausschälen. Die verwaisten (Orphan-)Kernrezeptoren kommen jedenfalls nicht in Frage.

Im Jahre 2003 berichteten Zhu et al.[4] über die Isolierung eines humanen Progesteron-bindenden GPcR, nachdem von ihnen zuvor ein membranständiger analoger Progestin-

---
[4] Zhu et al. (2003b,a)
[5] Thomas et al. (2005)

Tabelle 5.7. Rezeptoren ohne Kinase-Aktivität

Hormon/Ligand	Rezeptor-Name/ Abbkürzung	Subtypen	OMIM
Wachstumshormon	GH-R	(alternatives Splicing)	600946
Leptin	Lep-R, Ob-R	(alternatives Splicing)	601007
Prolaktin	Prl-R		176761
Granulozyten/ Makrophagen-Kolonie-Stimulierender Faktor	GMCSF-R	α, β	306250, 138981

Rezeptor in Fischen identifiziert worden war. Außerdem berichtet Thomas[5] im Jahre 2005 über die Entdeckung eines Östrogen-bindenden Rezeptors, der nach Expression in zuvor negativen Zellen G-Protein-vermittelt die intrazelluläre cAMP-Konzentration erhöht – typisch für andere Membranrezeptoren. Dieser Östrogen-Rezeptor ist mit dem Progesteron-Rezeptor nicht näher verwandt. Damit ist die Jagd auf die übrigen Steroidhormon-Membran-Rezeptoren eröffnet.

Eine alternative Erklärung für membranvermittelte Östradiol-Wirkungen zeigt Levin (2005, 2008, und dortige Zitate). Membranständige Wirkungen sind nur dann möglich, wenn die Zellen das Gen für den klassischen ER-Rezeptor besitzen. Ohne die Anheftung einer Palmitoyl-Fettsäure an Cystein-447 des ER findet keine Assoziation von ER mit der Zellmembran statt. Levin geht davon aus, dass der membranständige ER und der nukleäre ER das gleiche Molekül sind. An der Membran wird die Bindung von Östradiol über G-Proteine und den ERK-Signalweg vermittelt, im Kern wirkt ER als Transkriptionsfaktor. Dieser Mechanismus würde auch bei anderen Steroidrezeptoren die Auslösung schneller Reaktionen an der Membran neben der klassischen Transkriptionsfaktor-Funktion erklären. Es muss nur in jedem Einzelfall nachgewiesen werden, dass ein Kernrezeptor auch alternativ membranständig sein kann.

Teil III

Hormonphysiologie

6
Bildung, Freisetzung und Wirkung

Gliederung

6.1 Wirksame Hormonmengen der HPG-Achse............................ 194

Wenn wir die Regulation eines Hormons verstehen wollen, müssen wir drei verschiedene Schritte verstehen:

- seine Bildung oder Synthese
- seine Ausschüttung oder Sekretion
- seine Wirkung auf einen oder mehrere Rezeptoren

Die **Bildung von Hormonen** haben wir bei der Vorstellung der verschiedenen Hormone schon ausführlich dargestellt: Die verschiedenen Enzyme, mit denen Protein-/Peptid-Hormone aus einem Vorläufer-Protein zurecht geschnitten und verändert werden, die beiden Klassen der Cytochrom P450-abhängigen Monoxygenasen und der Hydroxysteroid-Dehydrogenasen, mit denen die Steroide aus Cholesterin und den verschiedenen Zwischenstufen gebildet werden, schließlich die Hormone, die aus veränderten Aminosäuren abgeleitet werden, Melatonin und Vorstufen, Thyroxin und Trijodthyronin und schließlich die Katecholamine.

Nur die **Freisetzung** der Steroide findet zumeist durch Diffusion durch die Zellmembran statt. Die Steroide werden also nicht verzögert freigesetzt, sondern direkt. Alle übrigen Hormone werden in den hormonbildenden Zellen zuerst einmal gelagert und erst auf Anforderung freigesetzt. Darin sind die Nervenzellen und die neurosekretorischen Zellen gleich. Neurotransmitter und Neuropeptide, genauso wie Adrenalin und Glykoproteinhormone, werden in Granula gespeichert.

Die Speichergranula liegen normalerweise in der Nähe der Zelloberfläche. Fordert ein Botenstoff die Freisetzung eines Hormons, indem er an den Botenstoff-Rezeptor bindet, wird in der Folge dieser Rezeptor-Ligand-Wechselwirkung häufig intrazellulär Kalzium erhöht. Durch den intrazellulären Kalzium-Stoß wird ein Mechanismus in Gang gesetzt, bei dem die Membranen der Granula und die Zellmembran verschmelzen. Seit kurzem weiß man, dass für dieses Verschmelzen sogenannte „SNAREs" notwendig sind, mit deren Hilfe zwei Oberflächen, die sich eigentlich abstoßen, in Kontakt gebracht werden können[1]. Wenn die Membranen von Zelloberfläche und Vesikel verschmolzen sind, wird die Innenseite des Vesikels zur Außenseite der Zelle, und der Weg

---
[1] Jena (2004)

der gespeicherten Hormone in die Umgebung ist frei.

Die Freisetzung von Hormonen aus Speichergranula ist also ein aktiver Prozess. Er wird von außen durch Neurotransmitter aus Nervenkontakten, aber auch durch andere endokrine oder parakrine Botenstoffe stimuliert. Viele Hormone werden in Schüben, sozusagen pulsförmig, freigesetzt. Dazu müssen mehrere Zellen gleichzeitig zur Freisetzung gebracht werden. Die Regulation der Pulse des Gonadotropin-Releasing-Hormons ist abhängig vom Alter: Nach der Geburt wird die GnRH-Ausschüttung, die im Fötus noch relativ hoch war, auf fast nicht messbare Werte verringert; damit wird auch nur wenig LH bzw. FSH freigesetzt. Mit der Pubertät steigt die GnRH-Ausschüttung stark an. Da die Freisetzung aber noch nicht in regelmäßigen Pulsen erfolgt, sind erstaunlicherweise starke Schwankungen auch im Verhalten zu beobachten. In dem Moment, in dem Regelmäßigkeit auf dem Niveau von Erwachsenen eintritt, lassen die Befindlichkeitsschwankungen nach. Im Alter nimmt die Pulsrate wieder ab.

Nicht nur für die weibliche Fruchtbarkeit ist die schubweise GnRH-Freisetzung unverzichtbar, auch für die männliche. Wenn durch künstliche Gabe von GnRH oder stabiler Ersatzstoffe ein konstant hoher GnRH-Spiegel hergestellt wird, hört die LH- und die FSH-Freisetzung aus der Hypophyse auf und es tritt Unfruchtbarkeit ein, eine Möglichkeit der vorübergehenden Empfängnisverhütung. Bei Männern wird durch konstant hohe GnRH-Spiegel die Testosteron-Konzentration hochgehalten, was u. a. zur Auslösung eines Prostata-Karzinoms führen kann.

Die **Wirkung** von Hormonen erfolgt über Rezeptoren, die wir im vorigen Kapitel vorgestellt haben. Da Hormone über die Blutbahn verteilt werden, wird die Spezifität eines Hormons für ein bestimmtes Organ ausschließlich durch die Bildung des Rezeptors in spezialisierten, hormonempfindlichen Zellen hergestellt. Zellen reagieren auf Hormone nur dann, wenn sie die Rezeptoren für die jeweiligen Hormone besitzen.

6.1 Wirksame Hormonmengen der hypothalamisch-hypophysär-gonadalen Achse

Wenn wir die Hormonmengen und Konzentrationen messen, die in Hypothalamus, Hypophyse und Zielorganen freigesetzt werden, beobachten wir eine Verstärkerkaskade: Hypothalamische Releasing-Hormone werden in picomolaren Konzentrationen freigesetzt (1 ng/l GnRH entspricht etwa 0,6 pM). In der Hypophyse werden schon µg/l freigesetzt. Im Gegensatz zu dem Dekapeptid GnRH ist LH 40fach größer, der Verstärkereffekt bei 1 µg/l freigesetztem LH ist daher „nur" 25fach. Die Mengen an DHEA, die in der Nebennierenrinde gebildet und freigesetzt werden, bewegen sich im Milligramm-Bereich. Da DHEA nur ein relativ kleines Molekül ist, werden pro GnRH-Molekül 200 000 DHEA-Moleküle freigesetzt.

Nehmen wir an, dass es etwa 5000 GnRH-Neuronen gibt. Von denen werden bei 6 Liter Blut 6 ng GnRH freigesetzt oder 3,6 pMol. 3,6 pMol sind 21×10^{11} Moleküle insgesamt und pro GnRH-Neuron 4×10^8 GnRH-Moleküle. Da die Halbwertszeit von GnRH im Blut nur wenige Minuten beträgt, ist der größte Teil des pulsatil freigesetzten GnRH vor dem nächsten Puls abgebaut. Damit wieder 1 ng/l Blut erreicht werden, müssen also praktisch alle 4×10^8 Moleküle in einem GnRH-Neuron zwischen zwei Pulsen neugebildet werden. Bei einer Pulsrate von 1 Puls/2 Stunden sind das dann **41700 Moleküle pro Sekunde pro Zelle**, die neugebildet und auf Vorrat gespeichert werden müssen.

Wenn nur 0,1 ng/l GnRH freigesetzt werden, sinkt diese Zahl auf 4100 Moleküle. Die exakte Zahl ist daher mit Vorsicht zu betrachten, aber die Größenordnung ist hier von Interesse. Denn alle Moleküle

6.1 Wirksame Hormonmengen der HPG-Achse   195

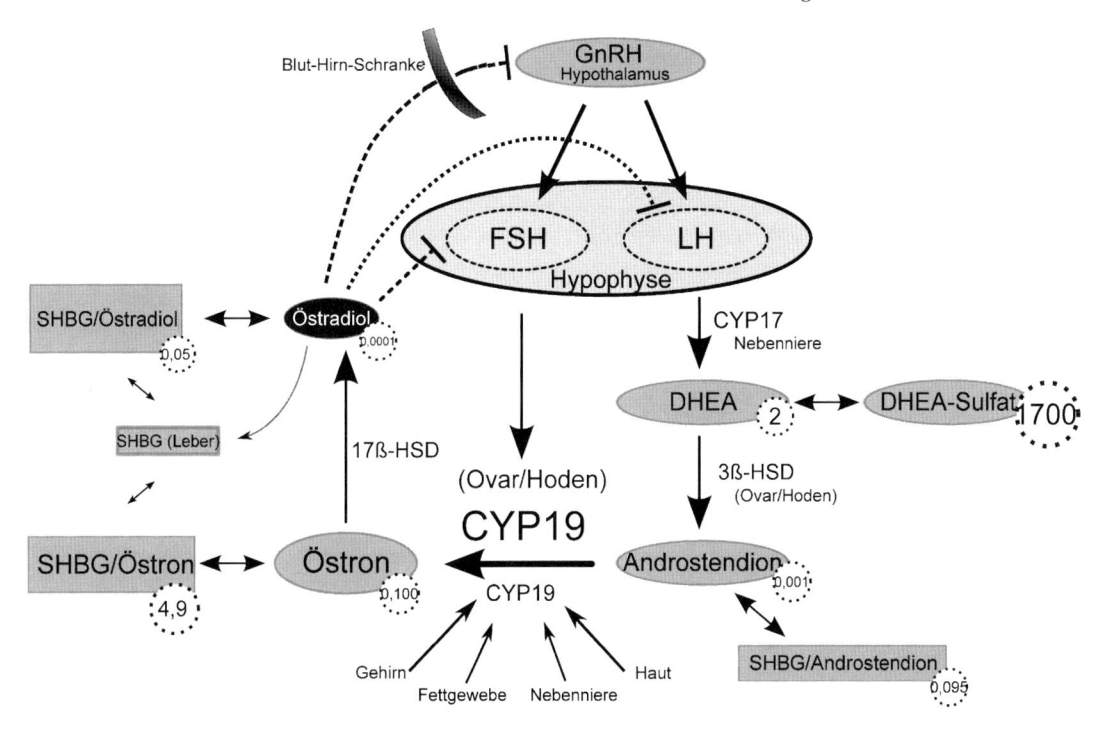

Abb. 6.1. Steroidhormon-Speicher und relative Steroidmengen der HPG-Achse. Steroidhormone sind nur schwer wasserlöslich. Mit Hilfe des Steroid-bindenden-Proteins (SHBG) können Androgene und Östrogene transportiert werden. DHEA wird dagegen als Sulfat-Derivat löslich. Die Zahlen in den *unterbrochenen Kreisen* geben die Serum-Konzentration der betreffenden Hormone und SHBG/Hormonkomplexe in Mikrogramm/Milliliter [µg/µl] an

müssen nach der Translation die verschiedenen Reifungsschritte durchlaufen, bevor sie gespeichert werden können. Würde man die exakte Enzymkinetik der verschiedenen Enzyme kennen, könnte man nachvollziehen, wieviele Enzymmoleküle ein GnRH-Neuron benötigt, um genügend GnRH zu bilden.

Die Abb. 6.1 macht weitere Aspekte der quantitativen Endokrinologie sichtbar: Die meisten Steroid-Hormone liegen nicht frei vor, sondern werden entweder als Sulfat-Derivate reversibel inaktiviert oder von Bindeproteinen komplexiert. Da die Steroide nur intrazellulär modifiziert werden können, müssen sie sich an der hormonkonvertierenden Zelle von ihrem Bindeprotein lösen, um in die Zelle zu diffundieren. Erst dann können sie modifiziert werden. Warum

sich ein Hormon vom Bindeprotein löst, ist für Androgene/Östrogene nicht bekannt. Es könnte sich allein um eine Gleichgewichtsreaktion handeln, bei der Dissoziation immer dann stattfindet, wenn in der Umgebung des Komplexes die Menge an freien Hormonen durch Konversion reduziert wird. Vom Vitamin D und seinem Bindeprotein (DBP[2]) weiß man, dass Enzyme das Bindeprotein spalten und Vitamin D freisetzen können. Ein solcher Mechanismus ist jedoch für das Steroid-Hormon-Bindeprotein nicht bekannt.

Die Abb. 6.1 zeigt auch, dass der Gehalt an freien Steroiden wesentlich kleiner ist als der an komplexierten oder sulfatisierten Hormonen: Für die Östrogene und SHBG ist das Verhältnis 1 zu 49 (frei zu gebunden), für Androstendion 1 zu 24 und für DHEA

---
[2] Vitamin-D$_3$-bindendes Protein

und DHEA-Sulfat etwa 1 zu 1000. Außerdem werden die Hormone in stark unterschiedlicher Menge bzw. Konzentration gebildet. Das Verhältnis der Serum-Konzentrationen von Progesteron zu DHEA zu Androstendion zu Östron zu Östradiol ist 0,02 : 2 : 0,001 : 0,1 : 0,0001. Die Moleküle haben alle eine fast gleiche Molmasse. Damit ist DHEA das mit Abstand am meisten freigesetzte Hormon. Das CYP17 der Nebennierenrinde ist damit das vorherrschende Enzym, während die 3β-HSD, die aus Pregnenolon Progesteron bildet, deutlich weniger aktiv ist. Nicht nur die Umwandlung von Androstendion in Östron durch Aromatasen vor allem in Hoden und Ovar, aber auch in Fettgewebe, Haut, Gehirn und Nebennierenrinde, sondern auch die Komplexierung mit SHBG reduzieren die Androstendion-Konzentration zu einem Hundertstel der Östron-Konzentration. Östron selbst ist nicht aktiv, sondern muss von der 17β-HSD in Östradiol umgewandelt werden, das von allen Sexualsteroiden mit Abstand die niedrigste Serumkonzentration aufweist, jedoch die meisten Aktivitäten zeigt.

Die Abbildung zeigt auch an, dass nur Östradiol die Bildung von SHBG stimuliert, im Gegensatz zu Östron oder Androgenen; in Abwesenheit von Östradiol wegen defekter 17β-HSD kommt es daher zu einem hyperandrogenen Syndrom, weil zu viele freie Androgene im Blut vorhanden sind.

Die Östradiol-Bildung ist nicht auf die Granulosa-Zellen oder die Sertoli-/Leydig-Zellen beschränkt, die Aromatase CYP19 kommt auch in anderen Geweben vor. In dem Maße, in dem der Östron-SHBG-Komplex durch das Blut transportiert wird, kann eine Zelle, die 17β-HSD besitzt, selbst Östradiol bilden. Die 17β-HSD Typ 1, die vor allem Östron zu Östradiol reduziert, wurde in der menschlichen Adenohypophyse und in deren Tumoren gefunden, während die bei der Maus nur in der *Pars intermedia* 17β-HSD Typ 1 identifiziert wurde (Peltoketo et al. (1999); Green et al. (1999)). Allerdings wurde nicht nur die Aktivität gefunden, die Östron zu Östradiol reduziert. Genauso gibt es eine (in anderen Tumoren) oxidative Aktivität, mit der Östradiol wieder zu Östron inaktiviert werden kann.

Möglicherweise ist es die Ko-Faktor-Verfügbarkeit, die entscheidet, ob aus Östron in der Hypophyse Östradiol gebildet wird, ob solches Östradiol von der Oxidase schnell inaktiviert wird und ob eine hemmende Wirkung auf die FSH- und LH-Biosynthese ausgeübt wird. Die einfache Vorstellung, dass in den Follikeln Östradiol gebildet wird, das in der Hypophyse FSH- und LH-Freisetzung regelt, ist zu einfach. Es ist nicht bekannt, welche Einflüsse die tatsächliche Östradiol-Erhöhung in der Follikulären Phase des weiblichen Zyklus auf die Genexpression in der Hypophyse hat, vor allem in den gonadotrophen Zellen. Eine Hemmung der Freisetzung durch Verringerung der intrazellulären Kalzium-Konzentration, mit der die Verschmelzung von FSH-Vesikel mit der Zellmembran verhindert würde, ist nicht wahrscheinlich: Die bekannten Östrogen-Rezeptoren ERα und ERβ sind Translationsfaktoren, die auf Genexpression wirken, nicht aber auf Signalkaskaden.

Die Abb. 6.1 macht außerdem deutlich, dass Östradiol die GnRH-Freisetzung blockiert. Wie schon ausgeführt, sind Neuronen der *Eminentia mediana* Östrogen-Rezeptor positiv, und man vermutet, dass diese Neuronen die Östrogen-vermittelte Unterdrückung der GnRH-Freisetzung vermitteln.

7 Organe des Hormonsystems

Gliederung

7.1	Überblick		197
7.2	Das Hormonsystem im Gehirn		198
	7.2.1	Der Hypothalamus	198
	7.2.2	Der Hypophysenstiel	200
	7.2.3	Die Hypophyse	201
	7.2.4	Die Zirbeldrüse	204
	7.2.5	Die Schilddrüse	206
7.3	Die Nebennieren		206
	7.3.1	Die Nebennierenrinde	207
	7.3.2	Das Nebennierenmark	210
7.4	Endokrine Zellen des Magen-Darm-Traktes		210
	7.4.1	Der Magen	211
	7.4.2	Der Zwölffinger- und Dünndarm	211
7.5	Langerhans'sche Inseln des Pankreas		213
7.6	Endokrine Zellen in der Niere		214
7.7	Die Gonaden		215
	7.7.1	Entwicklung der Keimdrüsen	215
	7.7.2	Die männlichen Keimdrüsen – Hoden	216
	7.7.3	Die weiblichen Keimdrüsen – Ovarien	217
7.8	Ausgewählte Organsysteme bei Invertebraten		219
	7.8.1	Neurosekretion bei Schnecken	219
	7.8.2	Endokrine Drüsen bei Crustaceae	220
	7.8.3	Neurosekretion und endokrine Organe bei Insekten	220

Ein kurzer Blick in die Bildungszentren unserer Hormone soll die Unterschiede zwischen den speziellen endokrinen Drüsen wie Darm, Pankreas, Nebenniere oder Gonaden und den neurosekretorischen Hormonzellen des Gehirns verständlich machen.

7.1 Überblick

Das Hormonsystem ist hierarchisch aufgebaut. Stoffwechsel, Wachstum, Reaktionen auf Kälte, Hitze, Angst und Bedrohung und schließlich die Vermehrung stehen unter der

Kontrolle des Gehirns. Man hatte lange nicht gewusst, ob es eine Meisterdrüse gibt und falls es eine gibt, wo die sitzt. Früher wurden alle möglichen Organe, vor allem das Herz, als Regelzentrum der inneren Funktionen unseres Körpers angesehen. Später wurde die Hypophyse als Meisterdrüse angesehen, da von hier aus Hormone in Schilddrüse, Nebennieren und Geschlechtsorgane wirksam werden. Erst spät erkannte man, dass der Hypophyse noch der Hypothalamus übergeordnet ist.

Es ist heute endokrinologisches Grundwissen, dass alle Macht vom Hypothalamus ausgeht. Hier werden die vom Körper und seinen Organen übermittelten Botschaften neuronal verarbeitet. Von hier werden die Freisetzungshormone in den Hypophysenvorderlappen geschickt, wo dann die Hormone ausgeschüttet werden, die Schilddrüse, Nebenniere und Gonaden stimulieren.

Eher nach Art von Reflexen, unter Umgehung der zentralen Kontrolle, wirken viele Hormone des Verdauungstraktes. Diese stimulieren direkt die Eigenschaften anderer Zellen des Verdauungssystems, ohne Umweg über das Gehirn. Zwar sind gerade die Organe des Verdauungstraktes stark mit Nerven verdrahtet, und das aktuelle Geschehen wird an das Gehirn vermittelt, doch die endokrinen Botschaften aus den verschiedenen Hormon-bildenden Zellen in Darm und anderen Verdauungsorganen wirken auch direkt auf andere Zellen des Verdauungstraktes.

7.2 Das Hormonsystem im Gehirn

Vor allem drei Abschnitte des Gehirns werden dem Hormonsystem zugeordnet: die Meister„drüse" des Hormonsystems – der Hypothalamus, die Hirnanhangdrüse oder Hypophyse und die Zirbeldrüse oder Pinealorgan. Während es sich beim Hypothalamus und dem Hypophysen-Hinterlappen um Nervenzellen und neurosekretorische Zellen handelt, sind der Vorderlappen der Hypophyse und die Zirbeldrüse echte Drüsen.

7.2.1 Der Hypothalamus

Beim Hypothalamus handelt es sich um den Bereich im Gehirn, der neben und vor dem sogenannten dritten Ventrikel liegt. Der dritte Ventrikel ist ein flüssigkeitsgefüllter Raum im Bereich des Zwischenhirns.

Das Besondere am Hypothalamus sind die sogenannten Kerne (lateinisch: *nucleus*). Hier werden zahlreiche neurosekretorische Zellen mit gleicher Funktion angetroffen. Während die Ausläufer der Nervenzellen, die Axone, die beispielsweise beim Sehnerv vom Gehirn bis zum Auge oder bei motorischen Nerven bis in die Muskeln des Körpers reichen, fast immer von Bindegewebszellen eingefasst sind, die eine stabile Blut-Hirn-Schranke bilden, liegen in den Kernen des Hypothalamus im wahrsten Sinne des Wortes die Nerven blank. Dadurch sind vielfältige Verschaltungen zwischen kontrollierenden Nervenzellen und hormonproduzierenden, neurosekretorischen Zellen und den neurosekretorischen Zellen untereinander möglich. Unter *Nucleus/Nuclei* verstehen wir in diesem Buch nicht Zellkerne, sondern die Bereiche des Hypothalamus, in denen funktionell gleiche neurosekretorische Zellen versammelt sind. (Die Zellkerne einzelner Zellen werden in diesem Buch **nicht** als *Nuclei* bezeichnet.)

Die verschiedenen Kerne und Bereiche (Areale) des Hypothalamus teilen sich die Aufgaben der Hormonsteuerung (Abb. 7.1; Tabelle 7.1).

Die neurosekretorischen Zellen des Hypothalamus unterscheiden sich von Nervenzellen dadurch, dass sie mit ihren Produkten, den Hormonen, nicht andere Nervenzellen beeinflussen, sondern die Hormone ins Blut abgeben. Dazu haben diese Zellen Ausläufer in die *Eminentia mediana*, einen Zipfel unterhalb des Hypothalamus. In diesem Zipfel befinden sich Blutgefäße mit fensterartigen Öffnungen. Schüttet eine neurose-

7.2 Das Hormonsystem im Gehirn   199

Tabelle 7.1. *Nuclei* des Hypothalamus (*N* steht für *Nucleus*, *A* für *Arealis*)

Bereich	Hormonbildung und Effekte
N. arcuatus (NA)	Wachstumshormon-Releasing Hormon; Gonadotropin-Releasing Hormon; Glukagon-ähnliches Peptid
N. dorsomedialis (NDM)	Orexin
N. paraventricularis (NPV)	Thyrotropin-Releasing Hormon; Angiotensin II; Somatostatin; VIP; Oxytozin; Vasopressin; Corticotropin-Releasing Hormon
N. praeopticus (NPO)	Gonadotropin-Releasing-Hormon; Lipopolysaccharid-verursachtes Fieber (μ-opioid Rezeptoren)
N. suprachiasmaticus (NSC)	Vasoaktives intestinales Peptid; GnRH; Zirkadianer Zeitgeber, mit dem Sehnerven verbunden, mit dem N. praeopticus auch in die Schlafregulation eingebunden
N. supraopticus (NSO)	Angiotensin II; Oxytozin; Vasopressin
N. ventromediales (NVM)	Leucin-Enkephalin; Substanz P; Neurotensin; Glukose/Insulin-Regulation; Glukagon-ähnliches Peptid; „Drohen, Attacke, Flucht"
A. hypothalamicus anterior (AHA)	
A. hypothalamicus posterior (AHP)	
A. dorsohypothalamus (ADH)	
A. hypothalamicus lateralis (AHL)	Kalzitonin-ähnliches Peptid; 5α-Testosteron-Reduktase

kretorische Zelle ihre Hormone in der *Eminentia mediana* aus, gelangen die Hormone durch die Fenster in den Blutstrom. Dies ist eine Besonderheit. Fast überall sonst im Gehirn sind die Blutgefäße besonders fest mit Zellen umfasst, damit die Blutzellen nicht in das Gehirn auswandern. In der *Eminentia mediana* dagegen und anderen Neurohämalorganen, z. B. auch im Hypophysenhinterlappen, ist diese Blut-Hirn-Schranke nicht vorhanden, und die Produkte der Neurosekretorischen Zellen gelangen direkt in den Blutstrom. Neurohämalorgane finden sich schon bei Weichtieren, also früh in der Evolution, und sind nicht nur bei Vertebraten zu finden.

Man kann sich fragen, ob über die Neurohämalorgane vom Blut aus weiße Blutzellen oder auch Bakterien oder Viren ins Gehirn gelangen können, wie z. B. das FSME-Virus (*tick-borne-encephalitis* (TBE)). Darüber scheint es aber keine Literatur zu geben. Vielleicht sind die Fenster in der Gefäßwand nicht groß genug, um weiße Blutzellen durchzulassen. Der Übertritt von Medikamenten, die beispielsweise mit einem Nasenspray verabreicht werden, entlang des Riechnerves bis ins Gehirn gelingt seit wenigen Jahren. Die Blut-Hirn-Schranke ist gleichermaßen durchlässig im *Organum vasculosum laminae terminalis*, unmittelbar im Bereich der *N. praeoptici* gelegen; außerdem

200   7 Organe des Hormonsystems

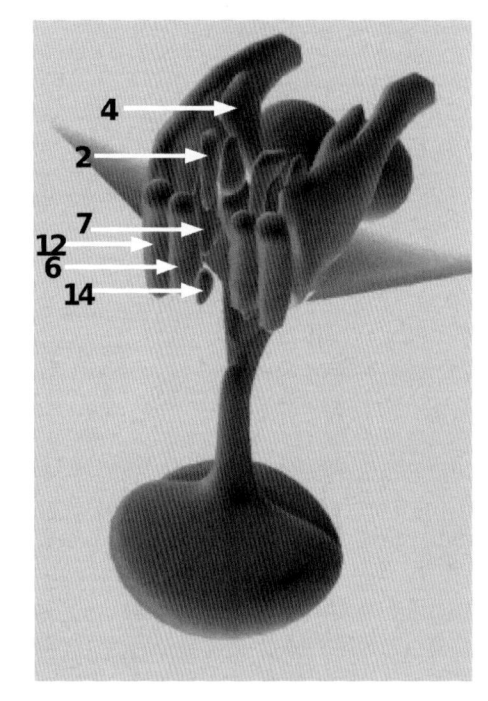

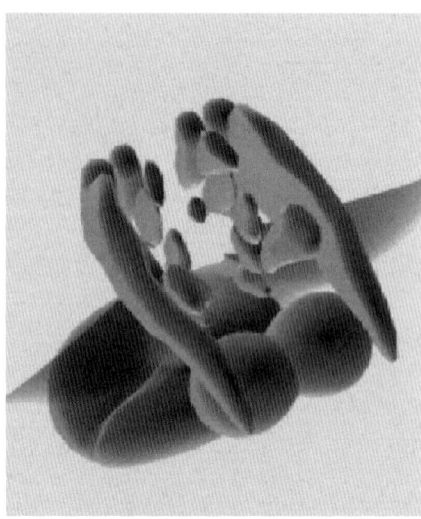

2: Nucleus paraventricularis
3: Area hypothalamica lateralis
4: Nucleus hypothalamicus posterior
6: Nucleus praeopticus medialis
7: Nucleus hypothalamicus anterior
8: Nucleus dorsomedialis
9: Nucleus ventromedialis
12: Nucleus praeopticus lateralis
13: Nucleus supraopticus
14: Nucleus suprachiasmaticus
15: Nucleus infundibularis

Abb. 7.1. Der menschliche Hypothalamus: 3D-Modell und schematische Übersicht. (Quelle: Hirsch, Interbrain: Topographische Anatomie des ZNS des Menschen; Springer-Verlag Software)

in den zirkumventrikulären Organen (vergl. Abb. 8.15). Dort kann Angiotensin II aus dem Blut auf seine Rezeptoren auf der Oberfläche von Nervenzellen treffen. Über solche Vermittlungsstellen könnten auch, ohne dass es bisher gemessen ist, Leptin und weitere Neuropeptide mit Funktionen im Gehirn ihre zentralnervösen Rezeptoren finden.

Die neurosekretorischen Zellen im Hypothalamus sind mit vielen Bereichen des Hirns verbunden. Nervenzellen reichen mit ihren Ausläufern bis in bestimmte Kerne des Hypothalamus und bilden an den neurosekretorischen Zellen → Synapsen.

7.2.2 Der Hypophysenstiel

Von der *Eminentia mediana* gelangen die Hormone über Blutgefäße direkt zur Hirnanhangdrüse, der Hypophyse. Einige neurosekretorische Zellen reichen über die *Eminentia mediana* hinaus bis in den Hypophysenhinterlappen, die Neurohypophyse. Diese Nervenzellen und Bindegewebe bilden den Hypophysenstiel, das *Infundibulum*. Die Blutgefäße außen um den Hypophysenstiel bringen die Neuropeptide von der *Eminentia mediana* zum Hypophysenvorderlappen, der Adenohypophyse. Am Hypophysenstiel hängt die Hypophyse (siehe auch Kap. 9.4).

7.2.3 Die Hypophyse

Unter dem Hypothalamus liegt in einer Mulde des *Os sphenoidis* – dem Knochen, auf dem das Gehirn aufliegt – die Hypophyse (Abb. 7.2). Sie ist mit dem Gehirn über den Hypophysenstiel und die darumliegenden Blutgefäße verbunden. Die Hypophyse besteht beim Menschen aus dem vorderen Hypophysenlappen, der Adenohypophyse, und dem hinteren Hypophysenlappen, der Neurohypophyse. Der Mittellappen der Hypophyse ist beim Menschen nur embryonal vorhanden. Bei Tieren werden hier die Hormone gebildet, die für Farbgebung und Farbanpassung an die Umgebung wichtig sind (Chamäleon!). Wir Menschen passen uns nicht mit Hormonaktivität und Farbwechsel, sondern mit Verhalten an unsere Umgebung an (ein hochroter Kopf ist keine Farbanpassung, sondern zeugt von starkem Blutstrom in die Kapillaren der Gesichtshaut!); dieser Hypophysenteil ist bei uns verkümmert.

7.2.3.1 Die Adenohypophyse

Der Hypophysenvorderlappen (andere Bezeichnung: *pars distalis*, Adenohypophyse) enthält die Zellen, von denen Adreno-kortikotropes, Luteinisierendes und Follikel-stimulierendes, Schilddrüsen-stimulierendes Hormon, Wachstumshormon oder nicht zuletzt Prolaktin freigesetzt werden (Abb. 7.3). In der Schilddrüse oder in der Nebenniere wird nur jeweils ein Hormon gebildet, oder die Hormone werden in abgegrenzten Bereichen gebildet. In der Adenohypophyse (wie in den Langerhans'schen Inselzellen) werden von benachbarten Zellen unterschiedliche Hormone freigesetzt. (Für die Hormone des Hypophysenvorderlappens vergl. Abschn. 4.1.4.)

Adrenokortikotrope Zellen (ACTH): polygonale Zellen mit exzentrischem Kern. Die sekretorischen → Granula werden vor allem am Rand der Zellen gefunden. Weder mit basophilen noch mit azidophilen Farbstoffen werden diese Zellen angefärbt. Die Sekretion des adrenokortikotropen Hormones (ACTH) wird durch Kortikotropin-Releasing-Hormon (CRH) gesteuert.

Somatotrophe Zellen (STH): abgerundete Zellen mittlerer Größe mit einem kugelförmigen Zellkern und ins Auge fallendem → Nukleolus, großen elektronendichten[1] sekretorischen Granula über die gesamte Zelle verteilt, langen → rER-Zisternen und gut entwickelten Mitochondrien. Diese Zellen werden mit azidophilen Farbstoffen angefärbt.
Die Sekretion des Wachstumshormons wird durch GHRH und Somatostatin gesteuert.

Thyrotrophe Zellen (TSH): unregelmäßige, polygonale oder sternförmige Zellen mit einem elliptischen Kern und gut entwickelten Organellen; die osmiophilen[2] sekretorischen Granula finden sich in Gruppen in der Zellperipherie. Die Granula werden mit basophilen Farbstoffen gefärbt.
Die Sekretion des Schilddrüsen-stimulierenden Hormons (TSH) steht unter der Kontrolle des Thyrotropin-releasing Hormons (TRH) aus dem Hypothalamus.

Laktotrophe Zellen (LTH): runde Zellen mit einem ovalen Kern, vor allem in der Schwangerschaft und in der Stillperiode viele und große sekretorische Granula. Diese Granula sind → azidophil.

---

[1] Elektronendichte im Elektronenmikroskop hängt vor allem von der Ordnungszahl der Atomkerne ab: je höher, desto dichter. Metallatome wie Eisen, Molybdän sind dichter als Wasser- oder Kohlenstoff.
[2] Osmiumtetroxid dient zur Kontrasterhöhung bei der Elektronenmikroskopie. Vor allem Lipide werden gefärbt.

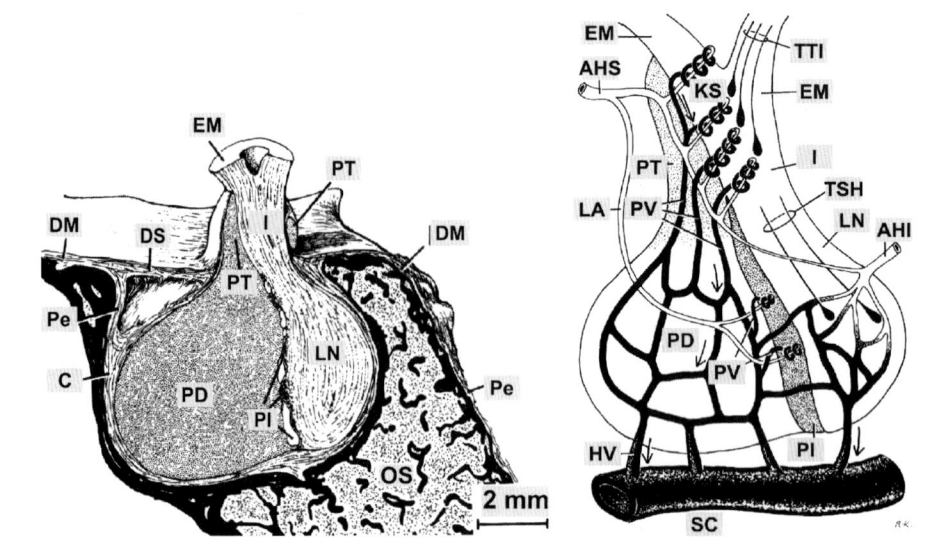

Abb. 7.2. Die Hypophyse im Überblick. Allgemeine Anatomie (*links*): In der *Sella turcica* des *Os sphenoides* (OS) liegt die Hypophyse mit Adenohypophyse (*Pars distalis*; PD), intermediärer Region (*Pars intermedia*; PI) und Neurohypophyse (*Lobus nervosus*; LN). Die Kapsel (C) der Hypophyse geht über in das Periost (P) des OS und dessen Dura Mater (DM). Durch den Hypophysenstiel (*Infundibulum*; I) reichen Nervenaxone aus verschiedenen Nuclei des Hypothalamus in die Hypophyse. Die Axone im *Tractus tuberoinfundibularis* (TTI) stammen von neurosekretorischen Zellen in *NDM*, *NVM* und *NI* und enden zumeist in der EM; die Axone im *Tractus supraoptico-paraventriculo-hypophysealis* (TSH) stammen aus *NSO* und *NPV* und reichen in den LN. Der obere Teil der Adenohypophyse (um den Hypophysenstiel herum) wird *Pars tuberalis* genannt. Blutversorgung des Hypothalamus (*rechts*): Mit Hilfe eines Portalsystems gelangen die hypothalamischen Neuropeptide aus der *Eminentia mediana* (EM) in die Adenohypophyse. Die obere hypothalamische Arterie (AHS) versorgt Kapillarschleifen (KS) in der *Eminentia mediana* und über die Loralarterie (LA) die KS der PI; die untere hypothalamische Arterie (AHI) versorgt den LN. In den Kapillarschleifen werden die Neuropeptide vom Blut aufgenommen und gelangen über Portalvenen (PV) in die Adenohypophyse. Hormone aus der Adenohypophyse gelangen mit dem Blut in hypothalamische Venen (HV) und von dort in den *Sinus cavernosus* (SC). (Quelle: R. Krstic 1991: Human Microanatomy, Springer; Tafeln 122 (*links*) und 128 (*rechts*))

Die Sekretion des Prolaktin steht unter dauerhafter Hemmung von Dopamin. Ein spezielles Prolaktin-Releasing-Hormon wurde bisher nicht gefunden.

Gonadotrophe Zellen (FSH,LH): ovale Zellen mit einem runden Kern. Aus dem Golgi entwickeln sich osmiophile Granula (Durchmesser bis 250 nm). Die Zellen sind basophil.

Die sekretorischen Granula enthalten gleichzeitig die Hormone Follikel-stimulierendes Hormon (FSH) und Luteinisierendes Hormon (LH), deren Sekretion durch GnRH kontrolliert wird. Ein separates FSH-Releasing-Hormon wurde in der Literatur immer wieder postuliert. Die Tatsache, dass beide Hormone in denselben Granula enthalten sind, spricht jedoch gegen ein eigenes FSH-Releasing Hormon. Ob beide menschlichen → GnRH-Typen Gonadotropin-freisetzende Wirkung haben oder nur GnRH-I, ist noch nicht bekannt.

7.2.3.2 Die Neurohypophyse

Anders als in der Adenohypophyse werden in der Neurohypophyse keine Hormone gebildet, sondern nur ausgeschieden. In

7.2 Das Hormonsystem im Gehirn 203

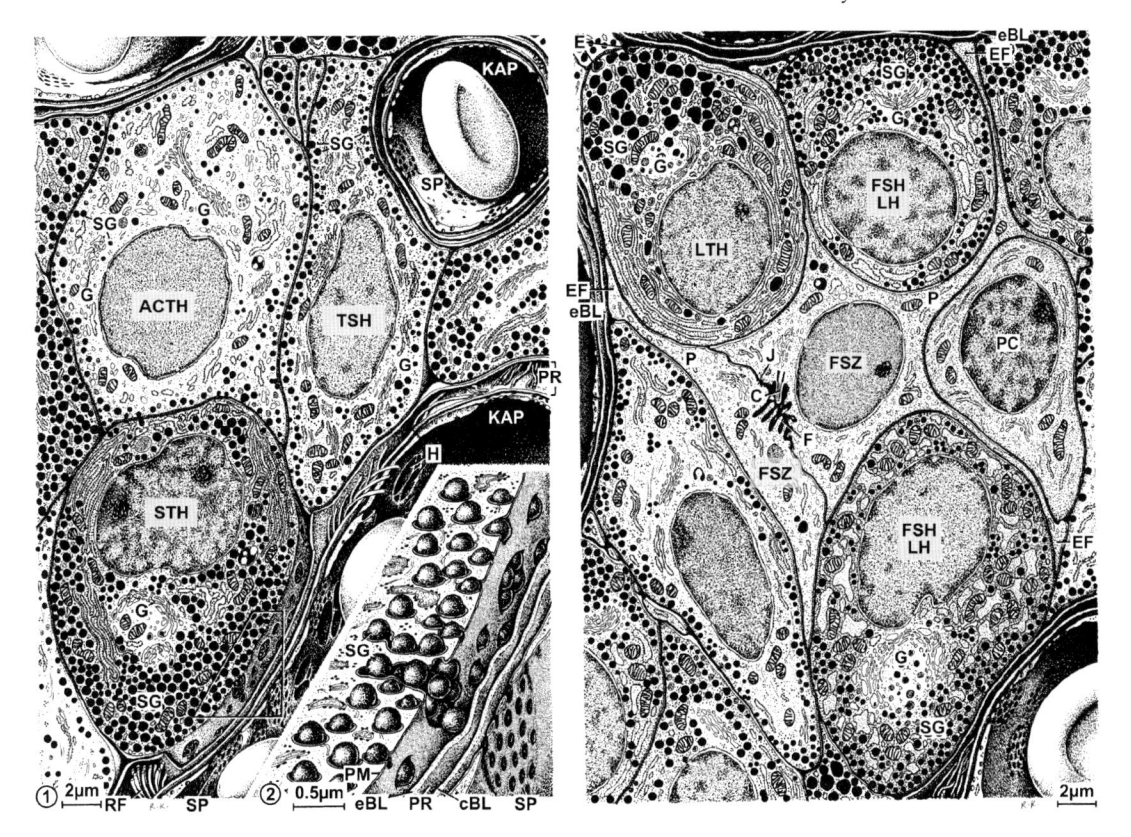

Abb. 7.3. Hormonproduzierende Zellen der Adenohypophyse. Folgende hormonbildende Zelltypen können unterschieden werden: Adrenokortikotrophe Zellen (ACTH), somatotrophe Z. (STH), laktotrophe Z. (LTH), gonadotrophe Z. (FSH LH) und thyrotrophe Z. (TSH). Außerdem findet man folliculäre Sternzellen (FSC) und Vorläuferzellen (PC), in denen noch keine Hormonbildung stattfindet. Alle hormonbildenden Zellen sind charakterisiert duch einen deutlichen Golgi-Apparat (G), zahlreiche Mitochondrien, ausgeprägtes rauhes ER und, besonders auffällig, viele sekretorische Vesikel (SG). Diese Vesikel werden nach Aufnahme von hypothalamischen Hormonen aus den Kapillaren durch Fusion der Vesikel mit der Plasmamembran (PM) ausgeschüttet. Die freigesetzten Hormone müssen nur kurze Weg duch die Basallamina (eBL, cBL) und den perivaskulären Raum (PR) zurücklegen, bevor sie durch Siebplatten (SP) ins Blut gelangen. Hier sind die Kapillarwände gefenstert, um einen ungehinderten Durchgang von Hormonen aus der Kapillare und in die Kapillare zu ermöglichen (*linkes Bild*, vergrößerter Ausschnitt). Siebplatten sind charakteristische Merkmale endokriner Organe. (Quelle: R. Krstic 1991: Human Microanatomy, Springer; Tafeln 124 und 125)

der Neurohypophyse (Hypophysenhinterlappen, *Lobus nervosus*) enden die Axone der neurosekretorischen Zellen, die aus dem *N. paraventricularis*, dem *N. dorsomedialis* und dem *N. ventromedialis, N. supraopticus* und dem *N. infundibularis* in die Neurohypophyse projizieren, d. h. deren Axone an Blutkapillaren in der Neurohypophyse reichen.

Die Neurohypophyse ist, wie die *Eminentia mediana*, ein Neurohämalorgan, in dem Zellen des Gehirns ihre Produkte in die Blutbahn ausschütten, in dem die Blut-Hirn-Schranke nicht vorhanden ist und in dem die Blutkapillaren fensterartige Öffnungen haben, durch die Hormone in die Blutbahn gelangen. Die verschiedenen neurosekreto-

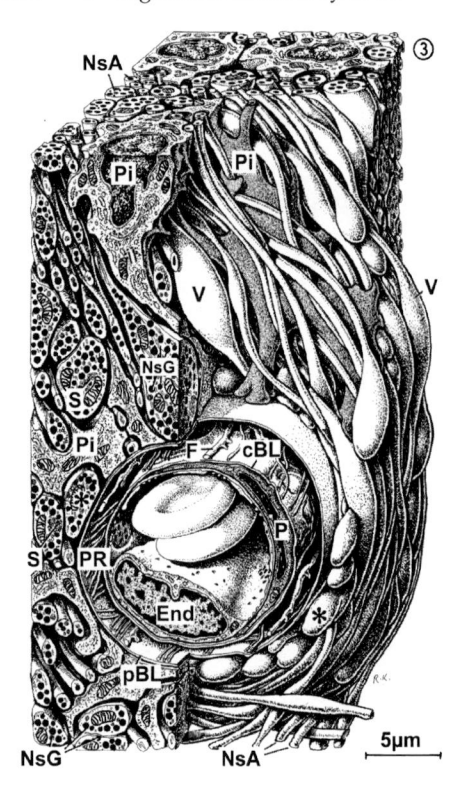

Abb. 7.4. Ausschnitt aus der Neurohypophyse. In der Neurohypophyse setzen die Axone der AVP- und der OXT-Neuronen Vasopressin und Oxytozin frei. Die neurosekretorischen Axone (NsA) enden auf den Blutkapillaren. Die NsA sind voll von neurosekretorischen Granula (NsG). Zwischen den NsA finden sich Neurohypophysen-Zellen (Pituizyten; Pi), stark zerlappte Zellen, deren Ausläufer ebenfalls auf der perikapillären Basalmembran (pBL) aufliegen. Ausgeschüttete Hormone gelangen durch die pBL in den perikapillären Raum (PR) und von dort durch die gefensterte kapilläre Basalmembran (cBL) ins Blut. (Quelle: R. Krstic 1991: Human Microanatomy, Springer; Tafel 127)

rischen Zellen schütten zwei Hormone aus, die sich in ihrer Struktur ähneln, aber verschiedene Funktionen haben: Oxytozin und Vasopressin.

7.2.3.3 Die intermediäre Region

In der *Pars intermedia*, zwischen Adeno- und Neurohypophyse, wird aus POMC nicht ACTH gebildet, sondern vor allem das Melanozyten-Stimulierende Hormon, MSH. Dieses Hormon steuert z.B. die Hautfarbe bei Amphibien, bei denen die intermediäre Region auch besonders stark ausgeprägt ist. Beim Menschen wird MSH für die Regulation von Appetit und Hunger benötigt, allerdings nicht in der intermediären Region gebildet.

7.2.4 Die Zirbeldrüse

Die Zirbeldrüse (Abb. 7.5) hat ihren Namen (*Glandula pinealis*) von ihrer zapfenförmigen Gestalt und nicht von den *Acervuli*, einem kristallinen Kalziumphosphat, die wie die Nadelbaumzapfen oder auch wie Himbeeren aussehen. Diesen *Acervuli* ist keine Funktion zugeordnet; der altersabhängige Aufbau von Kalzium-reicheren und -ärmeren Schichten deutet auf die jahreszeitlich unterschiedliche Deponierung von Kalzium-Ionen hin. Die charakteristische Zelle der Zirbeldrüse ist der Pinealozyt, in dem das Melatonin gebildet wird und von dem es im schon erwähnten Tag-/Nacht-Rhythmus freigesetzt wird (Kap. 4.4.3).

Die Innervierung der GP verläuft über Nervenfasern durch den Stiel (GPSt) oder über Septen. Die adrenergen Fasern des *Nervus coronarius* verbinden das *Ganglion cervicale superius* (nicht von Myelinscheiden umgeben) mit der GP. Diese Fasern verlaufen nicht durch den GP-Stiel. Die Axone, die durch den Stiel die GP erreichen, stammen aus der *Commissura posterior* und aus dem *Thalamus*. Außerdem empfängt die GP

7.2 Das Hormonsystem im Gehirn   205

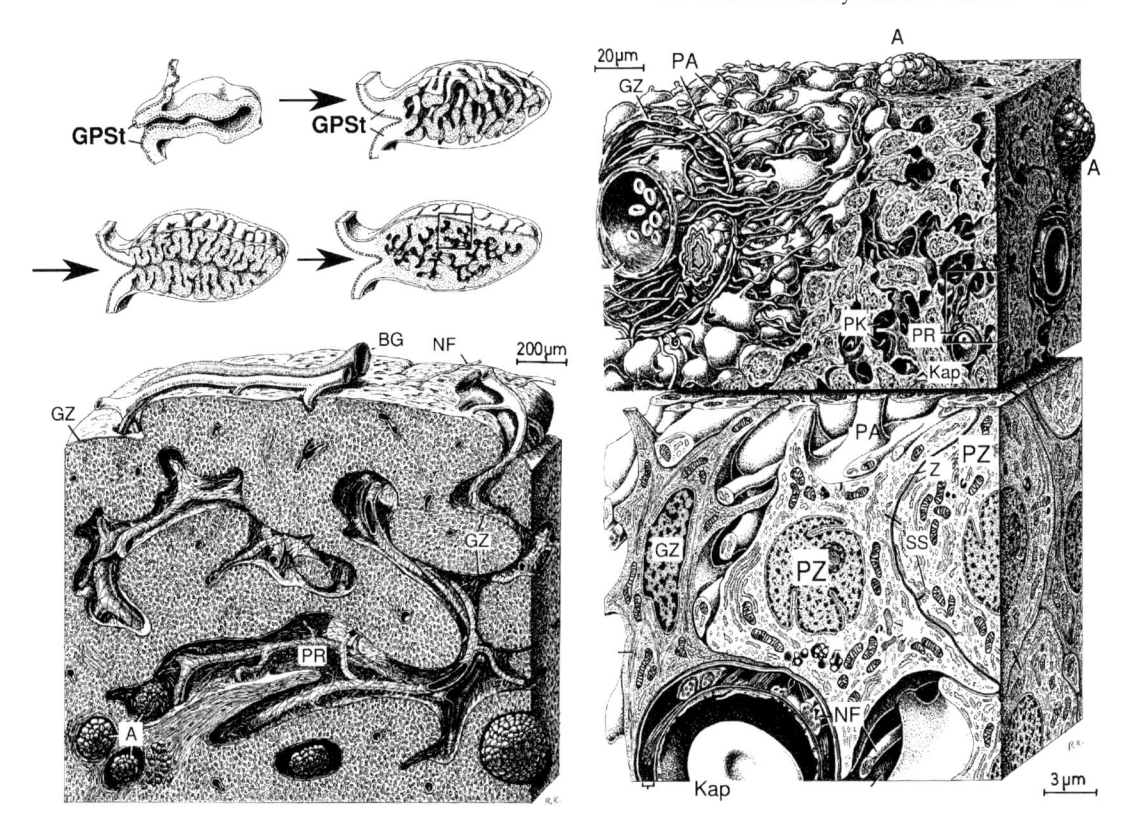

Abb. 7.5. Die Zirbeldrüse. Die Zirbeldrüse (*Glandula pinealis*; Epiphysis; GP) hat ihren Namen von ihrer zapfenförmigen Gestalt. *oben links:* Aus einer Ausstülpung des Zwischenhirns (*Dienzephalon*) entstehen durch Verzweigung und unregelmäßige Verknüpfung, durch Auffaltungen und Septenbildung die anastomisierenden Gänge der GP. Außerdem reichen Septen von der Kapsel ins Innere der GP. Gliazellen (GZ) trennen Drüsengewebe und Septen, allerdings nur als unvollständige flache Schicht. *unten links:* In den Gängen finden sich Arterien, Venen sowie Nerven (NF). Die Grenzen zwischen den perivaskulären Räumen (PR) und den Kanälen zwischen den Pinealozyten (PK) sind wegen der nur unvollständig ausgebildeten Gliazell-Schicht fließend. Charakteristisch sind die (auch röntgen-optisch sichtbaren) *Acervuli* (A), die aus Kalziumapatit/Kalziumcarbonat bestehen. *oben rechts:* Zahlreiche Ausläufer der Pinealozyten (PA) reichen bis an die Kapillaren und schütten in Kapillarnähe das Hormon aus. *unten rechts:* Die charakteristische Zelle der GP ist der Pinealozyt (PZ), der das Hormon Melatonin bildet. Der Zellkern des PZ weist starke Einbuchtungen auf. Unter der Plasmamembran liegende Zisternen (Z) sowie synaptische Stäbchen (SS) fallen besonders auf. (Quelle: R. Krstic 1991: Human Microanatomy, Springer; Tafeln 129 und 130)

Signale von der Retina, durch die die durch Licht blockierte Melatonin-Bildung gesteuert wird.

Die Zirbeldrüse der Frösche reagiert lichtempfindlich. Auch beim Menschen sind Nervenkontakte bis zum Sehnerv bekannt, so dass eine Lichtempfindlichkeit auch hier angenommen werden muss.

Das Melatonin ist das charakteristische Hormon der Zirbeldrüse, dessen Vorstufe Serotonin als Neurotransmitter im zentralen Nervensystem eine wichtige Rolle spielt. Die Melatonin-Bildung steht unter der Kontrolle des *N. suprachiasmaticus*, der mit Nerven, die Noradrenalin freisetzen, in Abhängigkeit von Dunkelheit die Bildung der Arylalkylamin-N-Acetyltransferase (AANAT) steuert (Kap. 4.4.3).

7.2.5 Die Schilddrüse

7.2.5.1 Die eigentliche Schilddrüse

Die Schilddrüse (Abb. 7.6) liegt vor der Luftröhre, der *Trachea*, an derem oberen Ende direkt unter dem Kehlkopf, dem *Larynx*. Die Drüse ist umgeben von einer Kapsel aus dichtem Bindegewebe. Dieses Bindegewebe teilt auch das Drüsengewebe in Läppchen auf, die mit bloßem Auge sichtbar sind.

Unter dem Mikroskop sieht man die zahlreichen Follikel (F): Diese werden von Bindegewebe nach außen begrenzt. Der Follikel wird aus einer einzelligen Schicht von Follikulären Zellen (FC) gebildet, die ein amorphes, gelatinöses Kolloid (K) einschließen.

Die FC synthetisieren Trijodothyronin (T_3) und Thyroxin (T_4) – Hormone die an der Regulation des Grundumsatzes beteiligt sind. Von den FC aktiv aufgenommenes Jodid wird von der Thyroperoxidase (TPO) zu Jod oxidiert; damit derivatisiert die TPO Tyrosinreste des Thyroglobulins. Iodiertes Thyroglobulin wird im Kolloid gespeichert. Durch → Endozytose wird dieses wieder in Phagosom-Vesikel aufgenommen. Diese fusionieren mit → Lysosomen zu Phagolysosomen, in denen Thyroxin aus Thyroglobulin enzymatisch abgespalten wird. Thyroxin und daraus gebildetes Trijodothyronin diffundieren dann in die Kapillaren, von denen die Follikel umgeben sind.

Neben den FC gibt es einen weiteren Zelltyp, der keine Verbindung zum Kolloid zeigt: sogenannte C-Zellen (CZ). Diese Zellen haben osmiophile Granula, in denen die Hormone Kalzitonin und Somatostatin gebildet und gespeichert werden.

7.2.5.2 Nebenschilddrüsen

Auf der Rückseite der Schilddrüse liegen vier kleine Drüsen, die Nebenschilddrüsen (Abb. 7.7). Bei Reptilien beispielsweise findet man noch weitere Nebenschilddrüsenpaare, die rechts und links der Hirnschlagader angeordnet sind. Unter einer Kapsel aus mäßig dichtem Bindegewebe wird das Drüsenparenchym von Septen durchzogen, in denen verbundene Kapillaren ein Netzwerk bilden. Das Parenchym ist vom Stroma durch eine sichtbare Basallamina (BL) abgetrennt.

Im Gewebsschnitt erkennt man den Haupttyp der Drüsenzellen – Chef- oder Klare-Zellen (CZ) genannt. Diese zeichnen sich durch einen voluminösen Zellkern mit einem deutlich sichtbaren → Pronukleus aus, durch den Golgi-Apparat, durch Mitochondrien und vor allem durch Lipofuscin-Granula sowie durch Glycogen-Anhäufungen und Lipidtröpfchen. Sekretorische Granula (SG) finden sich in der Nähe der gefensterten Kapillaren.

Charakteristisch für die Nebenschilddrüse sind zudem die Oxyphilen Zellen (OZ), die dadurch auffallen, dass dichte Mitochondrien das ganze Zytoplasma ausfüllen. Die Funktion dieser Zellen ist noch nicht bekannt. Oxyphile Zellen sind als primäres und sekundäres Phänomen auch in vielen Schilddrüsentumoren beschrieben. Möglicherweise sind Defekte in einer Cytochrom C-Oxidase oder einem anderen mitochondrialen Enzym ursächlich für das ungewöhnliche Erscheinungsbild. In einigen Fällen gibt es vererbte Defekte von mitochondrialen Enzymen. OZ kommen auch in anderen Geweben vor.

Hauptfunktion der Nebenschilddrüse ist die Synthese und Freisetzung des Parathormons, das für den Kalziumstoffwechsel entscheidend ist, zusammen mit dem Kalzitonin und Vitamin D_3[3].

7.3 Die Nebennieren

Die Nebennieren (*Glandulae adrenalis*, auch *Glandulae suprarenalis*; NN) liegen beim Menschen als Kappen auf den Nieren (N). Un-

---

[3] Beachte: Die C-Zellen der **Schilddrüse** bilden **Kalzitonin und Somatostatin**, die C-Zellen der **Nebenschilddrüse** dagegen das **Parathormon**.

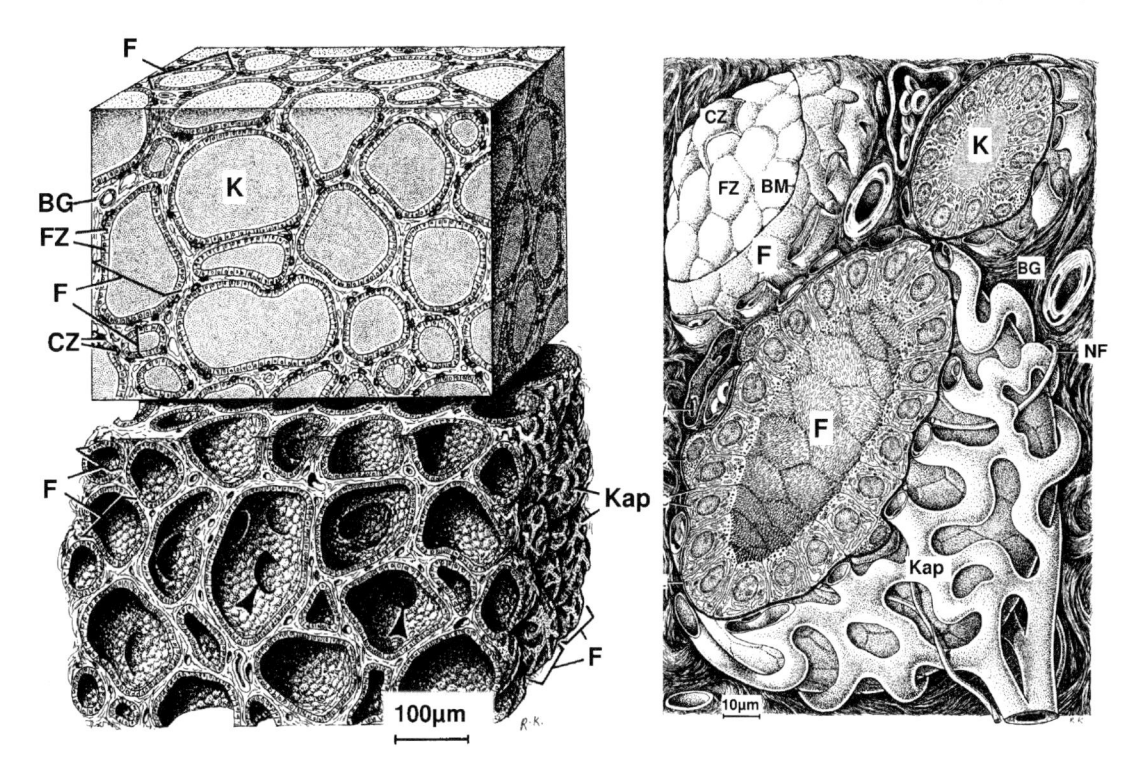

Abb. 7.6. Die Schilddrüse. Ausschnitte aus der Schilddrüse, Follikel mit Kolloidflüssigkeit (*links oben*) bzw. ohne Kolloidflüssigkeit (*links unten*). *Rechts* sind einzelne Follikel dargestellt, wobei zwei angeschnitten sind. Charakteristisch für die Schilddrüse sind die mit Kolloid (K) gefüllten Follikel (F), die von einer Follikelzell- (FZ)-Schicht begrenzt werden. Um diese Follikelzellen herum befindet sich eine Basalmembran (BM), Bindegewebe (BG) und ein engmaschiges Netz von gefensterten Blutkapillaren (Kap), zusammen mit Nervenfasern (NF). Auf den Follikelzellen liegen vereinzelt C-Zellen (CZ). Diese sind in dem Ausschnitt *links oben* geschwärzt. Aus den Kapillaren nehmen die FZ Jod auf, das sie mit der TPO an Thyroglobulin hängen. Dieses wird in der Follikelflüssigkeit gespeichert. Auf Anforderung hin pinozytieren die FZ Flüssigkeitströpfen, spalten das Thyroxin vom Thyroglobulin ab und setzen es frei. Die CZ bilden Kalzitonin. (Quelle: R. Krstic 1991: Human Microanatomy, Springer; Tafeln 131 und 132)

ter einer Kapsel finden wir die Nebennieren-Rinde (NNR) und das Nebennieren-Mark. Während Nebennierenarterien (NNA) an mehreren Stellen durch die Kapsel in die NN eintreten, treten Nerven und Lymphgefäße (LG) über den Hilus in die NN ein, wo auch die Nebennierenvene (NNV) das Organ verlässt. Wie alle Drüsen sind die Nebennieren von einer Kapsel umgeben. Eine gelbliche Rinde (lateinisch: *cortex*) umgibt im Inneren ein weißliches Mark (lateinisch: *medulla*).

7.3.1 Die Nebennierenrinde

Die Nebennierenrinde (NNR; *cortex*; Abb. 7.8) besteht aus drei Schichten, in denen jeweils andere Steroidhormone gebildet werden:

Zona glomerulosa: Hier finden sich runde oder hufeisenförmige Nester heller Zellen, die Mineralokortikoide – vor allem Aldosteron – produzieren und freisetzen. Durch Renin aus dem **juxtaglomerulären**

208   7 Organe des Hormonsystems

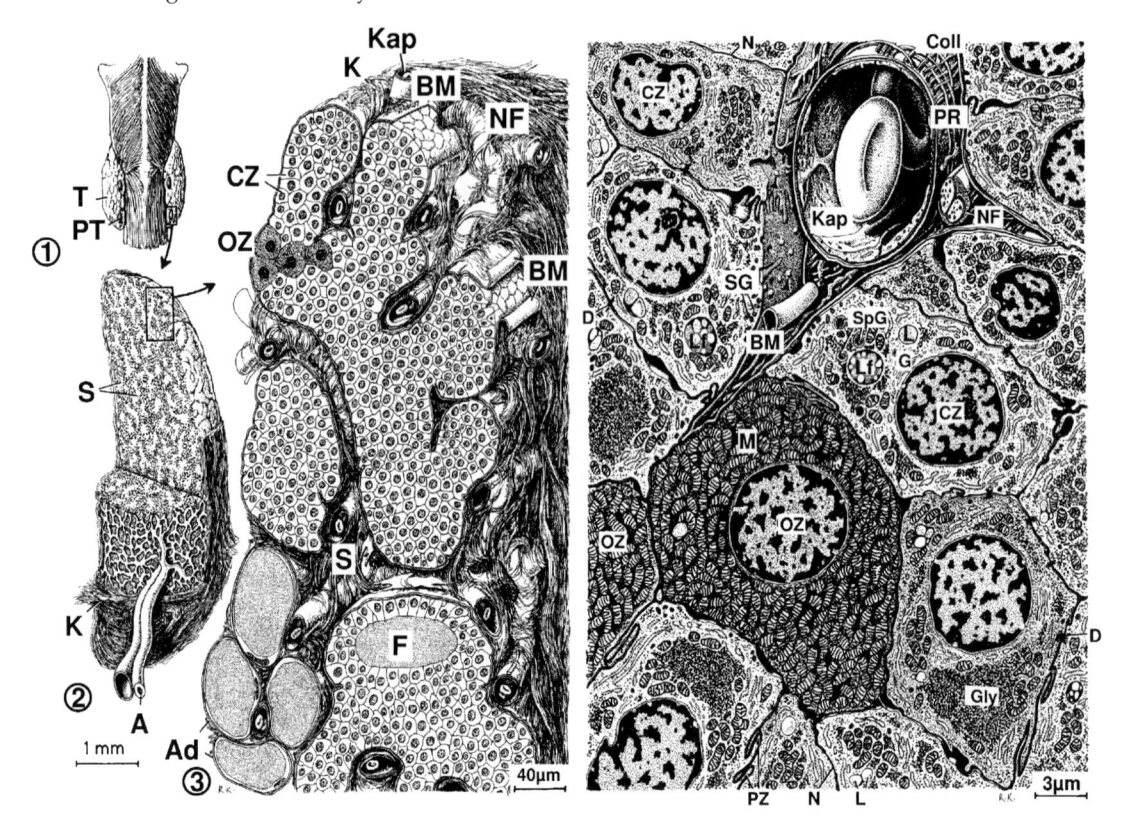

Abb. 7.7. Die Nebenschilddrüse. Unter der Schilddrüse (1. *Thyroidea*; T) liegen vier Nebenschilddrüsen (2. *Parathyroidea*; PT), von denen *in 3.* ein Ausschnitt und *rechts* eine Vergrößerung zu Einzelzellen dargestellt sind. Unter einer Kapsel (K) findet sich das Stützgewebe (Stroma), gebildet aus Septen (S), die sich von der Kapsel ins Drüsengewebe ausbereiten. Um die Kapillaren winden sich Kollagenfasern (Coll). Im perivaskulären Raum (PR) finden sich Nervenfasern (NF). Eine Basalmembran (BM) trennt die Parenchym-Zellen vom PR. Im Drüsengewebe finden wir vor allem einen Zelltyp, die *Chief-* oder *Clear*=Zelle (CZ), von der das Parathormon gebildet wird. Seltener findet man die Oxyphile Zelle (OZ), auch als Onkozyt bezeichnet, deren Zytoplasma fast vollständig von Mitochondrien ausgefüllt ist. Die CZ bilden das Parathormon und setzen es frei. Anders als die Zellen in Hypophyse oder Pankreas sind die sekretorischen Granula (SG) in den CZ aber kein ins Auge stechendes Phänomen. Die SG sind eher selten, dafür finden sich größere Speichergranula (SpG), die ebenfalls das Parathormon enthalten. Neben Golgi-Apparat (G), Lipidtropfen (LT) und Glykogen-Speichern (Gly) findet man Lipofuszin-Vesikel mit Resten von unverdaulichen Abbauprodukten. Die CZ werden durch Nexen (N), Desmosomen (D) und Plasmamembranverzahnungen (PZ) zusammengehalten. (Quelle: R. Krstic 1991: Human Microanatomy, Springer; Tafeln 135 und 136)

Apparat der Niere wird aus dem Angiotensinogen der Leber Angiotensin I freigesetzt, das von der Angiotensin-Konvertase (ACE) in Angiotensin II umgewandelt wird. Dieses ist in der Nebenniere der Stimulator von Aldosteron-Synthese und Freisetzung. Die Zelloberfläche, die der nur unvollständig ausgeprägten Basalmembran (BM) aufliegt, ist durch viele Mikrovilli stark vergrößert. In der Zelle finden wir Lipidtröpfchen (LT) sowie Mitochondrien mit deutlicher Crista, rauhes und viel glattes ER. Im Gegensatz zu vielen anderen Zellen besitzen die NNR-hor-

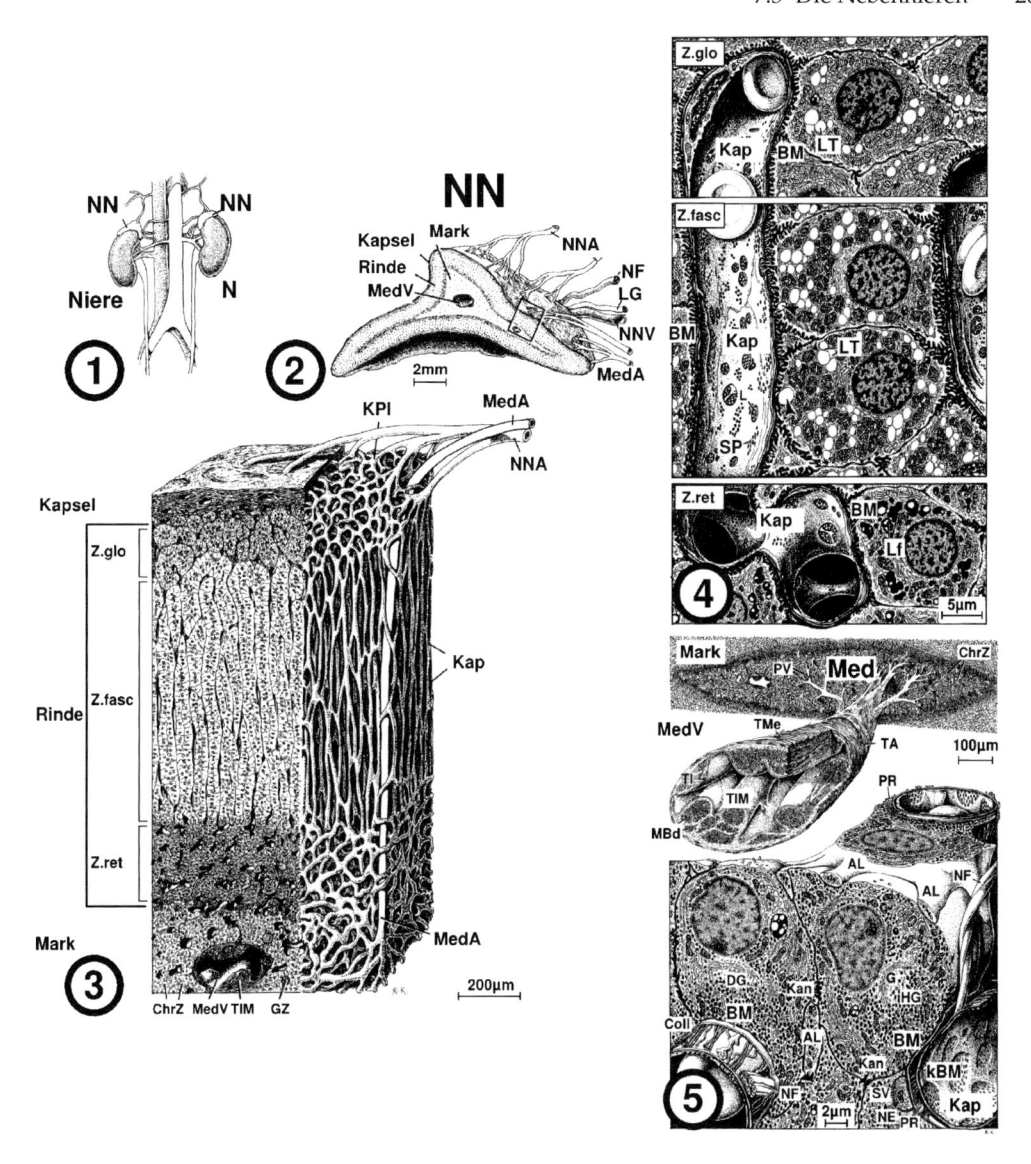

Abb. 7.8. Die Nebenniere. Auf den Nieren (1) sitzen als Kappe die Nebennieren (NN) mit Rinde und Mark (2). Die Rinde (NNR) ist aus drei Schichten aufgebaut (3): der *Zona glomerulosa* (Z.glo; 4, *oben*), der *Zona fasciculata* (Z. fasc.; 4, *mitte*) und *Zona reticulata* (Z. ret.; 4, *unten*). Ausschnitte aus dem Mark und der medullären Vene (MedV) sind in (5) dargestellt. (Weitere Erkäuterung und Abkürzungen im Text; Quelle: R. Krstic 1991: Human Microanatomy, Springer; Tafeln 137, 138 und 139)

monproduzierenden Zellen keine sekretorischen Granula, sondern die Steroidhormone dringen durch Diffusion aus der Zelle, und gelangen über die Löcher der BM und über Siebplatten in die Kapillaren.

Zona fasciculata: Lange parallele Stränge von Zellen mit vielen Lipidtröpfchen (LT) und runden Mitochondrien bilden die *Z. fasc.*, in der unter der Kontrolle des hypophysären ACTH Glukokortikoide gebildet und freigesetzt werden, vor allem Kortisol. Gelegentlich werden Fusionen von LT mit der Zellmembran beobachtet. Ob es sich um induzierte oder zufällige Freisetzung handelt, ist noch nicht geklärt. Auch die Oberfläche der Zellen in der *Z. fasc.* ist stark durch Mikrovilli vergrößert, so dass Diffusion auch hier als Hauptfreisetzungsmechanismus angenommen wird.

Zona reticularis: In dieser Schicht werden von Zellen, die in verknüpften Strängen netzförmig angeordnet sind, Androgene und auch Kortisol gebildet. Aus gespeichertem Lipoprotein (LDL) werden von Cholesterin aus Androgene synthetisiert: Dehydroepi-Androstendion (DHEA), 11β-Hydroxy-Androstendion und Androstendion. Wie Kortisol werden diese nicht gespeichert, sondern direkt freigesetzt. Die Zellen besitzen dazu vor allem glattes ER (sER). Auffällig sind viele Lipofuszin (Lf)-Einschlüsse. Die Oberfläche zu den Kapillaren hin ist weniger stark durch Mikrovilli vergrößert als in der *Z. fasciculata.*

7.3.2 Das Nebennierenmark

Unter der Rinde sitzt das Nebennierenmark, die Medulla (Med), mit den neurosekretorischen Zellen. Von der Medulla werden Katecholamine gebildet, vor allem Adrenalin so wie Noradrenalin, in Granula gespeichert und nach cholinerger Stimulation freigesetzt. Hier finden wir wieder sekretorische Granula, wobei die unterschiedliche Dichte der Granula so gedeutet wird, dass die dichten Granula (DG) das Noradrenalin und die hellen Granula (HG) das Adrenalin enthalten. Bei Tieren werden Noradrenalin-bildende und Adrenalin-bildende Zellen unterschieden, beim Menschen werden die Hormone von der gleichen Zelle gebildet. Charakteristisch für die Medulla-Zellen, die wegen der leichten Anfärbbarkeit mit Chromsalzen auch Chromaffine Zellen (CZ) genannt werden, sind Zellausläufer, die eine CZ mit anderen CZ in ihrer Umgebung verbindet. In der Medulla sehen wir außerdem Ganglionzellen (GZ), zudem Nervenenden (NE) mit synaptischen Vesikeln (SV). Zwischen den CZ finden wir häufig Kanälchen (Kan). In der Medulla ist die kapilläre Basalmembran (kBM) vollständig ausgeprägt; es besteht darüber hinaus eine weitere BM, die die CZ vom perivaskulären Raum (PR) trennt, in dem Nerven und Kollagenfaser angetroffen werden. Den Übergang von Hormonen ins Blut erleichtern auch hier Siebplatten.

Das arterielle Blut gelangt über die Nebennierenarterie (NNA) durch die Kapsel ins Mark, wo es sich auf viele Arteriolen verteilt, die, nachdem sie zuerst die Mineralokortikoide aufgenommen haben, dann die Glukokortikoide, die Androgene und schließlich in der Medulla die Katecholamine aufnehmen. Einzelne medulläre Arterien (MedA) reichen von der Kapsel ohne Verzweigung in die Medulla. Gesammelt wird das Blut in postkapillären Venolen, die in die Medullavene münden. Diese zeichnet sich in der *Tunika intima* durch spiralförmig angelegte Muskelbündel aus, mit denen hormonreiches Blut aus der Nebenniere gepumpt werden kann.

Die Medulla besteht aus Zellen, die der Anlage der sympathischen Nerven entstammen und damit ursprünglich Nervenzellen oder neurosekretorische Zellen sind. Wie bei neurosekretorischen Zellen werden die Hormone in Vesikeln gespeichert und aus diesen unter Kalzium-Einfluss freigesetzt.

Auch die Nebennieren-Medulla enthält – wie die übrigen Neurohämalorgane – gefensterte Kapillaren.

7.4 Endokrine Zellen des Magen-Darm-Traktes

Die Organe des Magen/Darm-Traktes (Magen, Zwölffingerdarm, Dünndarm, Dickdarm, Bauchspeicheldrüse) sind nicht primär Organe des Hormonsystems. In der Bauchspeicheldrüse sind die verschiedenen endokrinen Zelltypen in den Langerhans'schen Inseln zusammengefasst, umgeben von Gewebe mit exokrinen Acinar-Zellen. In den Magendrüsen und in den Lieberkühn'schen Krypten in Zwölffinger- und Dünndarm findet man nur einzelne Zellen, deren sekretorische Granula nicht auf der

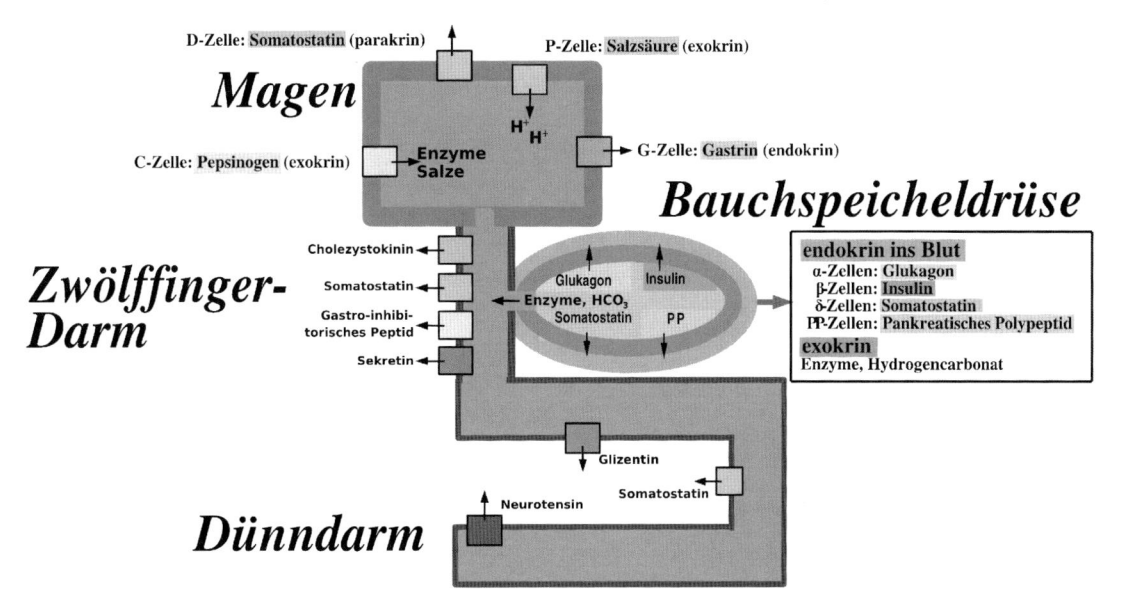

Abb. 7.9. Endokrine Zellen im Verdauungstrakt. *Pfeile in* das Magen-Darm-Innere hinein signalisieren Produktion von Säure, Salzen, Verdauungsenzymen usw.; *Pfeile aus* der Darmwand in die Umgebung deuten endokrine/parakrine Freisetzung von Hormonen an

Seite des Darmlumens, sondern der Basalmembran angetroffen werden und die immunhistologisch als Hormon-positiv charakterisiert werden können. Die Abb. 7.9 zeigt im Überblick die verschiedenen Hormone von Magen, Zwölffingerdarm, Bauchspeicheldrüse und Dünndarm. Diese sind durch Pfeile von Magen oder Darm weg gekennzeichnet. In der Zeichnung sind nur wenige Zelltypen gezeigt. Tatsächlich werden bis zu 16 verschiedene Zelltypen angetroffen, die durch gleichzeitige Bildung verschiedener Hormone charakterisiert sind.

7.4.1 Der Magen

Die Magenwand enthält zahlreiche Falten, an deren unteren Enden sich Magendrüsen als langgestreckte Schläuche anschließen (Abb. 7.10). Diese bestehen aus einer einzelnen Schicht von Hauptzellen (*chief cells*; bilden Pepsinogen) und Belegzellen (*parietal cells*; scheiden 0,1 N Salzsäure aus).

Am Ende dieser Schläuche finden wir endokrine Darmzellen. Einzelne davon sezernieren jeweils ein Hauptprodukt: Serotonin (5-Hydroxy-Tryptamin; vergl. Abb. 4.101), Histamin, Gastrin oder Somatostatin.

7.4.2 Der Zwölffinger- und Dünndarm

Die endokrinen Zellen des Zwölffingerdarmes (häufig auch als APUD-Zellen[4] bezeichnet), ebenso wie die des restlichen Dünndarmes, befinden sich am Fuß der Darmzotten in den Lieberkühn'schen Krypten. In diesen Krypten werden:

1. durch Teilung von Stammzellen Ersatzzellen für die Zellen der Darmzotten gebildet;
2. von Paneth-Zellen Enzyme und Antikörper als Hilfsmittel der Immunabwehr in das Darmlumen freigesetzt;
3. von den APUD-Zellen Hormone auf der basalen Zellseite endokrin ausgeschüttet.

---

[4] APUD: *amine precursor uptake and decarboxylation*. Diese Zellen stammen aus der Neuralleiste (*neural crest*).

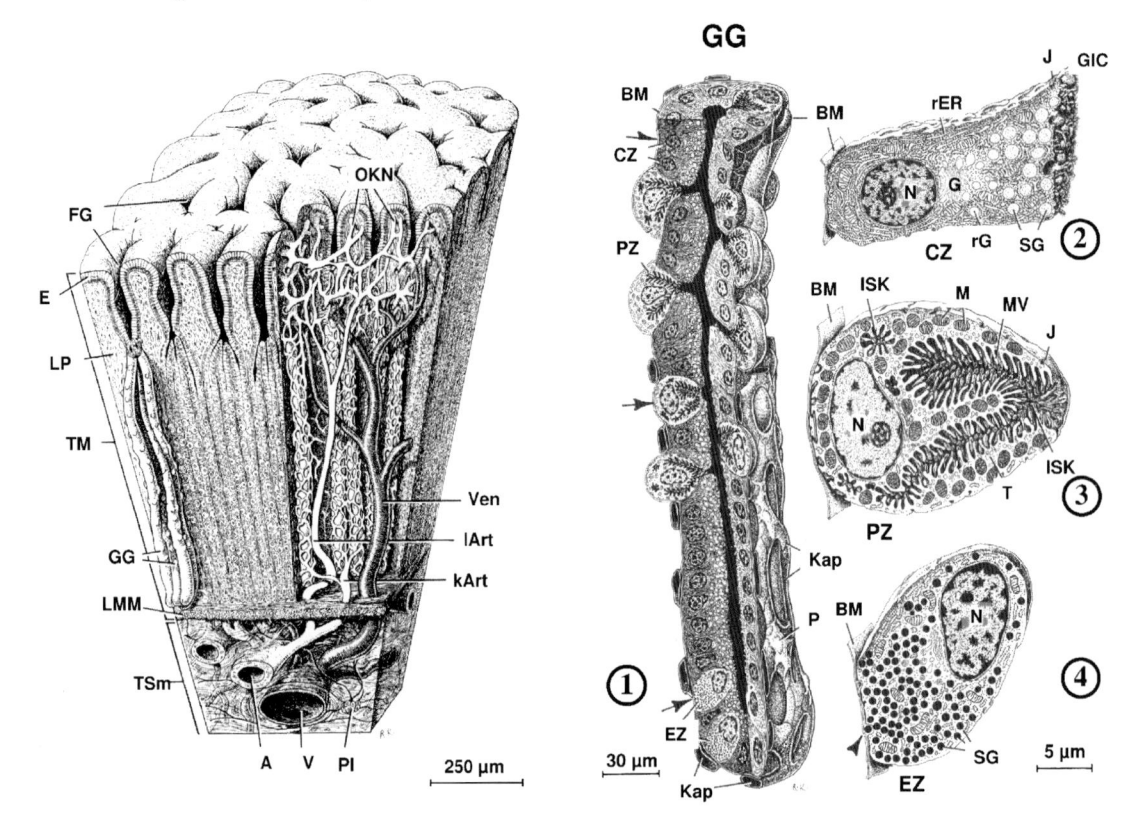

Abb. 7.10. Endokrine Zellen in den Magendrüsen. *links:* An den Enden der Furchen (*Faveolae gastricae*; FG) der Magenschleimhaut (*Tunica mucosa*) finden sich die Magendrüsen (*Glandulae gastricae*, GG; *vergrößert in 1*). Die GG werden von einem dichten Kapillarnetzwerk (Kap) versorgt, die Kapillaren sind teilweise von Perizyten (P) umfasst. In der Submucosa (TSm) finden sich unter der *Lamina muscularis mucosae* (LMM) Bindegewebe, Arterien (A), Venen (V) und submukosale Nervenplexen (Pl). *rechts* Drei Zelltypen sind für die Magendrüsen charakteristisch: Die Chef-Zelle (CZ, 2), von der Pepsinogen gebildet wird, die Parietal-Zelle (PZ, 3) mit der Bildung von Magensäure und dem Gastrischen-Intrinsischen-Faktor (GIF), notwendig für die Aufnahme von Vitamin B12 im Darm, und schließlich die Endokrinen Zellen (auch enteroendokrine Zellen; EZ, 4), von denen entweder Serotonin oder Histamin oder Gastrin oder Somatostatin gebildet werden, ohne dass sich die verschiedenen EZ morphologisch unterscheiden lassen. Die CZ enthalten ein ausgedehntes rauhes Endoplasmatisches Retikulum (rER) und reifende Vesikel (rG) sowie, apikal angeordnet, sekretorische Granula (SG). Die Parietal-Zellen zeichnen sich durch ein intrazelluläres Kanalsystem (ISK) mit deutlichen Mikrovilli (MV) und durch viele Mitochondrien (M) aus. Die EZ haben auf der basalen Seite zahlreiche sekretorische Granula (SG), wie wir sie schon von anderen endokrin aktiven Zellen kennen. (Quelle: R. Krstic 1991: Human Microanatomy, Springer; Tafeln 135 und 136)

Es werden mehrere Zelltypen unterschieden. Im Zwölffingerdarm sind vier verschiedene Zellen untersucht:

I-Zellen: In diesen Zellen wird Cholecystokinin produziert, durch welches sich die Gallenblase zusammenzieht und wodurch in der Bauchspeicheldrüse die Hormon-Freisetzung aktiviert wird.

S-Zellen: Das von diesen Zellen freigesetzte Sekretin stimuliert im Pankreas die Freisetzung von Hydrogencarbonat, Enzymen und Hormonen.

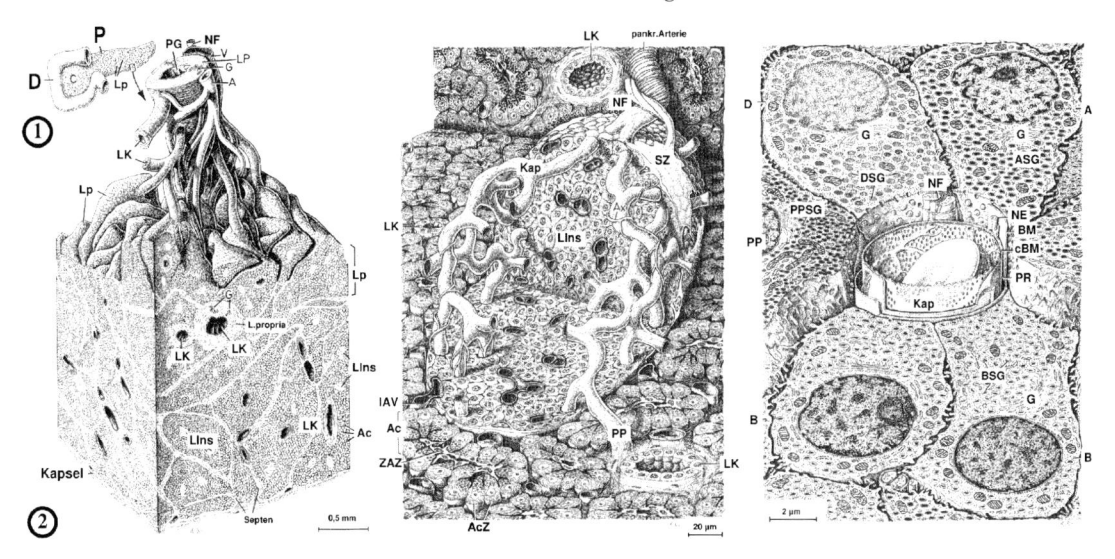

Abb. 7.11. Langerhans'sche Inseln. Das Pankreas (P) oder die Bauchspeicheldrüse ist ein aus Läppchen (Lp) aufgebautes exokrin und endokrin aktives Organ, das direkt am Zwölffingerdarm (*Duodenum*, D) hängt (1). In dem relativ dunklen Gewebe (2) sind die Langerhans'schen Inseln (LIns) als helle Gebilde zu erkennen. Das P produziert exokrin Enzyme für die Verdauung des Speisebreis. Diese Enzyme werden von lobulären Kanälen (LK) aufgenommen und münden schließlich im Pankreas-Gang (PG), von dem aus die Enzyme in das Duodenum entleert werden. *Im mittleren Bild* ist zu erkennen, dass die Langerhans'schen Inseln von einem engen Kapillarnetzwerk (Kap) um- und durchzogen sind, und dass außerdem Nervenbahnen (NB) in die Inseln reichen. Außerdem sind die Inseln teilweise von Schwann-Zellen (SZ) bedeckt. Die von den Inselzellen gebildeten Hormone werden von den Kapillaren aufgenommen und über Insel-Acinar-Portalvenen (IAV) oder periductale Plexus (PP) weitergeleitet. Vier Zelltypen (*rechtes Bild*), α-Zellen (A; Glukagon-bildend), β-Zellen (B; Insulin-bildend), δ-Zellen (D; Somatostatin-bildend) und PP-Zellen (PP; bilden Pankreatisches Polypeptid), unterscheiden sich in der Form des Kernes, in der Häufigkeit und Dichte der SG, in der Größe von Golgi und der Zahl der Mitochondrien. Gemeinsam ist, dass die Inselzellen ihre Hormone in den perivaskulären Raum ausschütten, von wo die Hormone über Siebplatten in die Kapillaren gelangen. (Quelle: R. Krstic 1991: Human Microanatomy, Springer; Tafeln 117, 120 und 121)

K-Zellen: Das Produkt dieser Zellen, das GIP (Gastro-inhibitorisches Peptid), hemmt die Freisetzung von Salzsäure aus den Belegzellen der Darmmukosa. Gleichzeitig wird die Insulinfreisetzung aus dem Pankreas stimuliert.

D-Zellen: Das hier gebildete und ausgeschiedene Somatostatin wirkt auf andere Hormonfreisetzungen und -aktivitäten hemmend.

Im Dünndarm werden von APUD-Zellen vor allem Glizentin, Neurotensin und Somatostatin gebildet.

7.5 Langerhans'sche Inseln des Pankreas

Das Pankreas liegt im Bogen des Zwölffingerdarms. Der größte Teil des Pankreas besteht aus exokrinen Zellen, von denen Enzymvorstufen wie Trypsinogen, Chymotrypsinogen, Carboxypeptidase, Amylase (Polysaccharid-abbauendes Enzym), Lipasen, Phospholipasen und Desoxynukleasen gebildet werden. Diese Enzyme werden in den Zellen in Vesikeln gelagert und auf Anforderung in die Pankreasgänge freigesetzt, von wo sie in den Zwölffingerdarm

214   7 Organe des Hormonsystems

entlehrt werden. Dort werden aus den Enzymvorstufen durch andere Spaltenzyme die aktiven Enzyme gebildet.

In das exokrine Drüsengewebe sind die endokrin aktiven Langerhans'sche-Inseln (Abb. 7.11) eingelagert. Diese sind dicht von Blutkapillaren durchzogen. Vier verschiedene Zelltypen sind für die Langerhans-Inseln typisch:

α-Zellen: Diese Zellen bilden das Hormon Glukagon (vergl. Abschn. 4.1.7), das die Insulin-Wirkungen antagonisiert. Glukagon führt in der Leber zur Glukoneogenese.
β-Zellen: Diese Zellen produzieren Insulin.
δ-Zellen: Hier wird Somatostatin gebildet.
PP-Zellen: Diese Zellen setzen PNP frei (vergl. Kap. 4.1.9).

Wie in Neurohämalorganen sind auch die Blutkapillaren, von denen die Inseln durchzogen sind, gefenstert, damit die Hormone, die von den Zellen freigesetzt werden, ohne Verzögerung in den Blutkreislauf gelangen können.

7.6 Endokrine Zellen in der Niere

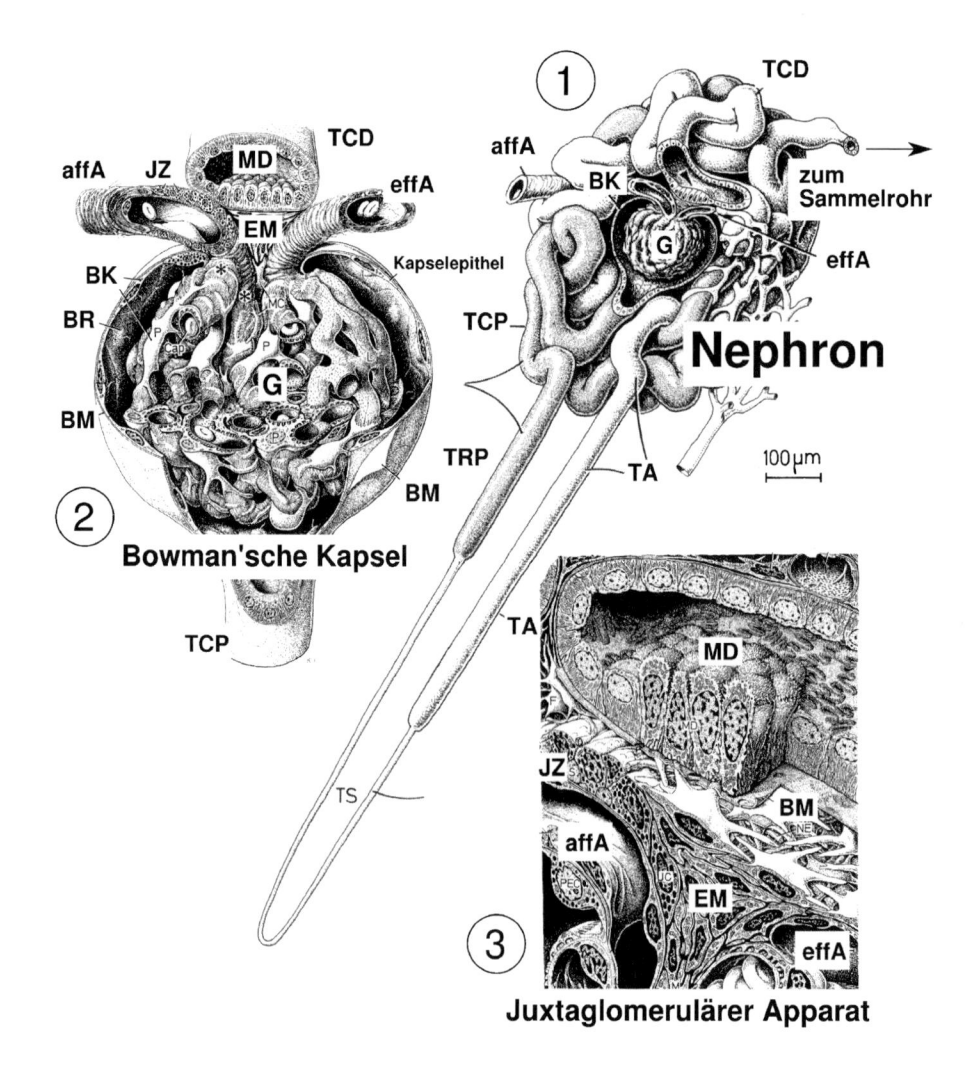

Die Niere filtriert das Blut: In den Glomeruli verlassen Wasser, Salze, niedermolekulare Proteine und andere Stoffe die Arteriolen und werden in den Nephronen teilweise wieder absorbiert. Dabei wird aktiv die Natriumionen-Konzentration und die Wassermenge kontrolliert, die die Niere im Harn verlassen. Für die Kontrolle von Natrium-Ausscheidung und Wassermenge sind endokrine Regelkreise wichtig.

Nicht allein in der Nebenniere, sondern auch in der Niere selbst finden sich mit dem juxtaglomerulären Apparat (JA; Abb. 7.12) endokrin aktive Zellen. Der JA besteht zum einen aus den juxtaglomerulären Zellen (JZ) der afferenten Arteriolen, die Renin freisetzen. Zum anderen sind es die Zellen der *Macula densa* (MD), die die Osmolarität des Filtrates messen und abhängig von der darin bestimmten Natrium-Ionenkonzentration die Renin-Freisetzung in den JZ veranlassen. Über Renin wird aus Angiotensinogen Angiotensin I freigesetzt, das von ACE zu Angiotensin II verkürzt wird, welches wiederum in der *Zona glomerulosa* der NN die Aldosteron-Bildung bewirkt, die dann die Wasserrückresorption in den Nierentubuli beeinflusst.

7.7 Die Gonaden

7.7.1 Entwicklung der Keimdrüsen

Die Fortpflanzungsorgane sind ursprünglich bisexuell angelegt. Es werden im Fötus geschlechtsneutrale Ur-Gonaden, Ur-Nierenkanäle, die Müllerschen Gänge und die Wolff'schen Gänge beobachtet.

Bei Anwesenheit des Y-chrosomal kodierten Testis-bestimmenden Faktors SRY differenzieren die Vorläufer der Leydig-Zellen und produzieren Testosteron und das Anti-Müller-Hormon, wodurch die Hoden ausgeprägt werden: Aus Anteilen der Ur-Niere differenzieren die *Ductuli efferentes* und aus dem Wolff'schen Gang *Ductus epididymidis* und *Vas deferens*. Später wandern dann die Hoden nach unten in den Hodensack. Der Müller'sche Gang wird zurückgebildet.

Beim Fehlen des SRY entwickeln sich aus den Gonadenanlagen Ovarien, die Müller'schen Gänge entwickeln sich zu Tuben, Uterus und Vagina. Die Wolff'schen Gänge werden zurückgebildet (vergl. auch Kap. 4.3.5).

◀ **Abb. 7.12.** Das Nephron und der juxtaglomeruläre Apparat. Das Nephron (1) ist die funktionelle Untereinheit der Niere. Mit der afferenten Arteriole (affA) wird Blut in die Bowman'sche Kapsel (BK; 2) gebracht, das im Glomerulus (G) filtriert wird, wobei das Filtrat (= der Primärharn) in den Bowman'schen Raum (BR) gelangt und in den Nierenkanal geführt wird. Dieser besteht aus dem verknäulten *Tubulus contortus proximalis* (TCP) und geht in die Henle'sche Schleife über, mit geradem *Tubulus rectus proximalis* (TRP), der Krümmung und dem *Tubulus attenuatus* (TA), worin Wasser und Elektrolyte rückresorbiert werden. Im weiteren Verlauf fließt der Primärharn durch den *Tubulus contortus distalis* (TCD) oben am Glomerulus vorbei, wobei die Zellen in der Nähe (*juxta*) der afferenten Arteriole und dem extraglomerulären Mesangium (EM) deutlich verdickt sind und als *Macula densa* (MD) bezeichnet werden. Diese Struktur wird auch als **juxtaglomerulärer Apparat** bezeichnet (3). Der Harn wird schließlich in einem Sammelrohr aus verschiedenen Nephronen zusammengeführt. Das filtrierte Blut verlässt durch die efferente Arteriole (effA) die Bowman'sche Kapsel und wird in ein Kapillarnetz geleitet. Endokrin relevant sind die juxtaglomerulären Zellen (JZ) in der afferenten Arteriole, von denen Renin freigesetzt wird. Diese Zellen können auch den Filtrations-Vordruck messen. Daneben können die Zellen der *Macula densa* die Osmolarität im Harn messen, damit vor allem die Natriumionen-Konzentration, wodurch Renin-Freisetzung veranlasst wird. Die Henle'sche Schleife ist Zielorgan des Aldosterons, das an Kernrezeptoren bindet und damit u. a. die Expression einer membranständigen Natrium$^+$/Kalium$^+$-ATPase erhöht, mit der Natriumionen (und in deren Gefolge Chlorid-Ionen und Wasser) resorbiert und Kalium-Ionen ausgeschleust werden. (Quelle: R. Krstic 1991: Human Microanatomy, Springer; Tafeln 143, 145 und 152)

7.7.2 Die männlichen Keimdrüsen – Hoden

Etwa 500 bis 1000 Samenkanälchen (*Tubuli seminiferi*) sind in durch Trennwände aufgeteilte Hodenläppchen in stark gewundenem Zustand untergebracht. In den Samenkanälen werden auf Sertoli-Zellen die Spermien entwickelt.

Um die Basalmembran der Samenkanäle findet man eine Schicht (*Lamina propria*) aus sogenannten Fibrozysten und Myofibroblasten. Vor allem Leydig-Zellen liegen zwischen den Samenkanälen. Diese Leydig-Zellen bilden Haufen um die Blutkapillaren dieses Raumes. Die Leydig-Zellen produzieren das männliche Geschlechtshormon Testosteron, das einerseits die Samenproduktion in den benachbarten Samenkanälen aufrechterhält, aber auch auf weitere Stoffwechselsysteme in Haut, Knochen und Muskeln wirkt. Außerdem wird in den Sertoli-Zellen aus Testosteron Östradiol erzeugt, das als endokriner Regulator auf die Gonadotropin-Freisetzung zurückwirkt, aber auch z. B. auf die Kalzium-Einlagerung in den Knochen steuernd einwirkt. Ein weiteres Hormon, das die Gonadotropin-Freisetzung beeinflusst, ist das von den Sertoli-Zellen produzierte Inhibin.

Sertoli-Zellen

An den Sertoli-Zellen (StZ; Abb. 7.13, links) vollzieht sich die Spermienentwicklung (hier nur kurz dargestellt): Aus der Spermatogonie (Spg) bilden sich durch Zellteilung primäre Spermatozyten (PSz, tetraploid). In diesen findet → *Crossing-Over* statt. Durch erneute Zellteilung gehen daraus die sekundären Spermatozyten (SSz, diploid) hervor. Aus deren Zellteilung entstehen die haploiden Spermatiden (St). Aus diesen entwickelt sich, immer noch in der innigen Umschlingung durch die Sertoli-Zelle, das Spermatozoon (S) mit Akrosom, kondensiertem Zellkern und dem Schwanz (Flagellum, F), das in fertigem Zustand in die samenführenden Röhrchen (*Tubuli seminiferi*, TSem) entlassen wird. (Für weitere Details siehe Krstic (1991)).

StZ sind sehr große Zellen, mit einem stark gelappten Zellkern, viel rER, Lipid-Tropfen und schlanken Mitochondrien. Um die reifenden Spermien lagern sich wie auf Ketten aufgereiht Röhrchen glatten ERs (sER-T). Im Zytoplasma der StZ gibt es Charcot-Böttcher-Kristalle (Kr) unbekannter Natur.

StZ versorgen die Spermatozyten mit Nährstoffen und mechanischer Unterstützung. Fehlerhaft entwickelte SSz werden von den StZ phagozytiert und verdaut. Endokrin-aktiv sind StZ, da sie das Androgen-bindende Protein bilden, das Transport-Protein für Testosteron, und mit der Aromatase aus Testosteron Östradiol synthetisieren.

Leydig-Zellen

In den Räumen zwischen Tsem (*Interstitium*) finden sich Kollagen-Fasern (Coll), Nerven (NF), Lymphgefäße (LG) und Blutkapillaren (Kap), sowie die Leydig- oder Interstitialen Zellen (LZ; Abb. 7.13, rechts). Unter der Stimulation durch LH bilden diese Zellen Testosteron. Charakteristisch für LZ ist das Geflecht des glatten ER (sER), das fast die gesamte Zelle durchzieht. Es gibt mehrere Golgi-Apparate (G), die durch Röhrchen (R) verbunden sind. Die Reinke-Kristalle (RKr) sind charakteristisch für LZ, genauso wie für Androgen-produzierende Tumoren bei Männern und Frauen (NNR-Tumoren, Theca-Zell-Tumore). Die chemische Natur der Kristalle ist nicht aufgeklärt, obwohl Janko & Sandberg (1970) die Kristalle histochemisch als Protein identifiziert haben. Lipofuszin-Vesikel (Lf), Lipochrom-Pigmente (Lc) und einige Lipid-Tropfen (LT) vervollständigen das Bild der Zellen.

Blut-Hoden-Schranke

Diese Schranke, die unter anderem verhindert, dass das Immunsystem in den TSem aktiv wird, besteht zwischen dem Interstitium und den Tsem: Auf der Seite der Tsem

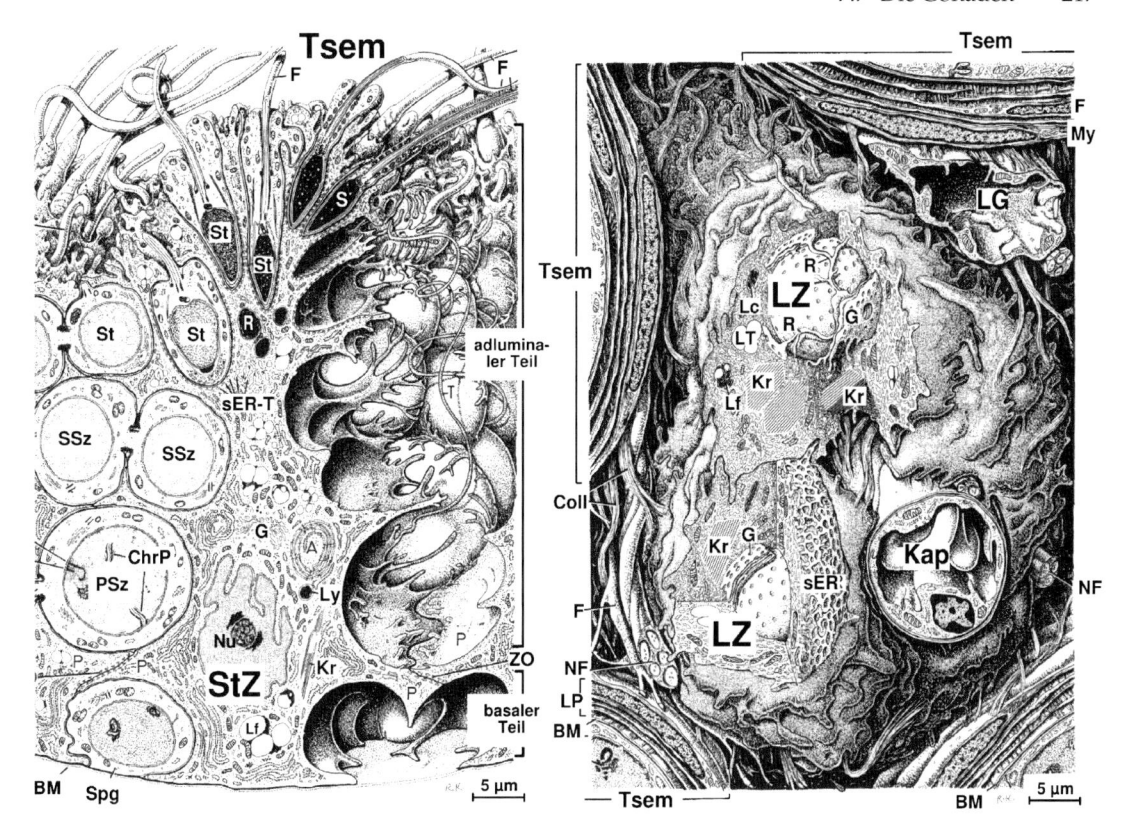

Abb. 7.13. Sertoli- und Leydig-Zellen im Hoden. *Links:* eine Sertoli-Zelle (StZ) mit Spermien in unterschiedlichen Entwicklungsstadien, *rechts:* Leydig-Zellen (LZ) im Interstitium. (Weitere Erklärungen im Text; (Quelle: R. Krstic 1991: Human Microanatomy, Springer; Tafeln 164 und 169))

verläuft die Basal-Membran (BM) und darüber die *Lamina propria* (LP) aus mehreren Schichten von Myofibroblasten (Mb) und Fibrozysten (F). Außerdem sind die Kontakte zwischen den StZ in den *Zonulae occludentes* (ZO) speziell versiegelt.

7.7.3 Die weiblichen Keimdrüsen – Ovarien

Die weiblichen Geschlechtsdrüsen, die Eierstöcke oder Ovarien, liegen beiderseits der Gebärmutter (*Uterus*), mit der sie über die Eileiter (Ovidukt) verbunden sind. Mark (*Medulla*) und Rinde (*Cortex*) der Ovarien sind unterscheidbar.

Im Mark befinden sich Blut- und Lymphgefäße sowie Nervenfasern, die am Ende, dem Hilus, ins Ovar eindringen und es dort wieder verlassen.

In der Rinde werden schon während der Fötalentwicklung eines Mädchens die Oozyten angelegt und gespeichert, die während der gesamten fruchtbaren Lebenszeit einer Frau in Follikeln reifen und von dort regelmäßig beim Follikelsprung in die Eileiter abgegeben werden, um dort von Spermien befruchtet werden zu können.

Die Eierstöcke (Ovarien, O) sitzen mit den Mesovarien (Mes) und den Eileitern (Ovidukten, OV) beidseitig des Uterus (UT). Die Rinde (*Cortex*, C) des Ovars wird nach außen von einer Basalmembran (BM) begrenzt, über der sich die Schicht des *Epithelium germinalis* (EG) befindet; diese Epithel-Zellen haben nichts mit den Keimzellen gemeinsam. Der C besteht außen aus der *Tunica*

218 7 Organe des Hormonsystems

albuginea. Darunter finden wir in Fibroblasten und Fibrozyten (F) in bemerkenswerten Windungen (W) die ovariellen Follikel eingebettet Abb. 7.14.

Primordiale (ursprüngliche) Follikel (Pr) bestehen aus der Oozyte (Oo), einer Basalmembran und darüber einer flachen Schicht von Follikelzellen (FZ). Bei der Follikelentwicklung zum primären Follikel (I) wird zum einen die Oo größer, gleichzeitig teilen sich die FZ und bilden eine Kugelschicht gestreckter Zellen um die Oo. Es entwickelt sich zwischen Oo und FZ die *Zona pelludica*, mit Löchern für die apikalen Pole der FZ. Geht die Entwicklung weiter zum sekundären Follikel (II), wird die ZP noch dicker, und zu der einschichtigen Reihe von FZ gesellt sich eine zweite Reihe von FZ. Außerdem entwickelt sich ein engmaschiges Kapillarnetz um den II, auf dem die beiden Schichten der *Theka interna* (TI) und *Theka externa* liegen. Außerdem entwickeln sich Flüssigkeitshohlräume, die im tertiären Follikel (III) zum *Antrum follicularis* (AnF) verschmolzen sind. Die Schicht der Follikelzellen heißt jetzt *Stratum granulosum* (SG).

Im Zentrum des Follikels steht die Oozyte. Diese entwickelt sich während der Follikelreifung zur größten Körperzelle. Während der Follikelreifung von PR→ I→II→III befindet sich die Zelle in der zweiten meiotischen Teilung, ist also tetraploid. Auch die Schwesterchromatid-Austausche (*Crossing-over*) finden in dieser Phase statt. Am Ende der Follikelreifung löst sich die Oozyte mit umgebenden Zellen, als *Cumulus oophorus* bezeichnet, von der Follikelwand und schwimmt frei im Follikel herum. Durch die Erhöhung des Druckes im Follikel stülpt sich dieser aus der Ovarwand heraus und platzt. Bei dieser Ovulation wird die Oo freigesetzt und schwimmt in den Ovidukt. Die Follikelflüssigkeit ergießt sich ebensfalls in die Umgebung.

Nach der Ovulation faltet sich das SG zum Gelbkörper (*Corpus luteum*, CL). Wenn die Stimulation des CL durch Choriongona-

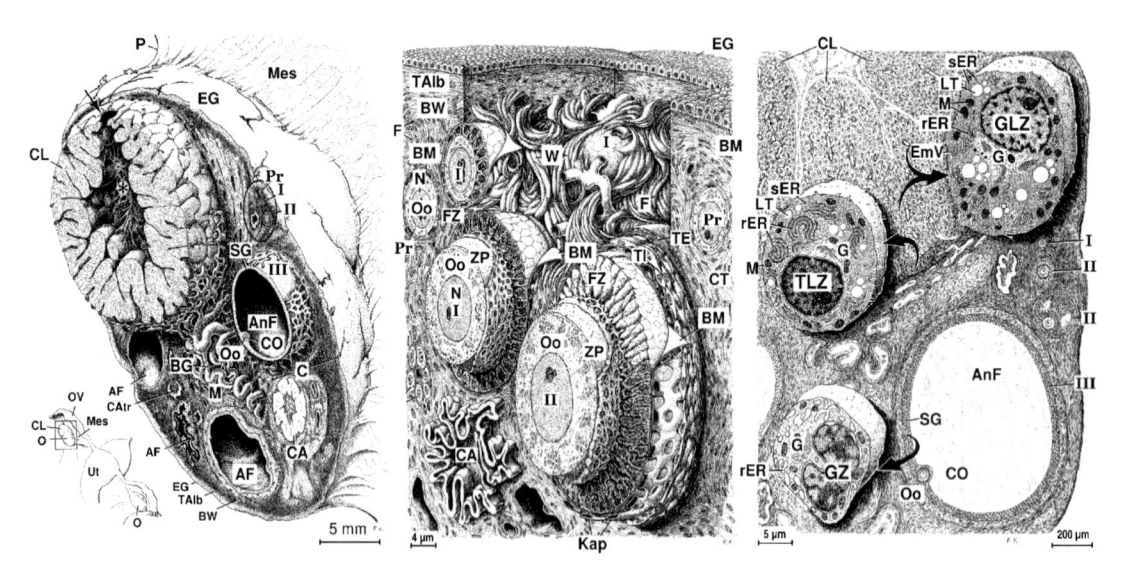

Abb. 7.14. Endokrine Zellen bei der Follikel-Entwicklung und im Ovar. *Links* ist ein Schnitt durch das Ovar, *in der Mitte* vor allem primäre und sekundäre Follikel und *rechts* ein Antralfollikel und je eine Granulosa-Zelle (GZ), Theka- und Granulosa-Luteal-Zelle (TLZ, GLZ) dargestellt. (weitere Erklärungen im Text; (Quellen: R. Krstic 1991: Human Microanatomy, Springer; Tafeln 186, 187 und 191))

dotropin unterbleibt, weil sich das (befruchtete) Ei nicht eingenistet hat, degeneriert das CL zum *Corpus albicans* (CA). Nicht alle Follikel gelangen zur Ovulation, sondern werden durch das Abschalten der FSH-Bildung arretiert. Solche Follikel bleiben als atretische Follikel (AF) im Ovar zurück und verkümmern zu *Corpora atretika* (CAtr).

Endokrin aktiv sind die Follikel-Zellen, die Zellen der Theka-Interna (TI) und die Granulosa-Zellen (GZ). Theka-Interna-Zellen bilden Testosteron, das von den unterhalb liegenden Granulosa-Zellen zu Östradiol aromatisiert wird. Nach der Ovulation bilden die Theka-Luteal-Zellen (TLZ) und die Granulosa-Luteal-Zellen (GLZ) Progesteron. Außerdem bilden die GLZ Relaxin, das die Uterus-Muskulatur ruhig stellt. Inhibin wird von den Follikeln freigesetzt.

Die Follikelreifung steht unter der stimulatorischen Kontrolle des hypophysären FSH. Bei Kühen, die meistens nur **ein** Kalb austragen und wie die Menschen zu den *Unipara* gezählt werden, hat man gemessen, dass von dem Follikel, der am schnellsten gereift ist, soviel Östradiol und Inhibin freigesetzt wird, dass die FSH-Bildung unterbunden wird. Nur dieser Follikel kann sich weiter entwickeln, da er FSH-unabhängig geworden sind. Die anderen Follikel, die noch auf FSH angewiesen sind, degenerieren. Man spricht vom dominanten Follikel. Ein solcher Mechanismus existiert wahrscheinlich auch beim Menschen.

7.8 Ausgewählte Organsysteme bei Invertebraten

7.8.1 Neurosekretion bei Schnecken

Mehr als 50 verschiedene Neuropeptide werden in Schnecken gebildet. Dabei sind Neurohämalorgane bei Schnecken noch nicht ausgebildet. Die Neurosekretorischen Zellen der Schnecken sezernieren an der Oberfläche der verschiedenen Ganglien oder in den ableitenden Nerven. Nur in der Interzerebral-Kommissur (Abb. 7.15) ist eine erhöhte Dichte von Neurosekretion beobachtet worden. Hier sezernieren die Baldachin-Zellen (*canopy cells*) ein nicht bekanntes Peptid-Hormon. Außerdem sezernieren die caudo-dorsalen-Zellen (CDC) aus einem gemeinsamen Prohormon sowohl das Eilege-Hormon

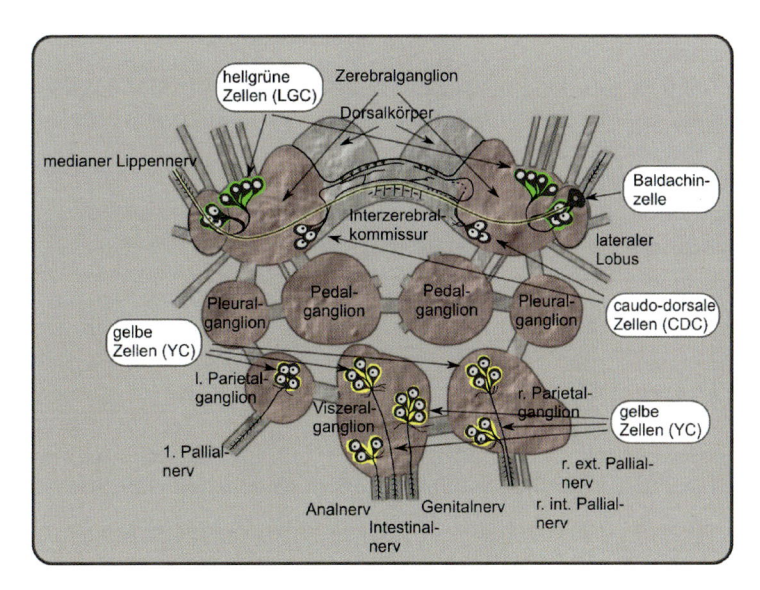

Abb. 7.15. Das neuroendokrine System von Schnecken. (Quelle: nach Penzlin H (2009): Lehrbuch der Tierphysiologie, 7.Aufl, Spektrum Akademischer Verlag, S. 523)

(ELH), mehrere CDC-Peptide und das Calfluxin.

Das ELH der Schnecke *A. californica* wird nicht von CDC, sondern von etwa 400 sogenannten *bag*-Zellen (BC) gebildet, die um die Verbindung von Pleural- und Abdominal-Ganglien angeordnet sind. Das Vorläuferhormon BZH wird durch Prozessing in fünf Peptide fragmentiert: α-, β-, und γ-BCP, ein Saures Peptid und dazu das ELH. Nach dem posttranslationalen Prozessieren werden die BCP und das ELH in unterschiedliche Vesikel verpackt, die BCP werden im Abdominalganglion freigesetzt, während die ELH endokrin in der Neurohämalzone zwischen Pleural- und Abdominal-Ganglion sezerniert werden.

Die hellgrünen Zellen[5] der Zentralganglien bilden das Insulin-ähnliche Peptid der Mollusken (MIP). In den Parietal- und Viszeralganglien finden sich gelbe Zellen (YC), die das Natrium-Einstrom-stimulierende Peptid bilden. Dieses spielt bei der Regulation des Ionen- und Wasserhaushaltes eine wichtige Rolle.

Diese Neuronen sezernieren ihre Peptide in Neurohämalzonen, wo die Hämolymphe die Sekretionsprodukte aufnimmt und im Organismus verteil. Gleichzeitig werden die Peptide durch axonalen Transport in Zielorgane transportiert, wo sie parakrin wirken.

Der Dorsalkörper, der den Zerebral-Ganglien nur aufliegt und selbst nicht innerviert ist, bildet ein noch unbekanntes Hormon (*dorsal body hormone*), das die Vitellogenese und die Ausbildung der weiblichen Sexualhormone steuert. Damit wäre[6] der Dorsalkörper eine endokrine Drüse.

7.8.2 Endokrine Drüsen bei Crustaceae

Während Mollusken (soweit der Literatur zu entnehmen ist) nur Neuropeptide bilden, gibt es bei Arthropoden mit dem Methylfarnesoat, bzw. dem Juvenilhormon und dem Ecdyson Hormone aus der Terpen-Stoffklasse. Diese werden in spezialisierten Drüsenzellen gebildet. Dazu existieren auch bei Arthropoden zahlreiche Neuropeptide, die zum Teil als Neurotransmitter, aber auch in Neurohämalzonen freigesetzt, endokrin durch die Hämolymphe zum Wirkungsort transportiert werden.

Bei den Krebsen (Abb. 7.16) sind es vor allem die drei Neurohämalzonen: Die Sinusdrüse, in der die Neuropeptide aus dem X-Organ freigesetzt werden, das Postkommissural-Organ mit den Peptiden aus dem Gehirn und das Pericardial-Organ, in dem Neuropeptide aus den Zellen des Subösophagus-Ganglion sezerniert werden.

Die Entwicklung und Reifung der Gonaden werden durch die Mandibularorgane (M-Organe) und das von ihnen gebildete → Methylfarnesoat (11) angeregt.

Die Bildung des Häutungshormones Ecdyson findet in den Y-Organen statt. Die Bildung steht unter der inhibitorischen Kontrolle des Häutungs-hemmenden Hormons (MIP) aus der Sinusdrüse. Die Umwandlung des Ecdysons und des ebenfalls in den Y-Organen gebildeten 25-Deoxyecdyson in das wirksamere 20-OH-Ecdyson oder in Ponasteron-A findet in peripheren Geweben wie den Hoden oder der Mitteldarmdrüse statt.

S. 147

7.8.3 Neurosekretion und endokrine Organe bei Insekten

Auch bei Insekten werden fast alle Peptidhormone von Neuronen gebildet. Chapman (1998) unterscheidet zwischen einer Aktivität als Neurotransmitter, als Neuromodulator und als Neurohormon. Letztere werden in Neurohämalzonen in die Hämolymphe freigesetzt, während Neurotransmitter

---

[5] Die Bezeichnung hellgrün, gelb etc. bezieht sich auf die Anfärbung mit Alciangelb/Alcianblau (Dudel et al. 2001).

[6] Der Konjunktiv soll die fehlende aktuelle Forschung auf diesem Gebiet andeuten. Weder die Peptid-Sequenz noch das Gen für das *dorsal body hormone* sind bisher bekannt, und wie die Sekretion abläuft, ist auch nicht bekannt.

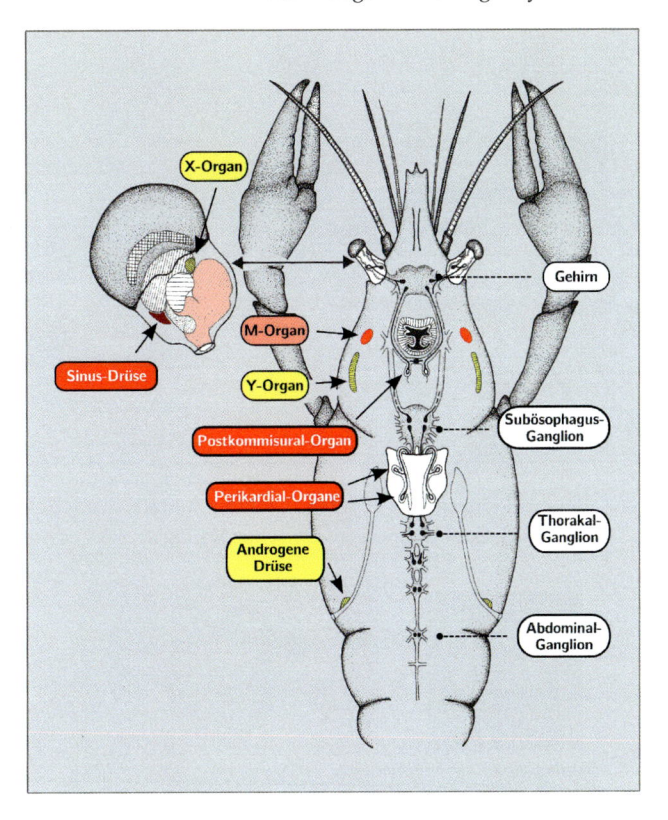

7.8 Ausgewählte Organsysteme bei Invertebraten

Abb. 7.16. Endokrine Drüsen der Krebse. (Quelle: nach Penzlin H (2009): Lehrbuch der Tierphysiologie, 7. Aufl, Spektrum Akademischer Verlag, S. 526)

in Synapsen wirksam sind und Neuromodulatoren parakrin auf andere Nervenzellen wirken. Diese Auftrennung ist allerdings dann schwierig, wenn bestimmte Neuropeptide sowohl als Neurotransmitter wirksam sind, aber auch als Neurohormone freigesetzt werden und an entfernteren Orten von Rezeptoren erkannt werden. Eine funktionelle Trennung in Nervensystem und endokrines System funktioniert bei Insekten noch weniger als bei Vertebraten.

Einer der größten Unterschiede zwischen Vertebraten- und Insekten-Neuropeptiden ist die geringe Zahl der Insektenneuronen, die ein bestimmtes Neuropeptid bilden. Manchmal sind es nur vier oder acht Zellen, die ein für die Entwicklung unverzichtbares Neuropeptid bilden. Außer vielleicht für RF-Amide (Abb. 7.18) und ähnliche, eher als Neurotransmitter wirksame Peptide, sind es meistens abzählbar viele Neuropeptid-bildende Zellen. Dagegen sind beim Menschen die relativ wenigen 2000 GnRH-bildenden Neurosekretorischen Zellen um mehrere Größenordnungen häufiger. Zwar sind Insektenorganismen wesentlich kleiner, aber wenn nur vier Neuronen ein bestimmtes Peptid bilden, muss die Avidität und Spezifität der Rezeptoren sehr hoch sein, damit die geringe Hormonmenge auch richtig erkannt wird.

Die postembryonale Entwicklung der Insekten endet mit der letzten Häutung. Bei den Hemimetabolen und Holometabolen ist mit dieser Häutung eine Metamorphose verbunden. Das für die Häutung unverzichtbare Hormon Ecdyson, das von der Prothoraxdrüse gebildet wird, wird nach der letzten Häutung nicht mehr dafür benötigt; daher verkümmert die Prothorax-Drüse. Al-

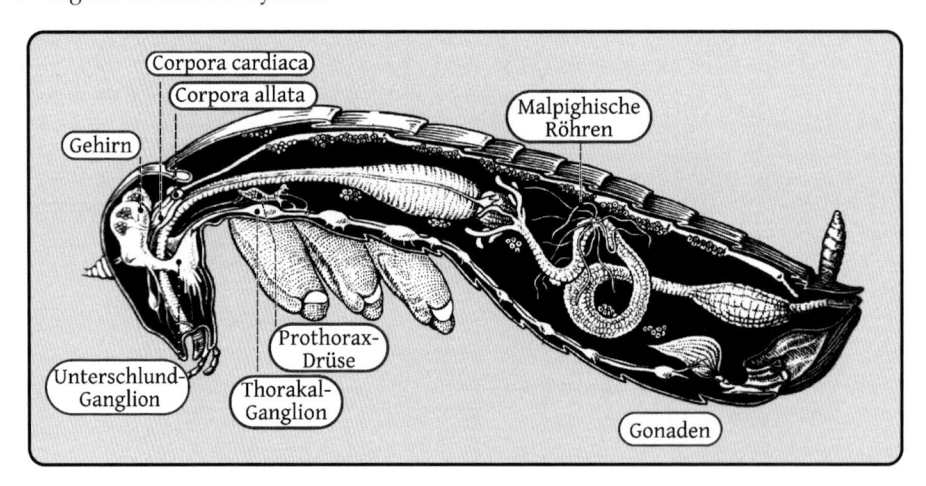

Abb. 7.17. Endokrine Zellen und Organe bei adulten Insekten. (Quelle: nach Penzlin H (2009): Lehrbuch der Tierphysiologie, 7. Aufl, Spektrum Akademischer Verlag, S. 529)

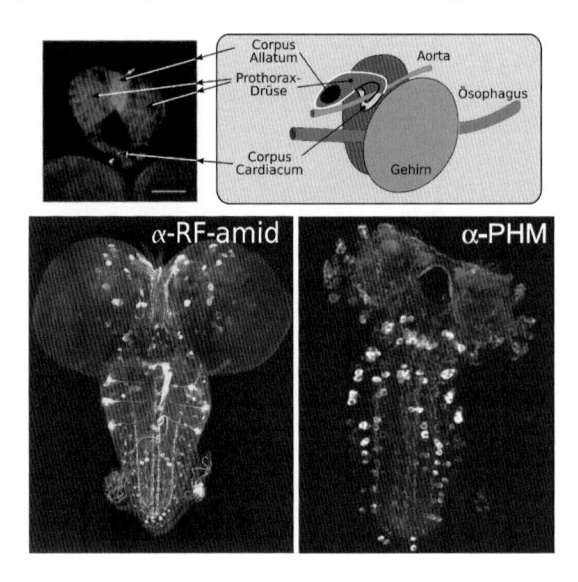

Abb. 7.18. Neurosekretion und Hormondrüsen in Insektenlarven. Die Bildung von Hormonen findet in Neuronen des CNS und in den *Corpora cardiaca*, den *Corpora allata* und der Prothoraxdrüse statt. Letztere sind bei Fliegen zur Ringdrüse vereinigt (*oben rechts und links*). Färbungen des Gehirns zeigen einzelne Hormon-bildende Zellen und die von ihnen ausgehenden Axone: *unten links:* Fliegenhirn angefärbt mit Antikörpern, die unter anderem an FMRF-Amid binden. Im Bild *unten rechts* wurde ein Antikörper gegen das Enzym PHM eingesetzt, das aus einem terminalen Glycin ein Amid bildet. Der Transkriptionsfaktor Dimm, der unter anderem die PHM-Expression reguliert, war in diesen Zellen überexprimiert. (Quellen: *oben links:* Chiang et al. (2002); *oben rechts:* Shiga (2003); *unten links:* Merte u. Nichols (2002); *unten rechts:* Hewes et al. (2006))

lerdings wird Ecdyson weiterhin in Gonaden oder dem Fettkörper gebildet.

Die *Corpora cardiaca* (CC) und *Corpora allata* (CA) sind neuronalen Ursprungs. Das charakteristische Hormon der *Corpora allata* ist das Juvenilhormon, kein Peptidhormon, sondern ein Sesquiterpen. Mit dem Methylfarnesoat der Krebse ist es nahe verwandt, da Methylfarnesoat eine Vorstufe des Juvenilhormons darstellt.

Bei den meisten Insekten sind CC und CA paarig in der Nähe der Aorta angelegt (Abb. 7.17). Bei Fliegen finden wir diese zusammen mit der Prothoraxdrüse zur Ringdrüse verschmolzen, wobei CC- und CA-Zellen von den Prothoraxdrüsen-Zellen differenziert werden können. Aus der Abb. 7.18 ist auch zu ersehen, dass auch die drei Organe abzählbar viele Zellen besitzen.

8 Regulationsmuster

Gliederung

8.1	Rückkopplungen		226
8.2	Regelkreise		226
	8.2.1	Belastung und Stress	226
	8.2.2	Kalziumstoffwechsel	229
8.3	Regulation der Fortpflanzung		230
8.4	Zuckerstoffwechsel		236
	8.4.1	Wo kommt der Blutzucker her?	236
	8.4.2	Regulatoren und Stellgrößen	236
	8.4.3	Glukose-abhängige Genexpression in der Leber	237
	8.4.4	Glukose-abhängige Insulinsekretion im Pankreas	238
	8.4.5	Insulin-abhängige Vorgänge	238
	8.4.6	Glukagon und Erhöhung des Blutzuckers	238
8.5	Appetit und Hunger		238
	8.5.1	Hunger und Nahrungsaufnahme bei *Drosophila melanogaster*	243
8.6	Wachstum		244
	8.6.1	Wachstumsfugen	244
	8.6.2	Verschiedene Zonen in den Wachstumsfugen	245
	8.6.3	Hormonelle Regulation	245
8.7	Wachstum und Häutung bei Ecdysozoa		248
	8.7.1	Regulation des Wachstums bei Insekten	249
	8.7.2	Hormone und postembryonale Entwicklung	250
	8.7.3	Kopplung von Größenwachstum und Metamorphose	251
	8.7.4	Regulation der Ecdysis (Schlüpfen)	253
	8.7.5	Postembryonale Entwicklung bei Holometabolen	255
8.8	Regulation von Blutdruck, Osmolarität und Blutvolumen		256
	8.8.1	Verschachtelung mehrerer Steuerkreise	256
	8.8.2	Osmorezeptoren an der Blut-Hirn-Schranke	257
	8.8.3	Angiotensin II-Rezeptoren an der Blut-Hirn-Schranke	258
	8.8.4	Arginin-Vasopressin-Freisetzung in der Neurohypophyse	258
	8.8.5	Die Rolle von Oxytozin	260
	8.8.6	Durst und das Hormonsystem des Gehirns	260
	8.8.7	Biochemie der Wasser- und Natrium-Rückresorption	260

In diesem Abschnitt werden wir beispielhaft Hormonregulationen vorstellen. Ein Hormon im Hormonsystem ist so etwas wie das Individuum in einem Stammbaum. Verschiedenste Quellen sind es, die das Werden und Entstehen eines Einzelnen ausmachen, und seine Nachkommenschaft hängt nicht nur von ihm selbst ab, sondern von vielen anderen Individuen.

So ist es auch bei der Freisetzung eines Hormons. Von rechts und links, von oben und unten dringen Botenstoffe an die Rezeptoren einer Hormon-produzierenden Zelle, einige drängen auf Freisetzung, andere auf Zurückhalten, einige auf Neubildung, andere auf Anhalten. Eine hormonbildende Zelle muss diese verschiedenen Einflüsse zusammenfassen und entscheiden. Dies geschieht nicht verstandesmäßig, sondern durch das Zusammenspiel von Steuerelementen in den Signalwegen der verschiedenen Rezeptoren und durch komplexe Interaktionen bei der Aktivierung von Genen.

Wenn dann eine Zelle tatsächlich ein Hormon freisetzt, haben die stimulierenden Reize überhand genommen. Diese werden in vielen Fällen besonders wirksam durch hohe Konzentrationen des Hormons selbst, aber häufig werden sie auch durch nachgeschaltete Hormone wieder blockiert. Beispielsweise regt das Gonadotropin-freisetzende Hormon in der Hypophyse die LH- und FSH-Freisetzung an; dadurch wird in den Gonaden Östradiol und Testosteron gebildet. Diese wirken wiederum als starke Hemmstoffe der GnRH-Freisetzung und der LH- und FSH-Freisetzung.

8.1 Rückkopplungen

Abbildung 8.1 macht einfache Rückkopplungen deutlich. In der Schilddrüse wird Thyroxin (= T_4) unter der stimulierenden Wirkung vom hypophysären TSH gebildet und freigesetzt.①,[1] Durch T_4 und durch das daraus von der Dejodase erzeugte Trijodothyronin (T_3) wiederum wird die TSH-Freisetzung in der Hypophyse gehemmt.② Die TSH-Freisetzung wird durch das hypothalamische Releasing-Hormon TRH stimuliert.③ Auch die TRH-Freisetzung④ wird durch T_4 gehemmt,⑤ wobei dieses dafür die Blut-Hirn-Schranke durchqueren muss.

Tatsächlich unterliegt die T_4-Bildung weiteren Einflüssen, z. B. täglichen Rhythmen, die hier nicht dargestellt worden sind. Vor allem die TRH-Bildung im Gehirn wird durch andere Neuronen und Hormone stark positiv beeinflusst: durch Serotonin⑥ und Noradrenalin.⑦ Die TSH-Freisetzung wird von (aus dem Hypothalamus stammenden) Dopamin⑧ und Somatostatin⑨ negativ beeinflusst. Östrogene im Blut steigern die TSH-Bildung,⑩ während das Glukokortikoid Kortisol die TSH-Bildung unterdrückt.⑪

In ähnlicher Weise werden andere Hormone durch verschiedene weitere Hormone, neuronale Verbindungen und andere Botenstoffe reguliert. In der Folge werden einige Beispiele aufgezeigt.

8.2 Regelkreise

8.2.1 Belastung und Stress

Stress wurde von Selye definiert als *the nonspecific response of the body to any demand upon it*[2]. Hunger, Verletzung, Kälte, Angst, Herzstillstand, Erschöpfung durch körperliche Arbeit, Festhalten und Arretierung sowie sozialer Stress führen nach Selye zu der gleichen, unspezifischen Körperreaktion, die sich vor allem in einem massiven Anstieg von Glukokortikoiden und Adrenalin im Blut bemerkbar macht. Für jede dieser, Stressoren genannten Bedrohungen des physiologischen Gleichgewichtes (Homöostase) könnte es zwar spezifische Antworten geben, aber nur der unspezifische Teil würde nach Selye als Stress bezeichnet.

---

[1] Ziffern beziehen sich auf die jeweilige Abbildung!
[2] Die unspezifische Antwort des Körpers auf jede Anforderung, die an ihn gestellt wird; Selye (1936, 1950)

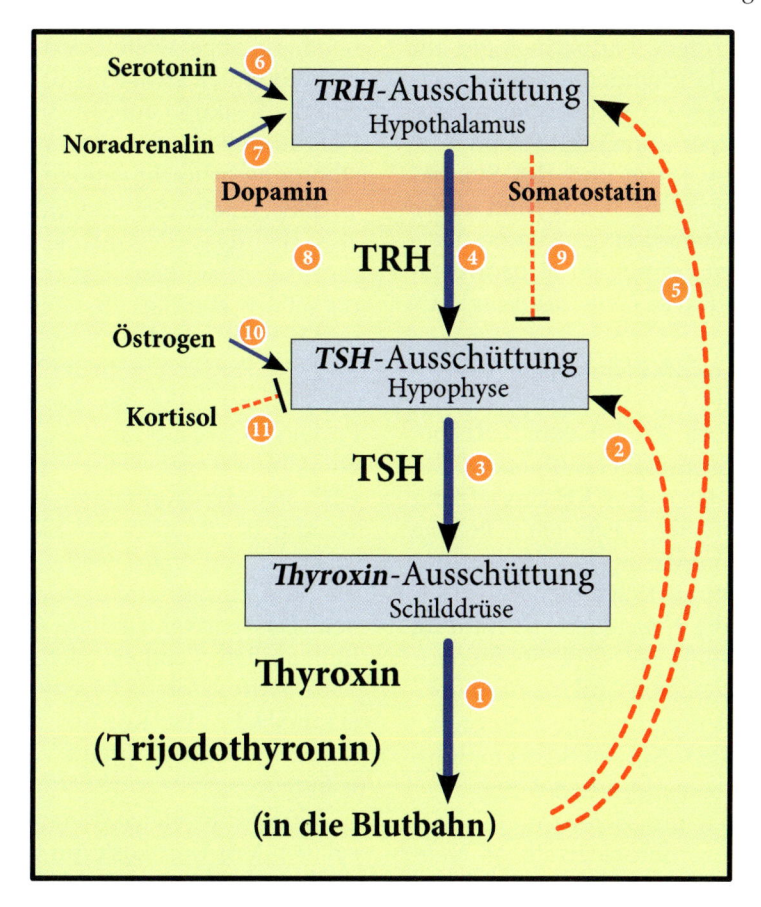

Abb. 8.1. Bildung von Thyroxin und dessen Kontrolle. (*blaue, durchgezogene Striche* stehen für Stimulation, *rote, unterbrochene Striche* für Inhibition; Ziffern werden im Text erläutert)

Über ein gut nachvollziehbares Experiment mit Buchhalterinnen haben Lennart Levi und Mitarbeiter berichtet: Der Abrechnungsmodus für den Lohnzettel und damit für das Einkommen wurde täglich geändert: An allen ungeraden Tagen wurde nach der Zahl der Buchungen abgerechnet, die an diesem Tag bewältigt worden waren, an den geraden Tagen wurde ohne Leistungskontrolle gezahlt. Während an den geraden Tagen das Arbeitspensum wie vorher berechnet gleich blieb, stieg an den ungeraden Tagen die Leistung um 14% über das, was an geraden Tagen bewältigt worden war. Gleichzeitig wurden Adrenalin und Noradrenalin im Urin bestimmt. Die ausgeschiedenen Mengen der Katecholamine lagen an den ungeraden Tagen um bis zu 40% über der an den geraden Tagen. Zusätzlich klagten elf von zwölf Frauen über Erschöpfung, Rückenschmerzen, Schmerzen in Schultern und Armen – allerdings nur an den ungeraden Tagen. Sie fühlten sich außerdem angetrieben. (Zur Übersicht siehe Levi (1989))

Die Frauen haben sich selbst in Stress gebracht. Sie wollten offensichtlich keine Einbußen hinnehmen, haben sich daher besonders motiviert, sind über das Ziel hinausgeschossen, und ihre Körper reagierten auf diese psychischen Belastungen. Durch psychische Anspannung kann also auch Stress ausgelöst werden. Stress kann damit als Reaktion des zentralen Nervensystems gesehen werden, der sich dann auf andere Organe auswirkt.

Die fortgeschrittene Endokrinologie am Ausgang des 20. Jahrhunderts sah die Physiologie des Stresses als Wechselspiel zweier Säulen, der hypothalamisch-hypophysär-adrenalen (HPA-) Achse und des Sympathischen Nervensystems. Beide sind unter anderem durch wechselseitige Kommunikation zwischen den Zentren im *N. paraventricularis* (NPV) und dem *Locus coeruleus* (LC) gekoppelt.

Im **NPV** sind es die kleinzelligen Neuronen, die entweder Kortikotropin-Releasing Hormon (CRH; auch als CR-Faktor (CRF) bezeichnet) oder Vasopressin (AVP) oder CRH plus AVP bilden. Über die CRH-Freisetzung ins Portalsystem der *Eminentia mediana* wird in der Hypophyse aus POMC gereiftes ACTH plus Endorphin freigesetzt. ACTH stimuliert dann in der Nebenniere die Bildung von Adrenalin (vergl. 171) und von Steroidhormonen, vor allem von Glukokortikoiden.

Im *LC* sind es noradrenerge Neuronen, von denen vor allem Nerven des Sympathischen Systems angeregt werden.

Die *LC*-Nerven projizieren unter anderem in den **NPV** zu den kleinzelligen Neuronen, welche wiederum in den *LC* zu den noradrenergen Neuronen n projizieren; hierbei wirken CRH wie AVP als Neurotransmitter(!). Das ganze System steht zudem unter der Kontrolle von (noch nicht genau bekannten) Zeitgebern – immerhin werden CRH, AVP sowie ACTH mit 1 bis 3 Pulsen pro Stunde und einem täglichen Rhythmus freigesetzt, bei dem abends/nachts die Ausschläge größer sind (Abb. 8.2). Außerdem wirken auf **NPV**- und *LC*-Neuronen zahlreiche Neuronen aus anderen Gehirnarealen und aus den Organen des Körpers über sympathische und andere Nerven; das limbische System ist eng mit der Stressantwort verknüpft. Andere Hormone wie NPY und Substanz P sind ebenfalls beteiligt: NPY stimuliert CRH-Freisetzung und hemmt die LC-Neuronen, während SP entgegengesetzt wirkt[3].

Die zentrale Rolle der Interaktion von *NPV* und *LC* wird in den letzten Jahren zunehmend angezweifelt. So berichten mehrere Autoren seit etwa 8 bis 10 Jahren über spezifische Reaktion auf Stressoren, die mit der Definition von Selye nicht mehr in Übereinstimmung gebracht werden können.

Ein Aspekt der Stressregulation ist die Tatsache, dass die Glukokortikoide im Gehirn selbst wirken. Dabei ist die Situation relativ komplex. Sowohl Kortikosteron und Kortisol werden im Gehirn angetroffen; nach der Freisetzung in der Nebenniere werden sie mit Hilfe des Kortisol-bindenden-Proteins (CB-Globulin, CBG) oder frei (evtl. an Albumin gebunden) transportiert. Ob CBP bei der Aufnahme ins Gehirn notwendig ist, ist nicht erforscht, da alle Steroide, soweit man weiß, durch Diffusion die Blut-Hirnschranke durchdringen können. Das periventrikuläre Gewebe um die Blutkapillaren enthält allerdings häufig die 11-β-Hydroxy-Steroid-Dehydrogenase Typ 2 (11βHSD-2), die Kortisol in das inaktive 11-Deoxy-Kortisol (vergl. Abb. 4.92) umwandelt.

Nun ist in vielen Tierarten nicht Kortisol, sondern Kortikosteron (auch Abb. 4.92) das aktive Glukokortikoid. Dieses wird nicht von der 11βHSD-2 umgewandelt. Auch Kortikosteron bindet an CBG – mit etwas geringerer Heftigkeit (→ Affinität).

Außerdem wird Kortisol von den Zellen der Blut-Hirn-Schranke durch das Multidrug-Resistenz-P-Glykoprotein aus den Zellen wieder entfernt. Solche Multidrug-Resistenz-Proteine dienen allgemein dazu, mit fremden Chemikalien umzugehen. Offensichtlich wird Kortisol als Fremdstoff angesehen, Kortikosteron dagegen nicht. Wir haben also zwei Mechanismen, die dazu führen, dass im Hirn bevorzugt Kortikosteron zur Wirkung kommt.

Kortikosteron bindet bevorzugt an den Mineralokortikoid-Rezeptor (MR) und mit geringer Affinität an den Glukokortikoid-Rezeptor (GR); beide Kernrezeptoren sind Transkriptionsfaktoren. Zellen im Hippocampus besitzen nun eine weitere 11βHSD

---
[3] Strakis u. Chrousos (1997)

8.2 Regelkreise   229

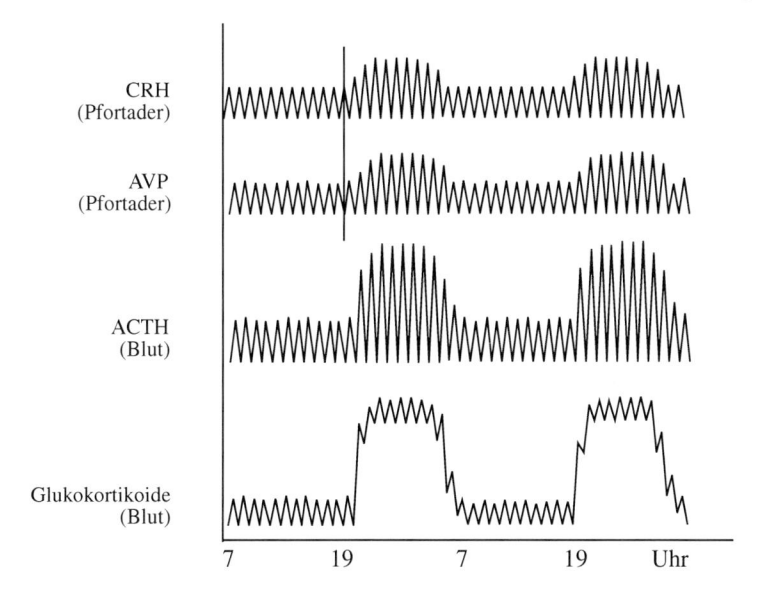

Abb. 8.2. Pulsatile und cirkadiane Aktivität der hypothalamisch-hypophysären-adrenalen Achse. In der Skizze sind die Verschiebung der Pulse von AVP und CRH durch den senkrechten gepunkteten Strich dargestellt. Die Pulshöhe ändert sich im Tagesverlauf. Als Folge der pulsatilen AVP/CRH-Freisetzung wird von der Hypophyse ACTH ebenfalls pulsatil freigesetzt, das in der Nebenniere die Bildung und Freisetzung von Glukokortikoiden (GC) stimuliert. Die erhöhten abendlichen und nächtlichen AVP/CRH-Pulse führen zu deutlich höheren GC-Spiegeln, die aber immer noch im Rhythmus der 20-minütigen Pulse variieren. (Neugezeichnet nach Chrousos (1998))

vom Typ 1, die Kortikosteron wieder in Kortisol umwandelt, das bevorzugt an den GR bindet[4]. Wie weit 11βHSD-1 verbreitet ist, und ob seine Anwesenheit für die Wirksamkeit von GC im ZNS notwendig ist, ist noch nicht bekannt.

Auch diese Daten lassen offen, ob Kortisol selbst im Gehirn zur Wirkung kommt. Wahrscheinlich ist, dass Kortikosteron im Gehirn sowohl an MR als auch GR binden kann. Während mit den MR besonders die Aufrechterhaltung der zellulären Homöostase erreicht wird, ist die Aufgabe der GR-vermittelten Wirkungen eher die Erholung nach Störung der Homöostase[5].

8.2.2 Kalziumstoffwechsel

Seit es geschlossene Blutkreisläufe gibt, wird die freie Kalziumkonzentration im Blut ($[Ca^{2+}]_{frei}$) auf ziemlich genau ein Millimol/Liter (1 mM) geregelt. Dies ist auch die Kalziumkonzentration im Meerwasser, was so interpretiert wird, dass sich alle Organismen aus Meerestieren entwickelt haben.

Beim Menschen wird Kalzium über die Nahrung aufgenommen (Abb. 8.3), ①ins Blut transportiert und dort in Albumin gespeichert; ②Albumin-Kalzium dient also als Puffer der Blut-Kalzium-Konzentration. Vom Blut aus wird Kalzium in Knochen eingebaut, ③ oder aus dem Blut durch die Niere filtriert ④ und aus dem Filtrat bei Bedarf auch rückresorbiert. ⑤

Die Kalzium-Konzentration wird durch einen Kalzium-messenden Rezeptorsensor auf der Oberfläche von Nebenschilddrüsen- ⑥ und von Nieren-Zellen ⑦ erfasst. Dieser Sensor ist ein G-Protein-gekop-

---
[4] de Kloet (2003)
[5] *dito*

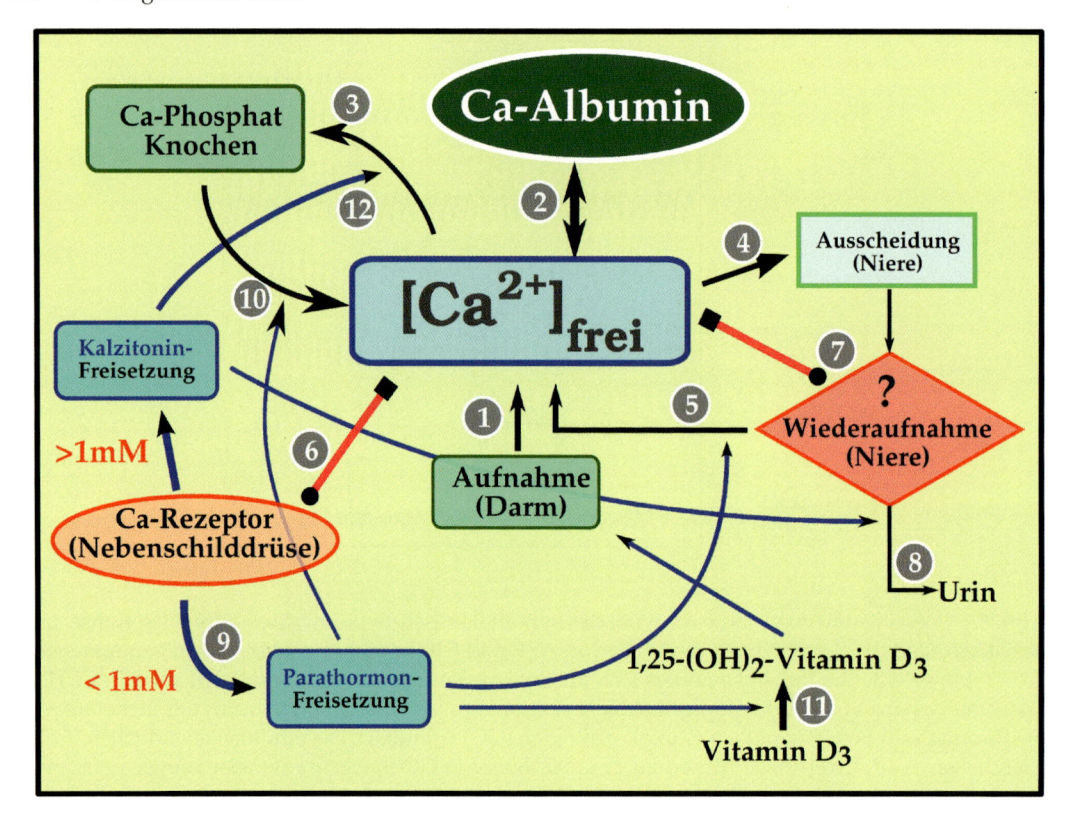

Abb. 8.3. Die Hauptbestandteile des Kalzium-Stoffwechsels

pelter, heptahelikaler Membranrezeptor. Wird durch genügend hohe Kalzium-Konzentration der Sensor stimuliert und durch Phospholipase das Inositoltrisphosphat (IP₃) freigesetzt, wird durch diese Aktivierung des Kalzium-Rezeptorsensors in Nierenzellen die Rückresorption von Kalzium blockiert, und filtriertes Kalzium wird nun im Urin ausgeschieden.⑧ In Nebenschilddrüsenzellen wird die Parathormon-Bildung inhibiert.⑨ Kommt es durch Kalzium-Ausscheidung zu einem Kalzium-Mangel, wird nach Inaktivierung des Sensors und ausbleibendes IP₃ die Blockade sowohl der Parathormonbildung in der Nebenschilddrüse als auch der Rückresorption in der Niere aufgehoben.

Durch das Parathormon wird außerdem die Verfügbarkeit von Kalzium durch Freisetzung aus Knochen erhöht.⑩ Gleichzeitig erhöht das Parathormon die Umsetzung von 25-OH-Vitamin D₃ zu 1,25-(OH)₂-Vitamin D₃ (Kalzitriol),⑪ welches notwendig ist, um im Darm Kalzium zu binden und in den Stoffwechsel einzuschleusen.

Als Antagonist zum Parathormon wirkt Kalzitonin, das bei erhöhten (>1 mM) Kalziumspiegeln von der Nebenschilddrüse gebildet wird. Dieses Hormon bremst in der Niere die Rückresorption und fördert den Einbau von Kalzium in Knochen.⑫

8.3 Regulation der Fortpflanzung

Vermehrung und Reproduktion sind wichtige Eigenschaften von Leben. Das Studium dieser Phänomene beschäftigt seit Beginn die Naturwissenschaftler. Die Unterschiede von Männern und Frauen sind augenfällig von Urzeiten her und die Funktionen der

Geschlechtsorgane lernen Kinder heute spätestens mit dem ersten Sexualkundeunterricht in der Schule.

Dass Hormone die Reproduktion beeinflussen, weiß jede Frau, die die Pille nimmt oder je genommen hat. Dass die regelmäßige Monatsblutung ein Geschehen mit hormoneller Regulation ist, wissen schon weniger. Dass die Fortpflanzungsfähigkeit von Männern auch einer hormonellen Kontrolle unterliegt, ist eher unbekannt. Das männliche Geschlechtshormon Testosteron dringt dann ins Bewusstsein, wenn seine erhöhte Produktion im Gerichtssaal aus Auslöser von Vergewaltigungen ins Spiel gebracht wird.

Regulation des GnRH

Über das GnRH werden die Reproduktionszyklen gesteuert. Reproduktion ist nur möglich, wenn ausreichend Nahrung vorhanden ist und wenn das soziale Gefüge der Tiergruppe reproduktive Aktivität zulässt; außerdem wird in vielen Tierarten ein jahreszeitlicher Zyklus eingehalten. Darüberhinaus führt nur die pulsatile GnRH-Freisetzung zu pulsatilen Gonadotropin-Freisetzungen, die dann die Aktivität der Gonaden steuern. Und nicht zuletzt wirkt das gonadal erzeugte Östradiol hemmend zurück auf die GnRH-Freisetzung. Diese Beobachtungen spiegeln sich in der Regulation des GnRH wider: Neurotransmitter wie NPY, Endorphine, CRH oder Galanin sind Botenstoffe dieser äußeren Zustände, die über die Steuerung der GnRH-Bildung und -Freisetzung Reproduktion ermöglichen.

Die Zellkörper (Perikarya) der GnRH-Neuronen finden wir im menschlichen Hypothalamus vor allem in der Präoptischen Region (*A. praeoptica*) und in der *Eminentia mediana*, außerdem in der *Lamina terminalis* und *A. septalis* (Abb. 8.4). Von den ersteren wurde gezeigt, dass sie stark von anderen Neuronen innerviert werden, während gerade die letzteren mit anderen Neuronen nur über zahlenmäßig wenige Synapsen verbunden sind.

Die Neurotransmitter, die auf GnRH-Neuronen einwirken, sind: GABA, Neuropeptid Y, Substanz P, endogene Opiate wie Endorphin und Leu-Enkephalin, CRH, Galanin, Katecholamine (Dopamin und Noradrenalin) und Neurotensine (Dudas u. Merchenthaler 2006).

Tubero-Infundibuläre Neuronen (TIDA-Neuronen), die Dopamin bilden und freisetzen, zählen zu den wichtigsten Steuerelementen für die GnRH-Freisetzung. Allerdings sind in dem Bereich, in dem die TIDA-Neuronen sitzen, auch viele NPY-, Galanin-, Endorphin- und Substanz P-Neuronen, während die CRH-Neuronen nur im *Infundibulum* und in der *A. praeoptica* gefunden werden (Dudas u. Merchenthaler (2006)). Die TIDA-Neuronen enthalten außerdem den Östrogenrezeptor, wodurch die gonadale Feedbackhemmung auf die GnRH-Freisetzung funktionell erklärt werden kann (Mitchell et al. 2003). Außerdem wurde in allerneuester Zeit das Kisspeptin als weiterer unverzichtbarer Regulator der GnRH-Freisetzung beschrieben (Messager et al. 2005).

Das Unterbinden reproduktiver Funktionen in Folge von Stress ist bei Säugern wohlbekannt. Man denkt, dass dabei vor allem die zentralen und die peripheren Stress-Systeme eine Rolle spielen: CRH unterdrückt direkt GnRH-Freisetzung über synaptischen Kontakt von CRH-Axonen mit den Dendriten von GnRH-Neuronen im medialen *NPO*. Dabei bestehen Unterschiede zwischen Nagern und Primaten. Endogene Opiate (aus POMC) können einige der CRH-Effekte vermitteln, teilweise zyklusabhängig, spezies- und geschlechtsspezifisch. Auch Zytokine des ZNS sind an der GnRH-Regulation beteiligt: IL-1 hemmt die Aktivität der GnRH-Neuronen und reduziert GnRH-Synthese und Freisetzung. Vermittelt werden die IL-1 Wirkungen teilweise durch endogene Opiate (Endorphine und Enkephaline) und durch Prostaglandine des ZNS.

Die Regulation des weiblichen Monatszyklus

Die Regulation des monatliches Fruchtbarkeitszyklus einer Frau findet in vier Or-

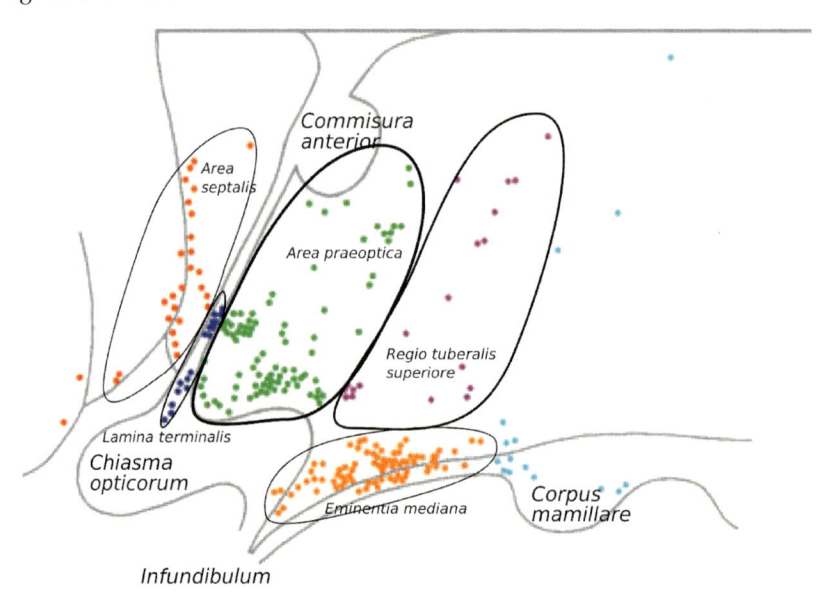

Abb. 8.4. GnRH-neurosekretorische Zellen im menschlichen Hypothalamus. Die Perikarya der GnRH-Neuronen finden sich in den gekennzeichneten Arealen. Außer in der *Regio septalis* sind die GnRH-Neuronen stark von anderen Neuronen innerviert. (Quelle: Dudas u. Merchenthaler (2006) mit freundlicher Erlaubnis)

ganen statt: im Hypothalamus, in der Hypophyse, in den Ovarien und im Uterus. Bei der hormonellen Kontrolle sprechen wir von der hypothalamisch-hypophysär-gonadalen Achse, auf neudeutsch HPGA (*hypothalamic-pituitary-gonadal axis*).

Die erste Größe, ohne die keine Fortpflanzung abläuft, ist eine → **puls-artige Freisetzung von GnRH** im Hypothalamus. Es gibt nur wenige tausend GnRH-serzernierende Neuronen im *mediobasalen Hypothalamus* und in den *präoptischen Nuklei* (*NPO*). Unter dem Einfluss des Neurotransmitters γ-Aminobuttersäure (GABA) und durch axonale Verknüpfung der GnRH-Neuronen untereinander kommt es zur koordinierten Ausschüttung von GnRH in der *Eminentia mediana*. Ob dem Hormon Galanin, das ebenfalls in vielen GnRH-Neuronen gebildet wird, auch eine Rolle bei der pulsatilen GnRH-Freisetzung zukommt, ist noch umstritten. GnRH-Freisetzung wird durch Stress und den Stressmediator CRH reduziert oder ganz unterbunden. Vor allem die Pulshäufigkeit ändert sich.

Ohne die pulsatile Freisetzung, d. h. bei kontinuierlich hohen oder fehlenden GnRH-Spiegeln, wird die LH-/FSH-Freisetzung wirksam unterbunden. Welche molekularen Mechanismen dabei wirksam sind, ist noch unbekannt. Dass der GnRH-Rezeptor nach Bindung von GnRH in das Zellinnere gebracht und nicht wieder auf die Oberfläche zurücktransportiert wird, kann nur als Erklärung für eine kurzfristige Unfähigkeit der gonadotropen Zellen, auf GnRH zu reagieren, dienen. Eine mögliche Hemmung der Neusynthese ist nicht bewiesen, aber erscheint als einfachste Erklärung für langfristige LH-/FSH-Bildungshemmung.

Die kontinuierliche Gabe von GnRH bzw. synthetischen GnRH-ähnlichen Medikamenten kann wegen dieses gerade beschriebenen

---

[6] Eine dauerhafte Kontrazeption mit diesen Analoga ist wegen der dauerreduzierten Östradiol-Spiegel und der Gefahr einer Osteoporose nicht angebracht.

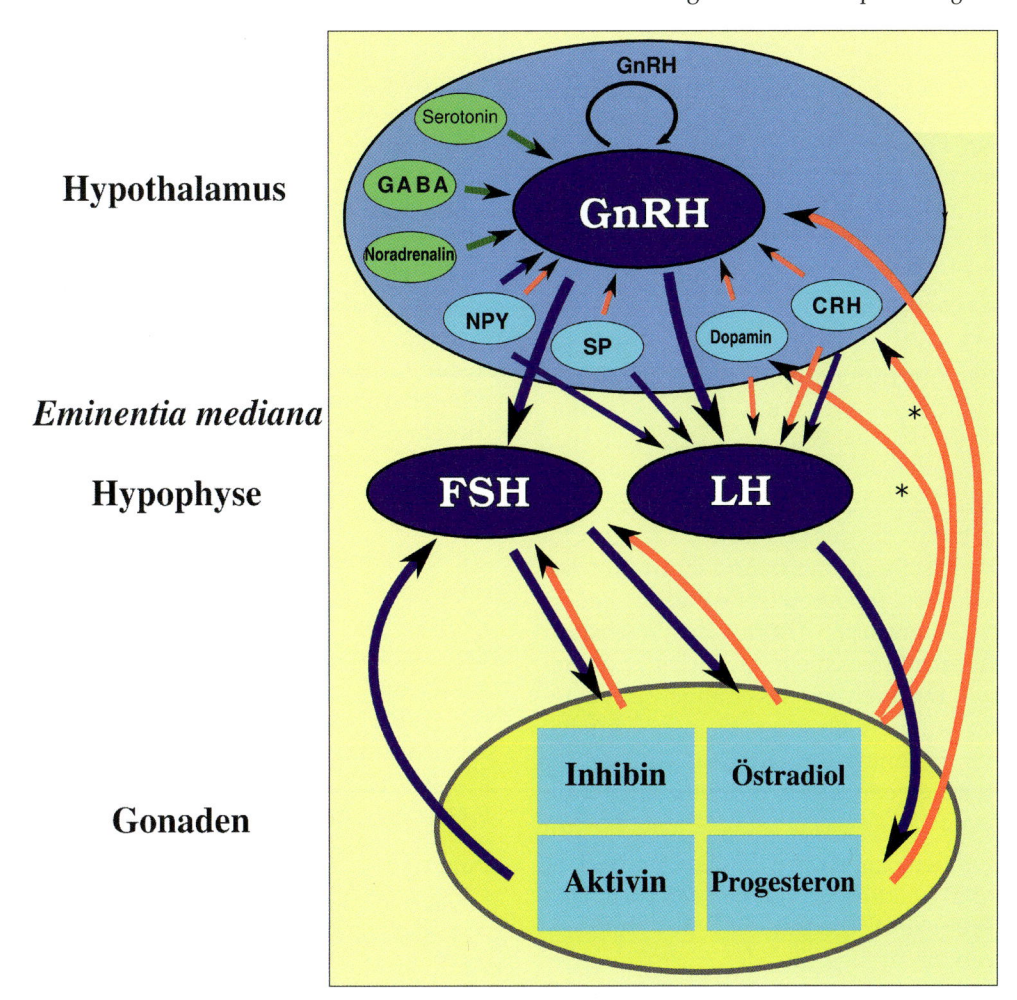

Abb. 8.5. Hormonwechselspiele für Reproduktionserfolge. *blaue Pfeile*: endokrine Verstärkung der Sekretion; *rote Pfeile*: endokrine Abschwächung der Sekretion; *grüne Pfeile*: Neurotransmitter-Vermittlung. *: Von den TIDA-Neuronen ist bekannt, dass sie den Östrogen-Rezeptor enthalten und damit die Feedback-Kontrolle auf die GnRH-Freisetzung ausüben können. Die *Sternchen* deuten an, dass auch andere Neuronen möglicherweise ER-positiv sind und damit an der Feedback-Kontrolle teilnehmen können. (Quelle: u. a. Dudas u. Merchenthaler (2006))

LH-/FSH-Mangels zur befristeten Empfängnisverhütung verwendet werden.[6]

Als Folge der pulsartigen Freisetzung von GnRH in das Portalsystem des Hypophysenstiels wird in der Hypophyse die LH- und FSH-Freisetzung aus den gonadotropen Zellen veranlasst.

FSH sorgt dafür, dass eine Gruppe primordialer Follikel in den Eierstöcken zu primären und sekundären Follikeln reifen (Meiose). Das LH stimuliert die Theka-Zellen um die Follikel zur Testosteron-Bildung, das in die Follikel diffundiert und dort von den Granulosa-Zellen in Östradiol umgewandelt wird. Der größte Follikel produziert nach einigen Tagen soviel Östradiol, dass er die FSH-Freisetzung in der Hypophyse blockiert. Bei Kühen, und wahrscheinlich generell, ist allein dieser Follikel ist nicht mehr auf FSH angewiesen, um weiter zu wachsen. Alle anderen sekundären Follikel verkümmern dagegen. Neben Östradiol enthält die Follikelflüssigkeit ein Protein-Heterodimer: Inhibin. Zusammen mit Östradiol blockiert Inhibin spezifisch die hypophysäre FSH-Freisetzung, nicht aber die LH-Freisetzung, obwohl die Granula der gonadotropen Zellen sowohl LH und FSH enthalten. Die Blockade findet offensichtlich bei der FSH-Bildung statt. Außerdem ist Follistatin beteiligt.

Während nur noch ein Follikel wächst, nehmen Androstendion, Testosteron, 17-Hydroxy-Progesteron und die Östradiol-Konzentration im Blut stark zu. Kurz vor dem Eisprung kommt es zu einem starken LH-Anstieg. Schließlich platzt der Follikel und schüttet mit der verpackten Eizelle (Oozyte) auch die in ihm befindlichen Hormone aus. Das freigesetzte Östradiol steuert in der Gebärmutter (Uterus) das Wachstum der Gebärmutterschleimhaut (des Endometriums). Dadurch kann sich eine befruchtete Eizelle innerhalb eines kleinen Zeitfensters im Endometrium einnisten und in der Folge zu einem neuen Individuum heranwachsen.

Aus dem geplatzten Follikel entwickelt sich ein Gelbkörper (*Corpus luteum*). Dieser produziert Progesteron, mit dem einer Verkümmerung und der Abstoßung der Uterus-Schleimhaut entgegengewirkt wird. Das Progesteron mit dem Östradiol aus dem geplatzten Follikel verringern in der Hypophyse die GnRH-Freisetzung. Diese Progesteron-Bildung hält nur wenige Tage an und nimmt, wenn es zu keiner Befruchtung kommt (siehe folgender Absatz), nach etwa sieben bis acht Tagen stark ab. Dadurch wird die Blutversorgung der Uterusschleimhaut unterbunden und diese verkümmert, bis sie bei der Monatsblutung (Menstruation) abgestoßen wird. Ohne die Blockade durch Östradiol und Progesteron wird im Hypothalamus die GnRH-Freisetzung wieder angeregt, FSH wird gebildet und im Eierstock wächst die nächste Welle von Follikeln. Der Zyklus fängt erneut an.

Kommt es zur Befruchtung, beginnt sich das befruchtete Ei noch im Eileiter zu teilen. Nach dem 32-Zell-Stadium verschmelzen die Zellen zur Morula, aus der sich die Blastozyste mit einer äußeren Schicht von Trophoblast-Zellen und einer inneren Zellmasse entwickelt. Aus der inneren Zellmasse entwickelt sich der Fötus, aus der Trophoblast-Schicht die Plazenta. Die Aufgaben der Trophoblastzellen in der Blastozyste sind zweifach: 1. Anheftung an die Uterusschleimhaut zur Einnistung und 2. Bildung des Schwangerschaftshormons Choriongonadotropin. Mit diesem Schwangerschaftshormon wird die Progesteron-Bildung im *Corpus luteum* wieder angeregt, die Progesteronbildung bleibt hoch und das Endometrium wird nicht zur Verkümmerung gebracht. Solange Trophoblasten in der Blastozyste und später in der Plazenta Choriongonadotropin bilden, wird die Progesteron-Bildung im *Corpus luteum* gewährleistet. Außerdem wird durch Progesteron die pulsartige GnRH-Ausschüttung in der *Eminentia mediana* und in der Hypophyse die LH- und FSH-Freisetzung blockiert.

Pubertät

Menschen sind nach der Geburt nicht sofort geschlechtsreif, sondern die Fähigkeit zur Reproduktion wird erst später erworben, meist nach dem 11. bis 13. Lebensjahr. Hypophysäre und gonadale Hormonausschüttungen, die das Neugeborene noch durchführt, schlafen innerhalb weniger Wochen ein. Der Menarche, dem Zeitpunkt der ersten Spermienejakulation oder der ersten Monatsblutung, geht eine längere Zeit endokriner Reifung voraus. Dabei werden ab dem 8. Lebensjahr die Nebennieren zunehmend aktiver, man spricht von Adrenarche. Zuerst werden DHEA und DHEA-Sulfat vermehrt ausgeschüttet, nach 1 bis 2 Jahren auch Androstendion, ohne dass man bisher die Ursachen dafür kennt. Mit der Bildung dieser Androgene setzt das Wachstum der Geschlechtsorgane und der Geschlechtsbehaarung ein.

Bis zur Pubertät gibt es keine messbaren pulsartigen LH- oder FSH-Ausschüttungen.

Als frühest messbarer Parameter gelten nächtliche FSH-Pulse, die nur durch GnRH-Pulse möglich sind. Diese GnRH-Pulse werden ohne Stimulation aus den Gonaden ausschließlich zentralnervös induziert, denn Pubertät tritt auch bei Personen ein, bei denen die Gonaden afunktionell sind. Etwa ein Jahr nach den FSH-Pulsen treten auch LH-Pulse auf. Als Reaktion auf diese noch unregelmäßigen und seltenen Gonadotropin-Pulse steigen durch Entwicklung der Leydig-Zellen bei Jungen und den ersten wachsenden Follikeln bei Mädchen die Testosteron- bzw. Östrogen-Konzentrationen im Blut. Auch die Gemütsschwankungen werden durch die unregelmäßigen Gonadotropin-Pulse und damit schwankenden Steroidhormon-Spiegel erklärt. Die ersten FSH-Pulse führen zur noch unvollständigen Entwicklung ovarieller Follikel, ohne dass es zur Ovulation, dem Eisprung, selbst kommt. Mit Dauer der Pubertät werden die Pulse regelmäßiger, die Follikelentwicklung geht immer weiter und schließlich kommt es zum ersten Eisprung. Die Menarche ist erreicht. Die volle Fortpflanzungsfähigkeit, ein regelmäßiger Monatszyklus und damit das Ende der Pubertät, kann noch einige weitere Monate auf sich warten lassen.

Bei Jungen steht der erste Samenerguss (Ejakulation) nicht am Ende der Pubertät, sondern regelmäßige GnRH-Pulse und damit LH-/FSH-Pulse sind auch nach einem ersten Samenerguss noch nicht so häufig und regelmäßig wie bei Männern, also bei einer Häufigkeit von etwa 18 Pulsen/Tag. Die verstärkte FSH-Freisetzung führt zuerst zur verstärkten Ausbildung samentragender Kanäle (*Tubuli seminiferi*). Unter dem Einfluss von LH entwickeln sich dann die Vorläufer-Zellen in Leydig-Zellen, die vor allem Testosteron freisetzen.

Die vermehrte Testosteron-Bildung, welche bei Jungen wie bei Mädchen mit einer verstärkten Wachstumshormon-Bildung einhergeht, bewirkt starke Gemütsschwankungen; die Jugendlichen zeigen ein im Verhältnis zur Kindheit aggressiveres Verhalten, obwohl sich die äußere Lebenssituation des Heranwachsenden nicht verändert hat, „nur" sein Hormonsystem entwickelt sich.

Neben den Hormonen der Reproduktion werden auch andere Hormone, vor allem das Wachstumshormon (GH), Insulin und IGF-1 vermehrt gebildet. Ist GH vermindert, verzögert sich die Pubertät.

Menopause

Nach Erreichen der Geschlechtsreife bleiben Männer und Frauen über einen langen Zeitraum vermehrungsfähig, bis bei Frauen etwa mit 50 Jahren die Menstruation ausbleibt. Wenn eine Schwangerschaft ausgeschlossen werden kann, z.B. bei Abwesenheit von hCG, ist in diesem Alter der Zeitpunkt der Menopause erreicht. Da in der follikulären Phase des Monatszyklus immer viele Follikel reifen, von denen aber nur einer oder vielleicht zwei zur Ovulation, dem Eisprung kommen, hat sich nach ca. 35 Jahren der Vorrat der Eizellen, der ja schon vor der Geburt angelegt war, erschöpft, vermutet man. In 35 Jahren hat es etwa 13 Zyklen pro Jahr x 35 Jahre = 455 Zyklen gegeben. Bei 20 reifenden Follikeln pro Zyklus sind etwa 9000 Follikel gereift. Warum die übrigen der 100000 Eizellen, die immerhin vor der Geburt angelegt waren, nicht in Follikeln reifen, ist unbekannt. Es müssten etwa 220 Follikel pro Zyklus reifen, um in 455 Zyklen 100000 primäre Follikel zu verbrauchen.

Bei Männern sind die Spermien nicht schon vor der Geburt vorgeformt, sondern werden zuerst während der Pubertät gebildet. Wenn also die hormonelle Ausstattung von Männern im Alter von 70 Jahren, zu einem Zeitpunkt, bei dem Frauen praktisch nicht mehr fortpflanzungsfähig sind, noch genügend LH-, FSH- und Testosteron-Bildung zuläßt, sind solche Männer auch noch fortpflanzungsfähig. Man spricht auch bei Männern von Andropause, aber ein genauer Zeitpunkt lässt sich dafür nicht bestimmen.

Die Gametenentwicklung unterscheidet sich bei Männern und Frauen deutlich:

- Aus den zwei meiotischen Teilungen entstehen vier haploide Spermien, aber nur eine haploide Eizelle. Die nicht benötigten Chromosomen bei Frauen werden als Polkörper aus der Eizelle entfernt.
- Die erste der beiden meiotischen Teilungen findet bei einer Frau schon vor ihrer Geburt statt, die zweite nach der Ovulation.
- Bei Männern finden beide meiotischen Teilungen bei der Spermienentwicklung statt.

Sowohl bei Männern als auch bei Frauen nimmt die Häufigkeit von genetisch bedingten Fehlbildungen bei Neugeborenen mit dem Alter der Eltern zu. Dabei gibt es keine Evidenz dafür, dass die Häufigkeit der Gametenfehler zwischen den Geschlechtern unterschiedlich ist. Es müssen sich also mehrere Faktoren gegenseitig balancieren:

Zugunsten der Männer spricht, dass nur einzelne Spermien von vielen das Ei befruchten. Hier gibt es also einen Verdünnungsfaktor für Chromosomenaberrationen.
Zuungunsten der Männer spricht, dass in der jahrzehntelangen Fertilitätsphase in den Stammzellen Fehler angereichert werden können.
Zugunsten der Frauen spricht, dass nach der ersten Teilung in der Ruhephase keine Fehler bei DNS-Verdopplungen angereichert werden können. Außerdem werden 3/4 der Chromosomen entsorgt.
Zuungunsten der Frauen spricht, dass die eine Eizelle nicht aus vielen Eizellen selektiert wird. Ist einmal ein Fehler vorhanden, wird er auch zum Tragen kommen.

Während früher immer nur auf das Alter der Mütter geschaut wurde, wenn es darum ging, ob eine genetische Beratung als Vorsorge notwendig war, wird heute auch das Alter der Väter berücksichtigt.

8.4 Zuckerstoffwechsel

8.4.1 Wo kommt der Blutzucker her?

Der Organismus erhält Glukose (Glc) aus drei Quellen: Aus der Nahrung, aus Glukose-Speichern und durch Neubildung.

Glukose aus der Nahrung: Glc wird von den Zotten des Dünndarms über ein Transporterprotein aufgenommen, das gleichzeitig je Molekül Glc zwei Natrium-Ionen aufnimmt (Na^+/Glukose-Ko-Transporter; *sodium-glucose-transporter 1*: SGLT1[7]). Dabei können auch andere Zucker vom gleichen Transporter in die Zellen gebracht werden.
Glukosespeicherung: Die Speicherung von Glc erfolgt bei Glukoseüberschuss in Form von Glykogen vor allem in der Leber. Wird dagegen Glc benötigt, kann Glykogen wieder zu freier Glc abgebaut werden.
Glukoseneubildung: So wie Glc zu CO_2 abgebaut werden kann, kann es aus den Zwischenprodukten des Abbaus auch unter Energieverbrauch wieder aufgebaut werden. Die Glukoseneubildung (Glukoneogenese) findet vor allem in der Leber statt.

8.4.2 Regulatoren und Stellgrößen

Das charakteristische Hormon der Glukose-Regulation ist das Insulin (vergl. Kap. 4.1.7). Als Gegenspieler wirkt Glukagon. Beide Hormone werden von spezialisierten Zellen der Bauchspeicheldrüse (vergl. Kap. 7.5) freigesetzt.

Die Stellgröße des Glukosestoffwechsels (Abb. 8.6) ist die Blutzuckerkonzentration [Glc][8]. Je nach [Glc] im Blut spricht man von **satt** oder **fastend**. Der Schwellenwert ist

---
[7] Lee et al. (1994) und dortige Referenzen
[8] Eckige Klammern [] bedeuten in der Chemie, dass es sich um eine Konzentration handelt.

8.4 Zuckerstoffwechsel   237

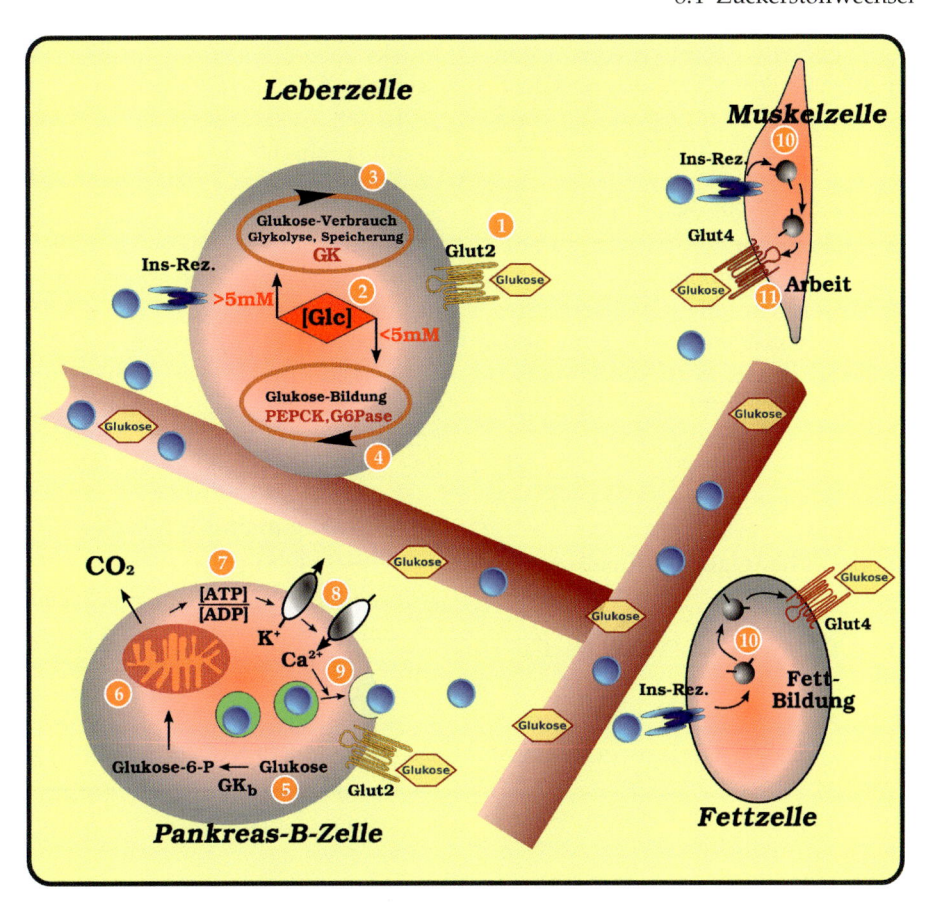

Abb. 8.6. Elemente des Zuckerstoffwechsels. *blaue Kugeln*: Insulin; Ins-Rez: Insulin-Rezeptor; GLUT2/GLUT4 Glukose-Transporter

5 mM Glc. Unter 5 mM ist die „fastende" Situation gegeben, die versucht, Glc zu liefern, oberhalb dagegen existiert der „satte" Zustand.

8.4.3 Glukose-abhängige Genexpression in der Leber

Die Leber schaltet je nach [Glc] zwischen verschiedenen Stoffwechselzuständen um: Im satten Zustand wird Glc abgebaut – entweder durch Abbau oder durch Speicherung in Glykogen. Wenn „fastend" signalisiert ist, wird aus Bausteinen Glc neugebildet oder aus Glykogen Glc wieder freigesetzt. Das Enzym, mit dessen Aktivität die Umschaltung reguliert wird, ist die Glukokinase, die aus Glc Glukose-6-Phosphat (Glc6P) macht, das dann weiterverarbeitet wird. In die Leberzellen wird Glukose vom Glukose-Transporter 2 gebracht, der auf den Membranen der Leberzellen sitzt (Abb. 8.6).①

Glukose-Sensoren auf der Oberfläche der Leberzellen messen die Blutzuckerkonzentration [Glc]. In der Folge wird intrazellulär in der Leber die Genexpression von Glc-Verbrauch auf Glc-Bildung oder umgekehrt geschaltet.② Beteiligt an der Glc-Messung ist auch die Glukokinase GK, deren Expression blutzuckerabhängig geregelt wird. Bei hoher [Glc] wird durch die verstärkt exprimierte GK mehr Glc6P gebildet, das in die abbauenden Stoffwechsel-Wege geführt oder als Glykogen gespeichert werden kann.③ Bei niedriger [Glc] dagegen wird durch Abbau von Glykogen oder Glukose-Neubildung Glc6P verfügbar, das nach Spaltung in Glc (und Phosphat) von der Zelle ins Blut abgegeben wird.④

Das geschwindigkeitsbestimmende Enzym der Glc-Bildung ist die Phosphoenolpyruvat-Carboxykinase (PEPCK), deren Expression vor allem bei niedriger [Glc] aktiviert wird. Für die Umwandlung von Glc6P in Glc wird die Glukose-6-Phosphatase (Glc6Pase) benötigt, mit ebenfalls von [Glc] abhängiger Expression.

Auch an der Speicherung von Glc als Glykogen ist das Hormon Insulin beteiligt.

8.4.4 Glukose-abhängige Insulinsekretion im Pankreas

Insulin wird im Pankreas bei hoher [Glc] freigesetzt:

1. In die β-Zellen der Pankreasinseln wird Glc durch den Glut2-Transporter geschleust.
2. Nach Phosphorylierung zu Glc6P⑤ wird dieses in den Mitochondrien zu CO_2 verstoffwechselt.⑥
3. Da dabei ATP gewonnen wird, erhöht sich im Zytosol das Verhältnis von ATP zu ADP.⑦
4. Bei erhöhtem ATP/ADP-Verhältnis werden Kaliumionen durch einen Kaliumkanal aus der Zelle ausgeschleust.⑧
5. Dabei entsteht an der Zellmembran eine Spannungsveränderung, wodurch ein Kalzium-Kanal geöffnet wird.
6. Die eingeschleusten Kalziumionen wiederum veranlassen die Fusion der Insulin-Vesikel mit der Zellmembran,⑨ wodurch die Vesikelinhalte freigesetzt werden. Das freigesetzte Insulin greift dann als Hormon in die Zuckerregulation ein.

8.4.5 Insulin-abhängige Vorgänge

In der Leber bewirkt Insulin, dass Glc6P als Glykogen gespeichert wird. Außerdem fördert Insulin aus Leberzellen die Aminosäurefreisetzung, wobei die Aminosäuren in Muskelzellen, Insulin-gefördert, zu Eiweißen aufgebaut werden können.

In den Muskelzellen bewirkt Insulin nach Bindung an den Insulin-Rezeptor (InsR),⑩ dass vorgeformte Glut4-Transporter in intrazellulären Vesikeln an die Zelloberfläche gebracht werden, wodurch die Zelle Glukose aufnehmen kann.⑪ Die aufgenommene Glukose wird abgebaut, und das gebildete ATP für Muskelarbeit eingesetzt.

In ähnlicher Weise fördert Insulin die Glut4-vermittelte Glc-Aufnahme in Fettzellen, in denen die Glukose vor allem für die Bildung von Fetten benutzt wird.

8.4.6 Glukagon und Erhöhung des Blutzuckers

Während bei hohem [Glc] aus β-Zellen Insulin freigesetzt wird, wird bei niedrigem [Glc] aus α-Zellen der Bauchspeicheldrüse Glukagon (GCG, vergl. Kap. 4.1.7 und 7.5) ausgeschüttet. Glukagon aktiviert in Leberzellen die Proteinkinase A (PKA), die Schlüsselenzyme der Gluconeubildung und des Glykogenabbaus, wodurch die verfügbare Glukose-Menge erhöht wird.

8.5 Appetit und Hunger

Die Nahrungsaufnahme beim Menschen wird durch bewusste und unbewusste Kontrolle gesteuert (Abb. 8.7). Wir können unsere Essgewohnheiten nur zum Teil bewusst steuern: die Erfahrung lehrt, dass plötzlicher Heißhunger alle „guten Vorsätze" zum Teufel schickt. Hier wirkt ein autonomes Regulationssystem, das unserer Kontrolle und unserem Bewusstsein (jedenfalls teilweise) entzogen ist. Sinn dieser Steuerung ist die langfristige Konstanthaltung des Körpergewichtes und damit die Sicherung des individuellen Überlebens. Dazu müssen Nahrungs- und Energieaufnahme und Energieverbrauch aufeinander abgestimmt werden.

An diesem Regulationssystem zwischen Gehirn, Fettgewebe und Magen-Darm-Trakt sind Hormone aus Zellen des Magen-Darm-Traktes, aus dem Fettgewebe und aus Nervenzellen beteiligt. Seine Darstellung kann aus Platzgründen nur in einer Übersicht erfolgen; außerdem sind viele Zusammenhänge noch nicht ausreichend erforscht.

Im Jahr 2004 stellte sich die Regulation von Appetit und Körpergewicht so dar (Konturek et al. 2004):

Zentrales Nervensystem (ZNS)

Im ZNS (Abb. 8.7) kontrolliert der *Nucleus tracti solitari* (*NTS*) Darmsekretion, -bewegung und -blutversorgung. Sattheit und Appetit werden in verschiedenen Zentren kontrolliert: vor allem in *N.arc* und *NPV*, ebenso im ventromedialen und lateralen Hypothalamus. Beteiligt sind dabei der zentrale Nucleus der Amygdala (*NCA*), der *Nucleus interstitialis* und der ventrale Thalamus.

Parasympathische Nerven des *N. vagus*

Aus dem Stammhirn① heraus verbindet der Vagus-Nerv viele Organe des Verdauungstraktes. Etwa 20 000 Nerven enden an den verschiedenen Zellen des Magen-Darm-Traktes.②

Sympathische Nerven des *N. splanchnicus*

Die Nervenenden des Splanchnischen Nerves verbinden ebenfalls den Verdauungstrakt mit dem Gehirn.③

Enterisches Nervensystem

Ein besonderes Nervensystem bilden die etwa 100 Millionen Nervenzellen des enterischen Nervensystems (ENS). Diese kontrollieren stimulierend und auch hemmend das gesamte Darmgeschehen von innen heraus (intrinsisch), während *N. vagus* und *N. splanchnicus* das Darmsystem mit dem ZNS verknüpfen. Die Sekretion von Verdauungsenzymen, von Salzen oder von Salzsäure, die Peristaltik und die Regulation des Blutstromes werden durch diese Nerven geregelt.④

Hormonelle Botenstoffe und Neuropeptide

Folgende Hormone sind unter anderem an der Balance von Hunger und Sattheit beteiligt:

Leptin: Leptin (vergl. Kap. 4.1.8.1) wird in Fettzellen in Abhängigkeit von deren Zahl gebildet und freigesetzt. Mit Leptin signalisieren die Fettzellen den Nahrungszustand und tragen damit zu der langfristigen Regulation des Körpergewichtes bei. Gleichzeitig ist Leptin an der (kurzfristigen) Regulation der Nahrungsaufnahme beteiligt, da seine Freisetzung in der Folge einer Mahlzeit (postprandial) erhöht wird. Dabei wirkt Leptin nicht nur im Gehirn,⑥ sondern auch in einer parakrinen Schleife im Fettgewebe (Jequier u. Tappy 1999) und im Magen-Darm-Trakt (MDT; Meier u. Gressner (2004)) ⑤. Im MDT antagonisiert Leptin die Wirkungen von Ghrelin, während im Hypothalamus, besonders im *N. arc.*, die Bildung und Freisetzung von NPY und AgRP unterbunden wird. Diese Leptin-Wirkung erfolgt nach Bindung an die lange Spleiß-Variante (OB-Rb) des Leptin-Rezeptors.

CCK: Cholezystokinin (vergl. Kap. 4.1.9) wird in den I-Zellen des Zwölffingerdarmes gebildet. Vermittelt durch CCK-Bindung an CCK-Rezeptoren auf den Enden des *N. vagus*⑦ wird im ZNS Sattheit vermittelt. Blockade der Rezeptoren unterdrückt das Signal und führt zu verlängerter Nahrungsaufnahme.

PYY: Das Peptid-Tyrosyl-Tyrosin (vergl. Kap. 4.1.9) ist ein Hormon, das wahrscheinlich unter Kontrolle des ZNS bei Nahrungsaufnahme aus endokrinen Zellen des Darmes freigesetzt wird. Auch PYY wirkt dem Ghrelin entgegen.⑧

NPY: Neuropeptid Y ist eines der am intensivsten untersuchten endokrinen Moleküle des 3. Jahrtausends: mehr als 1200 Publikationen zwischen 2000 und 2006, die den Schwerpunkt auf NPY legen. Zentralnervöses NPY ist entscheidend beteiligt an der Nahrungsaufnahme, u. a. zusammen mit AgRP (siehe S. 40); zwar sind NPY/AgRP-*Knockout*-Mäuse voll lebensfähig und zeigen auch keine Magersucht, aber wenn man NPY ins Gehirn injiziert, fangen in Tierexperimenten die Tiere –

Hamster, Schafe, Mäuse oder Ratten – sofort an zu fressen, bzw. sie zeigen alle Symptome, die mit der Suche nach Nahrung verbunden sind.

NPY gehört zur Familie der Proteine mit der Faltung des Pankreatischen Polypeptides (vergl. Kap. 4.1.3, 4.1.9 und Abb. 4.29). Es wird im ZNS von hypothalamischen Neuronen gebildet, besonders im *N.arc.*, daneben aber auch in Hirnstamm-Neuronen, die Verknüpfungen zum Hypothalamus besitzen, außerdem im Magen-Darm-

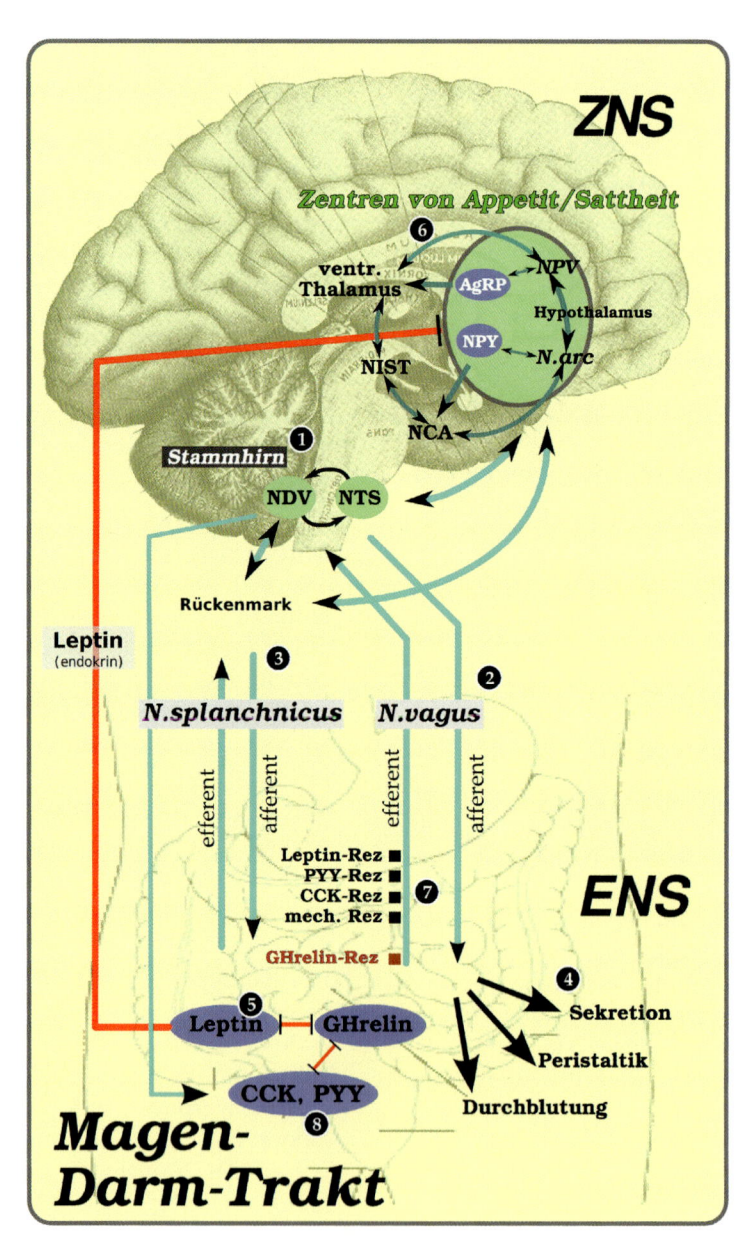

Abb. 8.7. Hirn- und Bauch-Wechselspiele – Regulation von Appetit und Hunger. *rote Linien*: hemmende endokrine Einflüsse; *blau-grüne Linien*: Steuerung durch Nerven an Synapsen (Quellen: Konturek et al. (2004); Gray's Anatomie des menschlichen Körpers (20. Ed, 1918) Bild 715)

trakt von endokrinen Zellen. Im Gehirn wirkt es überwiegend als Neurotransmitter über die synaptischen Spalten zwischen Nervenzellen; zusätzlich wird NPY in der *Eminentia mediana* von neurosekretorischen Zellen ausgeschüttet und wirkt von dort in der Hypophyse.

Neben der Rolle bei der Nahrungsaufnahme ist NPY bei der Regulation der hypothalamisch-hypophysär-adrenalen Achse mittels Regulation von CRH, bei der Steuerung der Herzfrequenz über NPY-immunopositive Nerven, an Angiogenese und Wundheilung beteiligt.

Eine Mutation in der Signalsequenz des menschlichen NPY, Leu gegen Pro (vergl. das gerahmte dunkle hinterlegte **L** in Abb. 4.28, S. 86), führt bei den Betroffenen nicht zur Fettleibigkeit, aber zu erhöhten Cholesterin-Spiegeln im Blut, mit einem dadurch erhöhten Risiko für Herzkreislauferkrankungen. In Finnland sind von der Mutation immerhin 14% der Bevölkerung betroffen. Neben erniedrigten NPY-Konzentrationen waren in einer anderen Studie auch die Noradrenalin- und die Insulin-Konzentration erniedrigt und die Blutzucker-Menge erhöht. Außerdem war die Herzfrequenz erhöht.

AgRP: Das Agouti-ähnliche Protein bindet unter anderem an Melanocortin-Rezeptoren; von besonderer Bedeutung in der Appetitregulation ist der MC-R4. Gebildet von Neurosekretorischen Zellen des basalen Hypothalamus (im *N.arc*) bindet AgRP an den MC-R4 vor allem in den Zentren von Sattheit und Appetit im *NPV* und anderen Nuclei des Hypothalamus, sowie im *NCA* (zentraler Nucleus der Amygdala), dem *Nucleus interstitialis striae terminalis* (*NIST; bed nucleus of stria terminalis*) und dem ventralen Thalamus. Durch diese Ligand-/Rezeptor-Interaktion wird die Nahrungsaufnahme unterdrückt.

Am MC-R4 binden verschiedene Neuropeptide: α-MSH und ACTH hemmen dabei, AgRP und AgP steigern den Appetit. Möglicherweise ist außerdem der MC-R3 an der Appetit-Regulation beteiligt.

Ghrelin: Ghrelin ist der neu entdeckte körpereigene Ligand für einen schon vorher bekannten, als Wachstumshormon-Sekretagog-Rezeptor bezeichneten Rezeptor (GHS-R 1), über den kleine synthetische Peptid-Ketten und Nicht-Peptid-Moleküle in der Hypophyse Wachstumshormon freisetzen können.

GHS-R 1a ist ein heptahelikaler Membran-Rezeptor; GHS-R 1b, nach alternativem Spleißen unter Erhalt eines Introns mit einem frühen Stopp-Codon versehen, ist nur ein *penta-* (fünf)-helikales Membranmolekül mit unbekannter Funktion.

Hormon-Rezeptoren auf Nervenzellen

Rezeptoren für die Hormone und Neuropeptide, von denen die Balance von Hunger und Sattheit kontrolliert wird, finden sich auf einer Reihe von Nervenzellen im ventromedialen und arkuaten Hypothalamus (NPY-R, MC-R4, Leptin-R (OB-R)) genauso wie auf den Vagus-Nerven, die vom Magen-Darm-Trakt Signale in das Stammhirn und zu weiteren Zentren senden: PYY-R, Leptin-R, CCK-R, und GHS-R.

Bewegungs-(Mechano-)Rezeptoren

Mit denselben Vagus-Nerven wird auch die Dehnung bzw. die Zusammenziehung der Magen- und Darmwand von Rezeptoren für mechanische Bewegungen (Mechano-R) an das Hirn signalisiert.

Die Abb. 8.7 zeigt auf, dass die Regulation zwischen dem zentralen und dem enterischen Nervensystem (ZNS und ENS) und der endokrinen Komponente abläuft, wobei die Hormone wieder von Rezeptoren detektiert werden, die teils auf Nervenzellen, teils auf anderen Zellen mit Effektorfunktionen (Säureproduktion, Enzymproduktion, Muskelkontraktion) sitzen.

In der Zusammenfassung zeigt sich ein komplexes Zusammenspiel endokriner und neuronaler Komponenten, die hier nur skizziert werden können: Im MDT sind es periphere Signale wie die Hunger-auslösenden Peptide Ghrelin und PYY, das Sättigung hervorrufende CCK und Mechanorezeptoren, die die Magendehnung registrieren, die konzertiert Hunger hervorrufen oder aber ein Sättigungsgefühl erzeugen, das zur Beendigung einer Mahlzeit führt. Weitere endokrine Signale wie z. B. Insulin, das bei der Aufnahme von Kohlenhydraten vermehrt aus dem Pankreas sezerniert wird, sorgen ebenfalls für eine sättigende Wirkung.

Die Vermittlung von Sattheit oder Hunger erfolgt im ZNS. Wenn die genannten Hormone in das Gehirn transportiert werden (Insulin oder Leptin) oder mittels neuronaler Verbindung (PYY, CCK, Ghrelin) in den Hypothalamus wirken, werden nachgeordnete Neuronen zur Freisetzung von Neurotransmittern stimuliert, oder deren Freisetzung wird gehemmt. Als Beispiel kann AgRP gelten, das über seine Wirkung am MC-R4 den Appetit vermindert. Die vermehrte Freisetzung von NPY z. B. in Folge eines erhöhten Ghrelin-Spiegels hingegen erzeugt Hunger. Da für die Konstanthaltung des Körpergewichtes nicht nur die Energieaufnahme, sondern auch der Energieverbrauch relevant ist, ist dessen parallele Regulation mit der Nahrungsaufnahme sinnvoll und notwendig: Falls sättigende Neuropeptide einen Effekt auf den Energieverbrauch haben, wird der durch diese erhöht; Hunger-erzeugende Neuropeptide dagegen senken den Energieverbrauch.

Neben den vorgestellten sind nach heutigem Kenntnisstand viele weitere Neuropeptide an der zentralnervösen Appetitregulation beteiligt: z. B. α-Melanozyten-stimulierendes Hormon (α-MSH), CRH, Orexine und weitere; daneben spielen auch Monoamine wie das Serotonin eine Rolle.

Das vom weissen Fettgewebe sezernierte Hormon Leptin ist, anders als die sonstigen gastrointestinalen und pankreatischen Hormone/Neuropeptide, Bestandteil eines langfristigen Regulationssystems. Seine Synthese und Freisetzung ist von der Menge peripheren Fettes abhängig und stellt so eine Rückkopplung zwischen Nahrungsaufnahme und Energiereserven sicher. Um seine Wirkung im Hypothalamus (vornehmlich im *N. arc.*) zu entfalten, muss Leptin in das Gehirn gelangen. Als Peptid von 16 kDa kann es nicht einfach passiv die Blut-Hirn-Schranke passieren, sondern muss über einen spezifischen Transportmechanismus eingeschleust werden. Nach heutiger Vorstellung ist hieran vor allem eine der kürzeren Splice-Varianten des Leptin-Rezeptors beteiligt: der ObRa, der in den Blutgefäßen des Gehirns exprimiert wird.

In der Entwicklungsgeschichte wurden Organismen stets eher mit Nahrungsmangel als mit einem Überschuss konfrontiert. Wohl als Konsequenz haben sich Regulationsmechanismen entwickelt, die sensibel auf einen Nahrungsmangel reagieren, aber relativ unempfindlich gegenüber zu hoher, also über das für die Homöostase notwendige Maß hinausgehender Nahrungsaufnahme sind. So ist z. B. die Kapazität des Transportmechanismus für Leptin bereits bei normalgewichtigen Menschen und Nagetieren ausgeschöpft, so dass die bei Übergewicht erhöhten Leptinspiegel im Blut nicht im gleichen Maß im ZNS zu finden sind und somit hypothalamische Kerngebiete keine adäquate Information aus der Peripherie erhalten. Dieser Effekt wird noch dadurch verstärkt, dass bei der Entwicklung von Übergewicht die Transportkapazität sinkt und die Signaltransduktion über den ObRb vermindert wird: es entwickelt sich eine sog. Leptinresistenz.

Hunger wird durch Ghrelin im Magen-Darm-Trakt und durch Ghrelin, NPY und AgRP im zentralen Nervensystem ausgelöst. Dabei wirkt Ghrelin aus dem Magen über den Vagus-Nerv zurück in das ZNS, wo die Ghrelin-Signale unter anderem im ventrobasalen Hypothalamus (*N. arc*) zur NPY- und AgRP-Sekretion führen. Neuronale, hypothalamische Ghrelin-Sekretion wirkt ebenfalls auf die NPY- und AgRP-Freisetzung.

Der funktionelle Gegenspieler zu Ghrelin ist das Leptin: Leptin kann die Bildung und Freisetzung von Ghrelin sowohl im ZNS als auch im Magen-Darm-Trakt wirksam unterbinden und löst damit Sattheit aus. Andererseits bewirkt Ghrelin eine Blockade von Leptin. Man nimmt an, dass Leptin durch die Blut-Hirn-Schranke dringen muss, bzw. dass es an den Stellen, an denen die Blut-Hirn-Schranke durchlässig ist, in den Neurohämalorganen wie z. B. in der *Eminentia mediana* auf Axone von Ghrelin-Neuronen trifft, wo es die Freisetzung von Ghrelin blockiert. Bei Ratten konnte nachgewiesen werden, dass intranasal appliziertes Leptin in das ZNS gelangt und über den Riechnerv seine Wirkung entfaltet.[9]

Anders als Leptin wirken die übrigen endokrinen Antagonisten von Ghrelin, nämlich PYY und Cholezystokinin, nicht direkt im ZNS, sondern für diese Moleküle gibt es Rezeptoren auf dem Vagus-Nerv. Dabei wird durch PYY ebenfalls wirksam Hunger unterdrückt.

8.5.1 Hunger und Nahrungsaufnahme bei *Drosophila melanogaster*

Die Rolle, die NPY für die Nahrungsaufnahme bei Vertebraten spielt, scheint Neuropeptid F bei Invertebraten zu übernehmen: Unmittelbar nach einer Häutung sind Larven von *D. melanogaster* auf Nahrungsaufnahme fixiert, einige Stunden später stoppen die Larven das Fressen und beginnen zu wandern. Die beiden Zustände: „Fressen" und „Wandern" unterscheiden sich in der Expression von NPF deutlich: Nur die fressende Larve exprimiert NPF in den vier Neuronen des Gehirns und den paarig angeordneten Neuronen des ventralen Nervenstranges; bei wandernden Larven dagegen sind die NPF-Neuronen nicht in der Immunfluoreszenz zu beobachten, was Abwesenheit von NPF bedeutet. Wu et al. (2003b) haben mit gentechnisch erzielter Verstärkung oder Auslöschung der NPF-Expression gezeigt, dass Larven, die mehr NPF bilden, länger Futter suchen. Wenn zu einem Zeitpunkt, zu dem Wildtyp-Larven Futter suchen, in Fliegenlarven die NPF-Bildung unterdrückt war, dann mieden diese Larven das Futter. NPF-Abwesenheit bedeutet also Aversion gegen Glukose-haltige Nahrung. Wandernde Larven sind auch bestrebt, sich gemeinsam in den Agar zu graben. Auch dieses Verhalten wurde in NPF-defekten Larven beobachtet.

Bei der Suche nach Genen, durch die die Nahrungsaufnahme von Fliegenlarven beeinflusst wird, fanden Melcher et al. zwei Gene (*klumpfuss* (klu) und *pumpless* (ppl)), deren Defektmutanten dazu führen, dass die Fliegenlarven keine Nahrung vom Schlund in den Ösophagus bringen können (Melcher et al. 2007; Melcher u. Pankratz 2005). Dadurch verhungern die Larven schon sehr früh. Das Genprodukt von *pumpless* gehört zum Glycin-Abbau-Komplex; *klumpfuss* kodiert für ein Zink-Finger-Protein, das besonders in sich entwickelnden Nerven exprimiert wird. In *klu*-Defektmutanten konnte man danach zeigen, dass einige Neuropeptide deutlich verstärkt exprimiert werden, darunter Corazonin, NPF, Hugin, AKH, PDF sowie CAP.

Für die Hugin-Neuronen, deren Zellkörper (Perikarya) sich ausschließlich im Subösophagus-Ganglion befinden, konnte gezeigt werden, dass diese in das zentrale Nervensystem projizieren, sowie die Ringdrüse (*Corpus cardiacum, Corpus allatum*) und den Pharynxmuskel innervieren. Signale empfangen diese Hugin-Neuronen der Fliegenlarven von verschiedenen Geschmacksnerven (Abb. 8.8).

Auch das Sex-P.[10] aktiviert Nahrungsaufnahme, jedenfalls bei begatteten Fliegenweibchen. Sex-P. wird in den Hoden gebildet und bei der Begattung mit den Spermien in das Weibchen gebracht. Die Aktivierung der Nahrungsaufnahme bei Weibchen erlaubt die Vitellogenese und Eiablage. Wird

---
[9] Fliedner et al. (2006); Schulz et al. (2004)
[10] Sex-Peptide

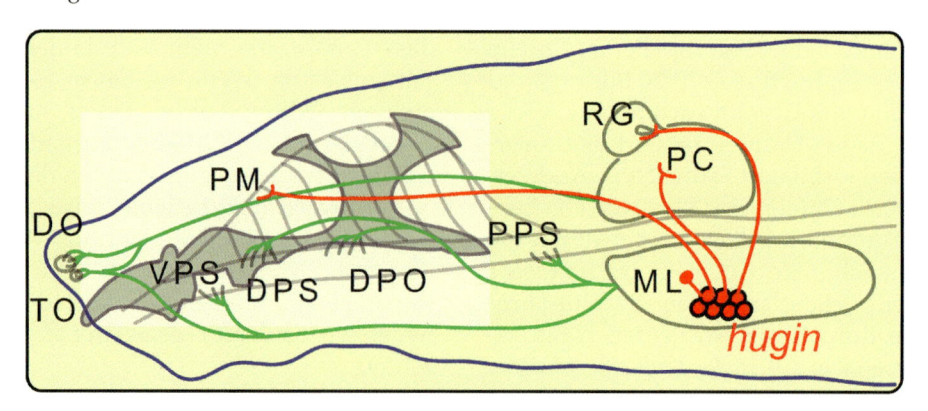

Abb. 8.8. Vernetzung der Hugin-Neuronen im Subösophagus-Ganglion. Die Hugin-Neuronen, die sich ausschließlich im Subösophagus-Ganglien befinden, werden von Geschmackssensoren kontaktiert (*grüne Linien*): Dorsalorgan (DO); Terminalorgan (TO); dorsales, ventrales und hinteres Schlundsinnesorgan (DPS, VPS und PPS); dorsales Schlundorgan (DPO). Hugin-Neuronen projizieren an den Pharynx-Muskel (PM), die Ringdrüse (RG) und in das Protocerebrum (PC) (*rote Linien*). (Quelle: Melcher u. Pankratz (2005); mit freundlicher Genehmigung der Autoren)

den Männchen das Sex-Peptid-Gen inaktiviert, dann legen die von diesen Männchen begatteten Fliegenweibchen keine Eier mehr. Außerdem werden sie, wie schon vorher beschrieben (vergl. S. 126), weiter von Männchen begattet (Carvalho et al. 2006).

Bis jetzt ist noch nicht verstanden, wie die verschiedenen Signale in ein Gesamtbild integriert werden können. Der Zusammenhang von Nahrungsaufnahme, Wachstum und Häutung wird später besprochen (Kap. 8.7).

8.6 Wachstum

Für das embryonale Wachstum sind zeitlich und räumlich exakt regulierte Genexpression, Freisetzung von Aktivatoren und Inhibitoren, von Hormonen und anderen Proteinen und eine ausreichende Versorgung mit Nähr- und Aufbaustoffen durch die Mutter notwendig. Beim embryonalen Wachstum wird der gesamte Organismus ausgebildet: nicht nur Knochen, sondern auch alle Organe und weiteren Körperteile. Wenn wir nun von Wachstum nach der Geburt sprechen, meinen wir damit vor allem das Wachstum von Knochen. Dabei werden drei Phasen unterschieden: eine Phase mit schnellem Wachstum bis etwa zum dritten Lebensjahr, danach bis zur Pubertät eine Phase langsamen und stetigen Wachstums und in der Pubertät nochmals eine Phase mit besonders schnellem Wachstum, bis die endgültige Körpergröße erreicht ist.

8.6.1 Wachstumsfugen

Wachstum von Knochen findet an sogenannten Wachstumsfugen statt (Abb. 8.9). Dort proliferieren Chondrozyten und schaffen durch diese Vermehrung mehr Knorpelmasse. Da dieses Chondrozytenwachstum in einer Schicht quer zum Knochen stattfindet, entsteht ein neues Volumenelement als Scheibe des Knochens, und die Knochenenden wandern auseinander. Wenn sie einmal das Röntgenbild einer Kinderhand sehen, können sie die Wachstumsfugen als dunkle Schnittflächen erkennen: das Kind scheint mehr Fingerglieder zu haben als an der Hand sichtbar. Weil in den Wachstumsfugen zuerst nur Knorpelmasse aufgebaut wird, sind diese Fugen röntgendurchlässig. Kalziumphosphat wird in einer späteren Stufe eingelagert.

8.6.2 Verschiedene Zonen in den Wachstumsfugen

Die erste Zone, **die Ruhezone**① (RZ), enthält die Stammzellen der Chondrozyten, die in kleinen Ansammlungen in den mikroskopischen Schnitten sichtbar sind. Charakteristisches Merkmal der Ruhezone ist Kollagen Typ 2 (Coll 2).

Neben der Ruhezone befindet sich die **Wachstumszone**② (WZ). Hier teilen sich Chondrozyten und schaffen neues Volumen. Da die neugebildeten Zellen nicht zur Seite wandern können – auch wegen einer starken Neubildung der extrazellulären Matrix – stapeln sich die Zellen in Säulen. Diese Zellen bilden Kollagen Typ 9 (Coll 9) – charakteristisch für diese Zone.

Wenn sich die Chondrozyten einige Zeit geteilt haben, nehmen sie in der **hypertrophen Zone**③ (HZ) stark an Volumen zu und sterben dann ab. In die dadurch geschaffenen Räume dehnen sich unter dem Einfluss des Vaskular-Endothelialen-Wachstumsfaktors (VEGF) Blutkapillaren aus, und Osteoblasten wandern ein. Diese bilden dann den neuen Knochen. In der HZ herrscht Kollagen Typ 10 (Coll-X) vor.

8.6.3 Hormonelle Regulation

Die Hauptregulatoren des Knochenwachstums sind das Wachstumshormon, der Insulin-ähnliche Wachstumsfaktor IGF1, die Schilddrüsenhormone Thyroxin und Trijodothyronin, Glukokortikoide und die Sexualhormone Testosteron und Östradiol. Diese wirken endokrin auf die Hormonrezeptoren der Zellen in den Wachstumsfugen ein.

Innerhalb der Wachstumsfugen wird parakrine Proliferation und Reifung der Chondrozyten zusätzlich durch zwei weitere Hormone reguliert: das als *Indian Hedgehog* bezeichnete Peptid (Ihh) und das Parathormon-ähnliche Peptid (PTHrP), dessen Rezeptor (PTHrPR), sowie durch Fibroblasten-Wachstumsfaktoren (FGFs), die zu der TGF-β-Familie gehören, und auch durch Heparan-Sulfat-Biosynthese, knochenmorphogene Faktoren (BMG) und ein Mitglied der *runt*-Transkriptionsfaktor-Familie, runx2 (RX2).

Wachstumshormon (GH): GH wird von den somatotrophen Zellen der Adenohypophyse pulsatil unter der Stimulation von GHRH und Ghrelin und der Hemmung von Somatostatin freigesetzt. Seine Wirkungen sind teilweise direkt, teilweise werden sie indirekt über IGF1 vermittelt. Der GH-Rezeptor und der IGF-Rezeptor auf Chondrozyten sind notwendig, um ein reguläres Knochenwachstum zu vermitteln. Beide Moleküle verstärken die Zellteilung der Stammzellen und der Chondrozyten, indem sie die Zellteilung beschleunigen und das Abschalten der Zellteilung und die Reifung in hypertrophe Chondrozyten blockieren.

Insulin-ähnliche Wachstumsfaktoren (IGF): Es gibt zwei Insulin-ähnliche Wachstumsfaktoren: IGF1 und IGF2, wobei letzteres vor allem in der Fötalentwicklung wichtig ist. Funktionell sind die IGFs in viele Regulationsprozesse eingebunden:

Zellvermehrung: Bei Fibroblasten, Muskel-, Haut-, Epithel- und Knochenzellen, bei Zellen aus männlichen und weiblichen Gonaden genauso wie bei verschiedenen Tumorzellen kann IGF1 Zellteilung auslösen.

Zelltod: In Zellen des Blutbildenden Systems und bei bestimmten Tumorzellen verhindert IGF1 den geregelten Zelltod (Apoptose).

Zelldifferenzierung: Myoblasten, Osteoklasten und Osteoblasten, Chondrozyten, neuronale Zellen und auch Adipozyten werden durch IGF1 zur Differenzierung angeregt.

Zellfunktionen: IGF1-Effekte sind für Zellen des endokrinen Systems und des Immunsystems beschrieben:

- IGFs stimulieren die Hormonbildung und -freisetzung in Theka- und Granulosa-Zellen (vergl. Kap. 7.7). Sie

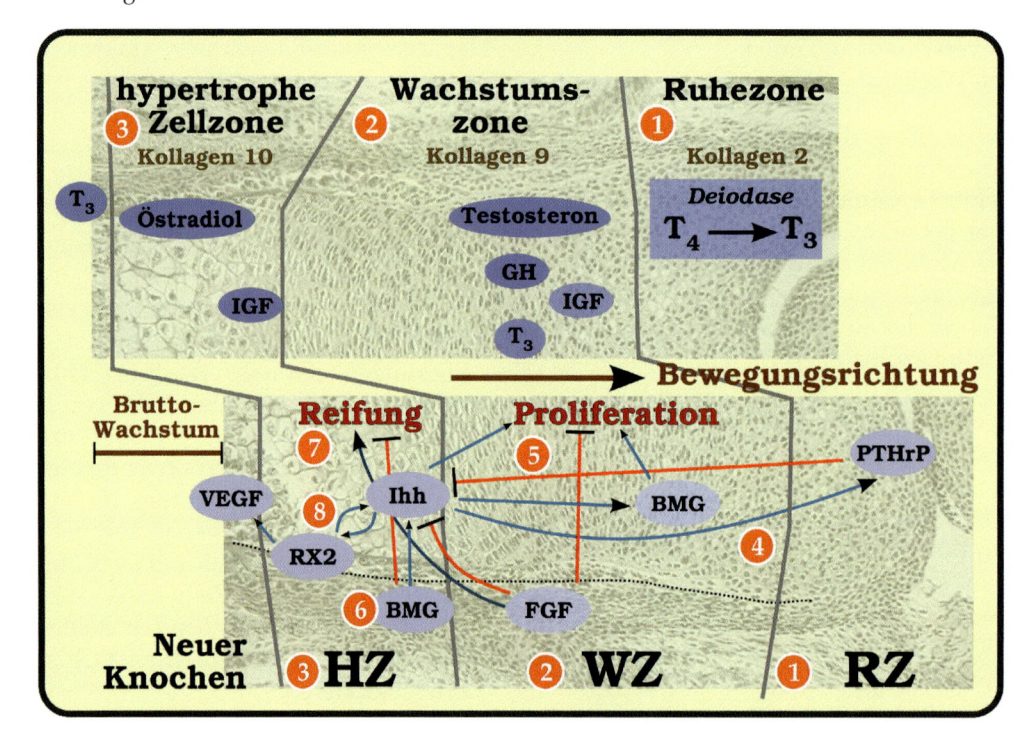

Abb. 8.9. Endokrine und parakrine Steuerung in der Wachstumsfuge. *In der oberen Hälfte* ist die Anatomie der Wachstumsfuge dargestellt, außerdem die endokrin aktiven Hormone, die in den einzelnen Bereichen wirksam sind, *im unteren Teil* die parakrine Steuerung durch lokal gebildete Faktoren. Längenwachstum findet statt, indem in den Röhrenknochen die Wachstumsfuge nach außen wandert. Durch Hinzufügen von neuem Knochen am Rand (*links*) der Wachstumsfuge oder Epiphyse wird der Knochen länger. Die Wachstumsfuge wandert von der Knochenmitte weg. Die Epiphyse besteht aus drei unterscheidbaren Zonen: der Ruhezone (RZ), der Wachstumszone (WZ) und der hypertrophen Zone (HZ). Die Regulation des Wachstums geschieht endokrin durch GH, IGF, Schilddrüsenhormone, Kortikoide und Sexualhormone, und parakrin durch *Indian hedgehog* (Ihh), PTHrP, Knochen-morphogene Faktoren (BMG) und Fibroblasten-Wachstumsfaktor (FGF); für die Bildung neuer Knochen ist VEGF notwendig. (Weitere Erläuterungen im Text; (Quellen: nach van der Eerden et al. (2003); Hintergrundbild: Darl R. Swartz, Lafayette Center For Medical Education, Indianapolis; mit freundlicher Genehmigung))

fördern die Freisetzung von Thymulin aus dem Thymus-Epithel.
- In Zellen der Nebenniere (*Zona fasciculata*) erhöht IGF1 die ACTH-Rezeptor-Zahl und verstärkt die ACTH-Wirkung.

Die Wirkungen von IGF1 werden durch IGF-Bindeproteine (IGFBP) kontrolliert. IGFBP erniedrigen die Verfügbarkeit von IGF. Zusammen mit IGF vermitteln sie in den Wachstumsfugen allerdings Zellteilung und Proteoglykan-Bildung. Die IGFBP werden wiederum endokrin durch IGFs, Insulin und TGF-β reguliert. Der IGF-Rezeptor findet sich auf den Chondrozyten der WZ und der HZ (nicht RZ).

Schilddrüsenhormone: Thyroxin (T_4) ist ein wichtiger Wachstumsregulator. Es wird durch die Dejodase (DJ) in das wirksame Trijodothyronin (T_3) umgewandelt.④ Die DJ wird auch in den Wachstumsfugen gebildet und erhöht durch lokale Thyroxin-Umwandlung die Verfügbarkeit von T_3. Der intrazelluläre T_3-Rezeptor (TR) findet sich in den Zellen der RZ, WZ und in den Osteoblasten des neuen Knochens. T_3 fördert die Reifung der Chondrozyten.

Glukokortikoide: Unter dem Einfluss von Glukokortikoiden (GC), wie z. B. Kortisol, werden Knochen resorbiert, die knochenbildenden Zellen unterdrückt, was zum Beispiel bei Kindern, die mit starken GC-Mengen behandelt werden müssen, zu verzögertem Wachstum führt. Unter Normalbedingungen sind GC notwendig, um die Zellteilung der Chondrozyten zu hemmen, damit T_3 die Zellen zur Differenzierung in die Hypertrophen Zellen treiben kann. Überschüssiges GC kann in den Wachstumsfugen durch eine 11β-HSD zu Kortison reduziert und damit inaktiviert werden.

Steroidhormone: Die Rolle der Steroidhormone auf das Wachstum beim Menschen scheint häufig offensichtlich zu sein – männliche Geschlechtshormone bewirken offenbar ein stärkeres Wachstum als weibliche.

Welche unterschiedliche Regulation hinter den Körperformen steckt, entzieht sich noch immer der Forschung, selbst wenn schon einige wichtige Bausteine der geschlechtsspezifischen Formung erkennbar werden[11]:

Auf die **Pulsförmigkeit** wirken das Releasing-Hormon GHRH und Somatostatin. Es scheint, dass bei Frauen nur die GHRH-Sekretion steroidabhängig geregelt wird, bei Männern dagegen GHRH- und Somatostatin-Freisetzung. Dadurch sind bei (werdenden) Männern die GH-Pulse häufiger und haben größere Ausschläge sowie tiefere Täler. Weiterhin unterscheiden sich die Zahl der IGF- und GH-Rezeptoren je nach Geschlecht ebenso wie die IGF1-Konzentrationen und die Dichte von IGFBP. Auch für die Bildung des löslichen GH-Bindeproteins (durch Spaltung des Membranrezeptors) scheint es geschlechtsspezifische Unterschiede zu geben.

In den Wachstumsfugen scheinen Östrogene und Androgene unterschiedliche Funktionen zu besitzen: **Androgene** fördern das Wachstum, der Androgen-Rezeptor wurde in den Chondrozyten gefunden, während durch **Östrogene** die Reifung gefördert wird[12]. So entwickelte ein junger Mann mit einem inaktivierenden Östrogen-Rezeptor-(ER-) Defekt wegen ausbleibender Schließung der Wachstumsfugen sehr starkes Wachstum, ähnlich wie zwei junge Männer mit Aromatase-Defekten. Während letzteren durch Gabe von Östradiol geholfen werden konnte, war bei dem ER-Defekt keine Hilfe durch Gabe von Östradiol möglich. Die geschlechtsspezifischen Unterschiede im Gleichgewicht von Androgenen zu Östrogen scheinen also direkte Einflüsse auf die Regulation der Wachstumsfugen zu besitzen und damit einen Teil der Körperunterschiede von Männern und Frauen zu beeinflussen.

Zusätzlich zu diesen systemischen Regulatoren wurde in den letzten Jahren seit 1996 vor allem durch Kronenberger und Mitarbeiter[13] die parakrine Rolle des Transkriptionsfaktors *Indian Hedgehog* und des Parathormon-ähnlichen Proteins (PTHrP) aufgedeckt. Außerdem wurde die Rolle von *bone morphogenic proteins* (BMG) aus der TGF-β-Familie für die Heparan-Sulfat-Bildung bekannt.

Indian Hedgehog: *Hedgehog*-Proteine sind sogenannte Morphogene, die unverzichtbare Funktionen bei der embryonalen Gestaltbildung haben. Indem sie an den *Patch*-Rezeptor binden, lösen sie das Smo-Protein aus dessen Umklammerung, das dann in der Zelle wirken kann. Ohne *Hedgehog* wird Smo nicht freigegeben.

Die *Indian Hedgehog* (Ihh)-Variante wird in Chondrozyten exprimiert, die gerade

---
[11] Gatford et al. (1998)
[12] van der Eerden et al. (2003)
[13] Vortkamp et al. (1996)

in die Hypertrophie gelangen. Ihh diffundiert in Richtung des begrenzenden Perichondriums an den Rand der Epiphyse und stimuliert von dort (mittels TGF-β?) die PTHrP-Freisetzung in der Ruhezone.④ Dieses PTHrP wiederum diffundiert an die Grenze von WZ und HZ und blockiert dort die Ihh-Expression.⑤ BMG stimulieren, FGF inhibieren diese Ihh-Expression. Damit blockiert BMG die Reifung und stimuliert die Proliferation, auch durch eine Ihh-vermittelte Freisetzung in WZ-Chondrozyten.⑥ FGF dagegen blockiert Proliferation und induziert die Reifung der Chondrozyten.⑦ Zusätzlich stimulieren in einer Verstärkerinteraktion Ihh die RX2-Freisetzung und RX2 die Ihh-Freisetzung.⑧ Ohne geregelte Ihh-Freisetzung kommt es zum Zwergenwuchs. Ihh scheint damit die Geschwindigkeit der Chondrozyten-Reifung zu steuern.

PTHrP: Dieses Protein wurde zuerst mit überstarker Kalzifizierung in Tumoren in Verbindung gebracht[14], bevor Vortkamp et al.13 seine Rolle in Wachstumsfugen aufklärten.

Das Gleichgewicht Ihh/PTHrP ist entscheidend daran beteiligt, das Wachstum, die Ihh-Expression und schließlich die Reifung zu kontrollieren. Mutanten von Ihh, Ptc, PTHrP und dessen Rezeptor beeinträchtigen das geregelte Wachstum.

8.7 Wachstum und Häutung bei Ecdysozoa

Insekten und Krebse besitzen kein Knochengerüst, sondern ein Exoskelett. Dieses Exoskelett erlaub den Tieren nicht, kontinuierlich zu wachsen, sondern Wachstum bedeutet, Abstoßen des Exoskeletts und Bildung eines neuen Stützgerüstes. Dabei wird zuerst die neue Haut unter der alten ausgebildet. Anschließend schlüpft das Tier aus der alten Haut, und die neue Haut kann aushärten, was bei Hummern bis zu einigen Tagen dauern kann, bei Libellen mehrere Stunden, in denen die Tiere fast regungslos angetroffen werden können.

Krebse können sich immer wieder häuten und ändern vor allem ihre Größe. Bei den Insekten unterscheidet man verschiedene Entwicklungsmuster:

Ametabole Insekten: Bei diesen Tieren sind die Formen der frisch geschlüpften Tiere gleich denen der adulten, bei jeder Häutung verändert sich nur die Körpergröße, es kommen keine zusätzlichen Organe hinzu, Geschlechtsorgane reifen langsam.

Hemimetabole Insekten: Diese Tiere durchlaufen eine partielle Metamorphose: Nach dem Schlüpfen aus dem Ei werden die als „Nymphen" bezeichneten Larven bei jeder Häutung größer. Das adulte Tier erwirbt durch den letzten Häutungsschritt zusätzlich die Geschlechtsreife und z. B. auch Flügel. Hemimetabole Insekten verpuppen sich nicht (Abb. 8.10).

Holometabole Insekten: Die holometabolen Insekten sind charakterisiert durch ein Puppenstadium während ihrer Entwicklung. Die Larve häutet sich mehrfach, man spricht von Stadien (im englischen *instar*), beispielsweise bedeutet Stadium 5 eine Larve nach der fünften Häutung. Zum Schluss der Entwicklung verpuppt sich die Larve. Aus dem Puppenkokon schlüpft das Imago, das fertige Tier.

Neben den Insekten und Krebsen häuten sich auch die Nemathelminthes, zu denen die Nematoden mit dem Modellorganismus *C. elegans* gehören. Wegen der gemeinsamen Merkmale der Häutung zählt man heute die Crustaceae, die Insecta und die Nemathelminthes zum Stamm der Ecdysozoa.

Die Vorgänge bei der Häutung, ebenso wie bei der Verpuppung, sind von Hormonen gesteuert, bei denen Neuropeptide aus

---
[14] Suva et al. (1987)

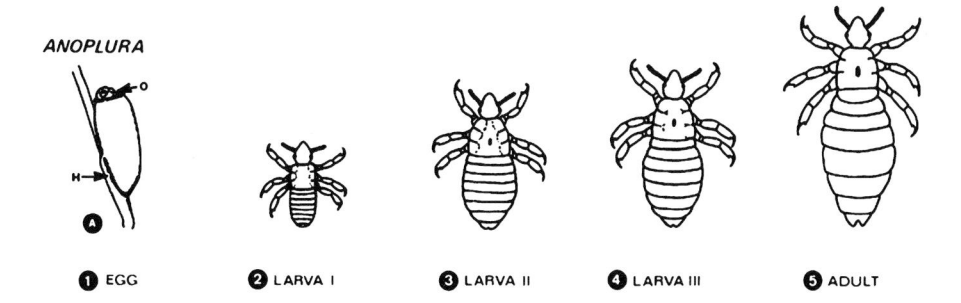

Abb. 8.10. Hemimetabole Entwicklung bei Läusen (Anoplura). Aus dem Ei (*O*), das an einem Haar (*H*) angeheftet ist, entwickeln sich eine Nymphe, die sich zweimal zur Nymphe häutet. Die letzte Häutung führt zum adulten Tier. (Quelle: Parasitology Research & Encyclopedic Reference of Parasitology. Springer, Heidelberg Berlin New York Tokyo; mit freundlicher Genehmigung)

dem Hirn, Juvenilhormon aus den *CA*, von Cholesterin abgeleitete Ecdysteroide aus der Prothorax-Drüse und weitere in der Peripherie gebildete Peptidhormone zu einem komplexen Steuerungsmuster verwoben sind.

Ob, wie häufig und wann sich eine Larve/Nymphe häutet, hängt von mehreren äußeren Umwelt- und inneren Faktoren ab: Zu den Umweltfaktoren zählen die vorherrschende Temperatur, die Tag- bzw. Nacht-Länge, auch die Fülle des Nahrungsangebots oder die Art der Nahrung. Innere Faktoren sind z. B. die Bildung verschiedener Hormone, z. B. dILP2, aber auch anderer ILPs bei *D. melanogaster*, die Bildung von PTTH, dem Hormon für die Stimulation der Ecdyson-Bildung in der Prothoraxdrüse, oder die Umwandlung von Ecdyson in 20-Hydroxy-Ecdyson in der Peripherie. Das „wie" der Häutung ist ebenfalls hormonell gesteuert: Die Bildung einer neuen Haut hängt von Ecdysteroiden ab. Die Loslösung der alten Haut nach Bildung der neuen wird über Ecdysteroide bewirkt; die Bewegungen, mit denen sich ein Tier bei der Ecdysis aus seiner alten Haut befreit, stellen ein charakteristisches Bewegungsmuster dar, das ebenfalls von verschiedenen Hormonen kontrolliert wird. Bei Nematoden hat man nachgewiesen, dass nach dem Verlust eines der Häutungshormone das Tier sich nicht mehr von der alten Hülle befreien kann, was schließlich zum Tod des Tieres führt.

Schließlich wird bei jeder Häutung von Insekten anhand von Hormonen differenziert, ob sich aus der Larve erneut eine Nymphe bildet oder ob es zur finalen Häutung kommt, bei der das adulte Tier entsteht, das dann geschlechtsreif ist und häufig neue Organe wie z. B. Flügel besitzt. Bei den Holometabolen findet vor dem Schlüpfen die Verpuppung statt. Dabei gibt es aber fließende Übergänge zwischen hemimetabolen und holometabolen Arten. Die beiden letzten Larvenstadien von hemimetabolen Thysnoptera (Fransenflüglern) z. B. nehmen keine Nahrung mehr auf und bilden eine Art Kokon. Auch von hemimetabolen Schildläusen weiß man, dass die letzten Larvenstadien keine Nahrung mehr aufnehmen (Chapman (1998, S. 368)).

8.7.1 Regulation des Wachstums bei Insekten

Den Lebenszyklus von Insektenlarven kann man in drei Phasen einteilen: Fressphase, Wanderphase, Häutungsphase. Diese Phasen werden in gleicher Reihenfolge mehrfach durchlaufen. Von besonderem Interesse sind die Übergänge von einer Phase in die nächste.

Mit Hilfe der Gentechnik konnte in den letzten Jahren bei *D. melanogaster* beobachtet werden, dass die vom adulten Tier erreichte Körperlänge direkt von der Intensität der Expression bestimmter Hormone abhängt. So sind vor allem → ILP[15], deren Rezeptoren und das Insulin-Rezeptor-Substrat Chico für die Verwertung von Fett in Fliegen notwendig. Ohne ILP, ILP-R oder IRS kommt es zu Entwicklungsstörungen, bei denen die Larven sich nur verzögert häuten und insgesamt kleiner bleiben. Überexpression von ILP führt dagegen zu verstärkter Körperlänge. Interessanterweise leben solche Fliegen, denen man ILP gentechnisch reduziert hat, z. B. durch Zerstörung der ILP-Neuronen im Gehirn, länger als vergleichbare Wildtyp-Tiere. Beachtenswert ist auch, dass man diesen Phänotyp entwicklungsgestörter, aber längerlebiger Tiere auch durch Füttern mit Hefe-reduzierter Kost erzielen kann.

Das kurze Neuropeptid F (sNPF) steuert die ILP-Expression (vergl. → Kap. 8.5.1). Defektmutanten von sNPF weisen die gleichen Veränderungen auf wie ILP-defekte oder ILP-Rezeptor-defekte Tiere. Der Transkriptionsfaktor in Fettzellen, der durch ILP herunter reguliert wird, heißt Foxo. Überexpression von Foxo im Fettkörper des Fliegenkopfes führt ebenfalls zu einer längeren Lebenszeit der Fliegen.

8.7.2 Hormone und postembryonale Entwicklung

Das Hormon für die Entwicklung von Ecdysozoa ist das Ecdyson (**53**) mit seinen Derivaten. Es entsteht bei Insekten in der Prothoraxdrüse, bei Krebsen im Y-Organ. Insekten können die Ausgangssubstanz Cholesterin nicht selbst bilden: sie müssen Cholesterin mit der Nahrung aufnehmen. Der Übergang von einem Larvenstadium in das nächste wird durch Ecdyson-Schübe vorbereitet und ausgelöst. Ecdyson-ähnliche Substanzen wie 3-Dehydroecdyson, das neben Ecdyson von *Manduca* gebildet wird, werden in der Hämolymphe in Ecdyson umgewandelt. In Geweben, vor allem im Mitteldarm, wird Ecdyson in 20-OH-Ecdyson (**54**) umgewandelt.

---
[15] Insulin-ähnliches Peptid

Dieses ist das aktive Hormon, das an den Ecdyson-Rezeptor bindet, einen Kernrezeptor, der als Transkriptionsfaktor aktiv ist. Die Ecdyson-Bildung wird durch das Prothoracicotrophe Hormon (PTTH) stimuliert.

Das Juvenilhormon kann während der postembryonalen Entwicklung solange gemeinsam mit Ecdyson bestimmt werden, bis das letzte Larven- oder Nymphenstadium bei hemimetabolen und holometabolen Insekten erreicht ist. Hier wird die JH-Bildung abgeschaltet. Die JH-Bildung in den *CA* wird durch Allatotropin stimuliert und durch Allatostatine gehemmt.

Die Bildung der Terpene JH und Ecdyson wird durch Neuropeptide stimulierend und reprimierend gesteuert. Allatotropin und PTTH fördern die JH- bzw. Ecdyson-Bildung, Allatostatine und PTSH hemmen die Bildung. PTTH stimuliert die prothorakale Ecdyson-Bildung über einen unbekannten Rezeptor mittels Ca^{2+}/Calmodulin und cAMP, während Allatotropine durch Hydrolyse von Phosphatidylinositol wirken. Beide Neuropeptide werden von wenigen Gehirnneuronen gebildet. Durch welche Stimuli Allatotropin freigesetzt wird, ist noch weitgehend unbekannt. Bei adulten Fliegen (*Phornia regina*) wird acht Stunden nach einer Eiweißmahlzeit reproduzierbar Allatotropin ausgeschüttet. Von Larven sind solche Studien unbekannt.

Beim PTTH gibt es eine Kopplung der PTTH-Freisetzung mit der Aktivität der zirkadianen Uhr, deren Zeitgeber-Neuronen bei dem Überträger der Trypanosomiasis (*Morbus Chagas*) *Rhodnius prolixus* in unmittelbarer Nachbarschaft zu den PTTH-Neuronen angetroffen wurden. Dadurch gibt es bei dieser Wanze einen zirkadianen Rhythmus nicht nur der PTTH-Freisetzung, sondern auch der Ecdyson-Bildung und -Freisetzung. Der Rhythumus ist weiterhin Licht-abhängig (Steel u. Vafopoulou 2006; Vafopoulou et al. 2007). Inwieweit die Ecdyson-Konzentration in der Hämolymphe, und damit in den periphären Gewe-

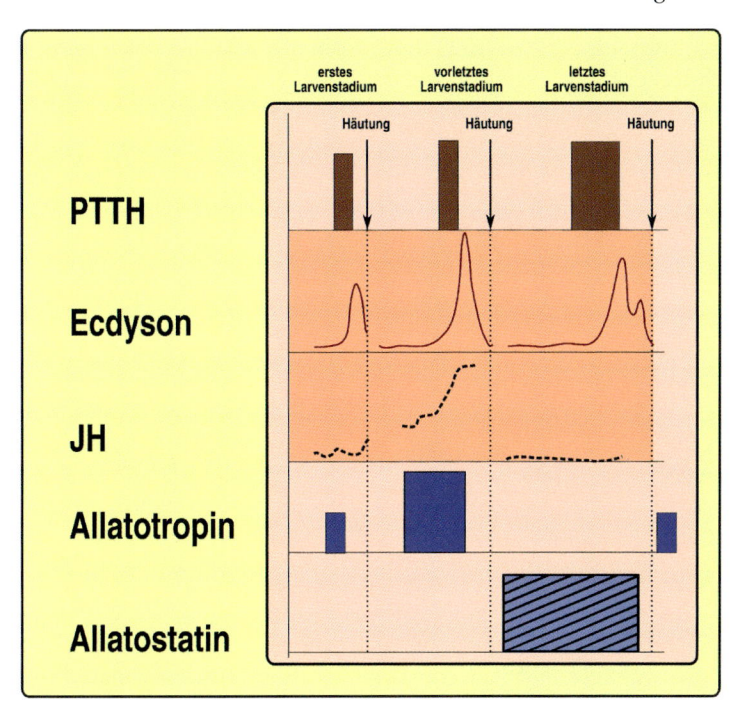

Abb. 8.11. Wechselwirkungen von JH und Ecdyson: PTTH

ben, von diesem Rhythmus abhängt, und ob weitere Stimuli über die Stärke der Ecdyson-Freisetzung entscheiden, bleibt zur Zeit offen.

Alle Autoren, die die JH-Bildung analysiert haben, beschreiben, dass im letzten Larvenstadium hemimetaboler Insekten kein JH in der Hämolymphe nachgewiesen werden kann. Die CA bleiben erhalten, da JH auch im adulten Tier noch sezerniert wird und dort z. B. für die Reifung der Geschlechtsorgane wichtig ist. Es handelt sich also um eine Unterdrückung der JH-Freisetzung, die möglicherweise durch Allatostatine bewirkt wird. Detailliert untersucht ist diese Regulation allerdings bis jetzt noch nicht.

8.7.3 Kopplung von Größenwachstum und Metamorphose

Die Frage, wann sich die Larve eines holometabolen Insektes verpuppt und oder sich „nur" häutet, ist eines der ungelösten Probleme der Insektenendokrinologie. Schon vor einigen Jahren fand man heraus, dass es eine **kritische Größe** gibt, oberhalb der sich ein Insekt verpuppt und nicht mehr nur häutet. Außer bei Hemiptera (*Dipetalogaster maximus*) hat man noch keine molekularbiologischen Grundlagen für die Bestimmung der kritischen Größe entdeckt. Bei Zweiflüglern fand Nijhout (1984) *stretch*-Rezeptor-Neuronen: das sind Nervenzellen, die auf Ausdehnung reagieren. (Mechanorezeptor-Neuronen gibt es auch im rechten Herzvorhof des Menschen, wo in Reaktion auf die Dehnung der Myozyten das Atrial-Natriuretische Peptid freigesetzt wird.) Die Neuronen des Dipetalogaster-Abdomens signalisieren in das Gehirn, von wo PTTH-Neuronen in den CA PTTH freisetzen. Dieses wiederum induziert einen Ecdyson-Puls. Wenn der Larve von *Oncopeltus fasciatus* im letzten Instar Kochsalz in das Abdomen injiziert wird, kann man dadurch die PTTH-Ecdyson-Achse stimulieren und erhält miniaturisierte adulte Milchkrautwanzen. Bei den blutsaugenden *Rhodnius prolixus* reicht eine ausgiebige Blutmahlzeit, bei der die Abdomen-Stretch-Rezeptoren gedehnt werden, um anschließend die Häutung (oder die Metamorphose) auszulösen.

Beim Mistkäfer *Onthophagus taurus* werden PTTH und Ecdyson induziert, wenn der Dungball aufgefressen ist. Nimmt man der Raupe die Nahrung weg, kann man dadurch die PTTH-Bildung und damit die Metamorphose induzieren.

Bei *M. sexta* sind PTTH-Freisetzung und Ecdyson-Bildung unter der hemmenden Kontrolle des Juvenilhormons: Entfernt man die JH-bildenden *Corpora allata*, wird vorzeitig Metamorphose induziert. Andererseits kann man durch JH-Injektion die Metamorphose verzögern. Bei Erreichen des kritischen Gewichts wird die JH-Bildung auf noch unbekannte Weise blockiert. Gleichzeitig steigt in der Hämolymphe die Aktivität des JH-abbauenden Enzyms JH-Esterase, die z. B. JHIII (**13**) in die nicht-aktive JH III-Säure (**12**) umwandelt (vergl. → Abb. 4.78). Die Bildung dieses Enzyms im letzten Larvenstadium hängt direkt vom Nahrungsangebot ab; muss die Larve hungern, ist keine JH-Esterase vorhanden, ist ausreichendes Nahrungsangebot vorhanden, dann kann JH abgebaut und die Metamorphose eingeleitet werden.

Die Ausschüttung von PTTH ist bei *M. sexta* nur in einem engen Zeitfenster möglich. Wird dieses verpasst, wird PTTH erst am nächsten Tag freigesetzt. Da die PTTH-Neuronen sich in unmittelbarer Nachbarschaft der Neuronen befinden, die den zirkadianen Rhythmus bestimmen, wird hier kein Hormon wie z. B. Melatonin angenommen, sondern eine direkte Verschaltung der Neuronen.

Während der Metamorphose entwickeln sich die neuen Organe aus Imaginalscheiben. Die Imaginalscheiben selbst entwickeln sich nicht, solange Juvenilhormon anwesend sind. Erst wenn die JH-Konzentration durch die JH-Esterase auf nicht messbare Mengen reduziert ist, entwickeln sich die Imaginalscheiben; in dieser Zeit signalisieren sie mit noch unbekanntem Hormon/Faktor, dass die PTTH-Freisetzung noch unterdrückt werden soll. Erst wenn die Imaginalscheiben ihre finale Größe erreicht haben, wird das Signal abgeschaltet und die PTTH-Freisetzung freigegeben.

Die Abb. 8.12 fasst die verschiedenen Regelgrößen und Entwicklungsschritte zusammen:

1. Während des Larven/Nymphen-Stadiums wird dauerhaft kontrolliert, ob noch Wachstum möglich ist. Das Wie dieser Kontrolle ist nicht verstanden. Solange noch Wachstum möglich ist, frisst die Larve weiter.
2. Wenn die Haut zu klein geworden ist,
3. aber die kritische Größe noch nicht erreicht ist, findet eine Häutung zum nächsten Larvenstadium statt.
4. Ist die kritische Größe erreicht, wird die JH-Bildung und -freisetzung unterdrückt (wie auch immer) und die JH-Esterase baut verbleibendes JH ab.
5. Solange noch JH vorhanden ist, wird gewartet und weiter JH abgebaut.
6. Ist kein JH mehr vorhanden, wird die Unterdrückung der Imaginalscheiben-Entwicklung aufgehoben.
7. Gleichzeitig wird getestet, ob sich das Tier innerhalb des Zeitfensters befindet, in der PTTH-Bildung und -freisetzung möglich ist. Wenn nicht, wird gewartet bis zum nächsten Tag.
8. Wenn es die richtige Zeit ist, wird das Signal zur PTTH-Freisetzung gegeben.
9. Gleichzeitig unterdrücken die Imaginalscheiben die PTTH-Freisetzung, solange sie sich noch entwickeln.
10. Wenn alle Imaginalscheiben entwickelt sind, fällt das Signal aus, das die PTTH-Freisetzung unterdrückt, und PTTH kann freisetzt werden.

Unter dem PTTH-Stimulus kommt es zur Ecdyson-Bildung und dann zur Metamorphose.

8.7.4 Regulation der Ecdysis (Schlüpfen)

Unter der Stimulation durch Ecdyson bildet sich unter der alten Epidermis eine neue Haut. Dazu wird Ecdyson (**53**) in der Peripherie in 20-Hydroxy-Ecdyson (**54**) umgewandelt. 20-OH-Ecdyson bindet an das Dimer aus zwei Kern-Rezeptoren (Ecdyson-Rezeptor (EcR)/Ultraspiracle[16]); der Ligand-Dimer-Komplex wandert in den Zellkern und wirkt als Transkriptionsfaktor über „Ecdyson-responsive Elemente" (EcRE).

Bislang ist nicht bekannt, wie den PTTH-Neuronen signalisiert wird, dass die Bildung von Haut und die übrigen Veränderungen beendet sind, und dass die Ecdyson-Freisetzung unterdrückt werden soll. Es konnte zwar gezeigt werden, dass während des Abfalls der Ecdyson-Konzentration in der Hämolymphe von außen zugeführtes Ecdyson oder 20-Hydroxy-Ecdyson das Schlüpfen verzögern kann; aber wie der Abfall von Ecdyson geregelt wird, ist nicht erforscht.

Ist die Ecdyson-Konzentration in der Hämolymphe unter ein bestimmtes Niveau abgesunken, wird die Ecdysis vorbereitet. Corazonin ist das erste Hormon, von dem man weiß, dass es dabei eine Rolle spielt. Es wird in Neuronen des ventralen Nervenstranges gebildet. Im Corazonin-Gen fehlt allerdings ein EcRE. Daher ist die direkte Suppression der Corazonin-Expression durch den Ecdyson-Rezeptor eher unwahrscheinlich, wodurch die Corazonin-Bildung solange unterdrückt würde, bis kein Ecdyson mehr an den Ec-Rezeptor bindet und damit die Repression aufgehoben würde. Zwar werden Corazonin-bildende Neuronen während der letzten Stadien der Puppenentwicklung Ecdyson-Rezeptor-vermittelt zur Apoptose gebracht und damit entfernt, aber vom Corazonin-Gen selbst ist eine solche EcR-Bindung nicht beschrieben.

Zur Auslösung der Ecdysis sezernieren nun wenige Neuronen des ventralen Nervenstranges Corazonin① in die Hämolymphe (Abb. 8.13. Dieses erreicht in den Tracheen-nahen Inka-Zellen② seinen Rezeptor und stimuliertiert dort die Freisetzung von ETH.

ETH wird in Inka-Zellen nur unter dem stimulierenden Einfluss von Ecdysteroiden gebildet, aber nicht freigesetzt. Die Freisetzung wird erst durch Corazonin induziert (Zitnan et al. 2007; Zitnan u. Adams 2005). Dieses wirkt lokal in den Tracheen④, die sich unter ETH- (und EH-)Einfluss mit Luft füllen. Endokrin wirkt ETH auf ventromediale EH-sezernierende Neuronen,⑤ die Eklosionshormon (EH) freisetzen.⑥ Dieses EH wiederum leert die ETH-Speicher der Inka-Zellen⑨, so dass diese nicht länger ETH freisetzen. Solange nämlich ETH vorhanden ist, findet Prä-Ecdysis statt. Darunter versteht man einerseits die Neubildung des neuen Exoskeletts und Resorption des alten bis auf ein äußeres Restskelett. Außerdem gehören

---
[16] ein Insekten-Analogon des Schilddrüsen-Hormon-Rezeptors

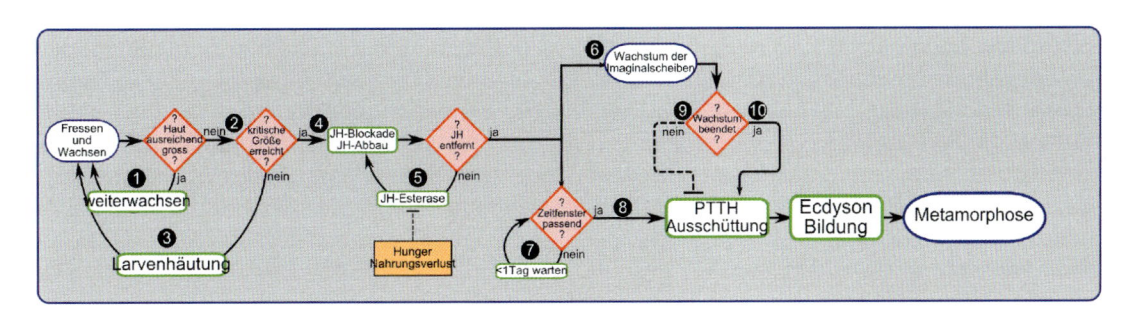

Abb. 8.12. Die Entwicklung zur Metamorphose

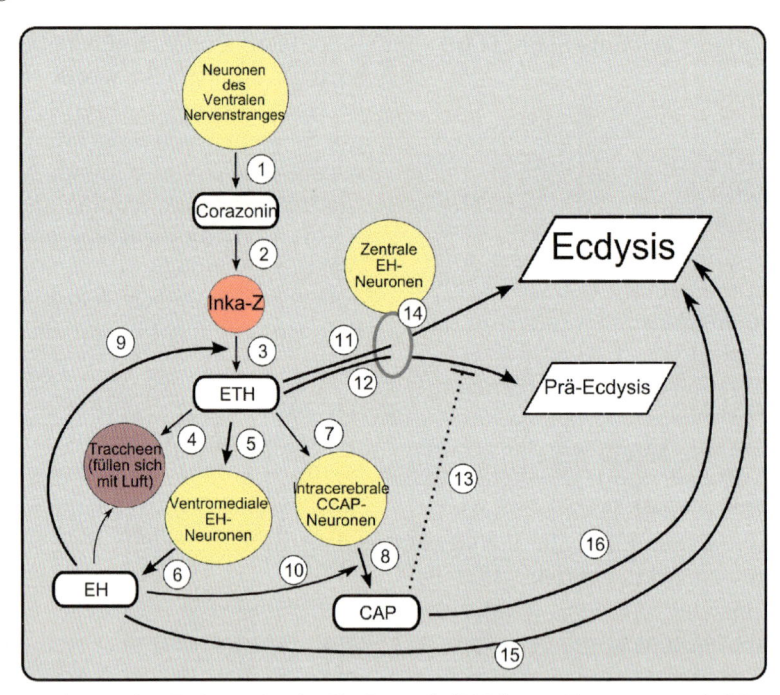

Abb. 8.13. Regulation der Ecdysis (nach Clark et al. (2004) mit Ergänzungen). Neuronen (*große Kreise*) oder neuroendokrine Zellen (*kleine Kreise*) sezernieren Hormone (*abgerundete Vierecke*). Diese induzieren die Freisetzung weiterer Hormone (*durchgezogene Striche*) oder hemmen deren Effekte (*punktierte Striche*; weitere Erläuterungen im Text); ETH: Ecdysis-Triggering Hormon, EH: Eclosionshormon, CAP: Kardioakzeleratorisches Peptid

zur Prä-Ecdysis Verhaltensmuster wie rhythmische Kontraktionen beim Seidenspinner (*M. sexta*), mit denen sich das Tier etwa eine Stunde vor dem Schlüpfen von der alten Haut sukzessive löst. Hierfür müssen beim Seidenspinner das PETH und ETH auf die abdominalen Ganglien direkt einwirken.

Ist der ETH-Gehalt wieder reduziert, kann es zur Ecdysis selbst kommen, womit das Schlüpfen aus der alten Haut gemeint wird. ETH wirkt weiter auf CAP-Neuronen der *pars intercerebralis*, die unter Eclosionshormon-Einfluss CAP freisetzen[8]. Dieses blockiert die Prä-Ecdysis[13] und stimuliert die Ecdysis[14].

EH ist ein unverzichtbarer Mediator des Schlüpfens: Es verstärkt in einem Feedback-Loop (Verstärkerschleife) die ETH-Freisetzung der Inkazellen.[9] Weiterhin stimuliert es Verhaltensmuster der Ecdysis[15], die typischen und notwendigen Bewegungen, beispielsweise um aus der alten Haut herauszuklettern. Ein charakteristisches Merkmal der EH-Wirkung ist der starke Anstieg von cGMP in Neuronen der Subösophagus-, thorakalen und abdominalen Ganglien. Zusammen mit CAP wirken PTSH/MIP (Allatostatin Typ-B) verstärkend und lösen das Ecdysis-Programm aus[16], bei der schließlich die Larve oder das adulte Tier aus der alten Haut schlüpft (Abb. 8.14).

Der letzte Schritt der Häutung, die Sklerotisierung der neuen Haut, wird durch das Hormon Bursicon ausgelöst. Dieses wird besonders in abdominalen Ganglien gebildet und in Neurohämalorganen in der Nähe der Blutgefäße freigesetzt. Ohne Bursicon kann beispielsweise *D. melanogaster* ihre Flügel nicht ausbreiten (Dewey et al. 2004). Bursicon ist in Neuronen exprimiert, die gleichzeitig CAP bilden. Damit könnte die EH-vermittelte CAP-Ausschüttung auch die Bursicon-Freisetzung induzieren.

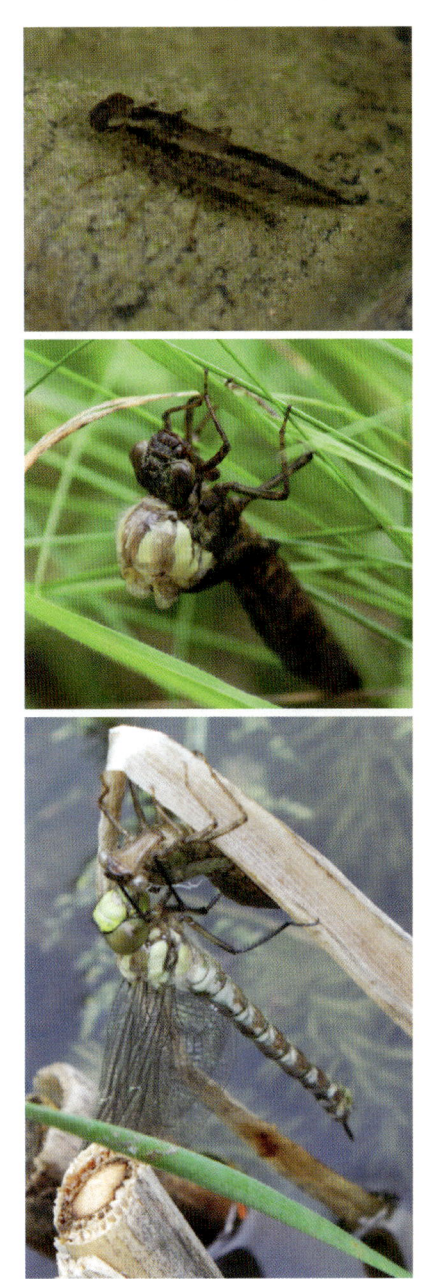

Abb. 8.14. Blaugrüne Meerjungfer (*Aeshna cyanea*) vor, während und nach der Ecdysis

8.7.5 Postembryonale Entwicklung bei Holometabolen

Bei den Insekten, die sich holometabol entwickeln, können weitere hormonelle Steuerungen beobachtet werden.

Solange das Juvenilhormon gebildet wird und seine Zielzellen erreicht, werden Entwicklungen blockiert, bei denen von Imaginalscheiben aus neue Organe gebildet werden. Erst wenn die Konzentration von JH nicht mehr ausreichend hoch ist, um die Genexpression zu blockieren, findet die innere Umwandlung von der Puppe in ein adultes Tier statt. Auf welche Weise die JH-Wirkung vermittelt wird, ist deshalb noch im Dunkeln, weil der Rezeptor für JH noch nicht zweifelsfrei beschrieben wurde. Zwar können auch Ecdyson-Rezeptor und Ultraspiracle potentiell JH-Wirkungen vermitteln, aber die Affinität von JH an das Rezeptor-Dimer ist so gering, dass EcR/USP nicht als JH-Rezeptor angesehen wird.

Die Umwandlung von der Larve in ein adultes Tier umfasst eine teilweise Zerstörung alten Gewebes und die Neubildung von Organen: Während die Schmetterlingsraupe Punktaugen zeigt, besitzt das Imago Komplexaugen. Die Entwicklung von Komplexaugen aus je einer Imaginalscheibe wird von JH unterdrückt. Diese JH-Wirkung wird durch das Protein *Methoprene Tolerant* (met) vermittelt (Parthasarathy et al. 2008); die Vermutung, dass met selbst der JH-Rezeptor ist, hat sich nicht bestätigt.

Die Ausbildung von Flügeln geht von Imaginalscheiben aus. Die Bildung der Geschlechtsorgane findet erst während der Umformung der Larve in das Imago statt. Bei einigen Insekten sind im Larvenstadium Kiemen vorhanden, die dem adulten Tier fehlen. Während Raupen von Schmetterlingen Blätter abraspeln, haben die Falter selbst einen Saugapparat. Die Entwicklung dieser verschiedenen Organe ist noch lange nicht so vollständig verstanden, dass eine Funktion von Hormonen bekannt ist oder ausgeschlossen werden kann.

Auch das Nervensystem unterliegt einigen Veränderungen: So werden z.B. die Corazonin-Neuronen von *D. melanogaster* etwa 6 Stunden nach Beginn der Metamorphose durch Apoptose abgebaut (Choi et al. 2006). Auch weitere Neuronen werden apoptotisch, so dass der ventrale Nervenstrang sichtbar schrumpft.

8.8 Regulation von Blutdruck, Osmolarität und Blutvolumen

An der Regulation des Blutdruckes und der Osmolarität des Blutes sind Nervenzellen genauso wie Hormonkreisläufe beteiligt. Besonders die Osmolarität des Blutes (individuell zwischen 280 und 295 mOsm) wird hormonell geregelt. Beteiligt daran sind zum einen Zellen an der Grenze der Blut-Hirn-Schranke, die die Osmolarität über Natriumkanäle messen.

8.8.1 Verschachtelung mehrerer Steuerkreise

Für die Regelung der Hämostase sind mehrere Regulationszyklen ineinander verwoben: Druckmessung und Druckkontrolle, Blutvolumen und Osmolarität. Da der Druck als Funktion auch vom Volumen und vom osmotischen Druck abhängt, kann eine solche Verschachtelung nachvollzogen werden: Insgesamt ist bei drei verschiedenen Regelkreisen die Übersicht nicht leicht zu gestalten.

1. Der **Blutdruck** wird über Druckrezeptoren in Aortenwand, Carotis-Sinus und in der Peripherie gemessen. Die Rezeptoren und der biochemische Mechanismus entziehen sich immer noch der Aufklärung. Nerven vermitteln die Messung in den *Nucleus tractus solitarius*, der wiederum über Nervenzellen verfügt, von denen sowohl Muskeln in den Gefäßwänden zur Kontraktion oder Dilatation gebracht werden – diese neuronale Verschaltung von Druckmessern und peripheren Einstellungen nennt man Baroreflex – und von dem auch weitere Neuronen in den *Locus ceruleus* und das diagonale Band nach Broca (dBBr) reichen, von wo aus andere Neuronen dann in *NPV* und *NSO* reichen und dort AVP-Freisetzung induzieren.
2. Die **Osmolarität** wird von Osmorezeptoren (Natriumkanälen) an der Blut-Hirn-Schranke gemessen und bewirkt durch

neuronale Verschaltung von *Organum subfornicularis* und *Organum vasculosum laminae terminalis* mit *NPV* und *NSO* gesteigerte oder verringerte AVP- und OXT-Freisetzung. AVP induziert in der Niere die Expression des Aquaporin-2-Proteins, mit dem Wasser aus dem Harn rückresorbiert wird. Außerdem wird die Rückresorption von Natrium aus dem Harn verringert, so dass insgesamt die Osmolarität verringert wird.

3. Das **Blutvolumen** wird vor allem in den Herzvorhöfen gemessen. Die Rezeptoren, die auf Dehnung reagieren, sind noch nicht bekannt. Von den Vorhöfen wird dann das Atriale Natriuretische Peptid (ANP) freigesetzt, das über eine Reduzierung der Wasserrückresorption und der Natriumresorption in der Niere und über direkte Effekte auf Blutgefäße an der Volumen-Regulation beteiligt ist.

4. In der Folge einer Erhöhung der AVP-Wirkung auf die Rückführung von Wasser aus dem Harn wird der Harn konzentrierter. Die Erhöhung der Natrium-Konzentration im Harn wird in den *Macula densa*-Zellen gemessen und führt in den benachbarten Juxtaglomerulären Zellen zur Renin-Freisetzung, durch welches aus Angiotensinogen Angiotensin-I freigesetzt wird, das von der ACE zu AngII verkürzt wird. AngII wiederum stimuliert in der Nebenniere die Aldosteron-Freisetzung. Aldosteron wiederum stimuliert den Einbau von Natriumkanälen in die apikale Membran der Nierentubuli, wodurch Natrium rückresorbiert wird. Erhöhte Natrium-Konzentrationen im Harn führen also über Renin → AngII → Aldosteron zur verstärkten Natriumionen-Rückresorption.

5. Andererseits wirkt AngII auch an der Blut-Hirn-Schranke und stimuliert dort in *OSF* und *OVLT* Neuronen, die die hypothalamischen *NPV*- und *NSO*-Magnozellulären Neuronen zur AVP-Freisetzung in der Neurohypophyse stimulieren.

8.8.2 Osmorezeptoren an der Blut-Hirn-Schranke

Normalerweise sind Nerven von der Blutzirkulation durch Myelin-Scheiden und durch verdickte Kapillaren (vor allem umfassen protoplasmische Astrozyten die Kapillaren) abgetrennt. Nur an wenigen Stellen im Gehirn ist die Blut-Hirn-Schranke durchlässig. In Abb. 8.15 sind diese Areale durch schwarze Kreise mit oranger Schrift gekennzeichnet: *Organum subfornicularis* (*OSF*) und *Organum vasculosum laminae terminalis* (*OVLT*), die zusammen mit *A. postrema* und *Plexus chorioideus*, die zirkumventrikulären Organe ausmachen, im anteriorventrikulären Bereich des Dritten Vesikels (AV3V). Nicht eingezeichnet ist der mediane Nucleus der präoptischen Region (*mNPO*). Auch in *N. supraopticus* (*NSO*), *Eminentia mediana* (EM) und Neurohypophyse (LN) und schließlich in der Zirbeldrüse (*Corpus pinealis*) und der *Area postrema* ist die Blut-Hirn-Schranke durchlässig.

Die Natrium-Kanäle (Tabelle 8.1), mit denen die Osmolarität gemessen wird, werden aus dem Na_x-Protein gebildet. Dieses Protein ist, ohne dass eine Funktion erforscht war, seit einiger Zeit bei Mensch, Maus und Ratte bekannt, und wegen einiger Struktur- und phylogenetischer Besonderheiten auch als Typ 2 der spannungsabhängigen Natriumkanäle bezeichnet worden[17]. Im Jahr 2000 zeigten dann Watanabe und Kollegen[18], dass Na_x in den zirkumventrikulären Organen exprimiert wird und dass die Knockout Mäuse, denen das Na_X-Protein fehlt, eine gestörte Flüssigkeitsaufnahme zeigen. In der Folge haben dann andere Forscher diese Arbeiten bestätigt[19]. Gerade Hiyama

---
[17] Goldin (2001)
[18] Watanabe et al. (2000)
[19] Grob et al. (2004); Hiyama et al. (2004, 2002)

Tabelle 8.1. Der atypische Na_x-Natriumkanal

Name	Spezies	Gewebe/ Zelltyp	Länge	Gen	Chromosom	Genbank-Nr.
Nav2.1	Mensch	Herz, Uterus, Muskel	1682	SCN6Ad	H 2q21-23 (148)	M91556
Na-G	Ratte	Astrozyten	teilweise	SCN7Ad	M 2 [41] (149)	M96578
SCL11	Ratte	PNS (DRG)	1702			Y09164
Nav2.3	Maus	Herz, Uterus, Muskel	1681			L36179

(Quelle: Goldin (2001))

et al. zeigten, dass durch adenovirale Gabe des intaken Na_x-Gens (Stichwort: Gentherapie) die Defekte repariert werden konnten, womit bewiesen wurde, dass Na_x notwendig und ausreichend für die Osmorezeption in den cirkumventrikulären Organen ist.

Die Signale gehen von den zirkumventrikulären Organen einerseits zum *NPV*, und andererseits zum *NSO*, in denen in magnozellulären, neurosekretorischen Zellen Oxytozin und Arginin-Vasopressin (AVP) gebildet werden, die in der Neurohypophyse ausgeschüttet werden. Unter dem Einfluss von *OSF* und *OVLT* werden also verstärkt OXT und AVP ausgeschüttet.

Gleichzeitig ist die Region des vorderen dritten Ventrikels (AV3V) mit den *Nuclei raphes* und dem *Locus coeruleus* durch adrenerge Nerven verknüpft. Von dort aus wird zudem die Niere mit adrenergen Nerven gesteuert: Blutstrom, Readsorption und Renin-Produktion, die andererseits, wie wir gleich sehen, auch hormonal beeinflusst werden.

8.8.3 Angiotensin II-Rezeptoren an der Blut-Hirn-Schranke

Angiotensin II (AngII) ist eines der Schlüsselhormone der Regulation des Blutkreislaufes. Es entsteht aus dem Angiotensinogen-Vorläufer durch Wirkung des Enzyms Renin, das von der Niere freigesetzt wird, und durch Verkürzung des Angiotensin I-Peptides durch die Angiotensin-Convertase (ACE). Neben der Stimulation der Aldosteron-Bildung in der Nebenniere hat AngII auch bei der Steuerung der AVP- (und OXT-) Freisetzung eine wichtige Rolle, die sich unter anderem dadurch zeigt, dass die Neuronen an der Blut-Hirn-Schranke Rezeptoren für Angiotensin (AT-R) exprimieren und dadurch die AngII-Konzentration im Blut durch die Blut-Hirn-Schranke hindurch im ZNS wirksam werden kann.

Gleichzeitig – ohne dass es in Abb. 8.15 zum Ausdruck kommt – kann AngII auch von Neuronen der AV3V gebildet werden. AngII-Neuronen finden sich in *OSF, OVLT* und im *mNPO*, und die Axone reichen in *NPV* und *NSO*. Wird AngII intracerebral appliziert, lassen die behandelten Tiere alle anderen Tätigkeiten sein und suchen Wasser. Intracerebrales AngII wird daher als Durstsignal betrachtet. Andererseits werden AVP und OXT-Freisetzungen initiiert, wodurch die Rückresorption von H_2O in der Niere gefördert und der renale Wasserverlust reduziert wird.

8.8.4 Arginin-Vasopressin-Freisetzung in der Neurohypophyse

Die AVP- (und die OXT-) Freisetzung in der Neurohypophyse stehen unter Steuerung durch andere Nerven. Diese induzieren an den magnozellulären Neuronen Potentiale, die sich bis zu den Axonenden in der Hypophyse fortsetzen und dort die Fusion der sekretorischen Vesikel mit der Zellmembran

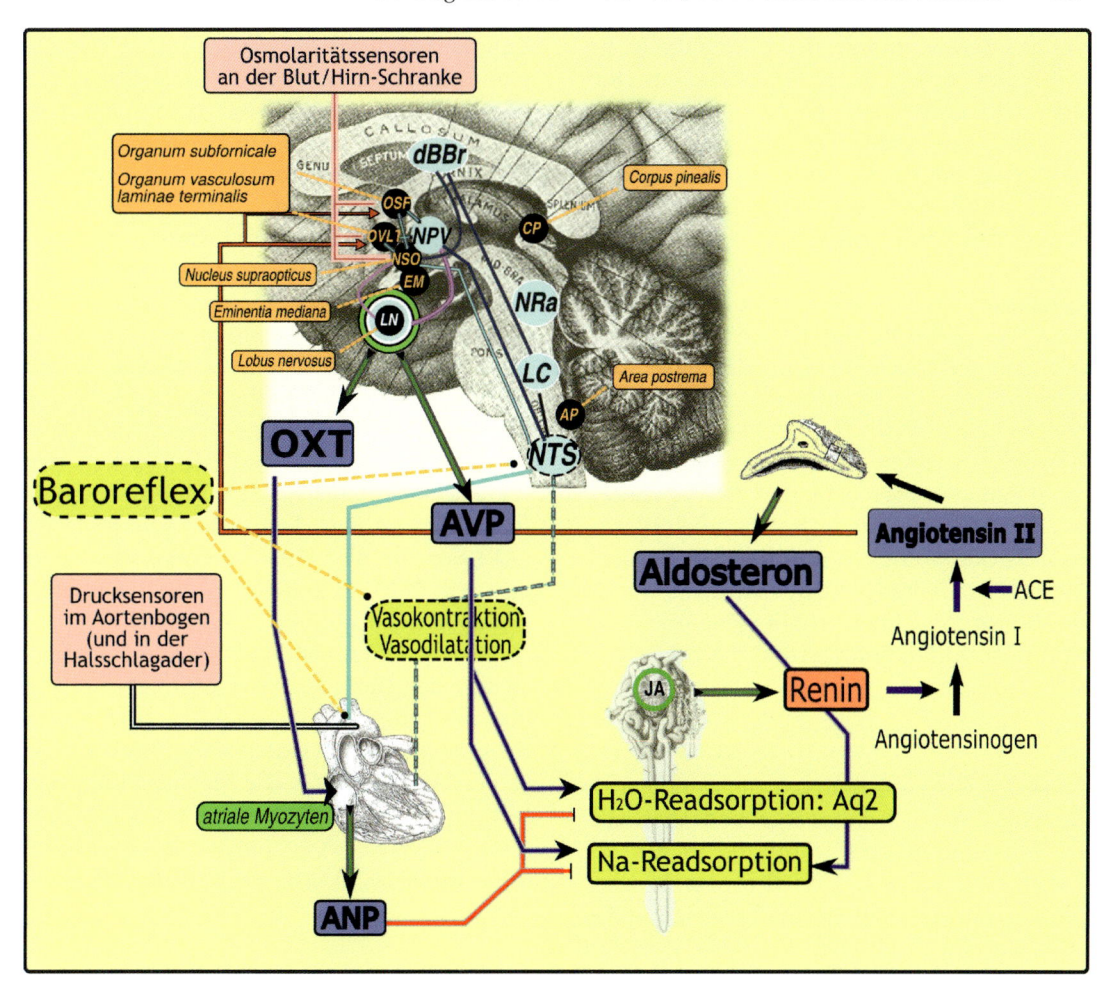

Abb. 8.15. Zentrale und endokrine Einflusse auf Blutdruck und Osmolarität. Die Regulation der Hämostase findet zwischen dem Hirn, dem Hirnstamm, dem Herzen und dem Gefäßsystem, der Nebenniere und der Niere statt. Mehrere Kreisläufe sind verschachtelt: Osmolarität, Druck-(Baro-)Reflex und Wasserhaushalt. Zentrale Hormone sind Arginin-Vasopressin (AVP), Aldosteron, Angiotensin II und das Atriale Natriuretische Peptid (ANP). Die Bereiche, an denen die Blut-Hirn-Schranke fehlt und Rezeption von Osmolarität und der Übergang von Molekülen aus dem Blut in das Hirn möglich ist, sind als *schwarze Kreise* mit *oranger Schrift* gekennzeichnet. Wichtige zentrale Zentren der Hämostase sind mit *hellblauen Kreisen* markiert. Die Bildung von Angiotensin II im Gehirn selbst wurde in der Zeichnung aus Übersichtsgründen weggelassen. Die Zentren, von denen Wassermangel in den Drang nach Wasser (Durst) umgesetzt wird, sind noch nicht bekannt. Alle weiteren Details sind im Text beschrieben. (*blaue Pfeile*: endokrine Stimulation; *rote Pfeile*: endokrine Hemmung; *grüne Pfeile*: Regulation an Nervenende und Synapsen; (Quellen: Gray's Anatomie des menschlichen Körpers (20. Ed, 1918); R. Krstic 1991 Human Microanatomy; H. J. Heikenwälder; mit freundlicher Erlaubnis von Verlag und Autoren))

veranlassen, wodurch die Vesikelinhalte zuerst in der perikapillären Raum und von dort über Siebplatten in die Kapillaren gelangen.

Als Neurotransmitter kommen neben Noradrenalin (sympathisches Nervensystem) AngII (Angiotensinerge Nerven in *OVLT* und *OSF*) und GABA zur Wirkung. GAGAerge Nerven aus dem diagonalen Band von Broca (dBBr) leiten Signale aus dem *Locus coeruleus* und dem *Nucleus tractus solitarius* (NTS) weiter. Diese Signale kommen von den Rezeptoren, die im Aortenbogen in den *Carotes* (Kopfschlagadern) den Blutdruck messen. Zum Baroreflex gehört nicht nur die über NTS und LC vermittelte AVP-Ausschüttung, sondern auch neuronale Rückkopplungen auf die Gefäßmuskulatur: Durch Verengung der Blutgefäße wird der Blutdruck schnell erhöht, genauso wie er durch Vasodilatation verringert wird.

8.8.5 Die Rolle von Oxytozin

Oxytozin wird aus der Neurohypophyse als Reaktion auf Volumenvergrößerungen unter Vermittlung von **NTS** und **LC** freigesetzt. Dieses OXT kann an OXT-R im Herzvorhof binden. Daraus resultiert die Freisetzung des Atrialen Natriuretischen Peptides, das nun in der Niere die Ausscheidung von Natrium und Kalium fördert, wodurch das vergrößerte Volumen wieder reduziert wird. Andererseits werden die OXT-R auch in der Niere selbst gefunden, so dass auch ein direkter Effekt von OXT auf die Regulation der Hämostase angenommen werden kann. Nicht gezeigt in der Abb. 8.15 ist, dass ANP auch Rezeptoren im AV3V auf Oxytozin-Neuronen hat, wodurch eine mögliche Verstärkungsschleife gegen Volumenvergrößerung eingebaut ist.

8.8.6 Durst und das Hormonsystem des Gehirns

Nach intracerebraler AngII-Gabe unterbrechen die behandelten Tiere jegliche andere Tätigkeit und suchen Wasser (Kap. 8.8.3). Da Neuronen in *OSF* und *OVLT* selbst AngII bilden können, können wir annehmen, dass AngII im ZNS das entscheidende Signal ist, mit dem Wasserbedarf signalisiert wird. Die Zentren, von denen dann das AngII-Signal in eine unbewusste oder bewusste Wassersuche übersetzt wird, sind bislang noch nicht bekannt. Beim Menschen wurde mit Positron-Emission-Tomographie bei Freiwilligen verstärkte Aktivität im *Cortex cinguli* beobachtet, also im limbischen System. Bei Tieren waren der *Nucleus parabrachialis lateralis* (NPBL) und der zentrale Nucleus der Amygdala involviert[20]. Der NPBL wiederum empfängt Signale aus der *Area postrema* (AP), wo die Blut-Hirn-Schranke fehlt, und aus dem NTS, in dem die Signale von peripheren Barorezeptoren integriert werden.

Da wir Durst als den Wassermangel verstehen, der durch innere Wasserrekrutierung aus den interstitiellen Räumen und durch Readsorption nicht gedeckt werden kann, ist es verständlich, dass alle Mechanismen, die mit dem Blutvolumen und der Osmolarität zusammenhängen, schließlich in der Aufforderung enden, Wasser von außen zuzuführen.

8.8.7 Biochemie der Wasser- und Natrium-Rückresorption

Im Glomerulus der Niere wird Blut filtriert. Der Primärharn wird aus der Bowman'schen Kapsel in die Henle'sche Schleife geleitet. Hier und im anschließenden *Tubulus distalis* findet die hormon-kontrollierte Wiederaufnahme von Wasser und Salzen statt.

Unter der positiven Kontrolle von AVP steht die Expression und Membranständigkeit des Wassertransporters Aquaporin 2 (Aq2). Dieses Molekül liegt intrazellulär in Vesikeln vor. Wenn AVP an seinen Vasopressin-Rezeptor bindet, fusionieren die Vesikel mit der Membran, und die Aq2-Moleküle können Wasser in die Nephrozyten einbringen. Auf der basa-

---
[20] McKinley u. Johnson (2004)

len Seite der Nephrozyten sind konstitutiv Aquaporin-3 und -4 vorhanden, die Wasser exportieren, das dann wieder in das Gefäßsystem zurückgeführt wird. Ohne AVP werden die Aquaporin-2-Rezeptoren wieder internalisiert und können bei Bedarf erneut auf die Oberfläche gebracht werden.

Die Natrium-Rückresorption bedient sich auf der apikalen Seite des endothelialen Natrium-Kanals (ENaC), der aus drei ähnlichen Untereinheiten (α, β, γ) besteht. Der natürliche Natriumionen-Gradient zwischen Harn und Zellinnerem reicht aus, Natriumionen in die Zelle zu transportieren. Auf der basalen Gegenseite werden Natriumionen durch die Na^+,K^+-ATPase aus der Zelle in das Gefäßsystem gepumpt, wobei Kalium gleichzeitig in die Zellen gebracht wird. Die Expression von ENaC und Na^+,K^+-ATPase wird durch Aldosteron stimuliert. Neben dem Amilorid-empfindlichen ENaC gibt es noch einen weiteren Natriumkanal, den Bumetanid-sensitiven Natrium-Ko-Transporter, durch den neben Natriumionen auch Zucker, Aminosäuren, Phosphat oder Sulfat aus dem Harn resorbiert werden können. Auch dieses Molekül wird Aldosteron-abhängig exprimiert.

Die ENaC-Rezeptoren werden ebenfalls durch die Bindung einer Ubiquitin-Ligase (Nedd4) kontrolliert. Phosphorylierung von ENaC hemmt diese Bindung und führt zu einer längeren Verweildauer der Kanäle in der apikalen Membran. Die differentielle Regulation von ENaC umfasst damit mehrere, auch Hormon-kontrollierte, Schritte: mRNS-Synthese und Proteinbildung unter dem Einfluss von Aldosteron; Transport an die apikale Membran und Komplexbildung unter der Kontrolle von AVP oder ANP; Internalisierung und Degradierung durch Nedd4.

9
Endokrine Musik: Sekretionsrhythmen

Gliederung

9.1	Ein universeller Rhythmusgeber	264
9.2	Zirkadiane Rhythmen (Pulsfrequenz 24 Std. ± 2)	267
9.3	Ultradiane Rhythmen (Pulsfrequenz weniger als 22 Std.)	267
9.4	Jährliche Rhythmen	269

Obwohl der Rhythmus bei der Freisetzung von Hormonen Endokrinologen seit langem fasziniert, sind viele Fragen – insbesondere nach dessen physiologischer Bedeutung – bis jetzt unbeantwortet. Ursache und Bedeutung der Sekretionsepisoden (Pulse) aus Hypothalamus und Hypophyse in ein- bis dreistündigen Abständen sind nicht bekannt. Die Mechanismen z. B. der regelmäßigen GnRH-Freisetzung in den fruchtbaren Jahren bei Mann und Frau, genauso wie bei vielen Tieren, widersetzten sich der Erforschung. Dagegen sind viele Faktoren definiert, die in isolierten Neuronen oder in umfangreicheren Zellverbänden Pulslänge und Pulsamplitude bestimmen.

Maximale Sekretion lässt sich aus endokrin aktiven Organen beobachten: Gemessen werden Konzentrationsspitzen im Serum, die sich in Rhythmen wiederholen. Dabei wechseln Konzentrationsmaxima (Spitzen oder Pulse) mit minimaler Sekretion (Tälern) in periodischen Wiederholungen ab. Zu den kurzen Wiederholungsintervallen zählen Sekretionsspitzen in zwei- bis dreistündlichen Abständen und kürzer. Schwingungen in den Serumkonzentrationen im Verlauf eines Tages zeigt Kortisol mit einem Sekretionshoch am Morgen und einem Tiefpunkt am Abend. Außerdem steigen die Serumkonzentrationen von Wachstumshormon oder von Melatonin des nachts abhängig oder sogar unabhängig von Schlaf. Zu ultralangen Zyklen zählt etwa der saisonale Fruchtbarkeitszyklus von Tieren während des Jahresrhythmus oder die Phasen von Winterschlaf. Komplexe Netzwerke von Regulationen führen zu diesen periodischen Veränderungen, und als wesentliche Stellgrößen dienen dabei Hormone. Die Analyse der bestimmenden Zeitgeber für diese Rhythmen geht jedoch weit über die Endokrinologie hinaus.

Die täglichen Hell-/Dunkel-Phasen und die jahreszeitlichen Temperatur-Schwankungen sind periodische Stellgrößen, die von außen auf jeden einzelnen Organismus einwirken. Dazu kommt ein im Tier- und Pflanzenreich konservierter Zeitmechanismus, dessen Grundprinzip bei Ein- und Vielzellern erhalten ist.

9.1 Ein universeller Rhythmusgeber

Sieben Proteine, die Regulation ihrer Bildung und die ihres Abbaus, reichen aus, um einen zirkadianen Rhythmus von etwa 24 Stunden (zirkadian) zu generieren. In der Tabelle 9.1 sind die wichtigsten Funktionen dieser Proteine beschrieben. Entscheidend ist die Rückkopplungs-Hemmung, die das PER-Protein auf die Transkription der PER-RNS und damit auf seine eigene Bildung ausübt. Weitere wichtige Aspekte der autonomen Oszillation sind:

- die Phosphorylierung von PER durch CKIε, ohne die PER nicht in den Zellkern gelangen kann;
- die Bindung von phosphoryliertem PER an CRY, wodurch der Transport des PER/CRY-Dimers in den Zellkern veranlasst wird;
- die konstitutive Aktivierung der Transkription des PER-Gens durch die Bindung des BMAL1/CLOCK-Dimers und
- die Hemmung jeder PER-Transkription durch Bindung von PER/CRY an den BMAL1/CLOCK, wenn diese an den Promotor gebunden haben;
- der Abbau der Proteine z.B. durch Anhängen von Ubiquitin und anschließendem Verdau in den Proteasomen.

Nicht nur die Bildung von PER ist periodisch, sondern auch die der anderen Proteine CRY, BMAL1 und CLOCK – möglicherweise unter dem hemmenden Einfluss von CRY. Forger u. Peskin haben ein Modell mit den bekannten biochemischen Daten und einigen Annahmen entwickelt, in dem eine periodische, nahezu 24-stündige autonome Oszillation entsteht. Dabei werden die oben genannten Proteine, die Aktivität ihrer Transkription, der Kern-Zytosol-Transport, die Translation, die Phosphorylierung, der Zytosol-Kern-Transport und schließlich der durch Ubiquitinylierung geregelte Proteinabbau berücksichtigt[1].

Tabelle 9.1. Proteine des Rhythmusgebers

Name/OMIN	Abk.	Funktion/Kommentar
brain and muscle ARNT-like 1 602550[2]	**BMAL1**	BMAL1 dimerisiert mit CLOCK. Das Dimer bindet an E-Boxen: CACGTG-DNS-Motive, von denen im *PER*-Promotor fünf und im *CRY*-Promotor eine gefunden wurden. Die Bindung von BMAL1/CLOCK an eine E-Box aktiviert die RNS-Synthese von *PER* und *CRY*. Die Menge von BMAL1/CLOCK ist so hoch, dass alle E-Boxen dauerhaft belegt sind. **Bindet der PER/CRY-Dimer an nur eine der E-Boxen, wird die PER- oder CRY-mRNS-Bildung blockiert.** ARNT ist ein Protein, mit dem der Arylhydrocarbon-Rezeptor (z.B. für Dioxin oder DDT) in den Zellkern transportiert wird (*arylhydrocarbon-receptor-nuclear-translocator*), in dem das *CYP1A1*-Gen und andere CYP-Enzyme als Antwort auf Fremdsubstanzen aktiviert werden. BMAL1 hat starke Ähnlichkeit mit ARNT. Auch BMAL1 enthält bHLH- und PAS-Domänen.
Circadian locomotor output cycles kaput 601851	**CLOCK**	CLOCK dimerisiert mit BMAL1 und bindet als Dimer an E-Boxen (siehe unten). 25 Jahre nach der Entdeckung, dass der *Nucleus suprachiasmaticus* für zirkadiane Rhythmen wichtig ist, wurde 1997 das Maus-Clock-Protein von zwei Arbeitsgruppen als das Protein beschrieben, dessen Expression für die Aufrechterhaltung des zirkadianen Rhythmus notwendig ist. CLOCK enthält wie PER und BMAL1 bHLH- und PAS-Domänen.

---

[1] Forger u. Peskin (2003)

Tabelle 9.1. Proteine des Rhythmusgebers

Name	Abk.	Funktion/Kommentar
Period 1 602260	**PER1**	Die Transkription von *PER*[3] und die Anwesenheit des PER-Proteins folgen einem 24 Stunden-Rhythmus. Dabei wird *PER* transkribiert, wenn kein PER-Protein anwesend ist. Nach der Synthese von PER im Zytosol wird PER von der CKIε phosphoryliert. Phosphoryliertes PER wird (zusammen mit CRY) in den Kern gebracht und blockiert dort die Transkription des eigenen Gens: Rückkopplungshemmung. PER-Proteine enthalten basische Helix-Schleife (*loop*)-Helix (*bHLH-*) Domänen und Per-ARNT-Sim (*PAS*)-Domänen, die charakteristische Wiederholungen von 51 Aminosäuren enthalten. bHLH-Proteine binden an DNS (vergl. Abb. 9.1). Mit den PAS-Domänen lagern sich Proteine zu Dimeren an.
Kryptochrom 1 601933	**CRY1**	CRY bindet im Zytosol an phosphoryliertes PER. Danach können beide Moleküle in den Kern gelangen. Dort unterdrückt die Bindung des PER/CRY-Dimers die durch BMAL1/CLOCK-stimulierte *PER*-Transkription. Durch die Bindung mit CRY wird auch das TIM- (*timeless*: zeitlos) Protein zum Abbau in → Proteasomen verurteilt. Photolyasen helfen, UV-Schäden an der DNS zu beseitigen. Dazu enthalten sie Flavin-Adenin-Dinukleotid- und z. B. Pterin-Gruppen. CRYs sind solche Photolyasen, funktionieren wahrscheinlich aber eher als Blaulicht-Photorezeptoren. Für ihre Rolle beim zirkadianen Rhythmus wird die Photolyase-Funktion nicht benötigt.
Kaseinkinase-I-epsilon 600863	**CKIε**	Die Kaseinkinase-Iε assoziert mit PER im Zytosol; dabei wird PER mehrfach phosphoryliert. Danach kann phosphoryliertes PER mit CRY assoziieren und in den Zellkern gelangen. Kaseinkinasen sind weitverbreitet. Sie phosphorylieren Proteine an Serin- oder Threonin-Aminosäuren. Mutationen an der CKIε führten sowohl bei Fliegen als auch bei Hamstern zu veränderten Tagesrhythmen. Die Hamstermutante *tau* verhindert die Selbstphosphorylierung von CKIε und verringert die Bindung von CKIε an PER. Dadurch wird die Verfügbarkeit von PER im Kern reduziert und der zirkadiane Ablauf verändert.

[2] Ausführliche Beschreibungen zu Entdeckung, Klonierung und Geschichte von Proteinen finden sich auf der Internetseite http://www.ncbi.nlm.nih.gov/entrez/dispomim.cgi?cmd=entry&id= (Nummer in Spalte 1).

[3] Zur Vereinfachung werden im Folgenden PER1 und PER2 als gleich behandelt, genauso wie CRY1 und CRY2 oder CKε1 und CKε2. PER meint also PER1 oder/und PER2.

In jüngster Zeit stellte sich die Wirkung von PER/CRY auf die PER-Transkription durch zirkadiane Änderungen der Histon-Acetylierung der *PER*- und *CRY*-Gene als entscheidend heraus. Ein Protein, das vom Gegenstrang des Schilddrüsenhormon-Rezeptors abgeschrieben wird (REV-ERBa), kontrolliert die zirkadiane Expression von BMAL1 und wird ebenfalls in einem zirkadianen Rhythmus gebildet, genauso wie an die gleiche DNS-Bindungsstelle bindende ROR-Proteine (ein verwaister Kernzeptor mit Ähnlichkeit zum Retinsäure-Rezeptor).

Die Hauptkomponenten der zirkadianen Uhr sind also bekannt: Proteine mit basischen Helix-Schleife-Helix- (*basic helix-loop-helix*; bHLH; Abb. 9.1) und Per-Arnt-Sim-Domänen (PAS; siehe weiter unten), deren Transkription, Proteinbildung und Abbau, genauso wie Phorphorylierung und al-

9 Endokrine Musik: Sekretionsrhythmen

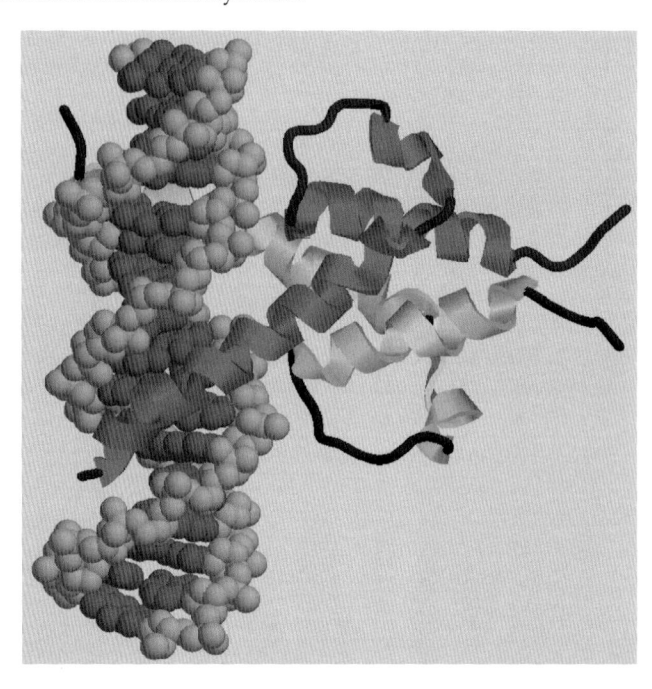

Abb. 9.1. Bindung zweier *basic-Helix-Loop-Helix*-Proteine an DNS. Man erkennt die beiden Proteinhelizes mit der Schlaufe. Die lange Helix des ersten Proteins (*dunkelgrau*) lagert sich in die breite Furche der Doppelsträngigen DNS. Ein zweites bHLH-Molekül (*hellgrau*) lagert sich so an, dass die kurzen Helizes übereinander stehen (Drehsymmetrie) und die lange Helix ebenfalls in die breite Furche gelangt. (Quelle: PDB 1A0A; Rasmol)

ternative Lokalisierung in Zellkern und Zytosol, täglichen Schwankungen unterworfen sind. Die exakte Regulation des Zellrhythmus ist noch nicht verstanden. Wir erkennen das wie, verstehen in Ansätzen die Biochemie und wissen noch immer nicht, wozu diese Rhythmen generiert werden.

Es sind die Neuronen des *Nucleus suprachiasmaticus* (*NSC*), die imstande sind, ohne optische Stimulation von außen einen zirkadianen Rhythmus über Wochen hinweg aufrecht zu erhalten. Damit unterscheiden sie sich von allen anderen Körperzellen, in denen zwar auch ein zirkadianer Rhythmus gemessen werden kann, der aber aufhört, wenn die Eingabe aus dem *NSC* wegbleibt. Die Neuronen des *NSC* bilden also den übergeordneten und von Licht unabhängigen **Zeitgeber**.

Interessanterweise hat der Licht-unabhängige Rhythmus, der gemessen werden kann, wenn Tiere in vollständiger Dunkelheit gehalten werden, individuell unterschiedliche Längen, die fast immer um 30 min bis 90 min länger sind als 24 Std. Bei einem normalen Tagesablauf mit Hell/Dunkel-Rhythmen durch Aufgang und Untergang der Sonne wird der Rhythmus aber durch bestimmte Sehnerven bei Einsetzen der Morgendämmerung zurückgestellt („RESET"). Wahrscheinlich sind alle übrigen hormonellen Sekretionsrhythmen in Verbindung mit dem *NSC* generiert und übernehmen damit den von außen gestellten Tageslichtrhythmus. Eine Verschiebung von „Biorhythmus" gegenüber dem äußeren Tageslichtrhythmus, wie häufig behauptet, findet in der endokrinen Forschung keine Bestätigung. Der arktische Winter oder Sommer, in denen die Sonne tagelang nicht auf- oder untergeht, und wahrscheinlich dauerhafte Nachtarbeit sind Extremsituationen für die zirkadiane Hormonsekretion. Auch die Endokrinologie des subpolaren Lebens mit sehr langen Tagen im

Sommer und sehr kurzen Tagen im Winter könnte ein lohnenswertes Forschungsobjekt sein.

9.2 Zirkadiane Rhythmen (Pulsfrequenz 24 Std. ± 2)

In Abb. 9.2 werden zwei Pulsraten deutlich: eine kurze mit Abständen der Sekretionsspitzen von ca. 1 Std. (zirkhoral oder ultradian) und eine lange mit einem Rhythmus von 24 Stunden (zirkadian). Über eine zirkadiane Schwingung können also ultradiane Sekretionsspitzen gelagert sein. Bei der Freisetzung von CRH und AVP sehen wir auch an den Pulsamplituden als den Unterschieden zwischen Sekretionsmaxima (Berg) und Sekretionsminima (Tal) eine zirkadiane Variabilität. Bei der Glukokortikoid-(GC)-Freisetzung sehen wir die zirkadiane Schwankung als eine Erhöhung der Sekretion am Morgen und einem Tief am Abend.

Aus der Darstellung wird geschlossen, dass der zirkadiane GC-Puls durch verstärkte Amplituden der ursprünglichen CRH-Freisetzung (und AVP-) erfolgt. Der zirkadiane Rhythmus der GC-Ausscheidung wird also im Hirn erzeugt. Die Neuronen des *NSC* projizieren an die Neuronen des *NPV* und stimulieren dort die CRH-Ausschüttung.

9.3 Ultradiane Rhythmen (Pulsfrequenz weniger als 22 Std.)

CRH wird, wie Abb. 9.2 zeigt, in einem etwa stündlichen Rhythmus freigesetzt, GnRH etwa alle 60 bis 90 Minuten, Insulin etwa alle 4 min. Um die Regelmäßigkeit in der Generierung der Sekretionsepisoden zu verstehen, müssen wir neurosekretorische Zelle nicht länger nur als Hormon-produzierende Zelle ansehen, sondern als Neuronen. Nunemaker et al. haben gezeigt, dass GnRH-Neuronen mehrere Arten periodischer Aktionspotentiale, also Aktivitäten von Ionenkanälen, und damit gekoppelt Kalzium-Oszillation besitzen, die man wahrscheinlich als ursächlich für die pulsartige Hormonfreisetzung ansehen kann[4]. Es handelt sich also am ehesten um einen koordinierten Einstrom von Kalzium in Zellen, die dadurch synchron entladen werden und sezernieren (Abb. 9.3). Auch bei der Insulin-Freisetzung aus den β-Zellen des Pankreas gehen ähnliche elektrische Pulse und Kalziumoszillationen der rhythmischen Insulin-Ausscheidung voraus. Die Erhöhung intrazellulären Kalziums kann zur Fusion von Sekretionsgranula mit der Zellmembran führen, wodurch die Inhalte der Granula freigesetzt werden (Kap. 8.4, Abb. 8.6).

An Tumorlinien von GnRH-Neuronen (GT1-7) konnte man feststellen, dass vor allem Natrium- und Kalzium-Kanäle für die Ionenströme durch die Zellmembran infrage kommen; diese Effekte lassen sich aber genauso durch den koordinierten Einstrom von Kalium-Ionen erzeugen. Verschiedene Typen von Kalziumkanälen sind beteiligt.[5]

Sowohl für Insulin-produzierende β-Zellen als auch für GnRH-Neuronen gilt, dass die Zellen vereinzelt im Verband vieler anderer Zellen leben. Wenn es zu Pulsen von Insulin- oder GnRH-Ausschüttung kommt, müssen die vereinzelten Zellen koordiniert ihre Hormone ausschütten. Dabei muss der langsame Rhythmus, also die Häufigkeit der episodischen „burst" koordiniert werden. Ein Mechanismus dafür ist bisher nicht bekannt. Bei den GnRH-Neuronen können wir axonale Kommunikation zwischen den GnRH-Neuronen unter Beteiligung GABAerger und noradrenerger Neuronen vermuten, was bei β-Zellen nicht bekannt ist. Da das Pankreas und die Inseln stark innerviert sind, kann dort eine noradrenerge Steuerung die Insulin-Ausschüttung koordinieren.

In der Physiologie des Menstruationszyklus wird die pulsartige GnRH-Freisetzung durch Östradiol moduliert. Dabei wird aber

---
[4] Nunemaker et al. (2003b)
[5] Nunemaker et al. (2003a)

268   9 Endokrine Musik: Sekretionsrhythmen

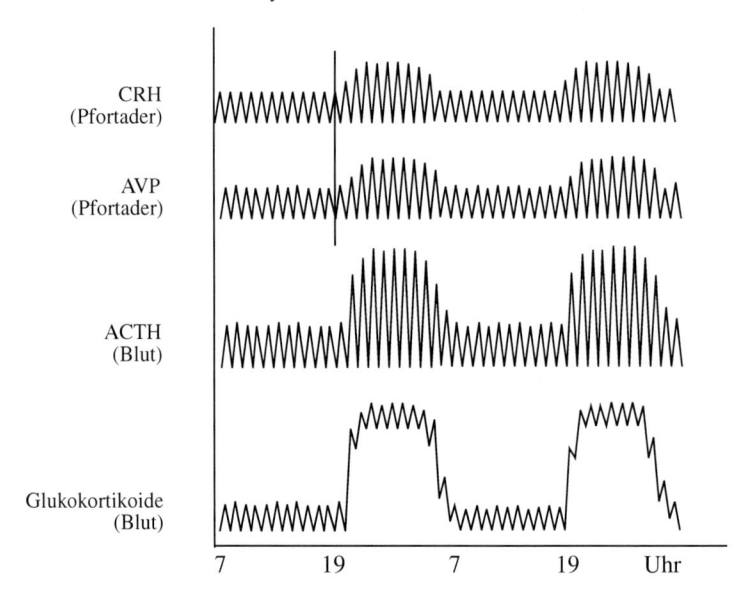

Abb. 9.2. Zirkadianer Rhythmus der CRH/AVP/ACTH-Pulsamplitude und der Kortisol-Freisetzung. Im täglichen Rhythmus schwanken unter der Kontrolle der suprachiasmatischen Zeitgeber die Pulsamplituden von CRH- und AVP-Freisetzung. Dadurch ändern sich auch die Amplituden der ACTH-Pulse, dessen Konzentration aber immer noch tiefe Täler aufweist. Die Glukokortikoide der Nebenniere weisen zwar immer noch pulsatile Schwankungen im ultradianen Rhythmus von AVP/CRH auf, aber die Grundlinie erhöht sich stark bei Anbruch der Dunkelheit. (Neu gezeichnet nach Chrousos (1998))

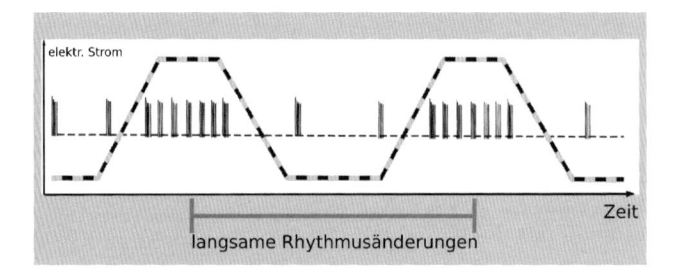

Abb. 9.3. Rhythmus von autonomen episodischen Kanalöffnungen in GnRH-Neuronen. Durch Öffnungen von Ionenkanälen ändert sich das Membranpotential. Wenn man dieses über längere Zeiträume misst, findet man Episoden, in denen sich Kanäle rasch öffnen und schließen, sog. *bursts*. Die Häufigkeit der *bursts* folgt einem langsamen Rhythmus, der durch die *gestrichelte Linie* dargestellt wird. Im gleichen Rhythmus fusionieren die Sekretionsgranula mit der Membran, wodurch rhythmisch Hormon, hier GnRH, ausgeschüttet wird. (Quelle: nachgezeichnet nach Nunemaker et al. (2003b))

wiederum nur der langsame Rhythmus der Häufigkeit vieler *Burst*-Episoden verändert, nicht die Intensität von *Burst* oder der Ablauf seltene versus häufige *Bursts*. Östradiol greift deshalb wohl an dem Punkt ein, an dem auch die Koordination geregelt wird.

Unser gegenwärtiges Wissen führt dazu anzunehmen, dass GnRH-Neurone *Burst*-Rhythmen autonom erzeugen können. Einzelzellen sowie von GnRH-Neuronen abgeleitete Zelllinien zeigen rhythmische Kanalöffnungsepisoden und setzen GnRH in Sekretionsepisoden frei. Es fehlen uns allerdings Aussagen über die biochemischen Ursachen für diese Episoden. Auch für andere Hormon-produzierende Zellen sind keine Proteine oder Gene bekannt, die autonome regelmäßige Rhythmen im Sekunden- oder Minutentakt produzieren.

Darüberhinaus wissen wir, dass durch Dauergabe von GnRH oder synthetischen Derivaten die episodische GnRH-Freisetzung vollständig unterbunden werden kann. Man weiß heute, dass der GnRH-Rezeptor nicht nur auf den LH-, FSH-produzierenden, gonadotropen Zellen der Hypophyse gefunden wird, sondern auch im Hypothalamus. Daher könnte GnRH, wenn es im Hypothalamus in parakriner Weise bzw. als Neurotransmitter zwischen GnRH-Neuronen freigesetzt wird, selbst das Signal sein, das die koordinierte Ausschüttung in der *Eminentia mediana* bewirkt. Dazu würde ein kontinuierlich hoch konzentriertes GnRH die hypothalamischen GnRH-Rezeptoren besetzen, zur Rezeptor-Internalisierung und derem Abbau führen und so eine mögliche GnRH-Rezeptor bewirkte Hemmung der GnRH-Neubildung auslösen. Nehmen wir eine durch GnRH/GnRH-R-Wechselwirkung ausgelöste periodische Stimulation der GnRH-Synthese an, würden dauerhaft hohe GnRH-Spiegel, auch die von GnRH-R-Agonisten, diesen Rhythmus und damit auch die GnRH-Neubildung stören. Für die Wirkung von GnRH-Rezeptor-Antagonisten, deren Gabe ebenfalls zur Unterdrückung der GnRH-Freisetzung und damit zur Unfruchtbarkeit führt, würde als Erklärung einer Blockade der Rezeptoren ausreichen, mit der die pulsatile GnRH-Freisetzung unterbunden wird.

9.4 Jährliche Rhythmen

Die Länge der Hell/Dunkel-Phasen im Tagesablauf ändert sich mit der Jahreszeit. Gleichzeitig schwankt die mittlere Tagestemperatur. An diesen jährlichen Rhythmus sind existentielle Funktionen wie Nahrungsammeln, Winterruhe und Winterschlaf sowie die Fortpflanzung gekoppelt. Alle wildlebenden Tiere unterliegen diesem Rhythmus, während die Fortpflanzung der vom Menschen gehaltenen Tiere wenigstens teilweise von Warm- und Kalt-Phasen und Sommer/Winteränderungen nicht mehr abhängt.

Die Anpassung des hormonalen Geschehens, das den Sexualaktivitäten zugrunde liegt, an die Jahreszeit, ist bisher nur in wenigen Beispielen untersucht (Abb. 9.4). Diese zeigen so viele artspezifische Unterschiede, dass wir uns hier auf einen grundlegenden Mechanismus der Erfassung eines jahreszeitlichen Rhythmusses beschränken wollen, wie er (wahrscheinlich) allen jährlich sich ändernden Rhythmen als Grundlage dient.

In den letzten Jahren hat sich herausgestellt, dass sich im oberen Teil des Hypophysenvorderlappens, der *Pars tuberalis* (PT), Zellen befinden, die offensichtlich an der jahreszeitlichen Hormonregulation beteiligt sind. Diese Kalenderzellen enthalten auch die vom vorigen Abschnitt bekannten „Uhrzeitgene", *PER*, *CRY*, *BMAL1* und *CLOCK*. In der PT wird deren Expression, anders als im *Nucleus suprachiasmaticus*, durch Melatonin geregelt. Dies ist möglich, weil diese Zellen den Melatonin-Rezeptor exprimieren. Die Menge an verfügbarem Melatonin ist abhängig von der Länge der Dunkelheit: also im Sommer geringe und im Winter hohe nächtliche Melatonin-Bildung. Die Kalenderzellen können die Dauer der Melatonin-Bildung in der Nacht messen, also kurze (6–10 Stunden) von langen (12–16 Stunden) Melatonin-Rezeptorbindungs-Episoden unterscheiden.

In der Folge sezernieren die Kalenderzellen in der Jahreszeit mit kürzeren Nächten ein Prolaktin-stimulierendes Hormon, das Tuberalin genannt wird, ohne dass Sequenz und Struktur bekannt sind. Wie schon erwähnt, gibt es bei Versuchstieren und beim

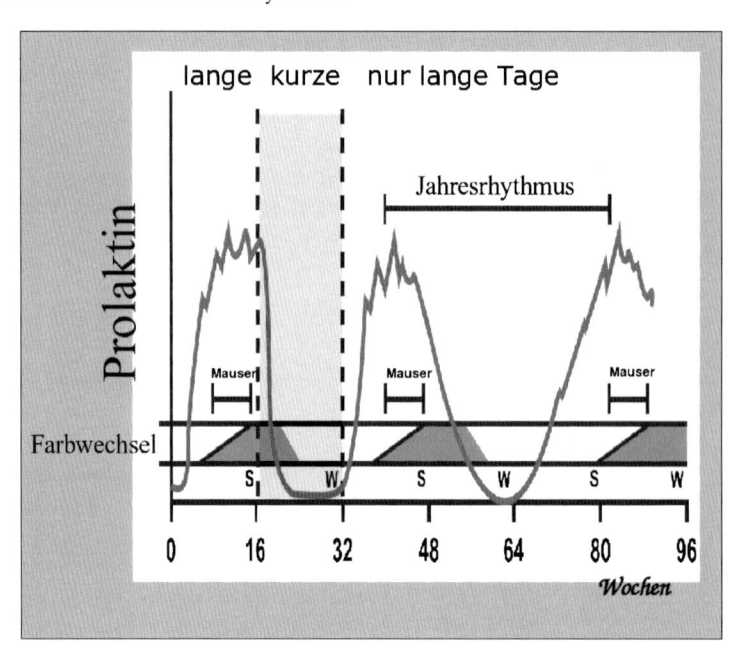

Abb. 9.4. Prolaktin-Freisetzung und Fellfarbenwechsel im jährlichen Rhythmus bei Soay-Schafen. Unter Einfluss der Uhrzeitgene und des die Jahreszeit messenden Melatonins wird hypophysär die Prolaktin-Freisetzung in der hellen Jahreszeit angeregt. Dieses steuert u. a. die Farbenwechsel des Felles von weiß nach schwarz und das Einsetzen der Mauser. Der zugrunde liegende Rhythmus wird allerdings auch dann weiter geführt, wenn unter Versuchsbedingungen die Tage nicht wieder kürzer werden (*rechter Bildteil*). Dann nimmt trotzdem die Prolaktin-Konzentration im Blut ab und der Farbwechsel von schwarz nach weiß findet auch statt. Sogar ein neuer Anstieg von Prolaktin, verbunden mit erneutem Farbwechsel und Mauser, findet ohne Änderung der Hell/Dunkel-Rhythmen statt. (Quelle: nachgezeichnet gemäß Lincoln et al. (2003))

Menschen kein → Prl-Releasing Hormon aus dem Hypothalamus (Kap. 4.1.4). Vielmehr steht die Prolaktin-Freisetzung unter der inhibitorischen Kontrolle von Dopamin, dem Prolaktin-hemmenden Faktor (PIF). Ein Tuberalin könnte jetzt entweder ein eigenes Releasing-Hormon darstellen, oder es könnte ein körpereigener Dopamin-Antagonist sein, ein Molekül, das an den Dopamin-Rezeptor bindet, diesen aber nicht aktiviert.

Anders als im *NSC* wird die Amplitude der PER-Expression und die des ICER-(*inducible cAMP-early-response*) Proteins in den Kalenderzellen jahreszeitlich geregelt: An langen Tagen wird viel PER und ICER gebildet, an kurzen Tagen nur wenig oder überhaupt keins. Injiziert man den Tieren Melatonin, zeigt sich, dass die PER- und ICER-Expression verzögert wird. Die Expression der beiden Proteine steigt also als Reaktion auf fehlende Besetzung der Melatonin-Rezeptoren mit dem Hormon an. Mäuse ohne Zirbeldrüse und solche, die kein Melatonin bilden können oder defekte Melatonin-Rezeptoren besitzen, haben keine morgendlichen PER- und ICER-Peaks, da die Melatonin-Rezeptoren nicht einmal mit Liganden besetzt und danach ohne Liganden vorhanden sind. Solange Melatonin am Melatonin-Rezeptor gebunden ist, sind cAMP-abhängige Signalübertragungen gehemmt. Mit der Freigabe des Rezeptor wegen ausbleibenden Melatonins am Tag wird die cAMP-abhängige Genexpression angeschaltet und u. a. PER und ICER gebildet (Messager et al. 1999).

Abschließend sei noch einmal erwähnt, dass Phänomene in der Sekretionsrhythmizität zwar zunehmend in ihren generierenden Mechanismen verstanden werden. Weiterhin fehlt jedoch die Aufschlüsselung der physiologischen Bedeutung dieser Sekretionsdynamiken. Es darf spekuliert werden, dass diese ultradianen, zirkadianen und auch längerdauernden Periodizitäten dazu dienen, die Empfindlichkeit der Endorgane mit ihren Rezeptoren zu erhalten. Möglicherweise dienen auch Sekretionsrhythmen der vereinfachten Erkennung eines Signals, da es sich aus dem grossen Serumpool von Informationen (Rauschen des Hintergrundes) durch ein scharfes Signal hervortut.

10
Evolution der Hormonbildung

Gliederung

10.1	Arbeitsteilung	275
10.2	Evolution der Neuropeptidhormone	275
10.3	Evolution der Glykoprotein-Hormone	276
10.4	Insulin und Insulin-ähnliche Proteine	276
10.5	Evolution der CYP-Enzyme und der Steroid-Hormone	276
10.6	Katecholamin-Evolution	278

In der Evolution des Lebens entstanden aus Einzellern Vielzeller, aus Vielzellern Pflanzen oder Tiere. Tiere mit verschiedenen Organen benötigten Kommunikationsmittel, damit ein abgestimmter Stoffwechsel stattfinden kann – die Kommunikationsmittel sind Nerven und Hormone.

Wie wir in diesem Buch immer wieder gesehen haben, reichen die biochemischen Wurzeln des Hormonsystems über das Tierreich hinaus: Steroidogene Enzyme finden sich schon bei Bakterien, genauso wie bei Pflanzen. Die Wurzeln des Lebensbaumes („*tree of life*") liegen unter vielen Erdschichten verborgen. Für das Tierreich gibt es aber immer bessere Anhaltspunkte für sequentielle und parallele Entwicklungen. Für die Abb. 10.1 haben wir das Poster von Westerheide und Rieger (2007)[1] als Vorlage verwendet. Auch die Baumskizze, die den Invertebraten-Neuropeptiden zur Seite gestellt wurde, beruht auf den Informationen dieser Abbildung. Darüber finden sich in Abb. 10.1 zwei Zahlenangaben, die die Zeiträume benennen, nach denen sich den molekularbiologischen und paläonthologischen Forschungen zufolge die Protostomia von den Deuterostomia, bzw. die Chordata von den Hemichordata und Echinodermata getrennt entwickelt haben. Die lateinischen Begriffe sind im Anhang mit ihren deutschen Übersetzungen aufgeführt.

Wir nehmen für das, was folgt, an, dass die Anwesenheit eines Gens beim Menschen und bei einem anderen Tier bedeutet, dass dieses Gen bei dem gemeinsamen Vorläufer von Mensch und diesem Tier schon vorhanden war. Wenn also Fische und Menschen Gene gleicher Funktion besitzen, dann waren diese Gene existent, als sich aus Ur-Fischen Amphibien entwickelten. Wenn die Fruchtfliege die gleichen CYP-Enzyme aufweist wie der Mensch, dann waren diese schon vorhanden, als sich die Wege von Fliegen und Chor-

---

[1] Systematik-Poster: Zoologie; Metazoa – Vielzellige Tiere, Spektrum Akademischer Verlag, 2. Aufl. 2007

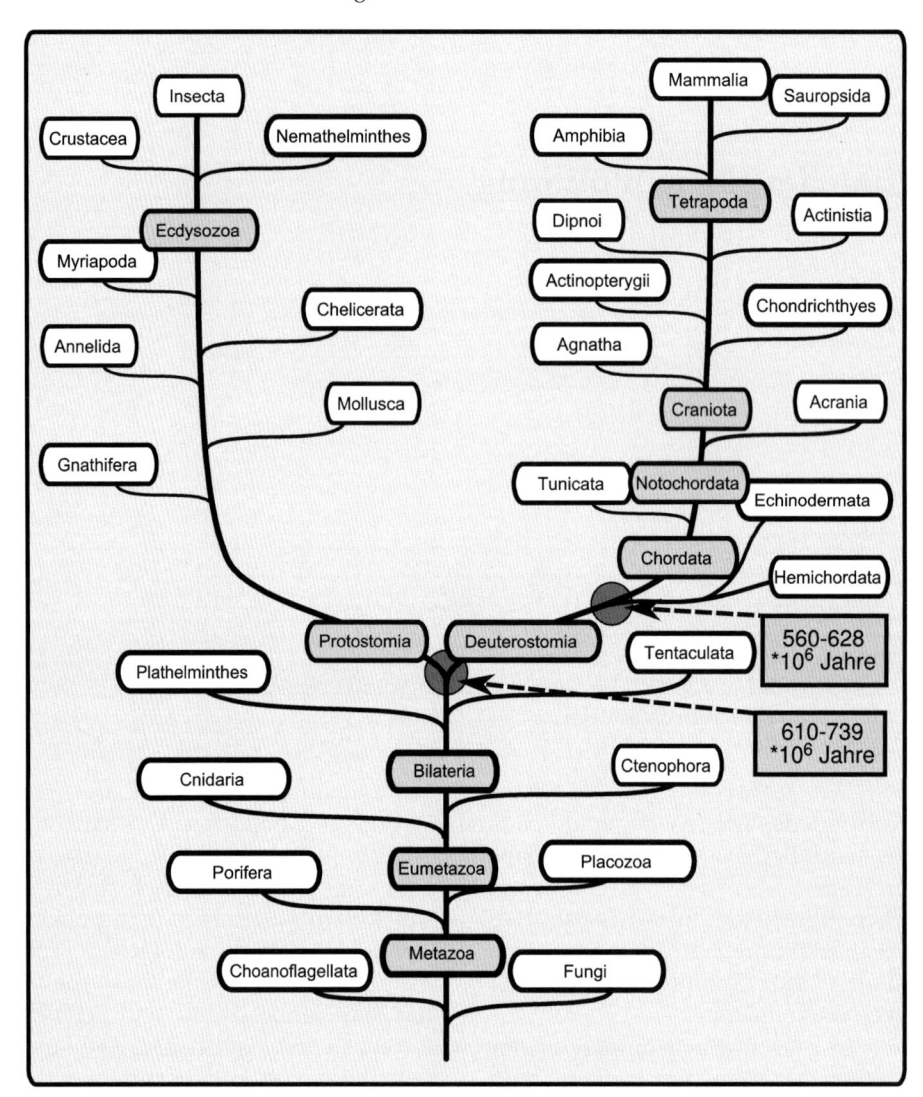

Abb. 10.1. Skizze der Abstammung der Tiere. (Quelle: Westerheide und Rieger (2007))

datieren trennten. Diese Annahme stützt sich auf die Sequenzanalyse von vielen Proteinen, gerade auch von CYP. Wenn eine Funktion in zwei Arten durch ein strukturell ähnliches Protein, und damit ein sequenzähnliches Gen in der Erbinformation, vorhanden ist, dann gibt es viel bessere Gründe für eine Abstammung von einem gemeinsamen Vorläufer als für eine mehrfache Neuerfindung mit verblüffender Ähnlichkeit.

Die Entwicklung des Hormonsystems, so wie wir es für den Menschen vorgestellt haben, fängt schon bei den Anfängen des Lebens an: Cholesterin wird schon von Einzellern gebildet. Die letzte Vorstufe in der Cholesterinbildung, das 7-Dehydrocholesterin, wird durch UV-Licht zu Vitamin D_3 isomerisiert. Dieser Vorgang ist so alt wie die 7-Dehydrocholesterin-Bildung. Damit können wir annehmen, dass Vitamin D_3 seit Milliarden von Jahren gebildet wird.

Die Steuerung des Kalzium-Haushaltes durch Vitamin D_3 ist dagegen viel neueren Datums. Solange die Zellen im Meerwasser lebten, war die Kalzium-Konzentration in der Körperflüssigkeit durch die des Meerwassers (etwa 1 millimolar) vorgegeben.

Die Anwesenheit eines Hormons in Arten zu Beginn der Evolution sagt aber noch nichts darüber aus, ob die Funktion und Wirkung dieses Hormons auch der entspricht, wie wir sie beim Menschen finden. Hanke[2] hat die These entwickelt, dass Substanzen existierten, lange bevor sie als Hormone funktionell wurden.

Interessanterweise regeln Süßwasserfische und alle an Land lebenden Tiere die Kalzium-Konzentration in ihrem Blut auf den Kalziumwert des Meerwassers, also auch wir Menschen, obwohl das Meer seit mehr als 100 Millionen Jahren nicht mehr die natürliche Lebensumgebung ist. Für die Aufrechterhaltung der Meeres-Kalzium-Spiegel im Blut haben die Süßwasserfische und die aus dem Meer entstiegenen Tiere das Parathormon entwickelt. Bei den Fischen werden Parathormon-ähnliche Substanzen in Stannius'schen Körpern, beim Menschen in den Nebenschilddrüsen gebildet. Wahrscheinlich ist das Parathormon das letzte Hormon, das entwickelt wurde.

Höchstens das Thyroxin könnte ihm den Rang des modernsten Hormons ablaufen. Bei Tunikaten (Manteltiere) wird mit Hilfe von Mucopolysacchariden Jod gebunden. Stärke kann allerdings auch Jod binden, ohne eine kovalente chemische Binding mit dem Jod einzugehen. Die Entwicklung der Schilddrüsen-Peroxidase, die unter Sauerstoffverbrauch erst Jodid zu elementarem Jod oxydiert, mit dem Jod vier Jod-Gruppen an zwei Tyrosin-Reste hängt und anschließend noch den einen Ring auf den anderen überträgt, hat mit der Fixierung von Jod durch Mucopolysaccharide und Schleime nichts zu tun. Die Phagozytose des jodhaltigen Kolloids und der enzymatische Verdau, mit dem das Thyroxin freigesetzt wird, hätten auch von einfacheren Organismen als den Fischen durchgeführt werden können. Die Bildung der Schilddrüsenperoxidase und die Thyroxin-Freisetzung gibt es erst bei den Fischen, allerdings auch bei Salzwasserfischen.

10.1 Arbeitsteilung

Schon bestimmte eukaryotische Einzeller können ihre Bewegung auf ein äußeres Signal ausrichten und schwimmen/treiben z. B. auf ein Nahrungsangebot zu. Welcher Art die Signale sind, die eine gerichtete Bewegung ausmachen, entzieht sich dabei bislang der vollständigen Analyse. In dem Moment, in dem sich Einzelzellen zu vielzelligen Organismen mit verteilten Aufgaben zusammenschließen, wird eine Kommunikation innerhalb eines Individuums zwischen den verschiedenen Zellen und Organen unverzichtbar. Dazu dienen einerseits die Nerven, andererseits die neurosekretorische Zelle. Schon die einfachsten vielzelligen Tiere, die wir heute kennen, die Nesseltierchen oder Cnidarien Cnidaria, die zu den Hohltieren (Coelenterata) gehören, besitzen Vorläuferproteine, aus denen Neuropeptide gebildet werden können. Nervenbündel oder Ganglien finden wir erst bei weiterentwickelten Tieren, Weichtieren (Mollusken) oder Gliederwürmern (Anneliden). Diese Bildung von Nerven und Neuropeptiden unterscheidet die vielzelligen Tiere (Metazoen) von Pflanzen und Pilzen, den anderen Vielzellern.

10.2 Evolution der Neuropeptidhormone

Da schon die einfachsten Vertreter im Tierreich Neuropeptide bilden, ist diese Eigenschaft charakteristisch für alle Tiere. Neuropeptide entstehen als die Produkte spezialisierter, neurosekretorischer Zellen, in denen aus Protein-Vorläufern durch die schrittweisen Einwirkungen spezieller Enzyme, den Prohormon-Konvertasen, den Endopeptidasen, der Peptidylglycyl-alpha-amidierenden

---
[2] Hanke (1970)

Monoxygenase und häufig durch die Wirkung der Glutaminyl-Cyclase Neuropeptide entstehen, in denen die fertigen Neuropeptide in Granula gesammelt und nach Rezeptorinteraktion und Kalzium-Schub abgegeben werden.

Die Liste der sogenannten **FMRF**-Amid-Peptide fängt bei den Cnidaria an (vergl. Abb. 10.1). Bei Insekten z. B. bei Schaben, finden wir ein Leucosulfakinin (**EQFEDYGHMRF**-amid) oder das Leucomyosuppressin p**EDVDHVFLRF**-amid (zuerst bei *Leucophaea maderae* entdeckt), bei Krebsen (Crustacea) dann **SQRNFLRF**-amid/**TQRNFLRF**-amid. Das FMRF-Motiv ist beim Menschen noch in der erweiterten Form des Met-Enkephalin YGG**FMRF** enthalten. Auch einen Befund wie der, dass aus einem Vorläuferprotein mehrere gleiche (TRH) oder verschiedene Peptide (POMC) gebildet werden, findet man schon bei den einfachsten Tieren.

Funktionen, die beim Menschen nicht (mehr) durch Neuropeptide geregelt werden, werden bei einfachen Tieren durch Neuropeptide gesteuert: So wird der Kalziumspiegel, der bei Wirbeltieren durch 1,25-Dihydroxy-Vitamin D_3, Parathormon und Kalzitonin konstant gehalten wird, bei Regenwürmern z. B. durch Neuropeptide gesteuert. Obwohl Vitamin D_3 bei Regenwürmern als Regelelement möglich wäre, da es, wie wir kurz zuvor gesehen haben, seit Urzeiten existiert, wird es anscheinend nicht für die Kalziumhomöostase verwendet, möglicherweise, weil Regenwürmer nicht genügend dem UV-Licht ausgesetzt sind, um 7-Dehydrocholesterin zu isomerisieren (vergl. Kap. 4.3.9).

10.3 Evolution der Glykoprotein-Hormone

Glykoprotein-Hormone finden wir zuerst bei Fischen und von da ab bei allen Wirbeltieren. Die Nähe der Moleküle zeigt sich in einer wechselseitigen Reaktion zwischen den Spezies: So kann menschliches Choriongonadotropin bei Nagern, Pferden und anderen Spezies die Ovulation hervorrufen.

10.4 Insulin und Insulin-ähnliche Proteine

Alle untersuchten Vertebraten besitzen sowohl Insulin als auch IGF1 und IGF2, während bei *Agnatha* (Myxini: Schleimaal) Insulin und **ein** Insulin-ähnliches Protein (ILP) gefunden wurden. Die Aufteilung von Insulin und ILP fand wahrscheinlich vor der Entwicklung der Wirbeltiere statt (Abb. 10.2). Die Insulin-Struktur mit den drei Abschnitten B-Kette, C-Peptid und A-Kette auf dem gleichen Propeptid, den Disulfid-Brücken und dem später ausgeschnittenen C-Peptid findet sich als „*insulin like peptides*" mit variabler Genzahl auch bei Fliegen, und wahrscheinlich bei allen Protostomia (vergl. Abschn. 4.2.1.2).

10.5 Evolution der CYP-Enzyme und der Steroid-Hormone

Damit ein Steroid gebildet werden und wirken kann, müssen verschiedene Cytochrom-P450-Enzyme (CYP), ein oder zwei Hydroxysteroiddehydrogenasen (HSD) und eventuell die 5α-Reduktase auf Cholesterin und dessen Abkömmlinge einwirken, und schließlich muss der Kernrezeptor mit dem Hormon interagieren und an DNS binden.

Cholesterinbildung: Für Ringbildung zum Steran-Gerüst wird Sauerstoff benötigt, wie auch für die weiteren Umwandlungen zum Cholesterin. Dazu sind auch aerobe Bakterien, Cyanobakterien sowie Pflanzen, Einzeller und Wirbellose Tiere neben den Wirbeltieren befähigt. Als Zwischenprodukt wird Cycloartenol gebildet. Pilze und Wirbeltiere dagegen bilden als Zwischenprodukt Lanosterin. Das Phytosterin, mit einer zusätzlichen Verzweigung an

10.5 Evolution der CYP-Enzyme und der Steroid-Hormone

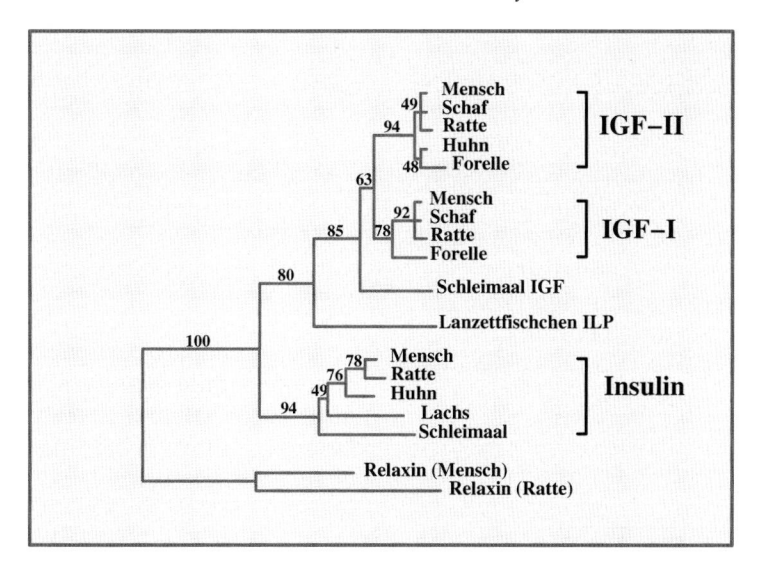

Abb. 10.2. Evolutionsbaum von Insulin. Die Trennung in Insulin und IGF existiert schon bei frühen Vertebraten (Schleimaale *Myxine glutinosa*). (gezeichnet nach Ellsworth et al. (1994); mit freundlicher Erlaubnis von Verlag und Autor)

der Seitekette, wird von allen Cholesterinbildenden Lebewesen außer den Wirbeltieren gebildet. Dadurch entsteht ein komplexes Evolutionsbild.

Weichtiere wie Muscheln, genauso wie Insekten, können das Steran-Gerüst nicht selbst bilden. Fehlen ihrer Nahrung pflanzliche Sterole wie Cholesterin und Derivate, wachsen sie nicht und können sich nicht fortpflanzen.

5α-Reduktase: Da die menschliche SDRa das defekte Protein bei Pflanzen funktionell ersetzen kann, wird auch wegen der Ähnlichkeit der Proteine geschlossen, dass dieses Enzym vor der Trennung von Pflanzen und Tierreich existierte[3].

HSD: Bei den beiden HSD-Proteinen handelt es sich um Mitglieder alter Proteinfamilien, die den Pflanzen und Tieren gemeinsam sind.

Kernrezeptoren: Diese Gruppe von Proteinen wird bei Insekten und Wirbeltieren gefunden. Neben den hier schon vorgestellten Rezeptoren für Steroide und Schilddrüsenhormone gibt es vier weitere Gruppen von Kernrezeptoren. Alle Kernrezeptoren leiten sich von einem gemeinsamen Gen ab, das nach Laudet[4] zuerst bei tierischen Vielzellern vorkommt, nicht bei Hefen und nicht bei Pflanzen, obwohl diese, wie wir in Kap. 4.3.8.2 gesehen haben, Steroide bilden.

Die Steroidhormonrezeptoren sind aus einem Rezeptor entstanden, der den Protostomia und Deuterostomia gemeinsam war: Das Molekül bei Schnecken (*Aplysia*) ist zu den Vertebraten-Proteinen homolog. Interessanterweise ging dieser Kernrezeptor in der Evolution der Insekten verloren. Das Gen wurde zu Beginn der Vertebratenentwicklung zweimal verdoppelt. Erst danach haben sich die fünf Rezeptoren für Östrogene, Androgene, Glukokortikoide, Mineralokortikoide und Progesteron getrennt entwickelt.

Thornton konnte 2001[5] aus den kieferlosen Neunaugen Kernzeptoren klonieren

---
[3] Li et al. (1997)
[4] Laudet (1997)
[5] Thornton (2001)

und zeigen, dass der Östrogenrezeptor der älteste aller Steroidrezeptoren ist. Das lässt vermuten, dass alle Enzyme, die für die Bildung von Östrogenen notwendig sind, schon bei diesem frühen Wirbeltier vorhanden sind. Baker behauptet dagegen, dass an den Östrogen-Rezeptor auch bestimmte gesättigte Verbindungen binden und den Rezeptor aktivieren können[6]: Aus DHEA könnte durch Einwirkung von 17β-HSD Androst-5-en-diol entstehen mit der Fähigkeit, den Östrogen-Rezeptor zu stimulieren.

CYP: CYP-Enzyme gibt es schon bei Bakterien. Das Enzym CYP51, das vom Lanosterol die Methylgruppe an Kohlenstoff 14 oxidiert, wird bei allen Eukaryonten gefunden. Die CYP11A1, das Seitenketten-spaltende Enzym, ist möglicherweise Wirbeltier-spezifisch. Insekten z. B. können die Seitenkette nicht spalten. Auch die CYP19, die Aromatase, wurde bisher nur bei Wirbeltieren gefunden.

Um so erstaunlicher sind Befunde, dass Schnecken und Muscheln Östrogen enthalten. Vor etwa 35 Jahren wurde zum ersten Mal Progesteron in Muscheln nachgewiesen[7]. Auch eine 17βHSD (die z. B. Androstendion in Testosteron umwandelt) wurde gefunden[8]. In Tintenfischen und Schnecken fanden sich ebenfalls die Enzymaktivitäten, die aus Androstendion weitere Androgene und Östrogene bilden. Die Beschreibung von Östradiol in Jakobsmuscheln stützt diese Befunde.

Ob es sich um Umweltverschmutzungen handelte oder um Östrogenbiosynthese, wurde in der Zwischenzeit nicht geklärt; die Enzyme, gerade die CYP19, wurden bei diesen Spezies innerhalb von 30 Jahren nicht beschrieben. Im Hinblick darauf, dass diese Tiere weder Cholesterin aufnehmen können (siehe oben) und auch sicher nicht den Rezeptor für Östrogen oder irgend ein anderes Steroidhormon besitzen, bleiben diese Befunde zweifelhaft. Selbst Thornton, der 2003 den ursprünglichen Steroidrezeptor bei der Muschel *Aplysia* fand, hält den Rezeptor für afunktionell, was Hormonbindung anbelangt. Eine Studie aus dem Jahr 2003[9] kann weder Pregnenolon noch Progesteron nachweisen.

Die Annahme, dass Steroidhormone und andere Steroide nur von Wirbeltieren gebildet werden können, erwies sich als falsch. Denn es gibt auch bei Pflanzen eine Reihe von Steroiden, ebenso bei Pilzen und bei Insekten (vergl. Kap. 4.3.8).

Bis auf weiteres halten wir also fest, dass sich Wirbeltiere von anderen vielzelligen Tieren (Metazoen), Pilzen, Pflanzen und eu- und prokaryotischen Einzellern durch die CYP11A1-Monoxygenase unterscheiden, das Seitenketten-spaltende Enzym, wodurch aus Cholesterin Pregnenolon entsteht, das dann weiter zu den Kortikoiden oder den Geschlechtshormonen umgewandelt wird. Denn sowohl die bekannten pflanzlichen steroidogenen Enzyme, als auch die der Gliederfüßler (Arthropoden), sowie die bei Pilzen beschriebenen, können die Seitenkette des Cholesterins nicht spalten.

Außerdem sind die Steroidhormonrezeptoren funktionell erst bei Wirbeltieren beschrieben, während Schilddrüsenhormon-, der Vitamin D_3- oder der Retinsäure-Rezeptor wesentlich älter sind und bei frühen tierischen Vielzellern schon vorkommen.

10.6 Katecholamin-Evolution

Möglicherweise sind auch Katecholamine bzw. die für die Katecholamin-Bildung notwendigen Enzyme schon früh in der Evolution vorhanden. Hydroxylase-Aktivität, die

---

[6] Baker (2002)
[7] Saliot u. Barbier (1971)
[8] Varaksina u. Varaksin (1988)
[9] Pazos et al. (2003)

Aromatische Ringe wie den von Tyrosin in der 4-Position mit einer OH-Gruppe versieht, ist schon bei Einzellern vorhanden. Das Enzym, das DOPA zum Dopamin decarboxyliert, ist nicht spezifisch für hormonbildende Zellen oder Nervenzellen. Als Neurotransmitter ist Noradrenalin ein wichtiger Bestandteil des sympathischen Nervensystems, mit dem der Organismus auf äußere Reize reagiert. Auch dieses sympathische Nervensystem erscheint sehr alt. Es fragt sich, ob die Adrenalin-Bildung ebenfalls so alt ist wie die Noradrenalin-Bildung.

Wir halten fest, dass sich das menschliche Hormonsystem aus sehr alten (Steroide, CYP, Neuropeptide, Insulin), neueren (Jodfixierung, Glykoprotein-Hormone) und ganz neuen (Y-Chromosom-abhängige Expression, einige CYP Enzyme) Elementen zusammensetzt.

Teil IV

Medizin und Hormone

11 Krankheiten des endokrinen Systems

Gliederung

- 11.1 Defekte des ZNS/Hypothalamus 285
  - 11.1.1 Kallmann-Syndrom 285
  - 11.1.2 Craniopharyngiome 285
- 11.2 **Hypophysen-Schäden** 285
  - 11.2.1 Genetische Ausfälle 285
  - 11.2.2 Hypophysen-Tumoren 286
  - 11.2.3 Störungen des Wasserhaushaltes 287
- 11.3 **Schilddrüsenkrankheiten** 288
- 11.4 **Störungen der endokrinen Pankreasfunktion** 289
  - 11.4.1 Tumoren 289
  - 11.4.2 Diabetes mellitus 289
- 11.5 **Nebennierenstörungen** 290
  - 11.5.1 Kongenitale adrenale Hyperplasie (CAH) 290
  - 11.5.2 Hyperkortisolismus 291
  - 11.5.3 Katecholamin-ausscheidende Tumoren 292
  - 11.5.4 Autoimmune Adrenalitis (Morbus Addison) 292
  - 11.5.5 Aldosteron-Störungen 293
- 11.6 **Multiple Endokrine Neoplastische Syndrome** 293
- 11.7 **Fertilitätsstörungen und Organdefekte der Reproduktionsorgane** 293
  - 11.7.1 Gendefekte mit Auswirkungen auf die Bildung von Geschlechtsorganen 295
  - 11.7.2 Gendefekte, die Hypothalamus und Hypophyse beeinflussen 297
  - 11.7.3 Gendefekte bei GnRH-R, bei Gonadotropin-Bildung und -Erkennung 297
  - 11.7.4 Gendefekte mit Auswirkungen auf die Bildung von Steroid-Hormonen 298

Das Hormonsystem ist mit den elementaren Körperfunktionen so eng verknüpft, dass Defekte des endokrinen Systems zu Krankheiten bis hin zum Tod führen. Für das Verständnis des menschlichen Hormonsystems ist die Aufklärung von Defekten deshalb wichtig, da aus ihnen auf das Gesunde, auf das Normale, geschlossen werden kann. Wenn ein Enzymdefekt zum Beispiel die Steroidbildung verhindert und zu schwersten Ausfällen im Wasserhaushalt führt, erkennen wir die zentrale Rolle der steroidogenen Enzyme für Steuerung der Nierenfunktion. Weil Aromatase-Defekte nicht nur eine Geschlechtsumwandlung Frau → Mann zur Folge haben, sondern auch Wachstumsstörungen, erkennen wir die Rolle von Östrogenen für die Differenzierung der Chondrozyten (vergl. Kap. 8.6.3). Experimente am Menschen wie z. B. das gezielte Ausschalten von Genen mittels *Knock-Out*-Technik, die bei Mäusen erstaunliche und häufig überraschende Erkenntnisse über nicht vermutete Funktionen einzelner Genprodukte geliefert haben, sind grundsätzlich verboten; daher sind wir Forscher auf die Analyse von Gendefekten angewiesen, so schwierig sie im Einzelfall auch sein mag. Kenntnisse über Gene, die bei Krankheiten des endokrinen Systems defekt sind, vervollständigen die bisher in diesem Buch gemachten Aussagen über das Hormonsystem und seine Komponenten, besonders in Hinblick auf eine erweiterte Beschreibung von Genen und Genprodukten.

Wir können verschiedene Arten von Fehlfunktionen feststellen: In endokrinen Systemen können Sekretionsprodukte zu hoch oder zu niedrig sezerniert werden; ebenfalls ist es möglich, dass Hormone zur unpassenden Zeit freigesetzt werden und das Gleichgewicht stören. Die häufigsten Fehlfunktionen sind funktionelle Über- oder Untersekretion oder Tumoren von endokrin aktiven Zellen. Als weitere Ursache finden wir Autoimmunerkrankungen, bei denen das Immunsystem endokrine Zellen als „fremd" abstößt und zerstört. Dadurch kommt es zu Ausfällen in Hormonsystemen mit gravierenden Folgen. Außerdem finden wir genetische Defekte: einmal vererbt, das andere Mal durch individuelle Mutationen hervorgerufen. Diese Ursachen können bislang beschriebene endokrine Regelkreise aus dem Gleichgewicht bringen. Einige Defekte führen zu Unfruchtbarkeit, so dass solche Defekte nicht vererbt werden.

Viele Defekte betreffen schon das werdende Leben im Mutterleib. Sobald ganz elementare Stoffwechselfunktionen ausfallen, kommt es zum Fruchttod. Meist kann jedoch dann die Ursache der Erkrankung nicht mehr nachvollzogen werden. Wenn Hormone der Mutter den kindlichen Defekt ausgleichen, kann das Kind bis zur Geburt überleben. Abgenabelt ist es aber extrem gefährdet – wie im Falle der Kongenitalen Nebennieren-Hyperplasie (CAH). Hier fehlt ausreichende Kortisolbildung in der Nebennierenrinde. Auch der Ausfall der Aldosteron-Bildung wird sehr schnell nach der Geburt zu einer bedrohlichen Gefahr für das Leben des Neugeborenen. Frühzeitig erkannt sind diese Krankheiten heute beherrschbar.

Andere Ausfälle werden erst nach den ersten Lebenswochen oder sehr viel später erkannt. So ist der Ausfall des Wachstumshormons nicht lebensbedrohend, führt aber zu stark vermindertem Wachstum. Wenn die Bildung des GH betroffen ist, läßt sich gentechnisch hergestelltes GH als Ersatz verwenden, um ein relativ normales Wachstum zu gewährleisten. Die Situation ist dann therapieresistent, wenn nicht die Hormonbildung zu gering ist, sondern der Hormon-Rezeptor nicht funktioniert – sei es durch Punktmutation, sei es durch Deletion im Rezeptorgen. In diesen Fällen kann dem Patienten auch nicht durch eine Ersatztherapie geholfen helfen. Ein gutes Beispiel dafür sind zwei Mäusestämme mit angeborener Fettleibigkeit. Die ob/ob-Maus hat ein defektes Leptin-Gen. In dieser Maus kann durch Leptin-Gabe die Fettleibigkeit behoben werden, schon angefressene Fettreserven werden nach Leptin-Verabreichung wieder abgebaut. Anders dagegen bei der db/db-Maus: Hier ist der Leptin-Rezeptor defekt, und dieser Maus hilft auch kein zugeführtes Leptin: sie wird fett. Allerdings ist die in unserer Gesellschaft häufige Adipositas nur zu einem geringen Teil genetisch bedingt; vor allem wird durch zu wenig Bewegung und eine fettreiche Kost der Grundstein für diese Art der Fettsucht gelegt.

Da viele Defekte des Hormonsystems auch das Zentrale Nervensystem betreffen, können sie sich auf die geistige Entwicklung eines Kindes auswirken.

11.1 Defekte des ZNS/Hypothalamus

11.1.1 Kallmann-Syndrom

Vorläufer der GnRH-Neuronen wandern in der Fötalentwicklung aus der „mittleren olfaktorischen Grube" in die prä-optische Region des Hypothalamus. Diese Wanderung ist von dem Neuronalen Zelladhäsions-Faktor (N-CAM) abhängig. Beim Kallmann-Syndrom bleibt diese Wanderung aus, und es entwickeln sich keine regelgerecht funktionierenden GnRH-Neuronen. Damit gibt es auch keine GnRH-Freisetzung, und dadurch resultieren Formen der Unterentwicklung der Geschlechtsorgane (hypogonadotropher Hypogonadismus). Gekoppelt ist diese Entwicklungsstörung an unterentwickeltes oder fehlendes Geruchsempfinden (Anosmie).

11.1.2 Craniopharyngiome

Das Craniopharyngiom ist der häufigste kindliche Hirntumor. Überbleibsel der Rathke-Tasche entwickeln sich langsam zu einem Geschwulst mit bevorzugter Platzierung im Bereich der Kreuzung der Sehnerven und der *Sella turcica*, also vor und unter dem Hypothalamus. Obwohl die Entartung als gutartig gilt, wird das Craniopharyngiom zu den malignen Tumoren gezählt, weil es sich in Hypothalamus- und Hypophysen-Areale ausdehnt und dort massive Schäden des endokrinen Systems zu Folge hat.

Obwohl Belastungen im endokrinen System vorausgehen, bleiben sie meist unerkannt, und der Tumor wird erst dann entdeckt, wenn Sehstörungen oder Verhaltensauffälligkeiten auftreten. Die Therapie umfasst chirurgische Entfernung des Tumors, Strahlentherapie, langdauernde endokrine Kontrolle und Hormonsubstitution.[1]

11.2 Hypophysen-Schäden

11.2.1 Genetische Ausfälle

Die Adenohypophyse entwickelt sich aus der „Rathke-Tasche" durch die zeitlich und räumlich geregelte Expression mehrerer hypophysenspezifischer Transkriptionsfaktoren: Pit1, Pitx1, Pitx2, Hesx1, PROP1, LHX3 und LHX4, GATA2, SF1 und Egr1.

Pitx2 und Lhx3 sollen die Expansion der Hypophysenanlage durch Aktivierung von Hesx1 und Prop1 stimulieren, die dann gemeinsam Pit1 aktivieren. Defekte in einzelnen dieser Transkriptionsfaktoren bewirken eine Hypophysenfehlbildung. Von der leeren *Sella* (*empty sella syndrome*) spricht man, wenn sowohl die eigentlich adenohypophysären Zellen außerhalb der *Sella turcica* angetroffen werden und auch die Vasopressin- und Oxytozin-Freisetzung ektop erfolgt. Das *empty-sella*-Syndrom kann auch durch Nekrosen, Infarkte sowie durch Bestrahlung entstehen.

In der gesunden Hypophyse bilden sich die gonadotrophen Zellen unter dem Einfluss von Gata2, Sf1 und Egr1, die alle von von Ptx2 aktiviert werden. Für die Entwicklung somatotropher und thyrotropher Zellen wird Pit1 durch Ptx2 aktiviert. Die Reifung der gonadotrophen, thyreotrophen und

---

[1] Die Aussagen über Therapien endokriner Krankheiten sind aus Clinical Endocrinology von Grossman (1992) und Die Innere Medizin (Gerok et al. (Hrsg.) 2000) entnommen.

somatotrophen Zellen und die Hormonbildung erfolgen unter dem Einfluss von Ptx1.

Bei der kombinierten Hypophysen-Hormon-Defizienz (CPHD) werden bisher Mutationen an den folgenden Genen berichtet[2]:

HESX1: Mutationen im Gen dieses Transkriptionsfaktors führen bei Mensch und Maus zu ZNS-Defekten und Hypophysen-Schäden, bei denen falsche Gonadotropin-Freisetzung und Wachstumsfaktor-Unterversorgung beobachtet wurden.

LHX3: Mutationen für diesen Transkriptionsfaktor wurden bei Patienten mit nicht deszendierten Hoden (Kryptorchismus) und Mikropenis, bzw. ausbleibender Pubertät beschrieben.

PROP1: CPHD in 50 verschiedenen Familien wurden mit Defekten dieses Proteins in Zusammenhang gebracht.

11.2.2 Hypophysen-Tumoren

Prolaktinome: Dieser Prolaktin-sezernierende Tumor ist die häufigste Ursache für eine dauerhaft übersteigerte Prolaktin-Bildung (Hyperprolaktinämie) und der häufigste Hypophysen-Tumor überhaupt. Eine Wucherung von laktotrophen Zellen aufgrund einer fehlerhaften Dopamin-Kontrolle der laktotrophen Zellen gilt als Ursache. Für die fehlerhafte Dopamin-Kontrolle werden sowohl Schäden der Dopamin-Sekretion als auch ein geschädigter Dopamin-Transport im Portalsystem angenommen.

Bei Patienten mit Hyperprolaktinaemie kommt es zu Störungen der Fertilität: Die 17β-Östradiol- und Progesteron-Spiegel sind erniedrigt, die FSH- und LH-Freisetzungen, gerade die pulsatilen, sind gestört, wodurch Spermatogenese, Monatszyklus und Oozytenreifung unterbleiben. Neben Kopfschmerzen ist bei Frauen vor allem ein Milchfluss unabhängig vom Stillen zu beobachten (Galaktorrhö).

Die Behandlung der Wahl beim Prolaktinom ist heute die medikamentöse, mit Dopamin-Agonisten wie Bromocriptin (einem Ergot-Alkaloid; vergl. Fußnote auf S. 65). Nur bei Therapieresistenz wird der Tumor chirurgisch entfernt. Dabei wird transsphenoidal durch die Nase die Hypophyse erreicht und der Tumor elektiv ausgeschält. Die Operation wird fast immer gut vertragen, und der postoperative Aufenthalt in der Klinik ist kurz.

Kortikotrophe Adenome (Cushing-Syndrom): ACTH-Bildung und -Freisetzung steht unter der stimulierenden Kontrolle des CRH. Eine überschießende ACTH-Bildung löst das Cushing-Syndrom aus (vergl. Abschn. 11.5). Ursache dafür kann ein hypothalamischer Tumor oder eine Entartung der kortikotrophen hypophysären Zellen sein. In 4 bis 25 Prozent der transsphenoidal operierten Patienten wird die Wucherung in der Hypophyse durch eine defekte hypothalamische CRH-Regulation ausgelöst, häufiger ist aber das primäre Kortikotropinom. Außerdem finden sich Befunde, bei denen andere, nicht-endokrine Tumoren CRH bilden (Paraneoplasien) und damit zur Wucherung der kortikotrophen Zellen führen.

Im Falle eines ACTH-produzierenden Hypophysen-Tumors ist die chirurgische Entfernung die Therapie der Wahl.

Somatotrophe Adenome (Akromegalie): Wachstumshormon (GH)-Bildung und -Freisetzung werden stimuliert durch das GHRH und negativ durch Somatostatin geregelt (Abschn. 4.1.4). Die Akromegalie wird fast immer durch einen Wachstumshormon-sezernierenden Tumor ausgelöst. Dadurch kommt es zu einer starken Überproduktion von Wachstumshormon (GH) und, davon abhängig, zu einer gesteigerten Freisetzung von Insulin-ähnlichem Wachstumsfaktor 1 (IGF1). In wenigen Fällen wird Akromegalie auch durch GHRH-sezernierende Tumoren ausgelöst. Äußere Zeichen der Akromegalie

---
[2] Achermann et al. (2002)

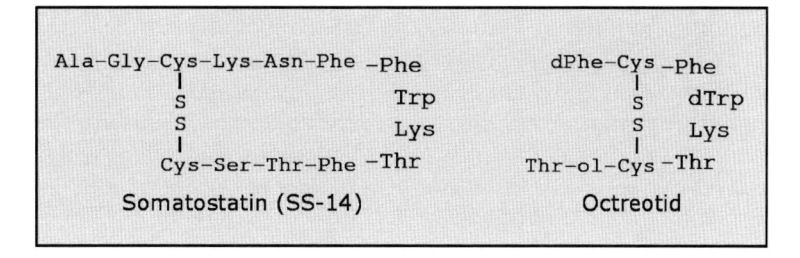

```
Ala-Gly-Cys-Lys-Asn-Phe -Phe         dPhe-Cys -Phe
         |                                |
         S            Trp                 S            dTrp
         S            Lys                 S            Lys
         |                                |
         Cys-Ser-Thr-Phe -Thr         Thr-ol-Cys -Thr
         Somatostatin (SS-14)              Octreotid
```

Abb. 11.1. Langlebiger Somatostatin-Agonist: Octreotid

sind veränderte Gesichtszüge mit einer Vergrößerung des Kinns, starken Furchen im Nase-Lippen-Bereich und Anschwellen des Bindegewebes.

Tritt der Tumor vor der Pubertät auf, ist Riesenwuchs die Folge. In Folge dieses Tumors wie auch bei anderen genügend großen Hypophysentumoren kann auch der Sehnerv betroffen sein, was sich in Sehstörungen mit einer Beeinträchtigung des Sehfeldes äußert. Mit der Akromegalie verbunden sind häufig eine überschüssige Prolaktin-Bildung (siehe oben Prolaktinome) und Störungen der Fruchtbarkeit.

Die Therapie setzt auf die transsphenoidale Chirurgie, Strahlentherapie, die Behandlung mit Somatostatin-Analoga und GH-Rezeptor-Antagonisten und auf Bestrahlung. Der langlebige Somatostatin-Agonist Octreotid (Abb. 11.1) ist imstande, bei einer großen Zahl von Akromegalie-Patienten die GH-Bildung zu normalisieren und damit den Tumor zu kontrollieren.

Gonadotrophe Adenome: Tumoren der gonadotrophen Zellen kommen sehr selten vor und wurden zum ersten Mal 1974 beschrieben. Gonadotrophe Zellen produzieren LH und FSH unter der episodischen Sekretion von GnRH. Dabei sind die α- und β-Untereinheiten der Glykoproteinhormone in gleicher Menge im Serum enthalten. Bei Patienten mit Gonadotropinomen wird vermehrt die α-Kette gebildet. Bei Männern äußert sich der Tumor in einer starken Hodenvergrößerung, vor allem durch eine Verlängerung der Samenkanäle. Bei Frauen ist durch andauernde Hyperstimulation der Ovarien der Menstruationszyklus gestört.

Die chirurgische Entfernung der Tumormasse gilt als die Behandlung der Wahl, da auch bei Expansion dieses Tumors die Gefahr von Sehstörungen vorhanden ist.

Thyreotrophe Adenome: Bei diesen sehr seltenen Tumor sind zwei Typen zu unterscheiden: Primäre Adenome einerseits und Feedback-Adenome andererseits. Erstere führen zur Hyperthyreose, dem Schilddrüsenhormon-Überschuss (siehe weiter unten), letztere dagegen sind die Folge einer Hypothyreose, also eines zu stark erniedrigten oder fehlenden Spiegels des Schilddrüsenhormons. Die Feedback-Adenome entstehen durch fehlende Suppression der TRH- oder TSH-Bildung durch zirkulierendes Thyroxin. Die thyreotrophen Zellen werden nicht abgeschaltet, produzieren TSH und vermehren sich. Feedback-Adenome reagieren auf von außen zugeführtes Thyroxin mit Abschalten der TSH-Bildung und sind daher leicht zu therapieren. Primäre Adenome müssen dagegen durch chirurgische Eingriffe, Chemo- und Strahlentherapie behandelt werden.

11.2.3 Störungen des Wasserhaushaltes

Der Wasserhaushalt wird durch ein komplexes Netzwerk von Hormonen geregelt: **Vasopressin**, dessen Freisetzung durch die Osmolarität des Blutes über Osmorezeptoren (Natriumkanäle; vergl. 8.8.2) geregelt wird, veranlasst über eine Erhöhung der

Wasserrückresorption die Renin-Bildung, die zur Aldosteronbildung führt; in der **Niere** wird dadurch die Expression von Aquaporinen und Natrium-Transportern kontrolliert. Außerdem sind am Wasserhaushalt zentrale Neuronennetzwerke, die die Dilatation oder Konstriktion von Blutgefäßen steuern, Druckmesser in den Halsschlagadern oder Aortenbogen und atriale Myozyten beteiligt, die ebenfalls das Gefäßvolumen steuern oder die mit dem Atrialen Natriuretischen Peptid einen Gegenspieler zum Vasopressin freisetzen. Schließlich ist es der **Durst**, der uns dazu veranlasst, Flüssigkeit zu trinken. Auch der Durst ist durch die Osmolarität geregelt.

Störungen des Wasserhaushaltes haben eine Polyurie zur Folge, die durch vermehrte und an Salzen verarmte Urinausschüttung gekennzeichnet ist. (*insipidus* in „Diabetes insipidus" steht für geschmacklosen, fahlen Urin.)

Zentraler Diabetes insipidus: Bei dieser Krankheit wird nicht ausreichend Vasopressin im Hypothalamus gebildet und in der Neurohypophyse ausgeschüttet. Mögliche genetische Ursachen können vererbt oder erworben sein, auch im Zusammenhang mit anderen Krankheiten: Diabetes mellitus, Sehstörungen und Taubheit (Wolfram-Syndrom). Ebenso kann Diabetes insipidus als Folge anderer Belastungen auftreten: Traumata, Tumoren, Infektionen.

Nephrogener Diabetes insipidus: Vasopressin bindet in der Niere an den Vasopressin-Rezeptor, der die Adenylat-Cyclase aktiviert und damit cAMP erhöht. Diese Erhöhung von cAMP fällt bei einem Teil der Patienten aus; andere können zwar cAMP erhöhen, die nachfolgenden Schritte sind aber blockiert. Neben genetischen Ursachen sind Stoffwechselanomalien (erhöhtes Kalzium oder erniedrigtes Kalium), Einnahme von Medikamenten (beispielsweise von Lithiumsalzen), Sichelzellanämie oder chronische Nierenkrankheiten als Ursache des Diabetes insipidus ausgemacht worden.

Primäre Polydipsie: Bei dieser Krankheit trinken die Patienten viel mehr Flüssigkeit, als physiologisch erforderlich ist. Als Ursache stehen psychotische Krankheiten (z. B. Schizophrenie) oder zwanghaftes Wassertrinken im Vordergrund.

Neben dem Diabetes insipidus findet man auch Fälle, bei denen die Natriumkonzentration des Blutes übernormal erhöht ist (über 140 Millimol/ltr). Diese Hypernatriämie kann nach der Einnahme von Brechmitteln oder bestimmter Kindernahrung entstehen, außerdem nach Natriumhydrogenkarbonat-Infusionen bei Herzstillstand. Eine ungenügende Flüssigkeitsaufnahme findet sich bei Hypophysentumoren, Aneurysmen, Schock oder Hydrozephalus, oder dann, wenn die Bewegung durch Schlaganfall begrenzt ist, sowie bei starkem Flüssigkeitsverlust durch Erbrechen, Durchfall oder nach Verbrennungen.

11.3 Schilddrüsenkrankheiten

Ausfall der Thyroxin-Bildung: Hypothyreose: Diese Krankheit äußert sich beim Erwachsenen in einer Verlangsamung aller Stoffwechselvorgänge, ohne dass die Schilddrüse als Ursache besonders in Erscheinung tritt. Dabei ist eine schnelle Diagnose wichtig, bevor es zu größeren Ausfällen kommt. Dies gilt besonders für die Erkennung des angeborenen Hypothyreodismus, bei dem genetische Defekte die Thyroxin-Bildung verhindern. Wird die Krankheit rechtzeitig erkannt, können mit zugeführtem Thyroxin als Medikament vor allem die schlimmen Folgen wie Kretinismus, also Wachstumsstörungen und geistige Behinderung, unterbunden werden.

Beim Erwachsenen äußert sich Hypothyreose häufig durch trockene Haut, vermehrtes Frieren, Gewichtszunahme oder Leistungsverlust. Durch den Versuch, den Mangel an Schilddrüsenhormon zu kompensieren, entsteht der Kropf: Durch fehlendes Thyroxin (und Dejodo-Thyronin) wird die Freisetzung des Thyrotropin-Releasing-Hormons und des Thyrotropin selbst nicht unterbunden. Es kommt zu einer Dauerstimulation der Schilddrüse und zur Vermehrung der Schilddrüsenzellen. Das gleiche Phänomen finden wir auch bei Jodmangel: Hier sind alle Enzyme intakt, können aber nicht aktiv werden, da die Jodaufnahme nicht für die benötigten Thyroxin-Mengen ausreicht.

Jodmangel kann heute durch Jodidmessung im Urin festgestellt werden. Durch Zugabe von jodiertem Salz wird der Jodmangel vermieden, der bis vor wenigen Jahren durch zu wenig Jod im Trinkwasser auch in bestimmten Gegenden in Deutschland endemisch war.

Hypothyreose kann außer durch Jodmangel durch Defekte verschiedener Enzyme, der Schilddrüsenperoxidase und der Thyroxin-Dejodase, aber auch durch Mutationen von TSH, des TSH-Rezeptors, genauso wie durch angeborene Defekte des intrazellulären Schilddrüsenhormon-Rezeptors bewirkt werden.

Schließlich kann die Krankheit durch eine Autoimmunreaktion ausgelöst werden (Hashimoto Thyreoditis), bei der Antikörper gegen die Schilddrüsen-Peroxidase zur Blockade der Thyroxin-Bildung führen.

Thyroxin-Überschuss: Thyrotoxikose:
Wenn die Serumkonzentration von Thyroxin gegenüber den Spiegeln bei Gesunden stark erhöht ist, spricht man von Thyrotoxikose (Basedow'sche Krankheit, *Graves' Disease, morbo di Flajani*). Die Ursache dafür ist eine zu starke Stimulation der Schilddrüsenzellen durch den Thyrotropin-Rezeptor. Diese Stimulation kann durch krankhaft erhöhtes Thyrotropin bedingt sein. Eine Ursache dafür wiederum kann ein Adenom der thyrotrophen Zellen der Hypophyse sein (siehe weiter oben). Auch Schilddrüsen-Entzündungen können eine meist vorübergehende Thyrotoxikose nach sich ziehen.

Schilddrüsen-Adenome können ebenfalls erhöhte Thyroxin-Konzentrationen hervorrufen. Schließlich können autoimmune Antikörper gegen den TSH-Rezeptor die Zellen zur vermehrter Thyroxin-Bildung und zur Zellteilung stimulieren.

11.4 Störungen der endokrinen Pankreasfunktion

11.4.1 Tumoren

Die vier Inselzell-Typen, die entweder Insulin, Glukagon, Pankreatisches Polypeptid (PNP) oder Somatostatin produzieren, können neoplastisch entarten. Dabei sind die PNP-produzierenden Tumoren die am langsamsten wachsenden, teilweise mit Latenzzeiten von mehr als 25 Jahren und fast ohne klinischen Symptome[3]. Zusätzlich sind die meisten Tumoren, die VIP (vergleiche Abschn. 4.1.9.4) sezernieren, pankreatischen Ursprungs. Alle endokrinen pankreatischen Tumoren sind relativ langsam wachsend, haben aber bei Entdeckung häufig schon Lebermetastasen gebildet.

Die Therapie versucht, den Primärtumor und die Metastasen zu entfernen. Bei Lebermetastasen wird häufig die Unterbrechung der Blutversorgung des Tumors durch Blockade der den Tumor versorgenden Arterien versucht.

11.4.2 Diabetes mellitus

Diabetes mellitus („Zuckerharn-Ruhr"; DM) kommt in zwei verschiedenen Typen vor: zum einen als Krankheit, die sich meist schon bei Kindern und Jugendlichen manifestiert – der juvenile Diabetes mellitus Typ 1, zum anderen als DM Typ 2, der häufig erst im höheren Lebensalter auftritt. Beim juvenilen DM liegt eine Autoimmunerkrankung gegen die Insulin-produzierenden β-Zellen des Pankreas vor, so dass ein

---
[3] Wynick u. Bloom Kap. 38 in: Grossman, Clinical Endocrinology (1992); vergl. Fußnote S. 285.

Insulinmangel entsteht. Das erhöhte Risiko für diese Autoimmunerkrankung wird vererbt und hängt mit den individuellen → Histokompatibilitäts-Allelen HLA-DR3, HLA-DR4 oder HLA-DQ(nonAsp57) zusammen. Zusätzlich sind aber, so wird vermutet, Viruserkrankungen notwendig, damit es tatsächlich zum Ausbruch der Krankheit kommt. Vor allem Coxsackie-, Mumps-, Röteln- oder Epstein-Barr-Virus-Infektionen scheinen ursächliche Bedeutung zu haben.

Beim DM steigt der Blutzuckerspiegel, weil die Insulin-geförderte Speicherung von Glukose als Glykogen ausfällt, weil Proteinbiosynthese, ebenfalls Insulin-gefördert, ausbleibt, statt dessen Protein abgebaut wird, und weil Fette abgebaut werden und nicht, wie unter Insulin-Stimulation, aufgebaut werden.

Beim Typ 2-Diabetes mellitus liegt nicht so sehr ein Insulin-Mangel vor, sondern eine Insulin-Resistenz, die Unfähigkeit, auf Insulin-Freisetzung mit einer Senkung des Blutzuckerspiegels zu reagieren. Besonders bei Übergewichtigen bildet sich mit der Fettsucht diese zunehmende Insulin-Resistenz aus, die zunächst zur Aufrechterhaltung von normalen Glukosespiegeln einer relativen Hypersekretion von Insulin bedarf, die zur Hyperglykämie und danach zu einer Hyperinsulinämie führt. Später geht sie in eine Hyperglykämie mit begleitender Hyperinsulinämie über, die zusätzlich die Insulin-Rezeptoren auf den eigentlich reaktiven Zellen reduziert. Die Anforderung, immer mehr Insulin zu bilden, erschöpft schließlich die β-Zellen. Bei einem zusätzlichen genetischen Risiko kommt es schließlich zum DM Typ 2. Kohlenhydratarme Diät und Gewichtsreduktion können den Typ 2-Diabetes hinauszögern oder verhindern. Die Ursachen des Typ 2-Diabetes Mellitus werden zur Zeit intensiv erforscht.

Auch in Folge anderer Stoffwechselkrankheiten kann ein Diabetes mellitus auftreten, so z. B. beim Cushing-Syndrom (Abschn. 11.5.2) oder bei einer Therapie mit Kortikoiden. Bei letzterer ist der Blutzuckerspiegel normal, aber die Niere deutlich durchlässiger für Glukose, die deshalb im Urin als erhöht gemessen werden kann.

Der Typ 1-Diabetes mellitus wird heute durch kontinuierliche Blutzucker-Kontrolle und Gabe von Insulin behandelt. Typ 2-Diabetes mellitus wird durch Diät, Gewichtsreduzierung und Bewegung therapiert, durch Insulin und Pharmaka wie z. B. Biguanide, α-Glucosidase-Hemmstoffe, Sulfonylharnstoffe sowie durch Repaglinide.

S. 314

11.5 Nebennierenstörungen

Die Nebenniere ist besonders wichtig für die Steroidbildung. In der Nebennierenrinde werden die Kortikoide Kortisol und Aldosteron und einige Androgene produziert. Außerdem werden im Nebennierenmark die Katecholamine Adrenalin und Noradrenalin freigesetzt. Für die Bildung dieser Hormone sind, wie wir schon vorgestellt haben (Kap. 4.3 und 4.4), zahlreiche Enzyme nötig. Außerdem unterliegt die Nebenniere zahlreichen äußeren Steuerungssignalen. Abweichungen bei diesen Regelgrößen und Ausfälle einzelner Enzyme können gravierende Folgen haben und zu schweren Krankheiten bis hin zum Tod führen. Auch finden wir Tumoren der Nebenniere, die zu endokrinologischen Störungen führen.

11.5.1 Kongenitale adrenale Hyperplasie (CAH)

Die Bildung der Steroide in der Nebennierenrinde wird durch hypophysäres ACTH gesteuert. Zur Vergrößerung der Nebennierenrinde kommt es, wenn ein Hormon wie Kortisol ausfällt, das normalerweise in einer negativen Rückkopplungs-Schleife die ACTH-Bildung unterdrückt. Eine dauerhafte, unkontrollierte ACTH-Erhöhung – wie bei einem 21-Hydroxylase-Mangel – stimuliert die Nebennierenzellen zur Teilung, ohne dass sie in der Lage sind, adäquat Kortisol auszuschütten. Die Störung, die sich als

11.5 Nebennierenstörungen

```
                    Cholesterin
                      CYP11A↓
    Pregnenolon    ──CYP17──→   17-Hydroxy-Pregnenolon   ──CYP17──→   Dihydroepiandrosteron
       3β-HSD↓                         3β-HSD↓                              3β-HSD↓
    Progesteron    ──CYP17──→   17-Hydroxy-Progesteron   ──CYP17──→   Androstendion
       CYP21↓                          CYP21↓                              17β-HSD↓
  Deoxykortikosteron                11-Deoxykortisol                      (Testosteron)
       CYP11B2↓                        CYP11B1↓                            CYP19↓
    Kortikosteron                      Kortisol                           (Östradiol)
       CYP11B2↓
 18-Hydroxykortikosteron
       CYP11B2↓
     Aldosteron
```

Mineralokortikoide   **Glukokortikoide**   **Androgene**

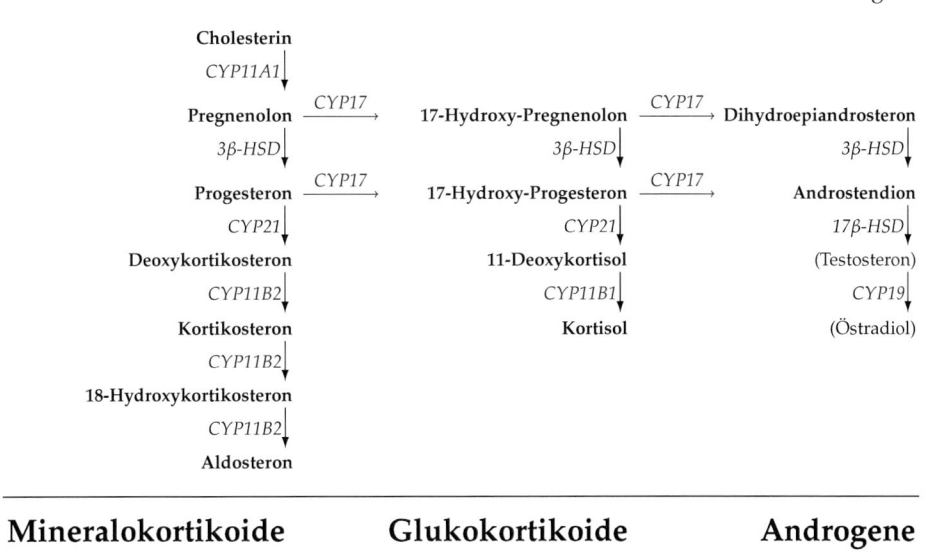

Abb. 11.2. Steroidbildung in der Nebenniere. Die Enzyme (*kursiv* gesetzt) sind in Abschn. 4.3.4 beschrieben

Hyperplasie äußert, kann angeboren („kongenital") sein, aber auch erst später auftreten (*late onset*).

Fällt eines der in der Abb. 11.2 genannten Enzyme aus, kommt es zu schweren Entwicklungsschäden und lebensbedrohlichen Stoffwechselstörungen. Jedes der erwähnten Enzyme kann selektiv ausfallen. Da Plazenta und Mutter während der Schwangerschaft die fehlenden kindlichen Hormone ersetzen können, sind die Ausfälle nicht tödlich, solange sich das Kind noch im Mutterleib entwickelt.

Einige dieser Defekte werden zuerst als Anomalien der Geschlechtsorgane nach der Geburt entdeckt. Bei vollständigem Verlust von 3β-HSD, CYP11A1 oder CYP17 sowie bei Androgen-Rezeptor-Inaktivität entwickeln sich keine männlichen Geschlechtsorgane, sondern es kommt zu dem Phänomen eines Scheinzwitters (Pseudohermaphroditismus): männliches XY-Genom, aber weibliche Geschlechtsorgane (vergl. Kap. 7.7.1 und die Bedeutung von Testosteron für die Entwicklung männlicher Gonaden). Da die Defekte mit 3β-HSD- und CYP11A1-Ausfällen bei diesen Säuglingen die Mineralokortikoid-Bildung betreffen, kommt es zu einer Krise durch Salzverlust und ohne Behandlung zum Tod.

Zur Diagnosestellung und zur Therapiekontrolle ist die Bestimmung der Hormonkonzentration von Kortisol, ACTH, Testosteron und 17α-Progesteron sowie von Aldosteron erforderlich. Aufgrund der Enzymblockaden sind die Kortikoide und Geschlechtshormone in defektcharakteristischen Mustern vorhanden. Fällt z. B. die CYP17 aus, steigt der Aldosteron-Gehalt, da dessen Synthese verstärkt wird. Wird kein Kortisol wegen eines CYP11B1-Defektes gebildet, findet man verstärkt 11-Deoxy-Kortisol. Als Therapie kommt nur eine lebenslange Hormonsubstitution mit Gluko- und Mineralokortikoiden in Frage.

11.5.2 Hyperkortisolismus

Die Beschreibung dieser schweren Krankheit geht auf Harvey W. Cushing zurück, nach dem diese Krankheit auch benannt wird: Cushing's Krankheit. Eine zu hohe Kortisol-Konzentration bei dieser Krankheit wird einerseits, wie wir schon in Abschn. 11.2.2 gesehen haben, durch überhöhte ACTH-Produktion – z.B. bei einer Wucherung CRH- bzw. ACTH-produzierender Zellen – erreicht. Zum anderen werden solche Prozesse durch primäre, Kortisol bildende Tumoren in der Nebennierenrinde ausgelöst. Ursache ist eine ACTH-Produktion in Tumoren, die nicht zur hypothalamisch-hypophysär-adrenalen Achse zählen (ektope ACTH Produktion; vergl. Fußnote S. 53), z.B. in kleinzelligen Lungenkarzinomen, aber genauso auch in Pankreas-Karzinomen, Thymomen oder Karzinomen des Ovars und der Prostata. Ektope ACTH-Produktion und dadurch ausgelöster Hyperkortisolismus durch diese Tumoren ist ein Beispiel für sogenannte Paraneoplasien.

Die charakteristischen Merkmale des Cushing-Syndroms sind ein aufgedunsenes Gesicht, Fettleibigkeit beschränkt auf den Torso („Stammfettsucht"), relativ dünne Gliedmaßen und Muskelschwäche infolge von Muskelatrophie, gestörte Glukose-Toleranz, Virilisierung (Hirsutismus), Bluthochdruck. Außerdem findet der Arzt häufig psychische Probleme.

Als Therapie wird zuerst die chirurgische Entfernung des Adenoms, bei Misserfolg die beidseitige Entfernung der Nebennieren (Adrenalektomie) mit nachfolgender adäquater Hormonsubstitution empfohlen.

11.5.3 Katecholamin-ausscheidende Tumoren

Das Phaeochromozytom ist ein seltener, Katecholamin-ausscheidender Tumor, der einzeln und langsam wächst, allerdings bis zu über 1 kg Tumormasse entwickeln kann. Die chromaffinen Granula, die Noradrenalin und Adrenalin zusammen mit Chromogranin enthalten, sind charakteristisch. Die Tendenz zu weiteren Wucherungen (Metastasen) (→ Malignität) lässt sich dadurch feststellen, dass man den Chromosomensatz (→ Karyotyp) auf Aberrationen überprüft. Bei abnormalem (aneuploidem) Chromosomensatz ist ein großer Teil der Tumoren maligne.

Wie die Phaeochromozytome scheiden auch Tumoren chromaffiner Zellen außerhalb der Nebenniere Katecholamine aus. Diese nennt man Paragangliome. Zusätzlich gibt es noch Gangliome, die von Nervenzellen abstammen und ebenfalls Katecholamine freisetzen.

Für die Diagnose dieser Krankheiten spielt die Abgrenzung zu anderen Bluthochdruckursachen eine Rolle: Neben Katecholamin-produzierenden Tumoren können auch Neoplasien mit Bildung von Renin, ACTH, Vasopressin oder Parathormon Bluthochdruck verursachen. Die Messung von Metanephrin, einem Adrenalin-Metabolit, im Urin gilt als relativ empfindlich und spezifisch für Phaeochromozytome. Außerdem werden die Noradrenalin/Adrenalin-Plasma-Werte im 24-Stunden-Urin bestimmt. Unter Blockade der Schilddrüse (zur Verhinderung des Einbaus radioaktiven Jods) wird nach Einnahme von meta-[^{123}I]Jodo-Benzylguanidin Computer-Tomographie und Radioscanning durchgeführt.

Die operative Entfernung des Phaeochromozytoms führt häufig zur vollständigen Besserung der Beschwerden. Maligne Entartungen wurden in über 100 Patienten mit meta-[^{131}I]Jodo-Benzylguanidin behandelt, wobei bei über 50 Prozent der Patienten eine deutliche Abnahme der Tumormasse bis hin zu vollständiger Entfernung beobachtet wurde. Dadurch besserten sich auch die Beschwerden.

11.5.4 Autoimmune Adrenalitis (Morbus Addison)

Als letzte Krankheit der Nebennieren soll hier die autoimmune adrenale Hypoplasie (Morbus Addison) beschrieben werden. Dabei kommt es zu einer Zerstörung der Nebennierenrinde durch Antikörper gegen die Steroidhormon-produzierenden Zellen. Gelegentlich binden die gleichen Antikörper auch an die Steroid-bildenden Zellen in Ovar und Hoden. Als ein Ziel der Antikörper wurde der Rezeptor für das ACTH beschrieben.

Aber auch Antikörper gegen unbekannte intrazelluläre Ziele wurden beobachtet. Spezifische Auslöser dieser Autoimmun-Reaktion sind nicht bekannt. Die Substitution mit Gluko- und Mineralokortikoiden ist unverzichtbar.

11.5.5 Aldosteron-Störungen

Mit Aldosteron werden die Natrium- und Kalium-Konzentrationen im Blut geregelt. Die Aldosteron-Bildung wird durch Angiotensin II (vergl. 4.3.6), durch erhöhte Kalium-Spiegel und durch ACTH geregelt. Die charakteristischen Enzyme in der *Zona glomerulosa* der Nebennierenrinde sind CYP21 und CYP11B2. Defekte oder Ausfälle dieser beiden Proteine führen zu fehlendem Aldosteron und damit zu einer ausbleibenden Retention der Natrium-Ionen in der Niere, einer Form des Diabetes insipidus. Auch Ausfälle von Renin, dem Angiotensinkonvertierendem Enzym (ACE) und dem Angiotensin sowie die meisten Formen der Kongenitalen adrenalen Hyperplasie (CAH; vergl. 11.5.1) führen zu stark erniedrigten Aldosteron-Spiegeln im Blut.

Erhöhte Aldosteron-Spiegel sind zum einen Zeichen primärer Aldosteron-bildender Tumoren. Außerdem führen harn-fördernde Diuretika zu deutlich erniedrigten Kalium-Spiegeln. Bei Patienten mit Bluthochdruck, die sich einer Therapie mit Diuretika unterzogen hatten und danach stark erniedrigte Kalium-Plasma-Konzentrationen aufwiesen, wurde bei jedem 20. Patienten entweder ein einseitiger primärer Aldosteron-bildender Tumor oder beidseitige Nebennieren-Wucherungen entdeckt.

Neben der chirurgischen Entfernung des Tumors kann das Aldosteron-bildende Adenom durch Spirolakton behandelt werden. Fehlendes Aldosteron kann medikamentös aufgenommen werden.

11.6 Multiple Endokrine Neoplastische Syndrome

Das „Multiple Endokrine Neoplastische"-Syndrom (MEN) wird charakterisiert durch Tumoren, die gleichzeitig in mehreren endokrinen Organen auftreten (vergl. Tabelle 11.1). Bei beiden Typen handelt es sich um Gendefekte. Beim Men1-Syndrom ist das *Menin* mutiert[4], ein in vielen Zellen gefundenes Tumor-Suppressor-Protein, das sowohl bei der Kontrolle der Zellproliferation eine hemmende Wirkung zeigt als auch an der DNS-Reparatur beteiligt sein soll. Die Men1-Mutation wird rezessiv vererbt bzw. ist spontan erworben. Beim MEN2-Syndrom ist dagegen das *RET*-Protoonkogen durch Mutation dauerhaft aktiviert. Eine solche Variante wird dominant vererbt. Das RET-Genprodukt ist eine membranständige Tyrosinkinase, die nach Dimerisierung unter dem Einfluss anderer Proteine (wie PSP, NTN und weiterer[5]) Zellen zur Vermehrung stimulieren kann. Sowohl beim Men1 als auch beim Men2 ist nicht klar, warum besonders die endokrinen Zellen betroffen sind.

11.7 Fertilitätsstörungen und Organdefekte der Reproduktionsorgane

Der biologische Teil der menschlichen Fortpflanzung hängt von funktionierender mütterlicher und väterlicher Meiose, von einer richtigen Verschmelzung der Gameten, vom regelrechten Aufbau der Geschlechtsorgane, vom zeitgerechten Einsetzen der Pubertät und dabei nicht zuletzt von einer geregelten Steroidbildung und hormonellen Steuerung durch die Zentren in Hypothalamus, Hypophyse und Nebenniere ab.

Meiose: Wenn die Meiose, die „Reduktionsteilung", mit dem Ziel der Reduktion eines diploiden in einen haploiden

---
[4] Pannett u. Thakker (1999)
[5] Hansford u. Mulligan (2000)

Chromosomensatz bei Ei- und Samenzellen fehlerhaft verläuft, entstehen numerische Fehlbildungen, wie beim Klinefelter-Syndrom (44 → Autosomen und 2 X- plus 1 Y-Chromosome, insgesamt 47 Chromosomen) oder beim Turner-Syndrom mit 44 Autosomen und nur einem X-Chromosom (X0 Konstellation mit nur 45 Chromosomen). Fehler in der Meiose können sowohl bei väterlichen als auch bei mütterlichen Erbanteilen liegen. Als wichtigster Faktor für das Auftreten von diesen Syndromen wird immer wieder das Alter der Eltern angeführt. Die erste meiotische Teilung mit Crossing-Over findet bei Mädchen schon vor der Geburt statt. Die Follikel im Ovar sind in einer Zwischenstufe angehalten. Die Verteilung der Chromosomen in der zweiten meiotischen Teilung auf die Eizelle und die Polkörper kann aber Umwelt- und damit Alters-Einflüssen ausgesetzt sein, die für die Falschverteilung der Chromosomen in einer Eizelle verantwortlich sind. Bei Männern werden die Spermien dauerhaft neu gebildet, so dass Umwelt und Alter zu einer Ansammlung von Chromosomenfehlern führen können.

Verschmelzung der Gameten: Damit die Ei- und die Samenzelle überhaupt verschmelzen können, müssen die Spermien ausreichend beweglich sein. Der Mechanismus für die Penetration eines Spermiums in die Oozyte muss ebenfalls intakt sein.

Aufbau der Geschlechtsorgane: Die Anlage der Geschlechtsorgane ist hormonunabhängig, jedoch ist die Ausprägung der Geschlechtsorgane und der sekundären Geschlechtsmerkmale durch Hormone kontrolliert (siehe folgende Abschnitte). Es gibt dazu weitere Genprodukte, die z. B. beim Mann für den regelgerechten Aufbau der Hoden notwendig sind, die nicht endokriner Natur sind. Das Zystische Fibrose-Gen, CTFR, kodiert für einen Chloridkanal, dessen Defekte vor allem bei Kindern für die Mukoviszidose verantwortlich sind. Der gleiche Gendefekt bewirkt bei Jungen schwere Störungen beim Aufbau der Hoden: die Samenkanäle werden nicht richtig aufgebaut. Die fehlende oder unzureichende Entwicklung reifer Geschlechtsorgane wird als Hypogonadismus bezeichnet.

Endokrine Kontrolle der Reproduktion: Über die pulsatile Freisetzung von GnRH steuert der Hypothalamus beim Erwachsenen die LH- und FSH-Freisetzung aus der Hypophyse. LH und FSH stimulieren beim Mann und bei der Frau die Reifung der Keimzellen. LH und FSH unterliegen während des weiblichen Zyklus einer Feedback-Steuerung durch das Ovar. Der reifende Follikel steuert durch Östradiol- und Inhibin-Abgabe die hypophysäre LH- und FSH-Freisetzung und durch das freigesetzte Östradiol die Bereitschaft des Uterus, das befruchtete Ei

Tabelle 11.1. Typen des Multiplen Endokrinen-Syndroms

MEN-Subtyp	Tumor	Häufigkeit
MEN1	Nebenschilddrüsen[a]	95%
	Gastrinom (Pankreas)	40%
	Insulinom (Pankreas)	
	Adenohypophysentumoren[b]	30%
MEN2 (MTC)	Medulläres Schilddrüsenkarzinom[c]	90%
	Phaeochromozytom[d]	50%
	Nebenschilddrüsenadenom	20%

[a] PTH-produzierender C-Zell-Tumor
[b] Prolaktinom › Somatotropinom › Kortikotropinom
[c] Tumor der Kalzitonin-bildenden C-Zellen, die auf den Follikelzellen der Schilddrüse aufliegen
[d] Tumor der Adrenalin-bildenden chromaffinen Zellen

aufzunehmen. Der Gelbkörper, der aus dem leeren Follikel nach dem Eisprung entsteht, produziert Progesteron, dessen Bildung für die Aufrechterhaltung der Schwangerschaft unverzichtbar ist, da Progesteron die Durchblutung des Uterus mit dem befruchteten Ei gewährleistet. Für eine dauerhafte Progesteron-Bildung durch den Gelbkörper bildet der Embryo von Anfang Choriongonadotropin in den Zellen des Trophoblasten und später durch die synzytiotrophoblastische Schicht der Plazenta.

Eine regelgerechte Hormonbildung ist daher unverzichtbar für einen Fortpflanzungserfolg. Fehler beim Ausbilden der GnRH-Neuronen (durch das Kallmann-Syndrom und ein defektes *KAL*-Gen), Defekte im Aufbau der Hypophyse (und der Nebenniere) unterbinden die Geschlechtsreife.

Mutationen in den Gonadotropinen LH, FSH und CG führen zur Unfruchtbarkeit. Mutierte Rezeptoren für diese Hormone oder ein mutierter GnRH-R bewirken ebenso Sterilität.

Im Folgenden sind die Gene, von denen man weiß, dass und wie sie die Fortpflanzung beeinflussen, in Übersichtsform beschrieben. Die Abb. 11.3 ist als Überblick eingefügt.

11.7.1 Gendefekte mit Auswirkungen auf die Bildung von Geschlechtsorganen

SRY (Chr.[6] Y)[7]
  Erbgang: Y[8]
  Beschreibung: Geschlechtsbestimmendes Gen. Nach der Aktivierung von SrY durch Transkriptionsfaktoren wird SF1 aktiviert, anschließend alle weiteren Schritte wie die Leydig- und Sertoli-Zell-Bildung, Synthese des Anti-Müller-Hormons und damit die Ausprägung des männl. Geschlechts.
  Pathologie: Defekte führen trotz männlichen Genotyps zum weiblichen Phänotyp (Mann → Frau-Geschlechtsumwandlung).

SF-1 (Chr. 9)
  Erbgang: AD/AR
  Beschreibung: Steroidhormonbiosynthese und das Anti-Müller-Hormon werden aktiviert.
  Pathologie: primärer Nebennierendefekt

DAX-1 (Chr. X)
  Erbgang: X
  Beschreibung: Kernrezeptor, der SrY antagonisiert und die SF-1 Aktivität unterdrückt.
  Pathologie: primärer Nebennierendefekt, Hypogonadismus, Pseudohermaphroditismus, XY-Geschlechtsumwandlung.

SOX-9 (Chr. 17)
  Erbgang: AD
  Beschreibung: Transkriptionsfaktor, der von SrY aktiviert wird.
  Pathologie: SOX9-Mutationen verhindern die Ausprägung des männl. Geschlechts und bewirken trotz männlichen XY-Genotyps weibliche Geschlechtsorgane.

Leptin (Chr. 7)
  Erbgang: AR
  Beschreibung: vergl. Abschn. 4.1.8.1.
  Pathologie: Defektmutation, die neben einer krankhaften Fresssucht und Fettleibigkeit bei vorzeitiger Knochenalterung zum hypogonadalen Hypogonadismus führt, der vor allem als Ausbleiben des Einsetzens der Pubertät festgestellt wird.

Ob-R (Chr. 1)
  Erbgang: AR
  Beschreibung: vergl. Abschn. 5.5; die lange, signalaktive OB-Rb-(Leptin-Rezeptor-) Form ist besonders im Hypothalamus exprimiert und vermittelt dort die Leptin-Wirkungen, auch auf GnRH-Neuronen.

---

[6] Quellen: Achermann et al. (2002); Shah et al. (2003)
[7] Chromosom
[8] AD: autosomal dominant; AR: autosomal rezessiv; X (Y): X- oder Y-chromosomal vererbt

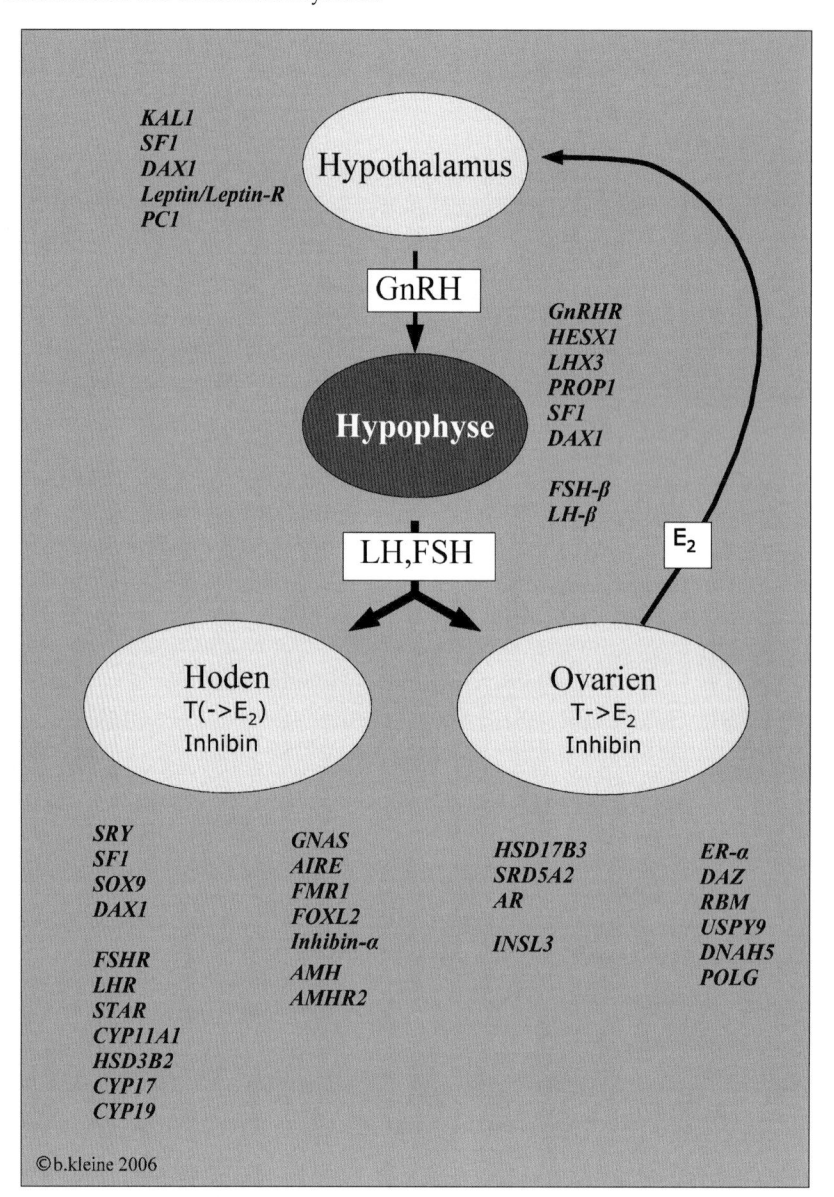

Abb. 11.3. Gendefekte, die Unfruchtbarkeit bewirken. (Abkürzungen im Text)

Pathologie: Defektmutation führt zum Hypogonadismus, siehe auch → Leptin (Reihe oberhalb).

AMH (Chr. 19)

Erbgang: AR

Beschreibung: Das Anti-Müller-Hormon (AMH; verwandt mit Inhibin und Aktivin) ist das Produkt der fetalen Sertoli-Zellen, das die Müller'schen Gänge sich zurückbilden lässt, die Ausbildung weiblicher Geschlechtsorgane unterbindet. Bei Mädchen/Frauen wird AMH erst nach der Geburt gebildet. Aus Tierversuchen weiß man, dass AMH die vorzeitige Follikelreifung blockiert.

Pathologie: (siehe AMHR2).

AMHR2 (Chr. 12)

Erbgang: AR

Beschreibung: Der Rezeptor für AMH ist dem TGF-β--R verwandt.

Pathologie: Defekte im AMH und im AMG-R führen trotz männlichen Genotyps wegen fehlender Unterdrückung der Müller'schen Gänge zur graduellen Ausbildung weiblicher Geschlechtsorgane. Die nichtfunktionellen Uterus und Vagina bilden leicht Tumoren.

11.7.2 Gendefekte, die Hypothalamus und Hypophyse beeinflussen

KAL-1 (Chr. X)

Erbgang: X

Beschreibung: KAL-1/Anosmin steuert die Wanderung der GnRH-Neuronen während der Embryogenese (vergl. Abschn. 11.1).

Pathologie: Hypogonadismus und fehlender Geruchssinn.

HESX-1 (Chr. 3)

Erbgang: AR

Beschreibung: (vergl. Abschn. 11.2.1).

Pathologie: Septo-optische Hypoplasie (de Morsier-Syndrom): Fehler am Sehnerv und fehlendes *Septum pellucidum*, CPHD(Kap. 11.2.1);

und alternativ:

Erbgang: AD

Beschreibung: vergl. Abschn. 11.2.1.

Pathologie: isolierter Wachstumshormonmangel.

LHX-3 (Chr. 9)

Erbgang: AR

Beschreibung: vergl. Abschn. 11.2.1.

Pathologie: CPHD (gilt nicht für kortikotrophe Zellen).

PROP-1 (Chr. 5)

Erbgang: AR

Beschreibung: vergl. Kap. 11.2.1.

Pathologie: CPHD (gilt nicht für kortikotrophe Zellen).

SF-1 (vergl. Kap. 11.7.1).

11.7.3 Gendefekte bei GnRH-R, bei Gonadotropin-Bildung und -Erkennung

GnRH-R (Chr. 4)

Erbgang: AR

Beschreibung: Der GnRH-R ist ein heptahelikaler Rezeptor (vergl. S. 181) mit sehr kurzem intrazellulärem C-Terminus. Man findet ihn in der Hypophyse und in der Plazenta. In der Hypophyse wird die Freisetzung von LH und FSH durch GnRH hervorgerufen, vom plazentaren GnRH-R wird die Choriongonadotropin-Ausschüttung vermittelt.

Pathologie: Etwa 20 Prozent aller Fälle von individuellem, idiopathischem Hypogonadismus werden heute auf inaktivierende Mutationen des GnRH-R zurückgeführt. Dabei treten häufig Mischungen zweier Mutationen auf den verschiedenen Chromosomen auf, die einzeln die GnRH-Bindung verringern oder die G-Protein-Aktivierung mindern. Die Effekte der Mutation reichen von milden Formen einer GnRH-Resistenz (von außen gegebenes GnRH bleibt ohne Effekt) bis hin zu schweren Ausfällen mit Mikropenis, verborgenen und nicht in den Hodensack gesunkenen Hoden, Ausbleiben der Pubertät und fehlenden GnRH-Pulsen.

LH-β / LH-R (Chr. 19 / 2)

Erbgang: AR / AR

Beschreibung: vergl. Abschn. 4.1.4/heptahelikaler Membranrezeptor, G-Protein-gekoppelt, vergl. Kap. 5.2.1.

Pathologie: Ein LH-β-Defekt, der Rezeptorbindung verhindert, bewirkte verzögerte Pubertät, geringe Testosteron-Freisetzung und blockierte Spermienbildung. Die Ausbildung des männlichen Geschlechtes bei diesem Patient im Mutterleib erfolgte dagegen durch das plazentare Choriongonadotropin (CG), das ebenfalls an den LH-R bindet. Fortgesetzte CG-Gabe konnte zwar die Zeichen von Pubertät wie Hodenvergrößerung, Virilisierung (Behaarung) und einen Anstieg der messbaren Spermienzahl erreichen, ein Fortpflanzungserfolg wurde aber nicht erreicht.

Ist dagegen der LH-R mutiert, sind bei männlichen Föten wegen des Fehlens von Testosteron und DHT die Geschlechtsorgane und die sexuelle Reifung beeinträchtigt: gar keine Virilisierung, Hypospadie und Mikropenis, ausbleibende Pubertät (nach abfallendem Schweregrad sortiert). Bei Frauen mit homozygoten LH-R-Mutationen findet man trotz normaler Pubertät Störungen bei der Regelblutung oder ganz fehlende Regelblutung (Amenorrhö), was die Wichtigkeit des Rezeptors beim Zyklus der Frau unterstreicht. LH-β-Mutationen, mit verschieden mutierten Allelen, führten auch bei Frauen zur Unfruchtbarkeit.

FSH-β / FSH-R (Chr. 11 / 2)

Erbgang: AR / AR

Beschreibung: vergl. Abschn. 4.1.4/heptahelikaler Membranrezeptor, G-Protein-gekoppelt.

Pathologie: Mäuse ohne FSH und FSH-R können sich trotz kleiner Hodenvolumina und partiellem Ausfall der Spermienbildung vermehren. Männer mit FSH-R-Defekten haben unterschiedliche Spermienbildungsdefekte. Keine Spermienbildung fand man, wenn FSH defektmutiert war. Bei Frauen bewirkte ein analoger Defekt verzögerte Pubertät, fehlende Bildung der Brustdrüsen und Ausbleiben der Menarche. Mutationen sind nicht nur homozygot, sondern heterozygot mit zwei verschiedenen Defekten auf den beiden Allelen. Vor allem der Cystein-Knoten ist betroffen, so dass die Stabilität des gefalteten Proteins und die Dimerbildung mit der Alpha-Kette betroffen sind. Durch Zuführung von FSH konnte in einzelnen Fällen eine normale Entwicklung, Eisprung und die Geburt von Kindern erreicht werden.

11.7.4 Gendefekte mit Auswirkungen auf die Bildung von Steroid-Hormonen

Fehlerhafte Bildung der Androgene und Östrogene verhindert ebenso die Reproduktion; da diese Hormone für die Ausbildung der Geschlechtsorgane notwendig sind, sind angeborene Steroidbildungsdefekte häufig schon beim Neugeborenen sichtbar. Allerdings kommt es auch zu einer scheinbaren Geschlechtsumwandlung z. B. beim Ausfall der 5α-Reduktase, die aus Testosteron das Dihydrotestosteron (DHT) macht. DHT ist für die Bildung des Penis notwendig, ohne DHT sind zwar im Körper männliche Geschlechtsorgane (Hoden und Prostata) angelegt, äußerlich erscheint aber ein weiblicher Phänotyp (Pseudohermaphroditismus).

StAR (Chr. 8)
 Erbgang: AR
 Beschreibung: S. 155.

CYP11A1 (Chr. 15)
 Erbgang: AD
 Beschreibung: S. 156.

HSD3B2 (Chr. 1)
 Erbgang: AR
 Beschreibung: S. 156.

CYP17 (Chr. 10)
 Erbgang: AR
 Beschreibung: S. 157.

HSD17B3 (Chr. 9)
 Erbgang: AR
 Beschreibung: S. 158.
 Pathologie:
  Defekte in diesen 5 Genen führen zu primären Nebennierendefekten, genauso wie zur ausbleibenden Geschlechtsreife. Frauen entwickeln in der Pubertät männliche Charakteristika, Männer können keine Samen bilden.

CYP19 (Chr. 15)
 Erbgang: AR
 Beschreibung: vergl. S. 160.
 Pathologie: CYP19-oder Aromatase-Defekte sind erst seit kurzem bekannt. Während einer Schwangerschaft wurden bei der Mutter Vermännlichungen beobachtet (Haarwuchs, Stimmhöhe).

Das Kind war ein weiblicher Zwitter. Solche Virilisierung der Mutter entsteht, weil die CYP19 in der Plazenta, die normalerweise die Mutter vor dem kindlichen Testosteron schützt, afunktionell ist, die CYP19 wird offensichtlich durch die kindlichen Trophoblast-Zellen exprimiert. Weil keine Östrogene vom Kind selbst gebildet werden können, wirken die androgenen Vorstufen, also das Testosteron. Wenn kein Testosteron wegen Fehlens von SRY gebildet wird und wenn die zeitliche Abfolge von 1. SRY-Expression, 2. Sertoli- und Leydig-Zellbildung, 3. Produktion von Testosteron plus AMH, 4. Rückbildung der Müller'schen Gänge nicht funktioniert, bleiben Wolff'sche und Müller'sche Gänge beide erhalten und es enstehen sowohl die männlichen als auch die weiblichen Geschlechtsorgane, der Phänotyp des Zwitters prägt sich aus. Wie sehr die übrigen von Östrogenen abhängigen Körperfunktionen wie geschlechtliche Prägung im Gehirn, Knochenwachstum und Pubertät von diesem Defekt betroffen sind, wurde nicht berichtet.

Mutationen, die zu einer erhöhten CYP19-Aktivität führten, bewirken bei männlichen Patienten Brustwachstum vor der Pubertät und Hypogonadismus wegen stark erhöhter Östrogen-Konzentrationen im Blut. Die Östrogen-Erhöhungen können durch Gabe von Aromatase-Inhibitoren normalisiert werden. Da in dem Bericht ein Vater und ein Sohn betroffen waren[9], ist die Fertilität durch die Überfunktion der Aromatase nicht unterdrückt.

SRD5A2 (Chr. 15)
  Erbgang: AR
  Beschreibung: vergl. S. 158.
  Pathologie: Defekte der 5α-Reduktase bewirken wegen fehlendem DHT eine unzureichende Virilisierung bei Männern während der Pubertät; auch beim männlichen Fötus sind die geschlechtstypischen Charakteristika nur unvollständig ausgebildet, da Testosteron das DHT nicht ersetzen kann.

AR (Chr. X)
  Erbgang: X
  Beschreibung: Der Androgen-Rezeptor ist ein Kernrezeptor (Kap. 5.1).
  Pathologie: Androgen-Resistenz ist Folge von Defektmutationen des Androgen-Rezeptors, so dass Testosteron und DHT nicht wirken können. Wegen der Lage des Gens auf dem X-Chromosom kommt es trotz XY-Genotyps je nach Mutation zu einem vollständigen Ausbleiben jeglicher Testosteron-/DHT-Funktion und damit zu einer Geschlechtsumwandlung. Viele Zwischenformen mit unvollständiger Ausprägung der männlichen Geschlechtsorgane wurden beobachtet.[10]

ER (Chr. 6)
  Erbgang: AR
  Beschreibung: Der Östrogen-Rezeptor ist der Kernrezeptor für Östradiol und verwandte Östrogene.
  Pathologie: Bis 2002 waren für Frauen keine ER-Mutationen bekannt (Zitat S. 295 (Achermann)). Da Östradiol eine wichtige Rolle bei Entwicklung und Funktion der Hoden spielt und von Leydig-Zellen auch gebildet wird, haben ERα-Mutationen Auswirkungen auf die Hodenbildung und beeinträchtigen bzw. verhindern Fruchtbarkeit[11].

---

[9] Shozu et al. (2003)
[10] Quigley et al. (1995)
[11] O'Donnell et al. (2001)

12

Leistungssteigerung – legal und illegal

Gliederung

12.1 Anabole Steroide 301
12.2 Beta-2-Agonisten 303
12.3 Peptidhormone 303
    12.3.1 Gonadotropine 303
    12.3.2 Kortikotropin 303
    12.3.3 Wachstumshormon und IGF 304
    12.3.4 Freisetzungshormone aus dem Hypothalamus 304
12.4 Beta-Blocker 304
12.5 Erythropoietin 304

Der Einsatz von Stimulantien im täglichen Leben, aber vor allem von leistungssteigernden Drogen im Sport, ist erst durch die Einsichten der modernen Endokrinologie und durch Einblicke in die Regulation wichtiger Stoffwechselvorgänge möglich geworden. In den Anti-Dopinggesetzen und -Richtlinien werden folgende Wirkstoffklassen als verbotene Wirkstoffe bezeichnet: Stimulantien, Narkotika, anabole Wirkstoffe, Diuretika, Peptidhormone, Beta-Blocker und auch Stoffe, die verbotene Wirkstoffe maskieren.

Dabei sind anabole Wirkstoffe fast ausnahmslos Substanzen, die entweder Testosteron enthalten und durch chemische Synthese von Testosteron abgeleitet sind. Es gibt aber auch Agonisten des Noradrenalins/Adrenalins (β-2-Agonisten), die Peptidhormone der Hypophyse und deren Freisetzungshormone aus dem Hypothalamus, zu denen die hier schon vorgestellten ACTH, Choriongonadotropin (CG), Wachstumshormon, Insulin, LH sowie Hemmstoffe der Aromatase gezählt werden. Auch die Beta-Blocker, Antagonisten von Noradrenalin/Adrenalin sind Dopingmittel. Außerdem gehört das Erythropoietin (Epo) hierhin, als Droge der letzten 10 Jahre vor allem im Ausdauersport bekannt.

12.1 Anabole Steroide

Als Anabole Steroide gelten synthetische Testosteron-Analoga (Abb. 12.1). Durch Addition eines Chloratoms (Clostebol) oder zusätzliche Einführung einer Doppelbindung (Methenolon und Methandrostenolon) sowie einer zusätzlichen Methylgruppe in 17- (Methandrostenolon) oder 1-Position erhält man Verbindungen, deren Wirkungen als Se-

Testosteron

Clostebol   Fluoxymesteron   Methandrostenolon

Methenolon   19-Norandrolon   19-Norandrostendion

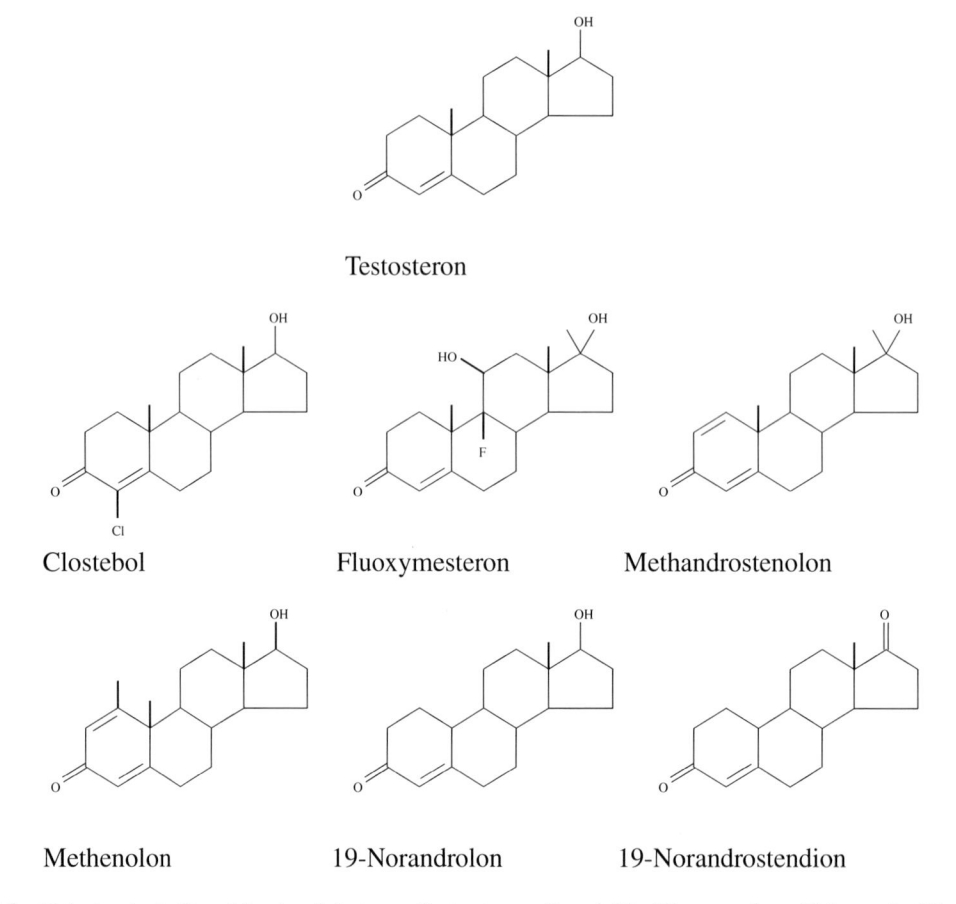

Abb. 12.1. Anabole Steroide abgeleitet von Testosteron. Durch Einführung eines Chlor- oder Fluor-Restes (Clostebol, Fluoxymesteron), durch eine zusätzliche Doppelbindung (Methenolon, Methandrostenolon), Entfernung des C19-Methylrestes (19-Norandrolon und 19-Norandrostendion) oder durch Einführung einer zusätzlichen Methylgruppe an Position 1 (Methenolon) bzw. Position 17 (Fluoxymesteron und Methandrostenolon) wird das Testosteron-Molekül so verändert, dass die Umwandlung in Östradiol (vergl. Abb. 4.91) unmöglich wird. Dadurch kann Testosteron (bzw. sein Analogon) den Muskelaufbau stärker fördern. (Für die Numerierung vergl. Abb. 4.85 auf Seite 155)

xualhormon verringert sind gegenüber den Auswirkungen auf den Stoffwechsel. Diese anabolen Wirkstoffe fördern den Muskelaufbau und verringern die Fettdepots.

Bei Frauen führen diese Stoffe zu einer Vermännlichung mit typisch männlichem Haarwuchs, Senkung der Stimmlage, Störungen des Monatszyklus und Vergrößerung der Klitoris.

Als Folge von Anabolika-Einnahme wächst Männern die Brust, die Hoden werden kleiner und die Zahl der Spermien nimmt ab.

Die Herzmuskelvergrößerung ohne zusätzliche Versorgung mit Blutgefäßen als Folge von Anabolika-Einnahme ist lebensgefährlich. Zudem wird der Lipidstoffwechsel beeinträchtigt und HDL zugunsten von LDL verringert, was die Kalkablagerungen in Blutgefäßen zur Folge haben kann. Leberschäden bis hin zu Lebertumoren können durch längere Anabolika-Einnahme verursacht werden. Auch Wirkungen auf die Psyche wurden beobachtet: Euphorie, gesteigerte Agressivität. Möglicherweise wird Abhängigkeit erzeugt.

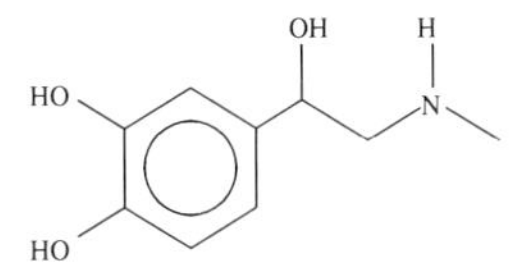

Adrenalin

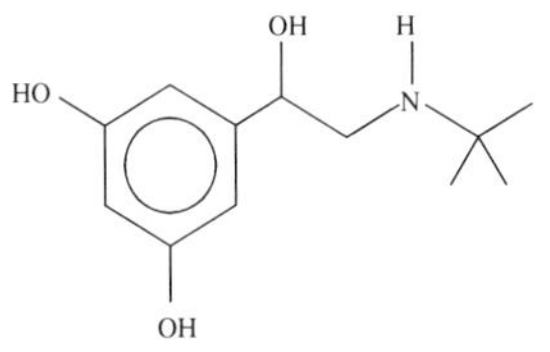

Terbutalin 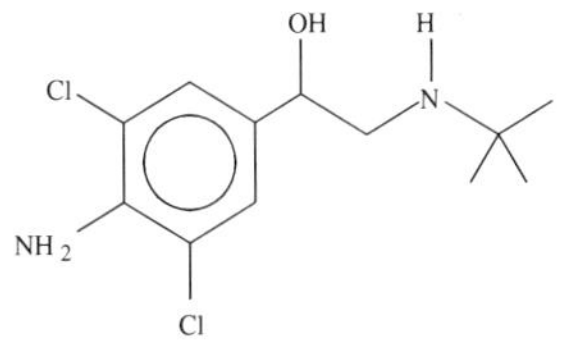   **Clenbuterol** 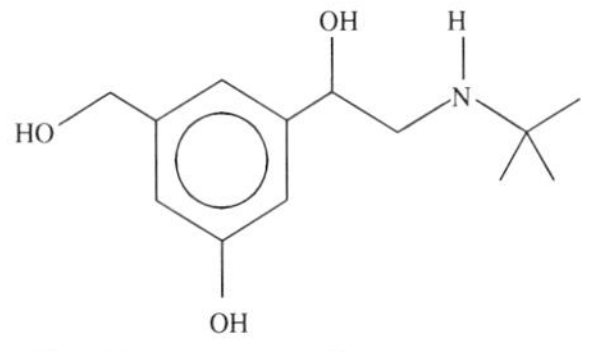   **Salbutamol**

Abb. 12.2. (Nor)Adrenalin-Agonisten/Beta-2-Agonisten

12.2 Beta-2-Agonisten

Substanzen, die wie Noradrenalin oder Adrenalin die adrenergen Rezeptoren stimulieren, werden als Agonisten bezeichnet; diejenigen, die speziell die β-adrenergen Typ-2-Rezeptoren stimulieren, als $β_2$-Agonisten. Diese Substanzen gelten als Anabolika, weil durch Einnahme dieser Stoffe in Muskelzellen die Eiweißsynthese gesteigert wird; damit kann neue Muskelmasse aufgebaut werden. Da Clenbuterol oder Salbutamol (Abb. 12.2) von Asthmatikern zur Verbesserung der Atmung benötigt werden, ist die Einnahme dieser Stoffe, allerdings nur mittels Inhalation, bei betroffenen Sportlern unter ärztlicher Aufsicht erlaubt.

12.3 Peptidhormone

Die anabolen Wirkungen der Peptid- und Glykoproteinhormone und der sie stimulierenden Releasing-Hormone zeigen sich erst auf den zweiten Blick. Da diese Stoffe auch natürlich im Körper vorkommen, ist ein Dopingmissbrauch schwer nachzuweisen, und man vermutet, dass sie deshalb die anabolen Steroide weitgehend verdrängt haben.

12.3.1 Gonadotropine

Das Choriongonadotropin (hCG) ist eigentlich das Hormon der Schwangerschaft (vergl. Kap. 4.1.4). Wegen seiner großen Ähnlichkeit mit dem Luteinisierenden Hormon (LH; Abb. 4.13) bindet es ebenfalls an den LH-Rezeptor und stimuliert in den Leydig-Zellen der Hoden die Testosteron-Bildung. Daher wird CG den anabolen Testosteron-Analoga gleichgesetzt und ist bei Männern verboten.

(Wird CG bei Männern nachgewiesen, liegt (außer bei Doping) zu 100% ein Keimzelltumor vor! Auch bei Frauen ist der CG-Nachweis, wenn eine Schwangerschaft ausgeschlossen werden kann, ein Tumornachweis für ein Chorionkarzinom, das früh erkannt zu über 95% erfolgreich bekämpft werden kann.)

12.3.2 Kortikotropin

Die Einnahme von Kortikotropin (ACTH; vergl. Kap. 4.1.4) wird der oralen, intramuskulären oder intravenösen Aufnahme von Kortikosteroiden gleichgesetzt, da diese unter ACTH-Stimulation freigesetzt werden. Kortikosteroide sind wegen der entzündungshemmenden und vor allem die

Schmerzgrenze heraufsetzenden Wirkungen verboten.

12.3.3 Wachstumshormon und IGF

Das Wachstumshormon (GH) und seine Mediatoren IGF sind wesentliche Regulatoren des aufbauenden (anabolen) Stoffwechsels. Sie machen Glukose aus der Leber für Energie- und Protein-Stoffwechsel in Muskeln verfügbar, stimulieren Knochenwachstum (Abschn. 8.6) und Muskelaufbau. Daher ist die GH/IGF-Einnahme als Doping untersagt. Während bei der Einnahme der anabolen Steroide die unerwünschten Wirkungen schnell und häufig reversibel auftreten, ist das bei GH/IGF-Gebrauch nicht der Fall, sondern die Nebenwirkungen sind nur langsam feststellbar und verschwinden nur selten nach dem Absetzen des Wirkstoffs. Im Falle des Einsatzes von IGF kann außerdem eine schwerwiegende Unterzuckerung verursacht werden.

12.3.4 Freisetzungshormone aus dem Hypothalamus

Die Einnahme von synthetischen Releasing-Hormonen wird rechtlich den Peptid-/Glykoproteinhormonen gleichgesetzt. Nachdem wir gesehen haben, dass die Bildung und Freisetzung dieser Hormone einer vielfältigen, hochkomplexen endogenen und nervösen Kontrolle unterliegen, erscheint die Einnahme dieser Peptide als schwerer Eingriff in existentielle Körperfunktionen. Die Regulation des Wachstumshormons unterliegt zudem episodischen „pulsatilen" und circumdianen Einflüssen. Zusätzlich Releasing-Hormon zu verabreichen, erscheint daher sogar kontraproduktiv. Die stärkeren Ausschläge in den GH-Pulsen (höhere Gipfel, tiefere Täler) und die im Mittel verringerten GH-Spiegel bei Männern im Vergleich zu Frauen hängen direkt mit der größeren Muskelmasse und dem geringeren Körperfett zusammen (Fußnote (3) Seite 247).

12.4 Beta-Blocker

Die als Beta-Blocker bezeichneten Pharmaka besetzen die β-adrenergen Rezeptoren auf den Nervenenden des *Nervus sympathicus* und verhindern dadurch die Wirkungen von Noradrenalin und Adrenalin. Die bekannten Beta-Blocker sind synthetische Analoga der Katecholamine. Beispiele sind in der Abb. 12.3 aufgeführt. Die Wirkungen der Beta-Blocker verbessern Krankheiten vor allem des Kreislaufsystems wie Bluthochdruck, Durchblutungsstörungen des Herzens, Herzinfarkt oder Herzrhythmusstörungen.

Als Dopingmittel gelten Beta-Blocker deshalb, weil sie in einigen Sportarten, in denen vor allem Konzentration und Ruhe gefordert sind, Nervosität und Anspannung überwinden helfen.

12.5 Erythropoietin

Erythropoietin (Epo) ist zur Modedroge der Ausdauersportler geworden. Von der Niere gebildet, fördert Epo im Knochenmark die Proliferation und Reifung der Vorläuferzellen der Roten Blutzellen; dadurch erhöht sich die Sauerstoffkapazität.

Notwendig ist Epo vor allem bei Dialysepatienten, bei denen aufgrund von Nierenversagen eine verringerte Epo-Bildung besteht, was eine ebenfalls verringerte Blutzell-Bildung nach sich zieht, wodurch nicht genügend Sauerstoff aufgenommen und in die Gewebe transportiert werden kann.

Beim gesunden Menschen erhöht Epo die Zahl der Roten Blutzellen. Wenn die Dichte des Blutes zu groß wird und der Blutfluss nicht mehr gewährleistet ist, kann es zu Gefäßverstopfungen (Thrombosen) kommen. Im Gehirn, in der Lunge und in den Gefäßen des Herzmuskels sind solche Thrombosen unmittelbar lebensbedrohend.

Da Rote Blutzellen einem natürlichen Abbau in der Leber unterliegen, wird der Sportler bei zu hoher Blutdichte (Hämokrit) für zwei Wochen von allen Wettkämpfen befreit, um Thrombosen vorzubeugen.

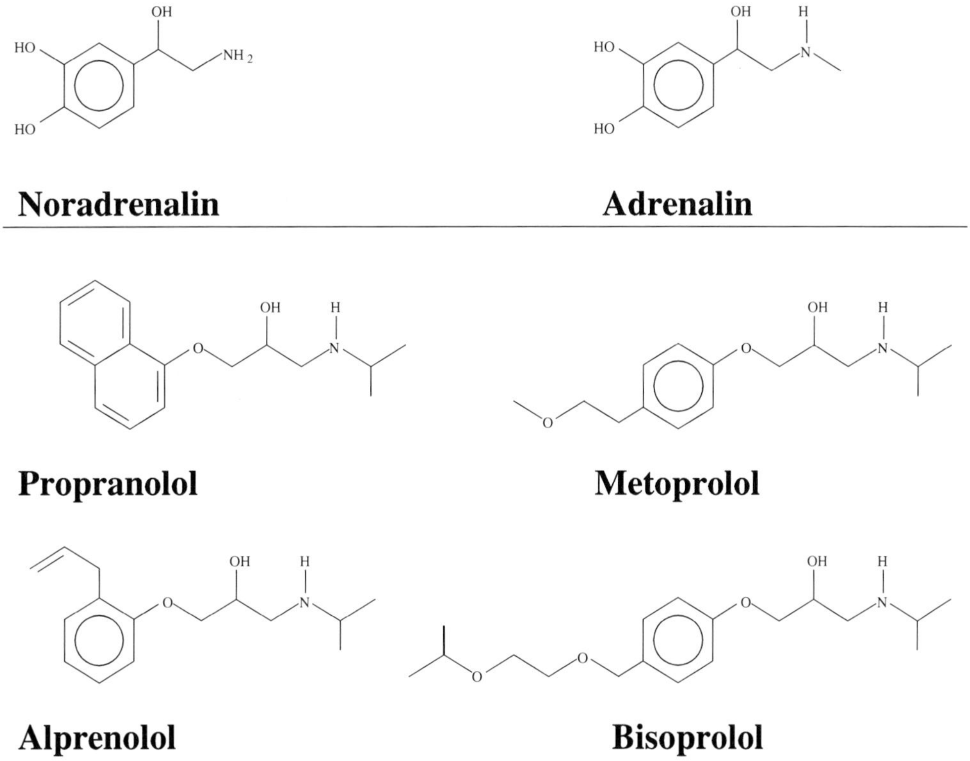

Noradrenalin   **Adrenalin**

Propranolol   **Metoprolol**

Alprenolol   **Bisoprolol**

Abb. 12.3. Noradrenalin-Antagonisten: Beta-Blocker

Da Epo eine vom Körper selbst gebildete Substanz ist, kann die Einnahme von Epo nicht direkt nachgewiesen werden, wenn der Dopingsünder ein vom menschlichen Epo nicht unterscheidbares Protein einnimmt bzw. spritzt. Daher wird auch nur ein Wettkampfverbot erteilt, nicht aber eine Dopingsperre bei zu hoher Blutdichte.

Die ersten verfügbaren Epo-Präparate enthielten aber ein gegenüber dem menschlichen Epo verändertes Erythropoietin. Dieser Unterschied konnte durch Antikörper oder durch chemische Analyse entdeckt werden, was dem Skilangläufer Johann Mühlegg bei der Olympiade 2002 zum Verhängnis wurde.

Teil V

Anhang

13 Ergänzungen

13.1 Artenverzeichnis

Tabelle 13.1. Verzeichnis der aufgeführten Arten

Systematischer Begriff	Deutscher Begriff	Übergeordnetes Taxon	Abteilung/Stamm
Acheta domesticus	Heimchen	Gryllidae (Grillen)	Insecta
Achlya ambisexualis		Peronosporomycetes (Eipilze)	Fungi
Acyrthosiphon pisum	Erbsenlaus	Aphidoidea (Blattläuse)	Insecta
Aedes aegyptii	Gelbfiebermücke	Culicidae (Stechmücken)	Insecta
Aeshna cyanea	Blaugrüne Meerjungfer	Odonata (Libellen)	Insecta
Agelenopsis aperta	Wüstengrasspinne	Agelenidae (Trichterspinnen)	Arachnida
Agrotis ipsilon	Ypsiloneule	Noctuidae (Eulenfalter)	Insecta
Anopheles gambiae	Malariamücke	Culicidae (Stechmücken)	Insecta
Apis melifera	Westliche Honigbiene	Apidae (Echte Bienen)	Insecta
Aplysia californica	Kalifornischer Seehase	Anaspidea (Breitfußschnecken)	Mollusca
Aplysia kurodai		Anaspidea (Breitfußschnecken)	Mollusca
Armadillidium vulgare	Rollassel	Isopoda (Asseln)	Crustacea
Bombyx mori	Seidenspinner	Lepidoptera (Schmetterlinge)	Insecta
Brugia malayi		Filarioidea (Filarien)	Nematoda
Busycon contrarium	(Wellhornschneckenart)	Neogastropoda (Neuschnecken)	Mollusca
Caenorhabditis elegans		Rhabditida	Nematoda
Callinectes sapidus	Blaue Schwimmkrabbe	Brachyura (Krabben)	Malacostraca
Cancer magister	(*Dungeness Crab*)	Brachyura (Krabben)	Malacostraca
Carausius morosus	Indische Stabsschrecke	Neoptera (Neuflügler)	Insecta
Carcinus maenas	Gemeine Strandkrabbe	Brachyura (Krabbaen)	Malacostraca
Ciona intestinalis	Schlauchascidie	Cionidae (Seescheiden)	Urochordata
Dipetalogaster maximus	(eine Raubwanze: Triatominae)	Heteroptera (Wanzen)	Insecta

13 Ergänzungen

Systematischer Begriff	Deutscher Begriff	Übergeordnetes Taxon	Abteilung/Stamm
Drosophila melanogaster	Taufliege	Neoptera (Neuflügler)	Insecta
Eisenia foetida	Kompostwurm	Regenwürmer (Lumbricidae)	Annelida
Helicoverpa armigera		Noctuidae (Eulenfalter)	Insecta
Helicoverpa assulta	orientalischer Tabakheerwurm	Noctuidae (Eulenfalter)	Insecta
Helicoverpa zea	Baumwollkapselbohrer	Noctuidae (Eulenfalter)	Insecta
Helix aspersa	Gefleckte Weinbergschnecke	Pulmonata (Lungenschnecken)	Gastropoda
Helix pomatia	Weinbergschnecke	Pulmonata (Lungenschnecken)	Gastropoda
Homarus americanus	Amerikanischer Hummer	Astacidea	Malacostraca
Leucophaea maderae	Madeira-Schabe	Blattodea	Insecta
Locusta migratoria	Wanderheuschrecke	Cealifera	Insecta
Lumbricus terrestris	Tauwurm	Regenwürmer (Lumbricidae)	Annelida
Lymnea stagnalis	Spitzschlammschnecke	Pulmonata (Lungenschnecken)	Gastropoda
Macrobrachium rosenbergii	Rosenberggarnele	Caridea	Malacostraca
Macrocallista nimbosa	Riesenvenusmuschel	Veneroida	Bivalvia
Manduca sexta	Tabakschwärmer	Lepidoptera	Insecta
Mytilus edulis	Miesmuschel	Mytiloida	Bivalvia
Neobellieria bullata	(Graue Fleischfliege)	Neoptera	Insecta
Oncopeltus fasciatus	Milchkrautwanze	Hemiptera	Insecta
Orconectes immunis	Kalikokrebs	Astacidea	Malacostraca
Orconectes limosus	Kamberkrebs	Astacidea	Malacostraca
Pagurus bernhardus	Gemeiner Einsiedlerkrebs	Pleocyemata	Malacostraca
Pandalus borealis	Eismeergarnele	Caridea	Malacostraca
Pandalus jordani	(Pazifische Tiefseegarnele)	Caridea	Malacostraca
Pastifastacus leniusculus	(Amerikanischer Flusskrebs)	Astacidea	Malacostraca
Penaeus aztecus	Nord-braune Garnele	Penaeidae	Malacostraca
Penaeus japonicus	Radgarnele	Penaeidae	Malacostraca
Penaeus vannamei	Weiße Garnele	Penaeidae	Malacostraca
Phornia regina	(Schmeißfliegenart)	Neoptera (Neuflügler)	Insecta
Procambarus clarkii	Roter Amerikanischer Sumpfkrebs	Astacidea	Malacostraca
Psacothea hilaris	(gelbgepunkteter Bockkäfer)	Neoptera	Insecta
Rhodnius prolixus	Chagas-Wanze	Heteroptera	Insecta
Romalea microptera (R. guttata)	Regenbogenschrecke	Caelifera	Insecta
Schistocerca gregaria	Wüstenheuschrecke	Caelifera	Insecta
Schistocerca nitens	(Amerikanische Wanderheuschrecke)	Caelifera	Insecta
Strongolycentrotus purpurata	Purpurseeigel	Echinoida	Echinodermata

Systematischer Begriff	Deutscher Begriff	Übergeordnetes Taxon	Abteilung/Stamm
Tenebrio molitor	Mehlkäfer	Coeleoptera	Insecta
Tribolium castaneum	Rotbrauner Reismehlkäfer	Coeleoptera	Insecta
Trichoplax adhaerens	–		Placozoa
Uca puligator	Sand-Fiedler-Krabbe	Brachyura (Krabben)	Malacostraca

13.2 Glossar

Zellbestandteile

Moleküle: Die Zelle besteht aus Aminosäuren und Eiweißen, Glycerin-Derivaten, Fettsäuren und Lipiden, großen und kleinen Zuckermolekülen, aus den Nukleinsäuren DNS und RNA und aus einer Vielzahl weiterer Substanzen wie Vitaminen, Salzen und Spurenelementen und anderen organisch-chemischen Verbindungen. Für diese Stoffe sollte ein einführendes Lehrbuch der Biochemie zu Rate gezogen werden.

ATP: Adenosin-Triphosphat ist ein Molekül, das bei der zellulären Verbrennung von Glukose entsteht und in dem die gewonnene Energie gespeichert ist. Durch enzymatische Übertragung von Phosphat wird die Energie ebenfalls übertragen.

cAMP: Zyklisches Adenosin-Monophosphat entsteht durch die Adenylat-Cyclase aus ATP. Diese wird z.B. durch das Hormon Glukagon stimuliert. cAMP aktiviert Protein-Kinasen, die durch Übertragung von Phosphat-Resten andere Enzyme aktivieren. cAMP ist intrazellulär, was ein Hormon extrazellulär ist: ein Botenstoff. Während Hormone als primäre Botenstoffe angesehen werden, gilt cAMP als Prototyp von sekundären Botenstoffen oder *second messenger*. Andere sekundäre Botenstoffe sind zyklisches Guanosin-Monophosphat (cGMP), Diacyl-Glycerin (DAG), Inositoltrisphosphat (IP$_3$) oder auch Stickstoffmonoxyd (NO).

Nukleinsäuren: Nukleinsäuren bestehen aus einer Kette, in der sich ein Zucker- und ein Phosphat-Molekül abwechseln. An den Zucker ist jeweils eine der vier Basen gebunden, deren Reihenfolge die Erbinformation ausmacht. Es gibt zwei Zucker, die Ribose und die Desoxyribose, die sich nur in einem Sauerstoff-Atom unterscheiden. Das Erbmaterial in allen teilungsfähigen Zellen (Bakterien, Tiere und Pflanzen) besteht aus Desoxyribose-Phosphat-Ketten, an die die Basen Adenin, Cytidin, Guanin und Thymin gebunden sind. Intrazellulär wird vom Kern die Information in eine Ribonukleinsäure übertragen, die aus Ribosephosphat-Ketten aufgebaut ist und in der anstelle von Thymin Uracil eingebaut wird. Weitere Ribonukleinsäuren sind die ribosomalen RNSs und die Transfer-RNSs.

Bei Viren wird die genetische Information auch über Ribonukleinsäuren weitergebe.

Proteine: Proteine sind ausführlich in Kapitel 4.1 beschrieben.

Enzyme: Enzyme sind Proteinmoleküle, die chemische Reaktionen durchführen.

Ribosom: Das Ribosom besteht aus den zwei ribosomalen Ribonukleinsäuren und einer Vielzahl von Proteinen. Es besteht aus zwei Unterheiten. In den Ribosomen wird von der Boten-RNS die Information für den Zusammenbau von Aminosäuren zu Proteinen abgelesen. Die Aminosäuren werden durch Transfer-RNS an die Ribosomen gebracht.

Ribonukleinsäure (RNS): siehe Nukleinsäuren.

Transfer-RNS: tRNS werden von Enzymen mit den Aminosäuren beladen, die von den Amino-Acyl-tRNS zu Ribosomen gebracht werden. Für alle 20 herkömmlichen Aminosäuren in den Zellen gibt es wenigstens eine tRNS, außerdem wird für Selenocystein (für die Dejodasen benötigt, durch die Thyroxin in Trijodothyronin gespalten wird) eine weitere tRNS benötigt.

RNS-Kappe: An das 5'-Ende der mRNS wird ein Guanosin-Phosphat zur Guanosin-5'-Phosphat-5'-RNS-Kappe eingebaut. Außerdem wird das Guanin in der 7-Position methyliert. Diese Kappe ist ein Exportsignal aus dem Zellkern und erhöht die Stabilität der mRNS durch Schutz vor Abbau.

Zellaufbau

Zellmembran: Die Zellen von Säugetieren besitzen eine Zellmembran, mit der das Zellinnere vom Außen abgetrennt wird und die die Zellinhalte zusammenhält. Die Zellmembran hat eine Innen- und eine Außenseite, die unterschieden werden können. Die Zellmembran besteht aus Lipiden, Proteinen und mit Zuckern versetzten Lipiden.

Zellkern: In der Zelle befindet sich der Zellkern: er ist von der Kernmembran umschlossen; im Zellkern befinden sich die Chromosomen mit den Desoxynukleinsäure-Doppelsträngen, Proteine wie Histone, die die Chromosomen verpacken, und Enzyme, die helfen, die Erbinformation zu übersetzen. Durch Bindung von weiteren Proteinen an bestimmte Abschnitte auf der DNS kann die Aktivität der Übersetzungsenzyme auf diesen Abschnitt gerichtet werden. Damit steuern die DNS-bindenden Proteine die Aktivität von Genen – Abschnitte auf der DNS, die die Erbinformation für ein bestimmtes Protein enthalten.

Nukleolus: Die im Elektronenmikroskop sichtbaren rundlichen Strukturen sind die Bildungsstätten der Ribosomen. Dabei werden die drei ribosomalen rRNS gebildet, die von Proteinen, die aus dem Zytosol in den Kern gelangen, in die Form der Ribosomen gebracht werden.

Das Zellinnere, das Zytosol oder Zytoplasma: Das Zytosol ist der mit Proteinen, Nährstoffen, Salzen, kleinen und großen membranumschlossenen Tröpfchen gefüllte Raum in der Zelle innerhalb der Zellmembran. Durch das Zytosol müssen alle Signale von der Membran zum Zellkern vermittelt werden. Das Zytosol ist nicht einfach eine dicke Lösung, sondern wird von dem → Zytoskelett durchzogen.

Zytoskelett: Dieses besteht aus Proteinfasern. Das Zytoskelett hält den Zellkern innerhalb der Zelle fest, auch die anderen innerzellulären Tröpfchen, das sind z.B. → Mitochondrien und → Vesikel wie der Golgi-Apparat, das → Endoplasmatische Retikulum; sekretorische Granula werden durch das Zytoskelett an ihrem Platz gehalten. Selbst Zell-Zell-Verbindungen werden durch das Zytoskelett stabil gemacht.

Die Energiepumpe der Zelle: die Mitochondrien: In den Mitochondrien wird mit Glukose ATP gemacht. Dieses ATP wird in fast allen Stoffwechselvorgängen verwendet. Benötigt werden Glukose, Sauerstoff und ein ganzer Satz von Enzymen, die alle in der inneren Mitochondrien-Membran angesiedelt sind.

Das Endoplasmatische Retikulum (ER): Das Endoplasmatische Retikulum ist ein Bereich im Zytosol, der von einer eigenen Membran umschlossen ist. Die Außenseite dieser ER-Membran entspricht der Innenseite der Zellmembran, die ER-Membran-Innenseite mehr der Außenseite der Zellmembran. Im ER finden Stoffwechselvorgänge statt, bei denen die fertigen Produkte entweder außen auf der Zellmembran landen oder ganz in die Umgebung freigesetzt werden sollen. Neben dem glatten ER gibt es noch das → raue ER.

Das raue ER (rER): Bei rER findet Proteinbildung vom Zytosol her in das Innere des ER statt (vergl. → Signalpeptid und Abschnitt 4.1.1). Die vielen Ribosomen, die mit der Boten-RNS auf dem ER sitzen, lassen diese Zellbereiche unter dem Elektronenmikroskop als rau erscheinen. Neben dem glatten und dem rER gibt es einen weiteren Bereich der Proteinbildung, den → Golgi-Apparat.

Der Golgi-Apparat: Dieser sieht im Elektronenmikroskop so aus wie ein Stapel zugeklappter Pizzen, die vom Zellkern her immer größer werden. Im Golgi werden die Proteine z.B. mit Zuckerresten versehen. Solche Zuckerreste dienen als Signale, anhand derer die Proteine in die verschiedenen Vesikel sortiert werden, die sich vom Golgi-Apparat abschnüren – sozusagen abgeschnürte Pizzastücke, die dann vom Zellskelett und von Transport-Helfern an ihren Bestimmungsort gebracht werden.

Sekretorische Granula: Diese intrazellulären Strukturen sind die Lagerstätten der Hormone. Fast alle Peptid-Hormone, die Katecholamine und das Melatonin werden in Vesikeln gebildet. Diese Vesikel entstehen aus Abschnürungen des Golgi-Apparates oder des ER. Durch intrazellulären Transport entlang des Zytoskeletts werden die Vesikel in die Nähe der Zellmembran gelagert.

Intrazelluläre Vesikel und Vesikeltransport

Endo- und Exozytose: Unter Endozytose versteht man den Prozess, bei dem von der Zellmembran Partikel, Bakterien oder andere Körper außerhalb der Zelle zuerst von der Zellmembran umschlossen werden und dann als membranumschlossene Vesikel in das Zellinnere aufgenommen werden. Eine Rolle spielen dabei u.a. Clathrin-Moleküle, die zusammen mit dem Zytoskelett einen festen Rahmen um die Vesikel bilden und die elektronenmikroskopisch sichtbar sind (*coated pits*).

Der entsprechende Vorgang, bei dem Vesikelinhalte aus dem Inneren der Zelle nach außen freigesetzt werden, heißt Exozytose. Durch Exozytose werden alle Peptid-, Protein- und Aminosäure-abgeleiteten Hormone freigesetzt. Bedeutsam ist der Vorgang der Verschmelzung der Vesikelmembran mit der Plasmamembran durch „SNAREs", die zudem durch Kalzium-Ionen induziert wird.

Phagosom: Ein Phagosom ist ein innerzelluläres Tröpfchen, das durch Aufnahme von Partikeln in eine Zelle entsteht. Dazu umschließt die Zelle mit ihrer Zellmembran den Partikel. Clathrinmoleküle und das Zytoskelett bewirken die Umschließung. Schließlich ist der Partikel ganz umschlossen. Die Membran schließt sich über dem Partikel, die Membran um den Partikel schnürt sich ab, und der Partikel ist nun innerhalb der Zelle und von einer Zellmembran umschlossen. Partikel können Bakterien, Viren, aber auch Kristalle und andere Fremdstoffe sein.

Schließlich werden Bakterien von Fresszellen des Immunsystems, genauso wie Partikel oder Tröpfchen aus der Zellumgebung aufgenommen, indem die Zelle darum eine Doppelmembran schiebt. Diesen Vorgang nennt man Endozytose.

Lysosom: Ein Lysosom ist eines dieser vom Golgi abgeschnürten Vesikel, das mit abbauenden Enzymen vollgepackt ist, die andere Proteine und Lipide verdauen, also abbauen. So ein Lysosom verschmilzt mit einem anderen, von außen aufgenommenen Tröpfchen (Phagosom) zum Phagolysosom, und die Verdauungsenzyme zerlegen den Inhalt des anderen Tropfens. So entsteht z.B. freies Thyroxin aus dem Thyroglobulin (vergl. Abschnitt 4.4). Auch Bakterien werden von Fresszellen in solchen Tröpfchen, den Phagosomen, aufgenommen und meistens in den Phagolysosomen vernichtet.

Pinozytose: Wenn Flüssigkeitströpfchen in eine Zelle unter Umschließung mit einem Teil der Zellmembran aufgenommen werden, nennt man diesen Vorgang nicht Phagozytose, sondern Pinozytose; das Vesikel heißt wie bei der Phagozytose → Phagosom.

Weitere Begriffserklärungen

14-3-3 Protein: 14-3-3-Proteine sind ubiquitär in Eukaryonten. Sie binden vor allem an phosphorylierte Serine und steuern dadurch Proteinfunktionen in sehr vielen Zellen.

acidophil: Zellen und Zellbestandteile, die sich mit dem sauren Eosin anfärben lassen, werden als acidophil bezeichnet. Zellen, die mit basischen Farbstoffen gefärbt werden, werden dagegen als basophil bezeichnet.

Affinität: Gleichgewichtsreaktionen sind gekennzeichnet durch Reaktionskonstanten, an denen man ablesen kann, ob Reaktionen freiwillig ablaufen oder beispielsweise nur durch Enzymkatalyse. Auch Antikörper-Antigen-Reaktionen sind Gleichgewichtsreaktionen, die um so weiter auf der Seite des Antikörper-Antigen-Komplexes liegen, je affiner der Antikörper für das Antigen ist. Mit Affinität wird die „Anziehungskraft" des Antikörpers für das Antigen bezeichnet.

Avidität: Bei Immunreaktionen, an denen viele, auch strukturell unterschiedliche, Antikörper mit je nach Sequenz unterschiedlichen Affinitäten beteiligt sind, wird die Stärke der Reaktionen mit dem Ausdruck Avidität bezeichnet – ein Begriff der nicht messbar ist.

C-Terminus, N-Terminus: Aminosäuren besitzen jeweils eine Amino- und eine Carboxy-Gruppe. Bei der Peptidbindung reagiert die Carboxy-Gruppe der einen Aminosäure mit der Aminogruppe der nächsten Aminosäure. Es bleiben jeweils eine Aminogruppe und eine Carboxygruppe erhalten. Diese werden als N- (für NH_2 = Amino) und C- (für COOH = Carboxy) Terminus bezeichnet.

Crossing-Over: In der Meiose lagern sich die Schwesterchromosomen der Länge nach aneinander. Anschließend findet ein genetischer Austausch zwischen den Schwesterchromosomen statt, bei dem ganze Chromosomenabschnitte ausgetauscht werden.

HLA: HLA-Moleküle sind Genprodukte des Haupthistokompatibilitäts-Lokus (*MHC*). Die HLA-Proteine besitzen eine Bindungstasche für Peptidfragmente, die aus dem Abbau zelleigener Proteine entstehen. Diese Peptid-HLA-Komplexe signalisieren den T-Lymphozyten, dass es sich um Zellen des eigenen Individuums handelt. Werden Zellen von Viren befallen, können virale Peptidfragmente in HLA-Proteine eingebaut werden. Solche Viruspeptid-HLA-Komplexe werden von T-Lymphozyten als fremd erkannt. Virus-befallene Zellen werden dann von diesen T-Lymphozyten bekämpft und zerstört.

Imprinting Mit Imprinting wird die Tatsache bezeichnet, dass in Abhängigkeit von der Herkunft eines Chromosomes bestimmte Allele inaktiviert sind. Bei etwa 50 menschlichen Genen hat man gefunden, dass durch DNA-Methylierung und Anlagerung von Inaktivatorproteinen jeweils 1 Allel von diesen Genen nicht abgelesen werden kann. Diese Inaktivierung wird schon in befruchteten Eizellen gefunden, ist also väterlichen oder mütterlichen Ursprungs. Wenn die Inaktivierung nicht funktioniert, z.B. wegen Gendefekten bei den Inaktivatorprotein oder den DNA-Methyltransferasen, kommt es zu schweren Entwicklungsstörungen. Ein Beispiel für imprintete Gene ist das → IGF2.

Karyotyp: Mit Karyotyp wird eine Aussage über die Zahl der Chromosomen in den untersuchten Zellen gemacht. Diploider Karyotyp bedeutet, dass neben den Geschlechtschromosomen X und X/Y alle Chromosomen doppelt vorkommen (eine normale Körperzelle). Haploid bedeutet, dass ein Geschlechtschromosom (X oder Y) und alle anderen Chromosomen einfach in einer Zelle vorhanden sind (Eizelle oder Spermium). Bei Chromosomenaberrationen fehlen einzelne Chromosomen oder sind dreifach vorhanden. Manchmal sind die

Chromosomen auch vierfach vorhanden (tetraploid). Bei Pflanzen gibt es auch 8fache und noch weiter vervielfältigte Karyotypen.

Tumor: Als Tumor wird zunächst eine raumfordernde Wucherung von Zellen bezeichnet, ein synonymer Ausdruck ist Neoplasie. Dabei gibt es gutartige Tumoren und bösartige. Je nach Ort der Geschwulst und nach Art des verdrängten und geschädigten Gewebes können Krankheiten bis hin zum Tod entstehen. Bösartige Tumoren sind die Ursache von Krebs, bei dem sich ausgehend von den ursprünglichen Tumorzellen weitere Geschwulste (Metatasen) in anderen Körperregionen bilden.

Signalpeptid: Membranproteine und zur Sekretion bestimmte Proteine werden nicht im Zytosol, sondern im ER hergestellt. Die Synthese in das ER oder in dessen Membran wird durch das sogenannte Signalpeptid dirigiert. Wenn die Eiweißsynthese in den Ribosomen beginnt, werden zuerst die ca. 20 bis 24 Aminosäuren des Signalpeptids aneinander gehängt. Sogenannte Signal-Erkennungs-Partikel (SRP) binden daran und bewirken, dass der Komplex aus RNS und Ribosomen an die ER-Membran angehängt und dort verankert wird. In die ER-Membran wird eine Pore gebohrt. Die Ribosomen, in denen die Kette verlängert wird, bleiben außen auf dem ER, der neugebildete Eiweißstrang gelangt aber von den Ribosomen direkt durch die Pore in das ER. Im ER wird das Signalpeptid durch die Signalpeptidase vom Eiweiß abgeschnitten. Auch die Proteinfaltung findet erst im ER statt.

Synapsen: Zwei Nervenzellen bilden mit ihren Axonen an den Verbindungsstellen Synapsen, in denen Neurotransmitter von der einen Zellen ausgeschüttet werden, über einen kleinen Spalt diffundieren und von der anderen Nervenzelle über Rezeptoren empfangen werden.

Genetischer Code: Die Basen von Trinukleotiden bilden den Code für eine Aminosäure. Die vier Basen sind Uracil (U), Cytidin (C), Adenin (A) und Guanin (G). Die folgende Tabelle ist die Übersetzungstabelle RNS → Aminosäure, wie sie in den Ribosomen abläuft. Ein Trinukleotid ACU wird in die Aminosäure Threonin (Thr) umgeschrieben, GAA würde in Glutamin übersetzt. Einige Trinukleotide führen zum Kettenabbruch wie UAA und UAG.

1. Stelle	2. Stelle				3. Stelle
	U	C	A	G	
U	Phe	Ser	Tyr	Cys	U
	Phe	Ser	Tyr	Cys	C
	Leu	Ser	Stop	Stop	A
	Leu	Ser	Stop	Trp	G
C	Leu	Pro	His	Arg	U
	Leu	Pro	His	Arg	C
	Leu	Pro	Gln	Arg	A
	Leu	Pro	Gln	Arg	G
A	Ile	Thr	Asn	Ser	U
	Ile	Thr	Asn	Ser	C
	Ile	Thr	Lys	Arg	A
	Met	Thr	Lys	Arg	G
G	Val	Ala	Asp	Gly	U
	Val	Ala	Asp	Gly	C
	Val	Ala	Glu	Gly	A
	Val	Ala	Glu	Gly	G

13.2.1 Aminosäuren

Tabelle 13.2. Aminosäuren, Abkürzungen und Strukturen

Name	Abk.	Ein-Buchstaben-Code	Struktur
Alanin	Ala	A	CH₃–CH(NH₂)–COOH
Cystein	Cys	C	HS–CH(NH₂)–COOH
Asparagin-Säure	Asp	D	HOOC–CH₂–CH(NH₂)–COOH
Asparagin	Asn	N	H₂N–CO–CH₂–CH(NH₂)–COOH
Arginin	Arg	R	H₂N–C(=N⁺H₂)–NH–CH₂–CH₂–CH₂–CH(NH₂)–COOH
Glycin	Gly	G	H₂C(NH₂)–COOH

Tabelle 13.2. Aminosäuren, Abkürzungen und Strukturen (Fortsetzung)

Name	Abk.	Ein-Buchstaben-Code	Struktur
Glutamin	Gln	Q	
Glutamin-Säure	Glu	E	
Histidin	His	H	
Isoleucin	Ile	I	
Leucin	Leu	L	
Lysin	Lys	K	

Tabelle 13.2. Aminosäuren, Abkürzungen und Strukturen (Fortsetzung)

Name	Abk.	Ein-Buchstaben-Code	Struktur
Methionin	Met	M	
Phenylalanin	Phe	F	
Prolin	Pro	P	
Serin	Ser	S	
Threonin	Thr	T	

Tabelle 13.2. Aminosäuren, Abkürzungen und Strukturen (Fortsetzung)

Name	Abk.	Ein-Buchstaben-Code	Struktur
Tryptophan	Try	W	(Indol-CH$_2$-CH(NH$_2$)-COOH)
Tyrosin	Tyr	Y	(HO-C$_6$H$_4$-CH$_2$-CH(NH$_2$)-COOH)
Valin	Val	V	((CH$_3$)$_2$CH-CH(NH$_2$)-COOH)

13.3 Rasmol-Skripte

13.3.1 Glykoproteinhormon-α-Kette

wireframe off
spacefill off
cartoon off
background white
select :A
trace 100
select sheet and :A
cartoon on
colour [200,200,200]
select helix and :A
cartoon on
colour [120,120,120]
select cystine
wireframe 40
spacefill 140
colour [250,250,250]
select cys.sg and :A
colour black
spacefill 220
select :A
restrict selected
set stereo
set specular on
rotate x -75
rotate y 18
rotate z 6
zoom 151
translate x -19.00
translate y -17.00

13.3.2 HCG

wireframe off
background [250,250,250]
select :A
trace on
trace 120
colour [210,210,210]
select sheet and :A
cartoon 150
colour [180,180,180]
cartoon on
slap off
select :B
trace 150
trace on
colour [20,20,20]
select sheet and :B
cartoon 350
cartoon on
colour [120,120,120]
set specpower 70
set specular on
select cys and :B
colour black
wireframe 40
spacefill 120
select cys.sg and :B
spacefill 290
colour [220,220,220]
rotate x 287
rotate y 193
rotate z 340
zoom 115
translate x -14.00
translate y -2.00

14

Literaturverweise

Literaturzitate

Achermann JC, Ozisik G, Meeks JJ, Jameson JL (2002) Genetic causes of human reproductive disease. J Clin Endocrinol Metab 87(6):2447–54

Ager EI, Pask AJ, Gehring HM, Shaw G, Renfree MB (2008a) Evolution of the CDKN1C-KCNQ1 imprinted domain. BMC Evol Biol 8:163

Ager EI, Pask AJ, Shaw G, Renfree MB (2008b) Expression and protein localisation of IGF2 in the marsupial placenta. BMC Dev Biol 8:17

Anastasi A, Erspamer V, Endean R (1967) Isolation and structure of caerulein, an active decapeptide from the skin of *Hyla caerulea*. Experientia 23(9):699–700

Anastasi A, Bertaccini G, Cei JM, De Caro G, Erspamer V, Impicciatore M (1969) Structure and pharmacological actions of phyllocaerulein, a caerulein-like nonapeptide: its occurrence in extracts of the skin of Phyllomedusa sauvagei and related *Phyllomedusa* species. Br J Pharmacol 37(1):198–206

Anastasi A, Bertaccini G, Cei JM, De Caro G, Erspamer V, Impicciatore M, Roseghini M (1970) Presence of caerulein in extracts of the skin of *Leptodactylus pentadactylus labyrinthicus* and of *Xenopus laevis*. Br J Pharmacol 38(1):221–8

Asakawa A, Inui A, Fujimiya M, Sakamaki R, Shinfuku N, Ueta Y, Meguid MM, Kasuga M (2005) Stomach regulates energy balance via acylated ghrelin and desacyl ghrelin. Gut 54(1):18–24

Audsley N, Weaver RJ (2006) Analysis of peptides in the brain and corpora cardiaca-corpora allata of the honey bee, *Apis mellifera* using MALDI-TOF mass spectrometry. Peptides 27(3):512–20

Audsley N, Goldsworthy GJ, Coast GM (1997) Quantification of Locusta diuretic hormone in the central nervous system and corpora cardiaca: influence of age and feeding status, and mechanism of release. Regul Pept 69(1):25–32

Audsley N, Matthews HJ, Price NR, Weaver RJ (2008) Allatoregulatory peptides in Lepidoptera, structures, distribution and functions. J Insect Physiol 54(6):969–80

Baggerman G, Cerstiaens A, De Loof A, Schoofs L (2002) Peptidomics of the larval *Drosophila melanogaster* central nervous system. J Biol Chem 277(43):40,368–74

Baker ME (2002) Recent insights into the origins of adrenal and sex steroid receptors. J Mol Endocrinol 28(3):149–52

Bartke A (2004) Prolactin in the male: 25 years later. J Androl 25(5):661–6

Bassil AK, Haglund Y, Brown J, Rudholm T, Hellstrom PM, Naslund E, Lee K, Sanger GJ (2007) Little or no ability of obestatin to interact with ghrelin or modify motility in the rat gastrointestinal tract. Br J Pharmacol 150(1):58–64

Bauer JW, Lang R, Jakab M, Kofler B (2008) Galanin family of peptides in skin function. Cellular and Molecular Life Sciences: CMLS 65(12):1820–5

Baxter RC (2000) Insulin-like growth factor (IGF)-binding proteins: interactions with IGFs and intrinsic bioactivities. Am J Physiol Endocrinol Metab 278(6):E967–76

Bechtold DA, Luckman SM (2007) The role of RFamide peptides in feeding. J Endocrinol 192(1):3–15

Berglund MM, Hipskind PA, Gehlert DR (2003) Recent developments in our understanding of the physiological role of PP-fold peptide receptor subtypes. Exp Biol Med (Maywood) 228(3):217–44

Bertucci F, Birnbaum D (2009) Distant metastasis: not out of reach any more. Journal of Biology 8:28

Bettio A, Dinger MC, Beck-Sickinger AG (2002) The neuropeptide Y monomer in solution is not folded in the pancreatic-polypeptide fold. Protein Sci 11(7):1834–44

Bilban M, Ghaffari-Tabrizi N, Hintermann E, Bauer S, Molzer S, Zoratti C, Malli R, Sharabi A, Hiden U, Graier W, Knofler M, Andreae F, Wagner O, Quaranta V, Desoye G (2004) Kisspeptin-10, a KiSS-1/metastin-derived decapeptide, is a physiological invasion inhibitor of primary human trophoblasts. J Cell Sci 117(Pt 8):1319–28

Birch NP, Estivariz FE, Bennett HP, Loh YP (1991) Differential glycosylation of N-POMC1-77 regulates the production of gamma 3-MSH by purified pro-opiomelanocortin converting enzyme. A possible mechanism for tissue-specific processing. FEBS Lett 290(1-2):191–4

Bishop CA, O'Shea M, Miller RJ (1981) Neuropeptide proctolin (H-Arg-Tyr-Leu-Pro-Thr-OH): immunological detection and neuronal localization in insect central nervous system. Proc Natl Acad Sci USA 78(9):5899–902

Boler J, Enzmann F, Folkers K, Bowers CY, Schally AV (1969) The identity of chemical and hormonal properties of the thyrotropin releasing hormone and pyroglutamyl-histidyl-proline amide. Biochem Biophys Res Commun 37(4):705–10

Borovsky D (2003) Trypsin-modulating oostatic factor: a potential new larvicide for mosquito control. J Exp Biol 206(Pt 21):3869–75

Borovsky D, Carlson DA, Griffin PR, Shabanowitz J, Hunt DF (1990) Mosquito oostatic factor: a novel decapeptide modulating trypsin-like enzyme biosynthesis in the midgut. FASEB J 4(12):3015–20

Boushey RP, Drucker DJ (2003) Gastrointestinal Hormones and Gut Endocrine Tumors. In: Larsen PR, Kronenberg HM, Melmed S, Polonsky K (Hrgb) Williams Textbook of Endocrinology, 10. Aufl, Saunders, Philadelphia PA, Kap. 38, S. 1777–1796

Broad PM, Symes AJ, Thakker RV, Craig RK (1989) Structure and methylation of the human calcitonin/alpha-CGRP gene. Nucleic Acids Res 17(17):6999–7011

Brogiolo W, Stocker H, Ikeya T, Rintelen F, Fernandez R, Hafen E (2001) An evolutionarily conserved function of the Drosophila insulin receptor and insulin-like peptides in growth control. Curr Biol 11(4):213–21

Bures EJ, Hui JO, Young Y, Chow DT, Katta V, Rohde MF, Zeni L, Rosenfeld RD, Stark KL, Haniu M (1998) Determination of disulfide structure in agouti-related protein (AGRP) by stepwise reduction and alkylation. Biochemistry 37(35):12,172–7

Burgus R, Dunn TF, Desiderio D, Guillemin R (1969) Structure moléculaire du facteur hypothalamique hypophysiotrope TRF d'origine ovine: mise en évidence par spectrométrie de masse de la séquence PCA-His-Pro-NH2. C R Acad Sci Hebd Séances Acad Sci D 269:1870–1873

Burke RD, Angerer LM, Elphick MR, Humphrey GW, Yaguchi S, Kiyama T, Liang S, Mu X, Agca C, Klein WH, Brandhorst BP, Rowe M, Wilson K, Churcher AM, Taylor JS, Chen N, Murray G, Wang D, Mellott D, Olinski R, Hallbook F, Thorndyke MC (2006) A genomic view of the sea urchin nervous system. Dev Biol 300(1):434–60

Bylemans D, Borovsky D, Hunt DF, Shabanowitz J, Grauwels L, De Loof A (1994) Sequencing and characterization of trypsin modulating oostatic factor (TMOF) from the ovaries of the grey fleshfly, *Neobellieria (sarcophaga) bullata*. Regul Pept 50(1):61–72

Cameo P, Srisuparp S, Strakova Z, Fazleabas AT (2004) Chorionic gonadotropin and uterine dialogue in the primate. Reprod Biol Endocrinol 2:50

Cardoso JC, Pinto VC, Vieira FA, Clark MS, Power DM (2006) Evolution of secretin family GPCR members in the metazoa. BMC Evol Biol 6:108

Carvalho GB, Kapahi P, Anderson DJ, Benzer S (2006) Allocrine modulation of feeding behavior by the Sex Peptide of Drosophila. Curr Biol 16(7):692–6

Catania A (2007) The melanocortin system in leukocyte biology. J Leukoc Biol 81(2):383–92

Cazzamali G, Saxild N, Grimmelikhuijzen C (2002) Molecular cloning and functional expression of a Drosophila corazonin receptor. Biochem Biophys Res Commun 298(1):31–6

Cazzamali G, Torp M, Hauser F, Williamson M, Grimmelikhuijzen CJ (2005) The Drosophila gene CG9918 codes for a pyrokinin-1 receptor. Biochem Biophys Res Commun 335(1):14–9

Cerda-Reverter JM, Martinez-Rodriguez G, Zanuy S, Carrillo M, Larhammar D (2000) Molecular evolution of the neuropeptide Y (NPY) family of peptides: cloning of three NPY-related peptides from the sea bass (*Dicentrarchus labrax*). Regul Pept 95(1-3):25–34

Chantalat L, Jones N, Korber F, Navaza J, Pavlovsky A (1995) The crystal-structure of wild-type growth-hormone at 2.5 Angstrom resolution. Prot Pept Letters 2:333–340

Chapman RF (1998) The insects: structure and function, 4. Aufl. Cambridge University Press, Cambridge NewYork Melbourne, Cambridge

Chen EY, Liao YC, Smith DH, Barrera-Saldana HA, Gelinas RE, Seeburg PH (1989) The human growth hormone locus: nucleotide sequence, biology, and evolution. Genomics 4:479–497

Chiang AS, Lin WY, Liu HP, Pszczolkowski MA, Fu TF, Chiu SL, Holbrook GL (2002) Insect NMDA receptors mediate juvenile hormone biosynthesis. Proc Natl Acad Sci USA 99(1):37–42

Choi MY, Fuerst EJ, Rafaeli A, Jurenka R (2003) Identification of a G protein-coupled receptor for pheromone biosynthesis activating neuropeptide from pheromone glands of the moth *Helicoverpa zea*. Proc Natl Acad Sci USA 100(17):9721–6

Choi YJ, Lee G, Park JH (2006) Programmed cell death mechanisms of identifiable peptidergic neurons in *Drosophila melanogaster*. Development 133(11):2223–32

Christie AE, Kutz-Naber KK, Stemmler EA, Klein A, Messinger DI, Goiney CC, Conterato AJ, Bruns EA, Hsu YW, Li L, Dickinson PS (2007) Midgut epithelial endocrine cells are a rich source of the neuropeptides APSGFLGMRamide (*Cancer borealis* tachykinin-related peptide Ia) and GYRKPPFNGSIFamide (Gly1-SIFamide) in the crabs *Cancer borealis*, *Cancer magister* and *Cancer productus*. J Exp Biol 210(Pt 4):699–714

Chrousos GP (1998) Ultradian, circadian, and stress-related hypothalamic-pituitary-adrenal axis activity–a dynamic digital-to-analog modulation. Endocrinology 139:437–440

Chung JS, Webster SG (2004) Expression and release patterns of neuropeptides during embryonic development and hatching of the green shore crab, Carcinus maenas. Development 131(19):4751–61

Chung JS, Webster SG (2005) Dynamics of in vivo release of molt-inhibiting hormone and crustacean hyperglycemic hormone in the shore crab, *Carcinus maenas*. Endocrinology 146(12):5545–51

Chusho H, Tamura N, Ogawa Y, Yasoda A, Suda M, Miyazawa T, Nakamura K, Nakao K, Kurihara T, Komatsu Y, Itoh H, Tanaka K, Saito Y, Katsuki M, Nakao K (2001) Dwarfism and early death in mice lacking C-type natriuretic peptide. Proc Natl Acad Sci USA 98(7):4016–21

Clark AC, del Campo ML, Ewer J (2004) Neuroendocrine control of larval ecdysis behavior in *Drosophila*: complex regulation by partially redundant neuropeptides. J Neurosci 24(17):4283–92

Colwell CS, Michel S, Itri J, Rodriguez W, Tam J, Lelievre V, Hu Z, Liu X, Waschek JA (2003) Disrupted circadian rhythms in VIP- and PHI-deficient mice. Am J Physiol Regul Integr Comp Physiol 285(5):R939–49

Conlon JM (2002) The origin and evolution of peptide YY (PYY) and pancreatic polypeptide (PP). Peptides 23(2):269–78

Conlon JM, Reinecke M, Thorndyke MC, Falkmer S (1988) Insulin and other islet hormones (somatostatin, glucagon and pp) in the neuroendocrine system of some lower vertebrates and that of invertebrates–a minireview. Horm Metab Res 20:406–10

Copenhaver PF, Truman JW (1986) Identification of the cerebral neurosecretory cells that contain eclosion hormone in the moth *Manduca sexta*. J Neurosci 6(6):1738–47

Cottrell GA (1997) The first peptide-gated ion channel. J Exp Biol 200(Pt 18):2377–86

Cox KJ, Tensen CP, Van der Schors RC, Li KW, van Heerikhuizen H, Vreugdenhil E, Geraerts WP, Burke JF (1997) Cloning, characterization, and expression of a G-protein-coupled receptor from *Lymnaea stagnalis* and identification of a leucokinin-like peptide, PSFHSWSamide, as its endogenous ligand. J Neurosci 17(4):1197–205

Crapo L (1986) Hormone: die chemischen Boten des Körpers. Spektrum d. Wissenschaft, Heidelberg

Cruz-Bermudez ND, Marder E (2007) Multiple modulators act on the cardiac ganglion of the crab, *Cancer borealis*. J Exp Biol 210(Pt 16):2873–84

Csoknya M, Takacs B, Koza A, Denes V, Wilhelm M, Hiripi L, Kaslin J, Elekes K (2005) Neurochemical characterization of nervous elements innervating the body wall of earthworms (Lumbricus, Eisenia): immunohistochemical and pharmacological studies. Cell Tissue Res 321(3):479–90

Dai L, Dewey EM, Zitnan D, Luo CW, Honegger HW, Adams ME (2008) Identification, developmental expression, and functions of bursicon in the tobacco hawkmoth, *Manduca sexta*. J Comp Neurol 506(5):759–74

Darrouzet E, Mauchamp B, Prestwich GD, Kerhoas L, Ujvary I, Couillaud F (1997) Hydroxy juvenile hormones: new putative juvenile hormones biosynthesized by locust corpora allata in vitro. Biochem Biophys Res Commun 240(3):752–8

Davis MM, O'Keefe SL, Primrose DA, Hodgetts RB (2007) A neuropeptide hormone cascade controls the precise onset of post-eclosion cuticular tanning in *Drosophila melanogaster*. Development 134(24):4395–404

De Vriese C, Delporte C (2008) Ghrelin: a new peptide regulating growth hormone release and food intake. Int J Biochem Cell Biol 40(8):1420–4

Dejda A, Sokolowska P, Nowak JZ (2005) Neuroprotective potential of three neuropeptides PACAP, VIP and PHI. Pharmacol Rep 57(3):307–20

Delgado M, Pozo D, Ganea D (2004) The significance of vasoactive intestinal peptide in immunomodulation. Pharmacol Rev 56(2):249–90

Denef C (2008) Paracrinicity: the story of 30 years of cellular pituitary crosstalk. J Neuroendocrinol 20(1):1–70

Dewey EM, McNabb SL, Ewer J, Kuo GR, Takanishi CL, Truman JW, Honegger HW (2004) Identification of the gene encoding bursicon, an insect neuropeptide responsible for cuticle sclerotization and wing spreading. Curr Biol 14(13):1208–13

Dias JA (2001) Is there any physiological role for gonadotrophin oligosaccharide heterogeneity in humans? II. A biochemical point of view. Hum Reprod 16(5):825–30

Dierick HA, Greenspan RJ (2007) Serotonin and neuropeptide F have opposite modulatory effects on fly aggression. Nat Genet 39(5):678–82

Dinulescu DM, Cone RD (2000) Agouti and agouti-related protein: analogies and contrasts. J Biol Chem 275(10):6695–8

Dircksen H, Bocking D, Heyn U, Mandel C, Chung JS, Baggerman G, Verhaert P, Daufeldt S, Plosch T, Jaros PP, Waelkens E, Keller R, Webster SG (2001) Crustacean hyperglycaemic hormone (CHH)-like peptides and CHH-precursor-related peptides from pericardial organ neurosecretory cells in the shore crab, *Carcinus maenas*, are putatively spliced and modified products of multiple genes. Biochem J 356(Pt 1):159–70

Dockray GJ (1999) Topical review. Gastrin and gastric epithelial physiology. J Physiol 518 (Pt 2):315–24

Dudas B, Merchenthaler I (2006) Three-dimensional representation of the neurotransmitter systems of the human hypothalamus: inputs of the gonadotrophin hormone-releasing hormone neuronal system. J Neuroendocrinol 18:79–95

Dudel J, Menzel R, Schmidt RF (2001) Neurowissenschaft: Vom Molekül zur Kognition, 2. Aufl. Springer, Berlin Heidelberg New York Tokyo

Duvaux-Miret O, Stefano GB, Smith EM, Dissous C, Capron A (1992) Immunosuppression in the definitive and intermediate hosts of the human parasite *Schistosoma mansoni* by release of immunoactive neuropeptides. Proc Natl Acad Sci USA 89(2):778–81

Eckert M, Agricola H, Penzlin H (1981) Immunocytochemical identification of proctolinlike immunoreactivity in the terminal ganglion and hindgut of the cockroach *Periplaneta americana* (L.). Cell Tissue Res 217(3):633–45

van der Eerden BC, Karperien M, Wit JM (2003) Systemic and local regulation of the growth plate. Endocr Rev 24:782–801

Ellsworth DL, Hewett-Emmett D, Li WH (1994) Evolution of base composition in the insulin and insulin-like growth factor genes. Mol Biol Evol 11(6):875–85

Evans PD (1984) Studies on the mode of action of octopamine, 5-hydroxytryptamine and proctolin on a myogenic rhythm in the locust. J Exp Biol 110:231–51

Falkmer S, Dafgard E, el Salhy M, Engström W, Grimelius L, Zetterberg A (1985) Phylogenetical aspects on islet hormone families: a mini-review with particular reference to insulin as a growth factor and to the phylogeny of pyy and npy immunoreactive cells and nerves in the endocrine and exocrine pancreas. Peptides 6 Suppl 3:315–20

Fernandez R, Tabarini D, Azpiazu N, Frasch M, Schlessinger J (1995) The Drosophila insulin receptor homolog: a gene essential for embryonic development encodes two receptor isoforms with different signaling potential. EMBO J 14(14):3373–84

Fink JW, McLeod BJ, Assinder SJ, Parry LJ, Nicholson HD (2005) Seasonal changes in mesotocin and localization of its receptor in the prostate of the brushtail possum (*Trichosurus vulpecula*). Biol Reprod 72:470–478

Fitzpatrick DA, O'Halloran DM, Burnell AM (2006) Multiple lineage specific expansions within the guanylyl cyclase gene family. BMC Evol Biol 6:26

Fliedner S, Schulz C, Lehnert H (2006) Brain uptake of intranasally applied radioiodinated leptin in Wistar rats. Endocrinology 147(5):2088–94

Florio P, Luisi S, Ciarmela P, Severi FM, Bocchi C, Petraglia F (2004) Inhibins and activins in pregnancy. Mol Cell Endocrinol 225(1-2):93–100

Forger DB, Peskin CS (2003) A detailed predictive model of the mammalian circadian clock. Proc Natl Acad Sci USA 100(25):14,806–11

Freeman ME, Kanyicska B, Lerant A, Nagy G (2000) Prolactin: structure, function, and regulation of secretion. Physiol Rev 80(4):1523–631

Fujisawa Y, Furukawa Y, Ohta S, Ellis TA, Dembrow NC, Li L, Floyd PD, Sweedler JV, Minakata H, Nakamaru K, Morishita F, Matsushima O, Weiss KR, Vilim FS (1999) The *Aplysia mytilus* inhibitory peptide-related peptides: identification, cloning, processing, distribution, and action. J Neurosci 19(21):9618–34

Furukawa Y, Nakamaru K, Wakayama H, Fujisawa Y, Minakata H, Ohta S, Morishita F, Matsushima O, Li L, Romanova E, Sweedler JV, Park JH, Romero A, Cropper EC, Dembrow NC, Jing J, Weiss KR, Vilim FS (2001) The enterins: a novel family of neuropeptides isolated from the enteric nervous system and CNS of *Aplysia*. J Neurosci 21(20):8247–61

Gaede G (2004) Regulation of intermediary metabolism and water balance of insects by neuropeptides. Annu Rev Entomol 49:93–113

Gammie SC, Truman JW (1997) Neuropeptide hierarchies and the activation of sequential motor behaviors in the hawkmoth, *Manduca sexta*. J Neurosci 17(11):4389–97

Gammie SC, Truman JW (1999) Eclosion hormone provides a link between ecdysis-triggering hormone and crustacean cardioactive peptide in the neuroendocrine cascade that controls ecdysis behavior. J Exp Biol 202(Pt 4):343–52

Gatford KL, Egan AR, Clarke IJ, Owens PC (1998) Sexual dimorphism of the somatotrophic axis. J Endocrinol 157(3):373–89

Genazzani AD, Massolo F, Ferrari E, Gandolfi A, Petraglia F, Genazzani AR (1996) Long-term GnRH-agonist administration revealed a GnRH-independent mechanism stimulating FSH discharge in humans. Eur J Endocrinol 134(1):77–83

Gerok W, Huber C, Meinertz T, Zeidler H (Hrgb) (2000) Endokrinologie, 10. Aufl, Schattauer Stuttgart, New York, Kap. 12, S. 935–1102

Gilbert LI, Rybczynski R, Warren JT (2002) Control and biochemical nature of the ecdysteroidogenic pathway. Annu Rev Entomol 47:883–916

Goldin AL (2001) Resurgence of sodium channel research. Annu Rev Physiol 63:871–894

Gonzalez-Rey E, Chorny A, Robledo G, Delgado M (2006) Cortistatin, a new antiinflammatory peptide with therapeutic effect on lethal endotoxemia. J Exp Med 203:563–71

Goodman W, Granger N (2005) The Juvenile Hormone. In: Gilbert LI, Iatrou K, Gill SS (Hrgb) Molecular insect science, Band 3: Endocrinology, Elsevier, Boston, Kap. 7, S. 320–408

Green VL, Speirs V, Landolt AM, Foy PM, Atkin SL (1999) 17Beta-hydroxysteroid dehydrogenase type 1, 2, 3, and 4 expression and enzyme activity in human anterior pituitary adenomas. J Clin Endocrinol Metab 84(4):1340–1345

Grob M, Drolet G, Mouginot D (2004) Specific Na^+ sensors are functionally expressed in a neuronal population of the median preoptic nucleus of the rat. J Neurosci 24(16):3974–3984

Grossman A (Hrgb) (1992) Clinical endocrinology. Blackwell Scientific Publications, Oxford Paris Berlin Wien

Guilgur LG, Moncaut NP, Canario AV, Somoza GM (2006) Evolution of GnRH ligands and receptors in gnathostomata. Comp Biochem Physiol A Mol Integr Physiol 144(3):272–83

Gwee PC, Amemiya CT, Brenner S, Venkatesh B (2008) Sequence and organization of coelacanth neurohypophysial hormone genes: evolutionary history of the vertebrate neurohypophysial hormone gene locus. BMC Evol Biol 8:93

Han SK, Gottsch ML, Lee KJ, Popa SM, Smith JT, Jakawich SK, Clifton DK, Steiner RA, Herbison AE (2005) Activation of gonadotropin-releasing hormone neurons by kisspeptin as a neuroendocrine switch for the onset of puberty. J Neurosci 25(49):11,349–56

Hanke W (1970) Hormone. Fortschr Zool 20:318–380

Hansford JR, Mulligan LM (2000) Multiple endocrine neoplasia type 2 and RET: from neoplasia to neurogenesis. J Med Genet 37:817–827

Hartfelder K (2000) Insect juvenile hormone: from „status quo" to high society. Braz J Med Biol Res 33(2):157–77

Helfrich-Forster C, Edwards T, Yasuyama K, Wisotzki B, Schneuwly S, Stanewsky R, Meinertzhagen IA, Hofbauer A (2002) The extraretinal eyelet of *Drosophila*: development, ultrastructure, and putative circadian function. J Neurosci 22(21):9255–66

Hewes RS, Truman JW (1991) The roles of central and peripheral eclosion hormone release in the control of ecdysis behavior in Manduca sexta. J Comp Physiol [A] 168(6):697–707

Hewes RS, Gu T, Brewster JA, Qu C, Zhao T (2006) Regulation of secretory protein expression in mature cells by DIMM, a basic helix-loop-helix neuroendocrine differentiation factor. J Neurosci 26(30):7860–9

Hirata T, Kubota I, Iwasawa N, Takabatake I, Ikeda T, Muneoka Y (1988) Structures and actions of *Mytilus* inhibitory peptides. Biochem Biophys Res Commun 152(3):1376–82

Hirsch PF, Baruch H (2003) Is calcitonin an important physiological substance? Endocrine 21(3):201–8

Hiyama TY, Watanabe E, Ono K, Inenaga K, Tamkun MM, Yoshida S, Noda M (2002) Na(x) channel involved in CNS sodium-level sensing. Nat Neurosci 5:511–512

Hiyama TY, Watanabe E, Okado H, Noda M (2004) The subfornical organ is the primary locus of sodium-level sensing by Na(x) sodium channels for the control of salt-intake behavior. J Neurosci 24:9276–9281

Hnasko R, Khurana S, Shackleford N, Steinmetz R, Low MJ, Ben-Jonathan N (1997) Two distinct pituitary cell lines from mouse intermediate lobe tumors: a cell that produces prolactin-regulating factor and a melanotroph [seecomments]. Endocrinology 138(12):5589–96

Hobson SA, Bacon A, Elliot-Hunt CR, Holmes FE, Kerr NCH, Pope R, Vanderplank P, Wynick D (2008) Galanin acts as a trophic factor to the central and peripheral nervous systems. Cellular and Molecular Life Sciences: CMLS 65(12):1806–12

Hofer S, Homberg U (2006) Evidence for a role of orcokinin-related peptides in the circadian clock controlling locomotor activity of the cockroach *Leucophaea maderae*. J Exp Biol 209(Pt 14):2794–803

Hoff AO, Catala-Lehnen P, Thomas PM, Priemel M, Rueger JM, Nasonkin I, Bradley A, Hughes MR, Ordonez N, Cote GJ, Amling M, Gagel RF (2002) Increased bone mass is an unexpected phenotype associated with deletion of the calcitonin gene. J Clin Invest 110(12):1849–57

Holman G, Cook B, Nachman R (1986a) Isolation, primary structure and synthesis of two neuropeptides from *Leucophaea maderae*: members of a new family of Cephalomyotropins. Comp Biochem Physiol C 84:205–211

Holman G, Cook B, Nachman R (1986b) Primary structure and synthesis of two additional neuropeptides from *Leucophaea maderae*: members of a new family of Cephalomyotropins. Comp Biochem Physiol C 84:271–276

Houweling AC, Somi S, Massink MP, Groenen MA, Moorman AF, Christoffels VM (2005) Comparative analysis of the natriuretic peptide precursor gene cluster in vertebrates reveals loss of ANF and retention of CNP-3 in chicken. Dev Dyn 233(3):1076–82

Hsu SY, Nakabayashi K, Bhalla A (2002) Evolution of glycoprotein hormone subunit genes in bilateral metazoa: identification of two novel human glycoprotein hormone subunit family genes, GPA2 and GPB5. Mol Endocrinol 16(7):1538–51

Hua YJ, Tanaka Y, Nakamura K, Sakakibara M, Nagata S, Kataoka H (1999) Identification of a prothoracicostatic peptide in the larval brain of the silkworm, *Bombyx mori*. J Biol Chem 274(44):31,169–73

Huising MO, Flik G (2005) The remarkable conservation of corticotropin-releasing hormone (CRH)-binding protein in the honeybee (*Apis mellifera*) dates the CRH system to a common ancestor of insects and vertebrates. Endocrinology 146(5):2165–70

Huising MO, Kruiswijk CP, Flik G (2006) Phylogeny and evolution of class-I helical cytokines. J Endocrinol 189(1):1–25

Hull K, Marler R, Harvey S (2006) Neural calcitropic peptides: immunoreactive characterization in fish and invertebrates. Neurosci Lett 404(1-2):15–9

Hummon AB, Richmond TA, Verleyen P, Baggerman G, Huybrechts J, Ewing MA, Vierstraete E, Rodriguez-Zas SL, Schoofs L, Robinson GE, Sweedler JV (2006) From the genome to the proteome: uncovering peptides in the Apis brain. Science 314(5799):647–9

Huybrechts J, De Loof A, Schoofs L (2004) Diapausing Colorado potato beetles are devoid of short neuropeptide F I and II. Biochem Biophys Res Commun 317(3):909–16

Ikeda E (1913) Kimon Rimensen. In: Ikeda E (Hrgb) Experimental Anatomy and Physiology of *Bombyx mori*, Meibundo, Tokyo, Japan, S. 242–243

Ishizaki H, Suzuki A (1994) The brain secretory peptides that control moulting and metamorphosis of the silkmoth, *Bombyx mori*. Int J Dev Biol 38(2):301–10

Iwanov PP, Mescherskaya KA (1935) Die physiologischen Besonderheiten der geschlechtlich unreifen Insektenovarien und die zyklischen Veränderungen ihrer Eigenschaften. Zool J Physiol 55:281–348

Jagge CL, Pietrantonio PV (2008) Diuretic hormone 44 receptor in Malpighian tubules of the mosquito *Aedes aegypti*: evidence for transcriptional regulation paralleling urination. Insect Mol Biol 17(4):413–26

Jena BP (2004) Discovery of the Porosome: revealing the molecular mechanism of secretion and membrane fusion in cells. J Cell Mol Med 8:1–21

Jequier E, Tappy L (1999) Regulation of body weight in humans. Physiol Rev 79(2):451–80

Johnsen AH (1998) Phylogeny of the cholecystokinin/gastrin family. Front Neuroendocrinol 19(2):73–99

Johnsen AH, Rehfeld JF (1990) Cionin: a disulfotyrosyl hybrid of cholecystokinin and gastrin from the neural ganglion of the protochordate *Ciona intestinalis*. J Biol Chem 265(6):3054–8

Johnson EC, Bohn LM, Barak LS, Birse RT, Nassel DR, Caron MG, Taghert PH (2003) Identification of Drosophila neuropeptide receptors by G protein-coupled receptors-beta-arrestin2 interactions. J Biol Chem 278(52):52,172–8

Jones JI, Clemmons DR (1995) Insulin-like growth factors and their binding proteins: biological actions. Endocr Rev 16:3–34

Kaiya H, Kojima M, Hosoda H, Riley LG, Hirano T, Grau EG, Kangawa K (2003a) Amidated fish ghrelin: purification, cDNA cloning in the Japanese eel and its biological activity. J Endocrinol 176(3):415–23

Kaiya H, Kojima M, Hosoda H, Riley LG, Hirano T, Grau EG, Kangawa K (2003b) Identification of tilapia ghrelin and its effects on growth hormone and prolactin release in the tilapia, *Oreochromis mossambicus*. Comp Biochem Physiol B Biochem Mol Biol 135(3):421–9

Kakizawa S, Ishimatsu A, Takeda T, Kaneko-Yacute T, Hirano T (1997) Possible involvement of somatolactin in the regulation of plasma bicarbonate for the compensation of acidosis in rainbow trout. J Exp Biol 200(Pt 21):2675–83

Karolyi IJ, Burrows HL, Ramesh TM, Nakajima M, Lesh JS, Seong E, Camper SA, Seasholtz AF (1999) Altered anxiety and weight gain in corticotropin-releasing hormone-binding protein-deficient mice. Proc Natl Acad Sci USA 96(20):11,595–600

Kataoka H, Troetschler RG, Li JP, Kramer SJ, Carney RL, Schooley DA (1989) Isolation and identification of a diuretic hormone from the tobacco hornworm, *Manduca sexta*. Proc Natl Acad Sci USA 86(8):2976–2980

Kawakami A, Iwami M, Nagasawa H, Suzuki A, Ishizaki H (1989) Structure and organization of four clustered genes that encode bombyxin, an insulin-related brain secretory peptide of the silkmoth *Bombyx mori*. Proc Natl Acad Sci USA 86(18):6843–7

Kawakoshi A, Hyodo S, Yasuda A, Takei Y (2003) A single and novel natriuretic peptide is expressed in the heart and brain of the most primitive vertebrate, the hagfish (*Eptatretus burgeri*). J Mol Endocrinol 31(1):209–20

Kawakoshi A, Hyodo S, Nozaki M, Takei Y (2006) Identification of a natriuretic peptide (NP) in cyclostomes (lamprey and hagfish): CNP-4 is the ancestral gene of the NP family. Gen Comp Endocrinol 148(1):41–7

Kawakoshi A, Kaiya H, Riley LG, Hirano T, Grau EG, Miyazato M, Hosoda H, Kangawa K (2007) Identification of a ghrelin-like peptide in two species of shark, *Sphyrna lewini* and *Carcharhinus melanopterus*. Gen Comp Endocrinol 151(3):259–68

Kean L, Cazenave W, Costes L, Broderick KE, Graham S, Pollock VP, Davies SA, Veenstra JA, Dow JA (2002) Two nitridergic peptides are encoded by the gene capability in *Drosophila melanogaster*. Am J Physiol Regul Integr Comp Physiol 282(5):R1297–307

Keeler C, Dannies PS, Hodsdon ME (2003) The tertiary structure and backbone dynamics of human prolactin. J Mol Biol 328:1105–1121

Keenan DM, Roelfsema F, Veldhuis JD (2004) Endogenous ACTH concentration-dependent drive of pulsatile cortisol secretion in the human. Am J Physiol Endocrinol Metab 287(4):E652–61

Kellogg J, Luty JA, Thompson R, Luo X, Magenis RE, Litt M (1989) Corticotropin releasing hormone (CRH) maps to human chromosome 8 and identifies a TaqI RFLP. Cytogenet Cell Genet 51:1022–1022

Kim YJ, Spalovska-Valachova I, Cho KH, Zitnanova I, Park Y, Adams ME, Zitnan D (2004) Corazonin receptor signaling in ecdysis initiation. Proc Natl Acad Sci USA 101(17):6704–9

Kleine B, Wolfahrt S, Lotsch M, Gantner T, Rossmanith WG (2001) Expression of galanin in human placenta. Mol Hum Reprod 7(4):379–85

de Kloet ER (2003) Hormones, brain and stress. Endocr Regul 37(2):51–68

Klovins J, Haitina T, Fridmanis D, Kilianova Z, Kapa I, Fredriksson R, Gallo-Payet N, Schioth HB (2004) The melanocortin system in fugu: determination of POMC/AgRP/MCR gene repertoire and synteny, as well as pharmacology and anatomical distribution of the MCRs. Mol Biol Evol 21:563–579

Konturek SJ, Konturek JW, Pawlik T, Brzozowski T (2004) Brain-gut axis and its role in the control of food intake. J Physiol Pharmacol 55:137–154

Kotani M, Detheux M, Vandenbogaerde A, Communi D, Vanderwinden JM, Le Poul E, Brezillon S, Tyldesley R, Suarez-Huerta N, Vandeput F, Blanpain C, Schiffmann SN, Vassart G, Parmentier M (2001) The metastasis suppressor gene KiSS-1 encodes kisspeptins, the natural ligands of the orphan G protein-coupled receptor GPR54. J Biol Chem 276(37):34,631–6

Kramer SJ, Toschi A, Miller CA, Kataoka H, Quistad GB, Li JP, Carney RL, Schooley DA (1991) Identification of an allatostatin from the tobacco hornworm *Manduca sexta*. Proc Natl Acad Sci USA 88(21):9458–62

Kreshchenko ND (2008) Functions of flatworm neuropeptides NPF, GYIRF and FMRF in course of pharyngeal regeneration of anterior body fragments of planarian, *Girardia tigrina*. Acta Biol Hung 59 Suppl:199–207

Kreshchenko ND, Sedelnikov Z, Sheiman IM, Reuter M, Maule AG, Gustafsson MK (2008) Effects of neuropeptide F on regeneration in *Girardia tigrina* (Platyhelminthes). Cell Tissue Res 331(3):739–50

Krstic RV (1991) Human microscopic anatomy. An atlas for students of medicine and biology. Springer, Berlin Heidelberg New York Tokyo

Kubli E (2003) Sex-peptides: seminal peptides of the *Drosophila* male. Cell Mol Life Sci 60(8):1689–704

Lapthorn AJ, Harris DC, Littlejohn A, Lustbader JW, Canfield RE, Machin KJ, Morgan FJ, Isaacs NW (1994) Crystal structure of human chorionic gonadotropin. Nature 369:455–461

Laudet V (1997) Evolution of the nuclear receptor superfamily: early diversification from an ancestral orphan receptor. J Mol Endocrinol 19:207–226

de Lecea L, Criado JR, Prospero-Garcia O, Gautvik KM, Schweitzer P, Danielson PE, Dunlop CL, Siggins GR, Henriksen SJ, Sutcliffe JG (1996) A cortical neuropeptide with neuronal depressant and sleep-modulating properties. Nature 381(6579):242–5

Lee G, Bahn JH, Park JH (2006) Sex- and clock-controlled expression of the neuropeptide F gene in *Drosophila*. Proc Natl Acad Sci USA 103(33):12,580–5

Lee JH, Miele ME, Hicks DJ, Phillips KK, Trent JM, Weissman BE, Welch DR (1996) KiSS-1, a novel human malignant melanoma metastasis-suppressor gene. J Natl Cancer Inst 88(23):1731–7

Lee WS, Kanai Y, Wells RG, Hediger MA (1994) The high affinity Na^+/glucose cotransporter. Re-evaluation of function and distribution of expression. J Biol Chem 269:12,032–12,039

Lerch M, Mayrhofer M, Zerbe O (2004) Structural similarities of micelle-bound peptide YY (PYY) and neuropeptide Y (NPY) are related to their affinity profiles at the Y receptors. J Mol Biol 339:1153–1168

Levi L (1989) Occupational stressors, biological stress and workers' health. J UOEH 11:229–245

Levin ER (2005) Integration of the extranuclear and nuclear actions of estrogen. Mol Endocrinol 19(8):1951–9

Levin ER (2008) Rapid signaling by steroid receptors. Am J Physiol Regul Integr Comp Physiol 295(5):R1425–30

Lewis UJ, Singh RN, Lewis LJ (1989) Two forms of glycosylated human prolactin have different pigeon crop sac-stimulating activities. Endocrinology 124:1558–1563.

Li C, Kim K, Nelson LS (1999) FMRFamide-related neuropeptide gene family in *Caenorhabditis elegans*. Brain Res 848(1-2):26–34

Li J, Biswas MG, Chao A, Russell DW, Chory J (1997) Conservation of function between mammalian and plant steroid 5alpha-reductases. Proc Natl Acad Sci USA 94:3554–3559

Lin SY, Morrison JR, Phillips DJ, de Kretser DM (2003) Regulation of ovarian function by the TGF-beta superfamily and follistatin. Reproduction 126:133–148

Lincoln GA, Andersson H, Loudon A (2003) Clock genes in calendar cells as the basis of annual timekeeping in mammals–a unifying hypothesis. J Endocrinol 179:1–13

Lingueglia E, Champigny G, Lazdunski M, Barbry P (1995) Cloning of the amiloride-sensitive FMRFamide peptide-gated sodium channel. Nature 378(6558):730-3

Loi PK, Emmal SA, Park Y, Tublitz NJ (2001) Identification, sequence and expression of a crustacean cardioactive peptide (CCAP) gene in the moth *Manduca sexta*. J Exp Biol 204(Pt 16):2803–16

Lou H, Gagel RF (1998) Alternative RNA processing–its role in regulating expression of calcitonin/calcitonin gene-related peptide. J Endocrinol 156:401–5

Luo CW, Dewey EM, Sudo S, Ewer J, Hsu SY, Honegger HW, Hsueh AJ (2005) Bursicon, the insect cuticle-hardening hormone, is a heterodimeric cystine knot protein that activates G protein-coupled receptor LGR2. Proc Natl Acad Sci USA 102(8):2820–5

Marti T, Takio K, Walsh KA, Terzi G, Truman JW (1987) Microanalysis of the amino acid sequence of the eclosion hormone from the tobacco hornworm *Manduca sexta*. FEBS Lett 219(2):415–8

Maruyama K, Nagasawa H, Isogai A, Ishizaki H, Suzuki A (1992) Determination of disulfide bond arrangement in bombyxin-IV, an insulin superfamily peptide from the silkworm, *Bombyx mori*, by combination of thermolysin digestion of natural peptide and selective synthesis of disulfide bond isomers. J Protein Chem 11(1):13–20

Maruyama M, Matsumoto H, Fujiwara K, Kitada C, Hinuma S, Onda H, Fujino M, Inoue K (1999) Immunocytochemical localization of prolactin-releasing peptide in the rat brain. Endocrinology 140(5):2326–33

Mbikay M, Seidah NG, Chretien M (2001) Neuroendocrine secretory protein 7B2: structure, expression and functions. Biochem J 357(Pt 2):329–42

McDearmid JR, Brezina V, Weiss KR (2002) AMRP peptides modulate a novel K(+) current in pleural sensory neurons of *Aplysia*. J Neurophysiol 88(1):323-32

McKinley MJ, Johnson AK (2004) The physiological regulation of thirst and fluid intake. News Physiol Sci 19:1–6

Meier U, Gressner AM (2004) Endocrine regulation of energy metabolism: review of pathobiochemical and clinical chemical aspects of leptin, ghrelin, adiponectin, and resistin. Clin Chem 50(9):1511–25

Melcher C, Pankratz MJ (2005) Candidate gustatory interneurons modulating feeding behavior in the *Drosophila* brain. PLoS Biol 3(9):e305

Melcher C, Bader R, Pankratz MJ (2007) Amino acids, taste circuits, and feeding behavior in *Drosophila*: towards understanding the psychology of feeding in flies and man. J Endocrinol 192(3):467–72

Meng X, Wahlstrom G, Immonen T, Kolmer M, Tirronen M, Predel R, Kalkkinen N, Heino TI, Sariola H, Roos C (2002) The *Drosophila* hugin gene codes for myostimulatory and ecdysis-modifying neuropeptides. Mech Dev 117(1-2):5–13

Merchenthaler I (1998) LHRH and sexual dimorphism. Annals of the New York Academy of Sciences 863:175–87

Merte J, Nichols R (2002) *Drosophila melanogaster* FMRFamide-containing peptides: redundant or diverse functions? Peptides 23(1):209–20

Messager S, Ross AW, Barrett P, Morgan PJ (1999) Decoding photoperiodic time through Per1 and ICER gene amplitude. Proc Natl Acad Sci USA 96:9938–9943

Messager S, Chatzidaki EE, Ma D, Hendrick AG, Zahn D, Dixon J, Thresher RR, Malinge I, Lomet D, Carlton MB, Colledge WH, Caraty A, Aparicio SA (2005) Kisspeptin directly stimulates gonadotropin-releasing hormone release via G protein-coupled receptor 54. Proc Natl Acad Sci USA 102:1761–1766

Miller MA (1998) Regulation of galanin in memory pathways. Annals of the New York Academy of Sciences 863:323–41

Mitchell V, Loyens A, Spergel DJ, Flactif M, Poulain P, Tramu G, Beauvillain JC (2003) A confocal microscopic study of gonadotropin-releasing hormone (GnRH) neuron inputs to dopaminergic neurons containing estrogen receptor alpha in the arcuate nucleus of GnRH-

green fluorescent protein transgenic mice. Neuroendocrinology 77:198–207
Miyazaki M, Takai S (2006) Tissue angiotensin II generating system by angiotensin-converting enzyme and chymase. J Pharmacol Sci 100(5):391–7
Moncaut N, Somoza G, Power DM, Canario AV (2005) Five gonadotrophin-releasing hormone receptors in a teleost fish: isolation, tissue distribution and phylogenetic relationships. J Mol Endocrinol 34(3):767–79
Moore KL (2003) The biology and enzymology of protein tyrosine O-sulfation. J Biol Chem 278(27):24,243–6
Moran TH, Kinzig KP (2004) Gastrointestinal satiety signals II. Cholecystokinin. Am J Physiol Gastrointest Liver Physiol 286:G183–188
Morash B, Li A, Murphy PR, Wilkinson M, Ur E (1999) Leptin gene expression in the brain and pituitary gland. Endocrinology 140(12):5995–8
Morishita F, Nakanishi Y, Kaku S, Furukawa Y, Ohta S, Hirata T, Ohtani M, Fujisawa Y, Muneoka Y, Matsushima O (1997) A novel D-amino-acid-containing peptide isolated from *Aplysia* heart. Biochem Biophys Res Commun 240(2):354–8
Morishita F, Minakata H, Sasaki K, Tada K, Furukawa Y, Matsushima O, Mukai ST, Saleuddin AS (2003a) Distribution and function of an *Aplysia* cardioexcitatory peptide, NdWFamide, in pulmonate snails. Peptides 24(10):1533–44
Morishita F, Nakanishi Y, Sasaki K, Kanemaru K, Furukawa Y, Matsushima O (2003b) Distribution of the *Aplysia* cardioexcitatory peptide, NdWFamide, in the central and peripheral nervous systems of *Aplysia*. Cell Tissue Res 312(1):95–111
Muller B, White JC, Nylen ES, Snider RH, Becker KL, Habener JF (2001) Ubiquitous expression of the calcitonin-i gene in multiple tissues in response to sepsis. J Clin Endocrinol Metab 86(1):396–404
Müller EE, Locatelli V, Cocchi D (1999) Neuroendocrine control of growth hormone secretion. Physiol Rev 79(2):511–607
Munyiri FN, Ishikawa Y (2004) Endocrine changes associated with metamorphosis and diapause induction in the yellow-spotted longicorn beetle, *Psacothea hilaris*. J Insect Physiol 50(11):1075–81
Murakami I, Takeuchi S, Kudo T, Sutou S, Takahashi S (2007) Corticotropin-releasing hormone or dexamethasone regulates rat proopiomelanocortin transcription through Tpit/Pitx-responsive element in its promoter. J Endocrinol 193(2):279–90
Nagalakshmi VK, Applebaum SW, Kubli E, Choffat Y, Rafaeli A (2004) The presence of *Drosophila melanogaster* sex peptide-like immunoreactivity in the accessory glands of male Helicoverpa armigera. J Insect Physiol 50(2-3):241–8
Nagasaki H, Wang Z, Jackson VR, Lin S, Nothacker HP, Civelli O (2006) Differential expression of the thyrostimulin subunits, glycoprotein alpha2 and beta5 in the rat pituitary. J Mol Endocrinol 37(1):39–50
Nagasawa H, Kataoka H, Isogai A, Tamura S, Suzuki A, Mizoguchi A, Fujiwara Y, Suzuki A, Takahashi SY, Ishizaki H (1986) Amino acid sequence of a prothoracicotropic hormone of the silkworm *Bombyx mori*. Proc Natl Acad Sci USA 83(16):5840–5843
Nakabayashi K, Matsumi H, Bhalla A, Bae J, Mosselman S, Hsu SY, Hsueh AJ (2002) Thyrostimulin, a heterodimer of two new human glycoprotein hormone subunits, activates the thyroid-stimulating hormone receptor. J Clin Invest 109(11):1445–52
Nässel DR (1999) Tachykinin-related peptides in invertebrates: a review. Peptides 20(1):141–58
Navenot JM, Wang Z, Chopin M, Fujii N, Peiper SC (2005) Kisspeptin-10-induced signaling of GPR54 negatively regulates chemotactic responses mediated by CXCR4: a potential mechanism for the metastasis suppressor activity of kisspeptins. Cancer Res 65(22):10,450–6
Nichols R (2003) Signaling pathways and physiological functions of *Drosophila melanogaster* FMRFamide-related peptides. Annu Rev Entomol 48:485–503
Nichols R (2007) The first nonsulfated sulfakinin activity reported suggests nsDSK acts in gut biology. Peptides 28(4):767–73
Nijhout H (1984) Abdominal stretch reception in *Dipetalogaster maximus* (Hemiptera: reduviidae). J Insect Physiol 30(8):629–633
Nunemaker CS, DeFazio RA, Moenter SM (2003a) Calcium current subtypes in GnRH neurons. Biol Reprod 69:1914–1922
Nunemaker CS, Straume M, DeFazio RA, Moenter SM (2003b) Gonadotropin-releasing hormone neurons generate interacting rhythms in multiple time domains. Endocrinology 144:823–831
Nässel DR, Enell LE, Santos JG, Wegener C, Johard HA (2008) A large population of diver-

se neurons in the *Drosophila* central nervous system expresses short neuropeptide F, suggesting multiple distributed peptide functions. BMC Neurosci 9:90

O'Donnell L, Robertson KM, Jones ME, Simpson ER (2001) Estrogen and spermatogenesis. Endocr Rev 22:289–318

Ogawa Y, Tamura N, Chusho H, Nakao K (2001) Brain natriuretic peptide appears to act locally as an antifibrotic factor in the heart. Can J Physiol Pharmacol 79(8):723–9

Okabe M, Graham A (2004) The origin of the parathyroid gland. Proc Natl Acad Sci USA 101(51):17,716–9

Okada SL, Ellsworth JL, Durnam DM, Haugen HS, Holloway JL, Kelley ML, Lewis KE, Ren H, Sheppard PO, Storey HM, Waggie KS, Wolf AC, Yao LY, Webster PJ (2006) A glycoprotein hormone expressed in corticotrophs exhibits unique binding properties on thyroid-stimulating hormone receptor. Mol Endocrinol 20(2):414–25

Ono M, Takayama Y, Rand-Weaver M, Sakata S, Yasunaga T, Noso T, Kawauchi H (1990) cDNA cloning of somatolactin, a pituitary protein related to growth hormone and prolactin. Proc Natl Acad Sci USA 87(11):4330–4

Osugi T, Ukena K, Sower SA, Kawauchi H, Tsutsui K (2006) Evolutionary origin and divergence of PQRFamide peptides and LPXRFamide peptides in the RFamide peptide family. Insights from novel lamprey RFamide peptides. FEBS J 273(8):1731–43

Oumi T, Ukena K, Matsushima O, Ikeda T, Fujita T, Minakata H, Nomoto K (1994) Annetocin: an oxytocin-related peptide isolated from the earthworm, *Eisenia foetida*. Biochem Biophys Res Commun 198(1):393–9

Page NM, Bell NJ, Gardiner SM, Manyonda IT, Brayley KJ, Strange PG, Lowry PJ (2003) Characterization of the endokinins: human tachykinins with cardiovascular activity. Proc Natl Acad Sci USA 100(10):6245–50

Pannett AA, Thakker RV (1999) Multiple endocrine neoplasia type 1. Endocr Relat Cancer 6:449–473

Park Y, Kim YJ, Adams ME (2002) Identification of G protein-coupled receptors for *Drosophila* PRXamide peptides, CCAP, corazonin, and AKH supports a theory of ligand-receptor coevolution. Proc Natl Acad Sci USA 99(17):11,423–8

Parthasarathy R, Tan A, Palli SR (2008) bHLH-PAS family transcription factor methoprene-tolerant plays a key role in JH action in preventing the premature development of adult structures during larval-pupal metamorphosis. Mech Dev 125(7):601–16

Patel RT, Soulages JL, Hariharasundaram B, Arrese EL (2005) Activation of the lipid droplet controls the rate of lipolysis of triglycerides in the insect fat body. J Biol Chem 280(24):22,624–31

Patel YC (1999) Somatostatin and its receptor family. Front Neuroendocrinol 20:157–198

Pazos AJ, Silva A, Vazquez V, Perez-Paralle ML, Roman G, Sanchez JL, Abad M (2003) Sterol composition of gonad, muscle and digestive gland of *Pecten maximus* from Malaga (South Spain). Comp Biochem Physiol B Biochem Mol Biol 134:435–446

Peltoketo H, Nokelainen P, Piao YS, Vihko R, Vihko P (1999) Two 17beta-hydroxysteroid dehydrogenases (17β-HSDs) of estradiol biosynthesis: 17β-HSD type 1 and type 7. J Steroid Biochem Mol Biol 69(1-6):431–439

Penzlin H, Ramm K (2008) Lehrbuch der Tierphysiologie, 7. Aufl. Spektrum, Heidelberg

Pernet V, Anctil M, Grimmelikhuijzen CJ (2004) Antho-RFamide-containing neurons in the primitive nervous system of the anthozoan *Renilla koellikeri*. J Comp Neurol 472(2):208–20

Phlippen MK, Webster SG, Chung JS, Dircksen H (2000) Ecdysis of decapod crustaceans is associated with a dramatic release of crustacean cardioactive peptide into the haemolymph. J Exp Biol 203(Pt 3):521–36

Pietrantonio PV, Jagge C, Taneja-Bageshwar S, Nachman RJ, Barhoumi R (2005) The mosquito *Aedes aegypti* (L.) leucokinin receptor is a multiligand receptor for the three *Aedes* kinins. Insect Mol Biol 14(1):55–67

Predel R, Neupert S, Roth S, Derst C, Nassel DR (2005) Tachykinin-related peptide precursors in two cockroach species. FEBS J 272(13):3365–75

Price DA, Greenberg MJ (1977) Structure of a molluscan cardioexcitatory neuropeptide. Science 197(4304):670–1

Proux JP, Miller CA, Li JP, Carney RL, Girardie A, Delaage M, Schooley DA (1987) Identification of an arginine vasopressin-like diuretic hormone from *Locusta migratoria*. Biochem Biophys Res Commun 149(1):180–6

Quigley CA, De Bellis A, Marschke KB, el Awady MK, Wilson EM, French FS (1995) Androgen receptor defects: historical, clinical, and molecular perspectives. Endocr Rev 16:271–321

Rao K (2001) Crustacean Pigmentary-Effector Hormones: Chemistry and Functions of RPCH, PDH, and Related Peptides. Amer Zool 41:364–379

Rehfeld JF, Sun G, Christensen T, Hillingso JG (2001) The predominant cholecystokinin in human plasma and intestine is cholecystokinin-33. J Clin Endocrinol Metab 86(1):251–8

Reinecke M, Schmid A, Ermatinger R, Loffing-Cueni D (1997) Insulin-like growth factor I in the teleost Oreochromis mossambicus, the tilapia: gene sequence, tissue expression, and cellular localization. Endocrinology 138(9):3613–9

Rocheville M, Lange DC, Kumar U, Patel SC, Patel RC, Patel YC (2000a) Receptors for dopamine and somatostatin: formation of hetero-oligomers with enhanced functional activity. Science 288:154–157

Rocheville M, Lange DC, Kumar U, Sasi R, Patel RC, Patel YC (2000b) Subtypes of the somatostatin receptor assemble as functional homo- and heterodimers. J Biol Chem 275:7862–7869

Rustay NR, Wrenn CC, Kinney JW, Holmes A, Bailey KR, Sullivan TL, Harris AP, Long KC, Saavedra MC, Starosta G, Innerfield CE, Yang RJ, Dreiling JL, Crawley JN (2005) Galanin impairs performance on learning and memory tasks: findings from galanin transgenic and GAL-R1 knockout mice. Neuropeptides 39(3):239–43

Saavedra JM (1992) Brain and pituitary angiotensin. Endocr Rev 13:329–380

Saliot A, Barbier M (1971) Isolation of progesterone and several ketosteroids of the female part of the gonads of the scallop Pecten maximus. Biochimie 53:265–266

Sasaki K, Morishita F, Furukawa Y (2004) Peptidergic innervation of the vasoconstrictor muscle of the abdominal aorta in Aplysia kurodai. J Exp Biol 207(Pt 25):4439–50

Sato Y, Oguchi M, Menjo N, Imai K, Saito H, Ikeda M, Isobe M, Yamashita O (1993) Precursor polyprotein for multiple neuropeptides secreted from the suboesophageal ganglion of the silkworm Bombyx mori: characterization of the cDNA encoding the diapause hormone precursor and identification of additional peptides. Proc Natl Acad Sci USA 90(8):3251–5

Sauman I, Reppert SM (1996) Molecular characterization of prothoracicotropic hormone (PTTH) from the giant silkmoth Antheraea pernyi: developmental appearance of PTTH-expressing cells and relationship to circadian clock cells in central brain. Dev Biol 178(2):418–29

Schneider O, Nau R, Michel U (2000) Comparative analysis of follistatin-, activin beta A änd activin beta B-mRNA steady-state levels in diverse porcine tissues by multiplex S1 nuclease analysis. Eur J Endocrinol 142:537–544

Schooley D, Baker F (1985) Juvenile Hormone Biosynthesis. In: Kerkut GA, Gilbert LI (Hrgb) Comprehensive insect physiology, biochemistry, and pharmacology, Band 7, 1. Aufl, Pergamon Press, New York, S. 363–389

Schulz C, Paulus K, Lehnert H (2004) Central nervous and metabolic effects of intranasally applied leptin. Endocrinology 145(6):2696–701

Seasholtz AF, Valverde RA, Denver RJ (2002) Corticotropin-releasing hormone-binding protein: biochemistry and function from fishes to mammals. J Endocrinol 175(1):89–97

Selye H (1936) A syndrome produced by various nocuous agents. Nature (Lond) 148:84–85

Selye H (1950) The physiology and pathology of exposure to stress. Montreal: Acta.

Shah K, Sivapalan G, Gibbons N, Tempest H, Griffin DK (2003) The genetic basis of infertility. Reproduction 126:13–25

Sheridan MA, Kittilson JD, Slagter BJ (2000) Structure-Function Relationships of the Signaling System for the Somatostatin Peptide Hormone Family. American Zoologist 40:269–286

Sherwood NM, Krueckl SL, McRory JE (2000) The origin and function of the pituitary adenylate cyclase-activating polypeptide (PACAP)/glucagon superfamily. Endocr Rev 21(6):619–70

Shiga S (2003) Anatomy and Functions of Brain Neurosecretory Cells in Diptera. Microsc Res Tech 62(2):114–131

Shimasaki S, Koga M, Esch F, Cooksey K, Mercado M, Koba A, Ueno N, Ying SY, Ling N, Guillemin R (1988) Primary structure of the human follistatin precursor and its genomic organization. Proc Natl Acad Sci USA 85(12):4218–22

Shozu M, Sebastian S, Takayama K, Hsu WT, Schultz RA, Neely K, Bryant M, Bulun SE (2003) Estrogen excess associated with novel gain-of-function mutations affecting the aromatase gene. N Engl J Med 348:1855–1865

Siebel AL, Bathgate RA, Parry LJ (2005) Differential expression of mesotocin receptors in the uterus and ovary of the pregnant tammar wallaby. Reproduction 129:639–649

Siwicki KK, Beltz BS, Schwarz TL, Kravitz EA (1985) Proctolin in the lobster nervous system. Peptides 6 Suppl 3:393–402

Smit AB, Spijker S, Nagle GT, Knock SL, Kurosky A, Geraerts WP (1994) Structural characterization of a *Lymnaea* putative endoprotease related to human furin. FEBS Lett 343(1):27–31

Soller M, Haussmann IU, Hollmann M, Choffat Y, White K, Kubli E, Schafer MA (2006) Sex-peptide-regulated female sexual behavior requires a subset of ascending ventral nerve cord neurons. Curr Biol 16(18):1771–82

Chuva de Sousa Lopes SM, Hassink RJ, Feijen A, van Rooijen MA, Doevendans PA, Tertoolen L, Brutel de la Riviere A, Mummery CL (2006) Patterning the heart, a template for human cardiomyocyte development. Dev Dyn 235(7):1994–2002

Southey BR, Rodriguez-Zas SL, Sweedler JV (2006) Prediction of neuropeptide prohormone cleavages with application to RFamides. Peptides 27(5):1087–98

Southey BR, Sweedler JV, Rodriguez-Zas SL (2008) Prediction of neuropeptide cleavage sites in insects. Bioinformatics 24(6):815–25

de Souza FS, Bumaschny VF, Low MJ, Rubinstein M (2005) Subfunctionalization of expression and peptide domains following the ancient duplication of the proopiomelanocortin gene in teleost fishes. Mol Biol Evol 22(12):2417–27

Spijker S, Sharp-Baker HE, Geraerts WP, Van Minnen J, Smit AB (2004) Stimulus-dependent regulation and cellular expression of genes encoding neuropeptides, prohormone convertases, alpha-amidating enzyme and 7B2 in identified *Lymnaea* neurons. J Neurochem 90(2):287–96

Spittaels K, Verhaert P, Shaw C, Johnston RN, Devreese B, Van Beeumen J, De Loof A (1996) Insect neuropeptide F (NPF)-related peptides: isolation from Colorado potato beetle (*Leptinotarsa decemlineata*) brain. Insect Biochem Mol Biol 26(4):375–82

Stangier J, Hilbich C, Beyreuther K, Keller R (1987) Unusual cardioactive peptide (CCAP) from pericardial organs of the shore crab *Carcinus maenas*. Proc Natl Acad Sci USA 84(2):575–579

Stangier J, Hilbich C, Burdzik S, Keller R (1992) Orcokinin: a novel myotropic peptide from the nervous system of the crayfish, *Orconectes limosus*. Peptides 13(5):859–64

Starratt AN, Brown BE (1975) Structure of the pentapeptide proctolin, a proposed neurotransmitter in insects. Life Sci 17(8):1253–6

Stay B, Tobe SS (2007) The role of allatostatins in juvenile hormone synthesis in insects and crustaceans. Annu Rev Entomol 52:277–99

Steel CG, Vafopoulou X (2006) Circadian orchestration of developmental hormones in the insect, *Rhodnius prolixus*. Comp Biochem Physiol A Mol Integr Physiol 144(3):351–64

Stoffel-Wagner B (2001) Neurosteroid metabolism in the human brain. Eur J Endocrinol 145:669–679

Strakis C, Chrousos G (1997) Hypothalamic hormones. In: Conn P, Melmed S (Hrgb) Endocrinology: Basic and Clinical Principles, Humana Press, Totowa, NJ, Kap. 13, S. 185–209

Sudo S, Kuwabara Y, Park JI, Hsu SY, Hsueh AJ (2005) Heterodimeric fly glycoprotein hormone-alpha2 (GPA2) and glycoprotein hormone-beta5 (GPB5) activate fly leucine-rich repeat-containing G protein-coupled receptor-1 (DLGR1) and stimulation of human thyrotropin receptors by chimeric fly GPA2 and human GPB5. Endocrinology 146(8):3596–604

Suva LJ, Winslow GA, Wettenhall RE, Hammonds RG, Moseley JM, Diefenbach-Jagger H, Rodda CP, Kemp BE, Rodriguez H, Chen EY, et al (1987) A parathyroid hormone-related protein implicated in malignant hypercalcemia: cloning and expression. Science 237:893–896

Takei Y (2001) Does the natriuretic peptide system exist throughout the animal and plant kingdom? Comp Biochem Physiol B Biochem Mol Biol 129(2-3):559–73

Takeishi Y, Toriyama S, Takabatake N, Shibata Y, Konta T, Emi M, Kato T, Kawata S, Kubota I (2007) Linkage disequilibrium analyses of natriuretic peptide precursor B locus reveal risk haplotype conferring high plasma BNP levels. Biochem Biophys Res Commun 362(2):480–4

Tamura N, Ogawa Y, Chusho H, Nakamura K, Nakao K, Suda M, Kasahara M, Hashimoto R, Katsuura G, Mukoyama M, Itoh H, Saito Y, Tanaka I, Otani H, Katsuki M (2000) Cardiac fibrosis in mice lacking brain natriuretic peptide. Proc Natl Acad Sci USA 97(8):4239–44

Taniyama S, Kitahashi T, Ando H, Ban M, Ueda H, Urano A (1999) Changes in the levels of mRNAs for GH/prolactin/somatolactin family and Pit-1/GHF-1 in the pituitaries of pre-spawning chum salmon. J Mol Endocrinol 23(2):189–98

Tartaglia LA (1997) The leptin receptor. J Biol Chem 272:6093–6096

Tatemoto K, Rokaeus A, Jornvall H, McDonald TJ, Mutt V (1983) Galanin - a novel biologically active peptide from porcine intestine. FEBS Lett 164(1):124–8

Tessmar-Raible K, Raible F, Christodoulou F, Guy K, Rembold M, Hausen H, Arendt D (2007) Conserved sensory-neurosecretory cell types in annelid and fish forebrain: insights into hypothalamus evolution. Cell 129(7):1389–400

Thirumalai V, Marder E (2002) Colocalized neuropeptides activate a central pattern generator by acting on different circuit targets. J Neurosci 22(5):1874–82

Thomas P, Pang Y, Filardo EJ, Dong J (2005) Identity of an estrogen membrane receptor coupled to a G protein in human breast cancer cells. Endocrinology 146:624–632

Thompson TB, Cook RW, Chapman SC, Jardetzky TS, Woodruff TK (2004) Beta A versus beta B: is it merely a matter of expression? Mol Cell Endocrinol 225(1-2):9–17

Thornton JW (2001) Evolution of vertebrate steroid receptors from an ancestral estrogen receptor by ligand exploitation and serial genome expansions. Proc Natl Acad Sci USA 98:5671–5676

Tillman JA, Seybold SJ, Jurenka RA, Blomquist GJ (1999) Insect pheromones–an overview of biosynthesis and endocrine regulation. Insect Biochem Mol Biol 29(6):481–514

Torday JS, Rehan VK (2007) The evolutionary continuum from lung development to homeostasis and repair. Am J Physiol Lung Cell Mol Physiol 292(3):L608–11

Torfs P, Nieto J, Cerstiaens A, Boon D, Baggerman G, Poulos C, Waelkens E, Derua R, Calderon J, De Loof A, Schoofs L (2001) Pyrokinin neuropeptides in a crustacean. Isolation and identification in the white shrimp *Penaeus vannamei*. Eur J Biochem 268(1):149–54

Tortorella C, Neri G, Nussdorfer GG (2007) Galanin in the regulation of the hypothalamic-pituitary-adrenal axis (Review). Int J Mol Med 19(4):639–47

Tostivint H, Joly L, Lihrmann I, Parmentier C, Lebon A, Morisson M, Calas A, Ekker M, Vaudry H (2006) Comparative genomics provides evidence for close evolutionary relationships between the urotensin ii and somatostatin gene families. Proc Natl Acad Sci USA 103:2237–42

Trube A, Audehm U, Dircksen H (1994) Crustacean cardioactive peptide-immunoreactive neurons in the ventral nervous system of crayfish. J Comp Neurol 348(1):80–93

Twan WH, Hwang JS, Lee YH, Jeng SR, Yueh WS, Tung YH, Wu HF, Dufour S, Chang CF (2006) The presence and ancestral role of gonadotropin-releasing hormone in the reproduction of scleractinian coral, *Euphyllia ancora*. Endocrinology 147(1):397–406

Ugleholdt R, Poulsen ML, Holst PJ, Irminger JC, Orskov C, Pedersen J, Rosenkilde MM, Zhu X, Steiner DF, Holst JJ (2006) Prohormone convertase 1/3 is essential for processing of the glucose-dependent insulinotropic polypeptide precursor. J Biol Chem 281(16):11,050–7

Utz S, Huetteroth W, Vomel M, Schachtner J (2008) Mas-allatotropin in the developing antennal lobe of the sphinx moth *Manduca sexta*: distribution, time course, developmental regulation, and colocalization with other neuropeptides. Dev Neurobiol 68(1):123–42

Vafopoulou X, Steel CG, Terry KL (2007) Neuroanatomical relations of prothoracicotropic hormone neurons with the circadian timekeeping system in the brain of larval and adult *Rhodnius prolixus* (Hemiptera). J Comp Neurol 503(4):511–24

Varaksina GS, Varaksin AA (1988) Localization of 17 beta-hydroxysteroid dehydrogenase in the gonads of bivalve mollusks–the sea pecten (*Patinopecten yessoensis* Jay) and Gray's mussel (*Crenomytilus grayanus* Dunker). Arkh Anat Gistol Embriol 95:79–82

Veelaert D, Passier P, Devreese B, Vanden Broeck J, Van Beeumen J, Vullings HG, Diederen JH, Schoofs L, De Loof A (1997) Isolation and characterization of an adipokinetic hormone release-inducing factor in locusts: the crustacean cardioactive peptide. Endocrinology 138(1):138–42

Veenstra JA (1989) Isolation and structure of corazonin, a cardioactive peptide from the American cockroach. FEBS Lett 250(2):231–4

Veenstra JA (2000) Mono- and dibasic proteolytic cleavage sites in insect neuroendocrine peptide precursors. Arch Insect Biochem Physiol 43(2):49–63

Veenstra JA, Agricola HJ, Sellami A (2008) Regulatory peptides in fruit fly midgut. Cell Tissue Res

Vehovszky A, Agricola HJ, Elliott CJ, Ohtani M, Karpati L, Hernadi L (2005) Crustacean cardioactive peptide (CCAP)-related molluscan peptides (M-CCAPs) are potential extrinsic modulators of the buccal feeding network in the pond snail *Lymnaea stagnalis*. Neurosci Lett 373(3):200–5

Vilim FS, Aarnisalo AA, Nieminen ML, Lintunen M, Karlstedt K, Kontinen VK, Kalso E, States B, Panula P, Ziff E (1999) Gene for pain modulatory neuropeptide NPFF: induction in spinal cord by noxious stimuli. Mol Pharmacol 55(5):804–11

Vortkamp A, Lee K, Lanske B, Segre GV, Kronenberg HM, Tabin CJ (1996) Regulation of rate of cartilage differentiation by Indian hedgehog and PTH-related protein. Science 273:613–622

Wall MA, Coleman DE, Lee E, Iniguez-Lluhi JA, Posner BA, Gilman AG, Sprang SR (1995) The structure of the G protein heterotrimer Gi alpha 1 beta 1 gamma 2. Cell 83:1047–1058

Wasielewski O, Rosinski G (2007) Gonadoinhibitory effects of Neb-colloostatin and Neb-TMOF on ovarian development in the mealworm, *Tenebrio molitor* L. Arch Insect Biochem Physiol 64(3):131–41

Watanabe E, Fujikawa A, Matsunaga H, Yasoshima Y, Sako N, Yamamoto T, Saegusa C, Noda M (2000) Nav2/NaG channel is involved in control of salt-intake behavior in the CNS. J Neurosci 20:7743–7751

Wei Z, Baggerman G, J Nachman R, Goldsworthy G, Verhaert P, De Loof A, Schoofs L (2000) Sulfakinins reduce food intake in the desert locust, *Schistocerca gregaria*. J Insect Physiol 46(9):1259–1265

Wheeler DE, Buck N, Evans JD (2006) Expression of insulin pathway genes during the period of caste determination in the honey bee, *Apis mellifera*. Insect Mol Biol 15(5):597–602

Whitmore TE, Holloway JL, Lofton-Day CE, Maurer MF, Chen L, Quinton TJ, Vincent JB, Scherer SW, Lok S (2000) Human secretin (SCT): gene structure, chromosome location, and distribution of mRNA. Cytogenet Cell Genet 90(1-2):47–52

Williams PA, Cosme J, Sridhar V, Johnson EF, McRee DE (2000) Mammalian microsomal cytochrome P450 monooxygenase: structural adaptations for membrane binding and functional diversity. Mol Cell 5:121–131

Wimalawansa SJ (1996) Calcitonin gene-related peptide and its receptors: molecular genetics, physiology, pathophysiology, and therapeutic potentials. Endocr Rev 17:533–585

Winther AM, Acebes A, Ferrus A (2006) Tachykinin-related peptides modulate odor perception and locomotor activity in *Drosophila*. Mol Cell Neurosci 31(3):399–406

Wu C, Wu F, Pan J, Morser J, Wu Q (2003a) Furin-mediated processing of Pro-C-type natriuretic peptide. J Biol Chem 278(28):25,847–52

Wu Q, Wen T, Lee G, Park JH, Cai HN, Shen P (2003b) Developmental control of foraging and social behavior by the *Drosophila* neuropeptide Y-like system. Neuron 39(1):147–61

Wynick D, Bacon A (2002) Targeted disruption of galanin: new insights from knock-out studies. Neuropeptides 36(2-3):132–44

Yamanaka N, Zitnan D, Kim YJ, Adams ME, Hua YJ, Suzuki Y, Suzuki M, Suzuki A, Satake H, Mizoguchi A, Asaoka K, Tanaka Y, Kataoka H (2006) Regulation of insect steroid hormone biosynthesis by innervating peptidergic neurons. Proc Natl Acad Sci USA 103(23):8622–7

Yamanaka N, Yamamoto S, Zitnan D, Watanabe K, Kawada T, Satake H, Kaneko Y, Hiruma K, Tanaka Y, Shinoda T, Kataoka H (2008) Neuropeptide receptor transcriptome reveals unidentified neuroendocrine pathways. PLoS ONE 3(8):e3048

Yapici N, Kim YJ, Ribeiro C, Dickson BJ (2008) A receptor that mediates the post-mating switch in *Drosophila* reproductive behaviour. Nature 451(7174):33–7

Yasothornsrikul S, Greenbaum D, Medzihradszky KF, Toneff T, Bundey R, Miller R, Schilling B, Petermann I, Dehnert J, Logvinova A, Goldsmith P, Neveu JM, Lane WS, Gibson B, Reinheckel T, Peters C, Bogyo M, Hook V (2003) Cathepsin L in secretory vesicles functions as a prohormone-processing enzyme for production of the enkephalin peptide neurotransmitter. Proc Natl Acad Sci USA 100(16):9590–5

Yasuda A, Yasuda Y, Fujita T, Naya Y (1994) Characterization of crustacean hyperglycemic hormone from the crayfish (*Procambarus clarkii*): multiplicity of molecular forms by stereoinversion and diverse functions. Gen Comp Endocrinol 95(3):387–98

Zhang JV, Ren PG, Avsian-Kretchmer O, Luo CW, Rauch R, Klein C, Hsueh AJ (2005) Obestatin, a peptide encoded by the ghrelin gene, opposes ghrelin's effects on food intake. Science 310(5750):996–9

Zhang L, Tello JA, Zhang W, Tsai PS (2008a) Molecular cloning, expression pattern, and immunocytochemical localization of a gonadotropin-releasing hormone-like molecule in the gastropod mollusk, *Aplysia californica*. Gen Comp Endocrinol 156(2):201–9

Zhang YH, Youm JB, Earm YE (2008b) Stretch-activated non-selective cation channel: A causal link between mechanical stretch and atrial natriuretic peptide secretion. Prog Biophys Mol Biol

Zhao Z, Zera AJ (2004) The hemolymph JH titer exhibits a large-amplitude, morph-dependent, diurnal cycle in the wing-polymorphic cricket, *Gryllus firmus*. J Insect Physiol 50(1):93–102

Zheng J, Nakatsuji T, Roer RD, Watson RD (2008) Studies of a receptor guanylyl cyclase cloned from Y-organs of the blue crab (*Callinectes sapidus*), and its possible functional link to ecdysteroidogenesis. Gen Comp Endocrinol 155(3):780–8

Zhu Y, Bond J, Thomas P (2003a) Identification, classification, and partial characterization of genes in humans and other vertebrates homologous to a fish membrane progestin receptor. Proc Natl Acad Sci USA 100:2237–2242

Zhu Y, Rice CD, Pang Y, Pace M, Thomas P (2003b) Cloning, expression, and characterization of a membrane progestin receptor and evidence it is an intermediary in meiotic maturation of fish oocytes. Proc Natl Acad Sci USA 100:2231–2236

Zitnan D, Adams M (2005) Neuroendocrine Regulation of Insect Ecdysis. In: Gilbert LI, Iatrou K, Gill SS (Hrgb) Molecular insect science, Band 3: Endocrinology, Elsevier, Boston, Kap. 3.1, S. 1–60

Zitnan D, Kingan TG, Hermesman JL, Adams ME (1996) Identification of ecdysis-triggering hormone from an epitracheal endocrine system. Science 271(5245):88–91

Zitnan D, Kim YJ, Zitnanova I, Roller L, Adams ME (2007) Complex steroid-peptide-receptor cascade controls insect ecdysis. Gen Comp Endocrinol 153(1-3):88–96

Weiterführende Literatur

Bettendorf G, Breckwoldt M (Hrgb) (1989) Reproduktionsmedizin. Gustav Fischer Verlag, Stuttgart, New York

Breckwold M, Neumann F, Bräuer H (1991) Exempla endokrinologica – Bildatlas zur Physiologie und Morphologie des endokrinen Systems, Band 1. Medical Service München

Conn P, Melmed S (Hrgb) (1997) Endocrinology. Humana Press, Totowa, NJ

Crapo L (1986) Hormone : die chemischen Boten des Körpers. Spektrum d. Wissenschaft, Heidelberg

Grossman A (Hrgb) (1992) Clinical endocrinology. Blackwell Scientific Publications, Oxford, Paris, Berlin, Wien

Imura H (Hrgb) (1994) The pituitary gland, 2. Aufl. Comprehensive Endocrinology, Raven Press, New York

Knobil E, Neill J (Hrgb) (1988) The physiology of reproduction. Raven Press, New York

Krieger DT, Hughes JC (Hrgb) (1980) Neuroendocrinology. Sinauer Associates, Inc, Sunderland, Massachusetts

Larsen PR, Kronenberg HM, Melmed S (Hrgb) (2002) Williams Textbook of Endocrinology, 10. Aufl. Saunders (W.B.) Co Ltd

Leidenberger F, Strowitzki T, Ortmann O (Hrgb) (2005) Klinische Endokrinologie für Frauenärzte, 3. Aufl. Springer, Berlin

Yen SSC, Jaffe RB, Barbieri RL (Hrgb) (1999) Reproductive endocrinology: physiology, pathophysiology, and clinical management, 4. Aufl. Saunders, Philadelphia

Sachverzeichnis

α-Antagonist *siehe* Katecholamin-Rezeptor, α-Antagonist
β₂-Agonist *siehe* Katecholamin-Rezeptor, β₂-Agonist
14-3-3-Proteine   176, 314
17β-Hydroxylase *siehe* HSD, 17β-
17,20–Lyase *siehe* CYP17
20,22–Lyase *siehe* CYP11A1
3β–Hydroxysteroid-Dehydrogenase-delta^{4,5}–Isomerase *siehe* HSD, 3β-
3–Oxo-5–alpha-Steroid-4–Dehydrogenase (SR-Da) *siehe* Reduktase, 5α-
5-Methoxy-N-Acetyl-Tryptamin *siehe* Melatonin

AANAT *siehe* Arylalkylamin-N-Acetyltransferase
AAP (AKH-assoziiertes Peptid), 109
ACE *siehe* Angiotensin-Konvertierendes Enzym
Acervuli   204
Acetyl-Neuraminsäure   24
Acetyl-Serotonin-O-Methyl-Transferase   176
Acetylcholin   15, 32, 173
Acheta domesticus   142
Achlya ambisexualis   166
ACTH (Adrenokortikotropes Hormon), 8, 17, 26, 29, 32, 47, 48, 163–165, 201, 228, 286, 290, 293, 301
  Doping, 303
  Feedback-Kontrolle, 290
  Freisetzung
    ektop 292
  Pulse, 229
  pulsförmige Freisetzung, 228
Acyrthosiphon pisum   118, 119
Adenin   22
Adenohypophyse   47–66, 196, 201

Adenom
  gonadotroph, 287
  Kortikotroph, 286
  Somatotroph, 286
  thyrotroph, 287
  primär 287
Adenosyl-Methionin, S-   177
Adenylat-Cyclase   77, 184, 288, 311
Adipokinetische Hormone   106
Adrenalin   6, 8, 32, 163, 170–173, 193, 210, 226–228, 279, 290, 292
  Agonist, 303
  Antagonisten, *siehe* Beta-Blocker
Adrenalitis
  autoimmun, 292
Adrenarche   234
Adrenodoxin   156, 159
Adrenodoxin-Reduktase   156
Adrenokortikotropes Hormon   *siehe* ACTH
Aedes aegypti   117, 120, 121, 127–129, 131, 143
  Leucokinin
    Rezeptor   120
Aeshna cyanea   255
Agelenopsis aperta   113
Agrotis ipsilon   117
AgRP (*Agouti-related Peptide*), 40, 239, 241
  ZNS, 242
AKH (Adipokinetisches Hormon), 109, 110, 140
  Freisetzung, 112
Akromegalie   5, 7, 63, 286
Aktivin   56, 93
Aldosteron   159, 161, 163, 164, 207, 290
  Mangel, 159
  Stimulation durch Angiotensin II, 101

Synthese, 164, 293
Aldosteron-Synthase *siehe* CYP11B2
Allatostatin 106, 139
Allatostatin-Rezeptor 139, 140
Allatotropin 106, 137, 138
Allopregnanolon 165
Alzheimer-Krankheit 165
Amenorrhö 7, 298
AMH *siehe* Anti-Müller-Hormon
Aminosäurefreisetzung
  in der Leber, 238
Aminosäure
  D-Isomere, 112
AMRP (MIP-ähnliches Peptid aus Aplysia), 113
AMrP 113, 115
Amygdala 38
Amylase 106
Anabolika-Missbrauch 302
Androgen-Resistenz 299
Androgen-Rezeptor 247, 291, 299
Androgene *siehe auch* Testosteron, Dihydro-Testosteron, 157, 162, 210, 290
Androgenisierung 162
Andropause 235
Androstendion 161, 210, 234
  11β-OH-Androstendion, 210
  Blutkonzentration, 195
Anetozin 69
Angiotensin 293
  Angiotensinogen, 100, 102, 164, 208
    Lebersynthese 100
  Angiotensin I, 100, 164, 208
  Angiotensin II, 101, 164, 165, 199, 200, 208
  Angiotensin III, 165
Angiotensin-konvertierendes Enzym 101, 102, 164, 208, 293
Angiotensinase 165
Angst
  Bewältigung, 165
Anneliden 275
Anopheles gambiae 117, 142, 144
Anosmie 285
Antheridiol 166
Anthozoa 136
Anti-Androgene 161
Anti-Müller-Hormon 161, 215, 296
Anti-Müller-Hormon-Rezeptor 297
Anti-Östrogene 162
Antikörper 289
  anti-TSH-Rezeptor, 289
Apis mellifera 105, 109, 118–120
Aplysia californica 105, 112–115, 220

Aplysia kurodai 112, 113
Appetit 239, 241
AR *siehe* Androgen-Rezeptor
Arachidonsäure 15, 184
Arealis
  dorsohypothalamicus, 199
  hypothalamicus anterior, 199
  hypothalamicus lateralis, 199
  hypothalamicus posterior, 199
  prae-opticus, 162
Arg-Conopressin 69
Arg-Vasopressin *siehe* Vasopressin
Arg-Vasotozin 69, 72
Armadillidium vulgare 142
ARNT (*arylhydrocarbon-receptor-nuclear-translocator*), 264
Aromatase *siehe* CYP19
  Hemmstoffe, 301
Artheriosklerose 302
Arthropoden 166
Arylalkylamin-N-Acetyltransferase 176
  Phosphorylierung, 176
  Regulation, 176
Aspartozin 69
ATP (Adenosin-Tri-Phosphat), 73, 164
Augenlid 168
Augenstiel 105
autokrin 15
Autophosphorylierung 186
Avidität 314
AVP (Arg-Vasopressin), *siehe* Vasopressin, 69, 267
  CRH-Interaktion, 31

Basedow'sche Krankheit 289
Bauchspeicheldrüse *siehe* Pankreas, 210, 236
Befruchtung 234
Behinderung, geistig 168, 288
Beta-Blocker 301, 304
  Doping, 304
bHLH-Protein (basisches Helix-Schleife-Helix-Protein), 265
Bienenkönigin 109
Biorhythmus 266
Blastozyste 234
Blut-Hirn-Schranke 14, 29, 84, 198, 199, 203, 226, 242, 243
Blutdruck 100, 164
Blutkapillaren
  gefenstert, 29, 198, 203, 214
Blutzucker 290
Blutzuckerkonzentration 236

BMAL1 (*brain and muscle ARNT-like 1*), 264, 269
BMAL1/CLOCK-Dimer 264
BMP *siehe* TGF–β-Familie, Knochen-morphogene Proteine
Bombesin 91
Bombesin-Rezeptor
　Familie, 139
Bombyx mori 106, 107, 117, 120, 121, 124, 125, 130, 131, 139
Bombyxin 107, 108
bone *morphogenic protein siehe* TGF–β-Familie, Knochen-morphogene Proteine
Boten-RNS *siehe* RNS, mRNS
Brassinolid 166
Brattleboro-Ratte 70
Bromocriptin 286
Brugia malayi 119
Brustwachstum
　männnlich, 302
Bursicon 133, 134
　burs, 133
　Dimer, 134
　Heterodimer, 133
　pburs, (*partner of burs*), 133
Busycon contrarium 134

C-Terminus 25, 27
Caenorhabditis elegans 75, 105, 118, 120, 134, 136, 137, 248
　PTSH, 125
Caerulein 123
CAH *siehe* Kongenitale adrenale Hyperplasie
Calfluxin 220
Callinectes sapidus 142
cAMP (zyklisches Adenosin-Mono-Phosphat), 109, 115, 116, 124, 176, 184, 288
Cancer borealis 110
Cancer magister 142
CAP (Kardio-akzeleratorisches Peptid), 106, 110
　Stimulation durch EH, 132
CAP-ähnlich
　Corazonin, 130
Capa (*capability*), 117
Carausius morosus 142
Carcinus maenas 110, 111, 142
CBG (Kortisol-bindendes-Globulin), 228
CBP (CREB-Bindeprotein), 55
CCAP (Crustaceen Kardio-akzeleratorisches Peptid), 110–112
CCK (Cholezystokinin), 80, 82, 212, 239
CCK-Rezeptoren 239

Cephalomyotropine *siehe auch* Leucokinin
Cephalotozin 69
Ceramid 184
CG (Choriongonadotropin), 55–58, 301
　Doping, 303
　Homologie zu LH, 56
　Struktur, 55
　Tumormarker, 303
cGMP (zyklisches Guanosin-Mono-Phosphat), 106, 132, 184
CGrP (*Calcitonin-Gene related Peptide*)
　CALCA-Gen, 97
　Funktion, 98
　Primärsequenz, 96
　Rezeptoren, 98
Chambon, Pierre 180
Chaperon 23
Chelicerata
　Leucokinin
　Rezeptor 120
CHH (Crustaceen-Hyperglykämisches Hormon), 105, 107
　Rezeptor, 106
Chirurgie
　trans-sphenoidal, 286, 287
Cholekalziferol *siehe auch* 1,25-(OH)$_2$-Vitamin D$_3$, 168
Cholesterin 21, 155, 156, 159, 161, 165, 166, 168, 274
Cholezystokinin *siehe* CCK, 123
Chondrozyten 244
　Differenzierung
　　Glukokortikoid-Stimulation 247
　Wachstum
　　Androgen-Stimulation 247
Chondrozyten-Reifung
　Blockade durch GH, 245
　Geschwindigkeit
　　Regulation durch Indian Hedgehog 248
　Östrogen-Stimulation, 247
　Thyroxin-Stimulation, 247
Choriongonadotropin *siehe* CG, 23
Chorionsomatomammotropine 60
Chromosom 22
　Chr. 1
　　3β-HSD 156
　　HSD3B2 298
　　Leptin-Rezeptor 295
　Chr. 2
　　FSH-R 298
　　LH-R 297
　Chr. 2
　　Na$_x$-Kanal 257

Chr. 3
  HESX-1   297
  Somatostatin   42
Chr. 4
  GnRH-R   297
Chr. 5
  PROP-1   297
Chr. 6
  Östrogen-Rezeptor   299
  Prolaktin   64
Chr. 7
  Leptin   295
Chr. 8
  StAR   298
Chr. 9
  HSD17B3   298
  LHX-3   297
  SF–1   295
Chr. 10
  CYP17   157, 298
Chr. 11
  FSH-β   298
  Kalzitonin   97
Chr. 12
  Anti-Müller-Hormon-Rezeptor   297
Chr. 15
  CYP11A1   298
  CYP19   298
  SRD5A2   299
Chr. 17
  GH-Gencluster   63
  SOX-9   295
Chr. 19
  Anti-Müller-Hormon   296
  LH-β   297
Chr. 20
  Oxytozin, Vasopressin   68
Chr. X
  Androgen-Rezeptor   299
  DAX-1   295
  KAL-1   297
  TBG   175
Chr. Y
  SRY   161, 295
Karyotyp, 292
Chromosomensatz   294
Ciona intestinalis   105, 123
Cionin   123
CKIε   (Kasein-Kinase-I Typ *epsilon*), 264, 265
Clenbuterol   303
CLOCK   (*Circadian locomotor output cycles kaput*), 264, 269
Clostebol   302

Cnidaria   275
Coelenterata   275
Colloostatin   128
Corazonin   130, 132
  Wirkung auf Inka-Zellen, 130
Corpora allata   123, 132, 138, 139, 148, 153, 154, 249–251
Corpora cardiaca   105, 106, 108, 109, 112, 115, 116, 132, 134, 137, 138
Corpus luteum   57, 58, 234
  C.L. menstrualis, 58
Coxsackie-Virus   290
CPRP   (*CHH-precursor related peptide*)
CPrP   106
Craniopharyngiom   285
CREB   (cAMP-reaktives-Element-Bindeprotein), 55
CRH   (Kortikotropin-*Releasing* Hormon), 28, 29, 31–32, 163, 199, 201, 267, 286
  AVP-Interaktion, 31
  Doping, 304
  Neurotransmitter, 228
  Peptid 9-41, 31
  Pulse, 229
  pulsförmige Freisetzung, 228
  Stress, 31
CRH-Rezeptor   31
Crustacea   105, 109, 118
CRY   (Kryptochrom), 264, 265, 269
CST   (Cortistatin)
Cushing, Harvey William   291
Cushing-Syndrom   286, 290
Cycloartenol   166
Cycloneuralia   148
CYP   (Cytochrom C-P450-Monoxygenase)
CYP-Enzyme   193
  Detoxifizierung, 155
CYP1α   168
CYP11A1   (P450$_{SCC}$, Seitenkettenspaltendes Enzym), 155, 156, 158, 161, 166, 278, 291
CYP11B1   159, 161, 291
CYP11B2   159, 161, 165, 166, 293
CYP17   157–159, 161, 196, 291
  Gen, 157
  Phosphorylierung, 158
CYP19   (Aromatase), 160, 161, 196
  Überexpression
    Mastopathie   299
  Defekt
    Östradiol-Resistenz   247
  Defektmutante, 298
  Plazenta, 299
CYP21   158, 161, 166, 293

Defekte, 159, 162
CYP24   169
CYP27   168
Cystein-Knoten   23, 54, 56, 59, 133, 298
Cytochrom C-Oxidase   206
Cytochrom P450   155
Cytosin   22

Darm   114
　Bewegung, 239
　Blutversorgung, 239
　Sekretion, 239
DBP   (Vitamin D_3-bindendes Protein), 195
DDT   (1-Chloro-2-[2,2,2-trichloro-1-(4-Chlorophenyl)-Ethyl]-Benzol), 161, 162
Dehydro-Oogoniol   166
Dehydrocholesterin, 7-   154, 168, 274
Dehydrocholesterin-Reduktase   168
Dejodase   173, 175, 246
Desoxyribonukleinsäure   *siehe* DNS
Deuterostomia   105
DH   *siehe* Diapause-Hormon
DHEA   (Dehydroepiandrosteron), 157, 158, 165, 195, 210, 234
　Blutkonzentration, 195
DHEA-Sulfat   195, 234
　Blutkonzentration, 196
DHT   (Dihydrotestosteron), 38, 161, 162
Diabetes insipidus   8, 70, 293
　familiär, 70
　kranial, 288
　nephrogen, 288
　Primäre Polydipsie, 288
　Schizophrenie, 288
Diabetes mellitus   7, 288, 289
　Autoimmunerkrankung, 289
　im Alter, Typ 2, 289
　juvenil, Typ 1, 289
Diacyl-Glycerin   184, 311
Diapause   117
Diapause-Hormon   117
Dihydrotestosteron   *siehe* DHT
Dipetalogaster maximus   251
Disulfid-Brücke   23, 55, 56, 64, 68, 90, 102, 106–108, 132
　intermolekular, 124
　intramolekular, 111, 126, 139, 140
DiuH   *siehe auch* Diuretisches Hormon
Diurese   107, 114
　Regulation
　　Leucokinin   120
Diuretika   293
Diuretisches Hormon   114–116

Rezeptor, 115
Diuretisches Peptid
　Calcitonin-ähnlich, 114
DNS   (Desoxyribonukleinsäure), 22
　breite Furche, 266
　Doppelstrang, 22
　Erkennungsmotive, 180
DOPA   (3-(3',4'-Dihydroxyphenyl)-Alanin), 39, 170, 171, 175, 279
Dopa-Carboxylase   112
Dopamin   30, 32, 39, 65, 170–173, 270, 279, 286
　Rezeptor-Agonist
　　Bromocriptin   65
Dopamin-β-Hydroxylase   171
Doping   301–305
　Herzmuskelvergrößerung, 302
Drosophila melanogaster   20, 74, 105, 107, 108, 110, 111, 116, 117, 120, 122–124, 126, 127, 131, 133–136, 139, 142–145, 151, 152, 243, 249, 254, 256
Drüse
　epithracheal, 130
　Mitteldarm-, 107
　Pheromon-, 118
　Prothorax
　　Hemmung durch FRMF   125
　Prothorax-, 123, 124
　Suboesophagus, 116
Dünndarm   80, 88
Durst   71, 288
Dynorphin   32

E-Box   264
Ecdysis   130, 132
Ecdyson   165
　20-OH-Ecdyson, 165
　25-Desoxy-Ecdyson, 165
　Biosynthese
　　Einfluss von MIH   129
　　Stimulation durch PTTH   124
Ecdyson-Peak
　Prä-ecdysisch, 130
Ecdysozoa   148
Ecdysteroid
　Biosynthese
　　Hemmung   107
Echinodermata   105, 132, 134
EH   (Eclosions-Hormon), 132
　Defektmutante, 133
　Isolierung, 132
　Peptidsequenz, 132
　Rezeptor, 132
Eiablage

Beeinflussung durch PSP, 127
Eikosanoide 184
Eilege-Hormon 219
Eileiter 161
Einzeller 274, 275
Eireifung 165
Eisenia fetida 136
Eisprung 165, 234
Eiweißaufbau
  Muskelaufbau, 238
Eizelle *siehe auch* Oozyte, 234, 235
  vorgeburtlich, 235
Ejakulation 235
Elektronenmikroskopie 201
Embryo
  32-Zell-Stadium, 234
Embryogenese 165
Eminentia mediana 16, 29, 32, 33, 38, 42, 52, 65, 66, 172, 196, 198–203, 228, 231, 232, 234, 241, 243, 257, 269
eNAC *siehe* Natriumkanal, endothelial
endokrin
  Definition, 14
Endometriose 13
Endometrium
  Östradiol-Stimulation, 234
Endopeptidase
  Furin, 98
Endoplasmatisches Retikulum 312
  raues ER, 313
Endorphin 26, 39, 52, 90, 228
  β-Endorphin, 32, 47
Endozytose 313
Enkephalin 90
  Leu-, 199
ENS (Enterisches Nervensystem), 239
Enterine 106, 112, 114
Enteroglucagon 80
Entwicklungsschäden 291
Enzymblockaden 291
Enzyme
  steroidogen
    Topologie 155
Epilepsie 165
Epinephrin *siehe* Adrenalin
Epo *siehe* Erythropoietin
Epstein-Barr-Virus 290
ER (Endoplasmatisches Retikulum), *siehe*
  Östrogen-Rezeptor, 20, 23, 158, 159
  Pore, 23
Erbsenblattlaus 119
Ergocalciferol 168
Ergosterol 161

Erschöpfung 173
Erythropoietin 301, 304
ETH (Ecdysis-triggerndes Hormon), 130–132
  Inka-Zelle
    Freisetzung durch EH 132
  Rezeptor, 132
  Stimulation durch Corazonin, 130
Evans, Ronald 180
Evolution 273
  Glykoprotein-Hormone, 24
  Neurohämalorgan, 199
exokrin 14
Exon *siehe* RNS, Exon
Exopeptidase E 33
Exozytose 313

Fötus 234
Faltblatt, *beta* 56
Farbstoff
  azidophil, 201
  basophil, 201
Farbwechsel 165
Farnesylpyrophosphat 154
Feedback *siehe* Rückkopplung
Feedback-Adenome 287
Feedback-Inhibition 38, 162, 163
Fettabbau 173, 302
Fettkörper 109
Fettzelle 77
Fibroblasten-Wachstumsfaktor 245
Fische 275, 276
  Süßwasser, 275
FLP 134
Fluoxymesteron 302
FMRF (Phenylalanyl-Methionyl-Arginyl-Phenylalanin), 106
  Mensch, 276
Follikel
  dominant, 233
  Schilddrüse, 173
  Zahl, 235
Follistatin 95, 234
Fortpflanzung 160
Fruchtbarkeit 107, 299
Fruchtbarkeitszyklus 263
FSH (Follikel-Stimulierendes Hormon), 8, 17, 23, 29, 55–58, 162, 201, 287
  Follikelreifung, 233
  Freisetzung, 233, 286, 294
    pulsatil 234
  Homologie zu CG,LH, 56
  Rezeptor, 298
    Defekt 298

FSH-β 298
FSH-Pulse 235
Fukose 24
Furin 42, 134

G-CSF (Granulozyten-Kolonie-stimulierender Faktor)
  Proteinfamilie, 77
G-CSF-Rezeptor 187
G-Protein (Guanosin-triphosphat (GTP) bindendes Protein), 77, 181
  α-Kette, 184
  Konformationsänderung, 181
  Raumstruktur, 181
GABA (γ-Amino-Buttersäure), 15, 32, 232
GABA-Rezeptor 165
Galaktorrhö 7, 286
Galanin 6, 39, 232
Galanin-Rezeptor
  Familie, 139
Gamet 293, 294
Gamma-Aminobuttersäure *siehe* GABA
Gangliom
  neuronaler Ursprung, 292
Ganglion
  Crustacea
    Herz 110
    stomatogastrisch 109, 119
  Insecta
    Abdomen 111
    abdominal 115
    Schlund 111
    terminales 111
    Thorax 111, 115
  Insekten
    abdominal 134
    Subösophagus 134
    Thorax 134
  Mollusca
    abdominal 113
    buccal 112, 113
    pedal 113
    pleural 113
    zerebral 112, 113
  Schnecken
    pedal- 113
Gastrin 8, 80, 81, 123, 211
Gastrin-*releasing Peptide* 91
Gastrinom 294
Gastro-inhibitorisches Peptid 80, 213
  Funktion, 85
GDP (Guanosin-Diphosphat), 181
GDP/GTP-Austausch 184

GDP/GTP-Bindungstasche 181
Gehirn 16, 26, 29, 43, 71, 77, 84, 87, 155, 158, 162, 163, 165, 166
  Hormonkontrolle, 16
Gelbkörper *siehe Corpus luteum*
Gemütsschwankungen
  pubertär, 235
Genaktivierung 22, 180
Genetischer Code 22, 315
Geranylpyrophosphat 154
Geschlechtsausprägung
  Teleosten, 162
  Vertebraten, 162
Geschlechtsorgane *siehe auch* Gonaden
  männlich
    Defekt 291
Geschlechtsumwandlung 299
Geschlechtsunterschiede 247
Gestagene 154
GH (Wachstumshormon), 8, 17, 29, 60–63, 187, 201, 245, 286, 301, 304
  Doping, 304
  Freisetzung, 39, 241
    Hemmung 41
    pulsatil 63, 245
    Stress-vermittelt 38
  Gen, 60
  Protein, 60
  Pubertät, 235
  Pulsamplitude
    geschlechtsspezifisch 247
  Pulshäufigkeit
    geschlechtsspezifisch 247
  Struktur, 64
GH-Rezeptor 63, 187, 247
  löslich
    Proteolyse 247
Ghrelin 28, 43, 77, 239, 241
  Antagonist
    CKK 243
    Leptin 243
    PYY 243
  Magen, 242
  Veresterung
    Funktion 78
  ZNS, 242
GHRH (*GH-releasing* Hormon), 28, 29, 37–39, 199, 247, 286
  Doping, 304
  GHRH (1–37), 38
  GHRH (1–40), 38
  Sekretion
    geschlechtsspezifisch 247

sexuell bimorphe Expression, 38
GHRH-Freisetzung 38
GHS-R 1 (Wachstumshormon-Sekretagog-Rezeptor 1), 78, 241
GIH (Gonaden-hemmendes-Hormon), 105, 127
  Proprotein
    Vergleich mit CHH 127
GIP *siehe* Gastro-inhibitorisches Peptid
GK (Glukokinase), 237
glattes Endoplasmatisches Retikulum *siehe* sER (*smooth* ER)
Glc-6-Phosphatase 77, 238
Glc6P (Glukose-6-Phosphat), 237, 238
GlcT (Glukose-Transporter), 73
  Glut2, 237, 238
  Glut4, 238
Glizentin 213
Glukagon 76, 77, 80, 214, 238
  Prohormon, 76
Glukagon-ähnliches Peptid 199
  Peptid 1, 76
  Peptid 2, 76
Glukokinase *siehe* GK
Glukokortikoid-Rezeptor *siehe* GR
Glukokortikoide *siehe auch* Kortikoide, 30, 209, 226, 228, 245, 247
  im ZNS, 228
  Pulse, 229, 267
Glukoneogenese 77, 163, 173, 237, 238
Glukose
  Aufnahme, 236
  Fettzellen
    Aufnahme 238
  Glykogenabbau, 237, 238
  hypoglykämisch, 237
  Konzentration im Blut, 236
  Leberstoffwechsel, 237
  Na^+-Ko-Transporter, 236
  Neubildung, *siehe auch* Glukoneogenese, 236
  Regulation, 236
  Sensoren, 237
  Speicher, *siehe auch* Glykogen, 236
Glukose-Transporter *siehe* GlcT
Glukosehaushalt 236
Glumitozin 69
Glutamat-Rezeptor 165
Glutamin
  N-terminal, 28
Glutaminyl-Cyclase 33, 276
Glycin
  C-terminal, 27

Glykogen *siehe auch* Glukose, Speicher, 236, 238
  Abbau, 77, 173
Glykoprotein 24
Glykoproteinhormone 23, 54, 303
  α-Kette, 24, 54, 287
  β-Kette, 24
  Chorion-Gonadotropin, *siehe* CG
  Follikel-Stimulierendes Hormon, *siehe* FSH
  Freisetzung, 193
  Luteinisierendes Hormon, *siehe* LH
  Thyrotropin, *siehe* TSH
GnRH (Gonadotropin-*Releasing* Hormon), 9, 28, 33–35, 162, 199, 287, 294
  Doping, 304
  Freisetzung
    Hemmung durch CRF 232
    Koordination 267
    pulsatil 194, 232, 267
  Halbwertszeit, 14
  Hemmung, 65
  Konzentration, 194
  Rezeptor, 269, 297
    Agonist 269
    Antagonist 269
  Sekretion, 35
  Sekundärstruktur, 34
GnRH-Neurone 285
GnRH-Neuronen
  Anzahl, 194
  mediobasaler Hypothalamus, 232
  prä-optische Region, 232
GnRH-Neuronen 231
GnRH-Pulse 194, 235
  Rate, 194
Golgi-Apparat 23, 24, 313
Gonaden 17, 57, 157, 162, 215
  Entwicklung, 215
  Fötalentwicklung, 161
Gonadodysgenese 168
Gonadotropinom 287
GPcR (G–Protein-gekoppelte Rezeptoren), 6, 111, 116, 118, 130, 132–134, 136, 139, 179, 298
GR (Glukokortikoid-Rezeptor), 228
Granula 70
  chromaffin, 292
  ph-Wert, 70
  sekretorisch, *siehe auch* Vesikel, sekretorisch, 23, 24, 193, 210, 313
    Freisetzung 193
    Kalzium-Einstrom 267
Grillus bimaculatus 123
Großhirn-Rinde 30

Gryllus rubens 153
GT1-7 (GnRH-produzierende, neuronale Zell-linie), 267
GTP (Guanosin-Triphosphat), 181
GTPase 181
Guanin 22
Guanylat-Cyclase 103, 106, 184
   membranständig, 107
   MIH-Wirkung, 129
Gyrus dentatus 38

Haarwuchs
   männlich, 302
Hämokrit 304
Hämolymphe 107, 109, 112, 114, 119, 124
Häutung 105, 107, 112, 130, 132, 165
Häutungsdrüse 165
Häutungshormon 165
Hanke, Winfried 275
Hashimoto Thyreoditis 8, 289
Haut 47, 168
Hautreaktion 53
hCG *siehe* CG
Hedgehog
   Patch-Rezeptor, 247
Heißhunger 238
Helicoverpa 124
Helicoverpa armigera 140
Helicoverpa assulta 117
Helicoverpa zea 126
Helix aspersa 136
Helix pomatia 111
Hell/Dunkel-Rhythmus 263
   Melatonin, 176
   Phasenlänge, 269
Heparan-Sulfat 245, 247
Hepatozyten 63
Herz
   Pumpleistung, 112
Herzfrequenz 110
Herzkontraktion 112
HIOMT *siehe* Hydroxyindol-O-Methyl-Transferase
Hippocampus 38, 228
Hirnanhangdrüse *siehe* Hypophyse
Hirsutismus 298
Histamin 211
Histon-Acetylierung 265
HLA-DQ(nonAsp57) 290
HLA-DR3 290
HLA-DR4 290
Hoden 7, 8, 47, 57, 155, 158, 161, 162, 302
   Ductuli efferentes, 215

   Ductuli epididymidis, 215
   Vas deferens, 215
Hodenbildung 299
Homarus americanus 128
Homöostase 107
Hormon
   Bildung, 193
   Bluttransport, 14
   Definition, 13
   Freisetzung, 193
      beim Neugeborenen 234
      pulsatil 194
      Steroide 193
   Reifung, 23–29
      Insulin 72
   Speicherung, 193
   Wirkung, 193
Hormonregulation 226
   Meisterdrüse, 198
Hormonrezeptoren 6, 14, 194
   membranständig, 14
   zytosolisch, 14
Hormonsystem
   Evolution, 274
Hormonwirkung 6
HPAA (hypothalamisch-hypophysär-adrenale Achse), 17
HPGA (hypothalamisch-hypophysär-gonadale Achse), 17, 232
HPTA (hypothalamisch-hypophysär-thyroidale Achse), 17
HrTH (hypertrehalosämisches Hormon), 109
HSD (Hydroxy-Steroid-Dehydrogenase), 193
   3α, 165
   3β, 156, 157, 159, 161, 165, 196, 291
      Gen 156
   11β, 247
      Typ 1 228
      Typ 2 228
   17β, 158, 161, 162, 196
      Östradiol-Bildung 196
      ER 158
      Genfamilie 158
      Typ 1 196
      Typ 3 158
      Typ 5 158
      Zytosol 158
Hugin 117
Hunger 237, 242
Hydroxyflutamid 161
Hydroxyindol-O-Methyl-Transferase 176
   Transkriptionskontrolle
      β-adrenerg 177

Hydroxyprogesteron
    7α-Hydroxyprogesteron, 165
Hydroxysteroid-Dehydrogenase *siehe* HSD
5-Hydroxytryptamin *siehe* Serotonin
Hyperglykämie   290
Hyperinsulinämie   290
Hyperkortisolismus   292
Hypernatriämie   288
Hyperprolaktinämie   286, 287
Hyperthyreose   287
Hypoglykämie   38, 173
Hypogonadismus   294, 299
hypogonadotropher Hypogonadismus   285
Hypophyse (Hirnanhangdrüse), 6, 8, 17, 26, 29, 47, 55, 63, 162, 163, 172, 194, 198, 201–204, 228, 229, 294
    Pathologie, 285–288
Hypophysen-Hormon-Defizienz   286
Hypospadie   298
Hypothalamisch-hypophysär-gonadale Achse *siehe* HPGA
Hypothalamus   7, 29, 38, 47, 163, 176, 194, 198–201, 294
Hypothyreose   287, 288

ICER (*inducible cAMP-early-response*), 270
IGF (Insulin-ähnlicher Wachstumsfaktor), 75, 235, 245
    Doping, 304
        Unterzuckerung   304
    IGF1, 63, 276, 286
        Homologie zu Insulin   75
    IGF2, 276
        Homologie zu Insulin   75
IGF-Rezeptor   245–247
    Insulin-Bindung, 75
IGF1   245
IGFBP (IGF-Bindeprotein), 75, 246, 247
    Protease, 75
ILP (Insulin-ähnliches Peptid), 107, 108, 250
    dILP, (ILP der Fruchtfliege)
        dIlp1, 109
        dIlp2, 109
        dIlp3, 109
        dIlp4, 109
        dIlp5, 109
        dIlp6, 109
        dIlp7, 109
    Struktur, 107
ILP-Rezeptor
    Tyrosin-Kinase, 108
Ilp1
    Bienen

Gelee Royal   109
Immun-System   53
Insulin-Rezeptor-Substrat   186
Indian Hedgehog   245, 247
Inhibin   56, 93, 234
Inka-Zellen   130
Innere Zellmasse   234
Inositoltrisphosphat   184
Inotozin   69
Insekten   165
Inselzelltumoren   289
Insulin   6, 8, 80, 213, 214, 235, 236, 238, 246, 290, 301
    Evolution, 276
    Fett
        Aufbau   73
    Freisetzung
        Kalzium-abhängig   238
        Rhythmus   267
    Glukose
        Aufnahme   72
        Speicherung   73
        Verbrennung   73
    Glukoseverbrauch, 74
    Hypersekretion, 290
    Proinsulin, 72
    Proteinbildung, 74
    Proteinreifung, 72
    Struktur, 107
Insulin-ähnliche Hormone   *siehe* IGF
Insulin-Resistenz   290
Insulin-Rezeptor   186, 238
    Defektmutanten, 109
    Fliegen, 108
    IGF1-Bindung, 75
Insulin-Rezeptor-Substrat   108
    Fliegen
        Chico   108
        intrinsisch   108
Insulinom   294
Intron *siehe* RNS, Intron
Ionenkanal   179, 184, 268
Isomerase   113
Isotozin   69
ITP (Ionen-Transport-Protein), 105–107

Jahresrhythmus   263
Jahreszeit   269
Jejunum   83
Jensen, Elwood   180
JH (Juvenil-Hormon)
    Bildungshemmung, 139
    Biosynthese, 138, 139

Freisetzung
  Stimulation durch PSP   127
Synthese
  Hemmung durch PTSH   125
Jod   173, 275
  Aufnahme, 173
Jodid   206
jodiertes Salz   289
Jodmangel   289
meta-[^{131}]I-Jodo-Benzylguanidin   292
Juxtaglomerulärer Apparat   208, 215

Kälte   173
Kalenderzellen   269, 270
Kalium-Sekretion   164
Kaliumkanal   184, 238
Kallmann-Syndrom   285
Kalzitonin   97, 168, 206, 276
  CALCA-Gen, 97
  calcitonin gene related peptide, siehe CGrP
  Primärsequenz, 96
  Rezeptoren, 98
  Schwangerschaft, 98
  Stillen, 98
Kalzitriol   168
Kalzitroische Säure   169
Kalzium
  Aufnahme
    1,25-(OH)$_2$-Vitamin D$_3$ 230
  Freisetzung
    aus Knochen   230
    intrazelluläre   193
  Konzentration
    Blut   168, 229
    Körperflüssigkeit   275
    Meerwasser   275
    Nebenschilddrüsen-Sensoren   98, 229
    Nieren-Sensoren   229
  Niere
    Rückresorption   230
  Sensor
    Kalzitonin-Bildung   230
    Parathormon-Bildung   230
  Signaltransduktion, 124
  Speicher
    Albumin   229
    intrazellulär   179
  Stoffwechsel, 229
Kalzium-Haushalt   274
Kalzium-Kanal   238, 267
Kalzium-Oszillation   267
Kalziumhomöostase   168, 276
  Kalzitonin, 98

Parathormon, 98
Kapillaren
  gefenstert, 16, 210
Kardio-exzitatorisches Peptid   106, 112
Karyotyp   292
Kastration   5
Katecholamin-Rezeptor   39
  α-Antagonist, 39
  β$_2$-Agonist, 39, 303
Katecholamine   30, 32, 170, 193, 210, 290
  Freisetzung
    Stimulation durch Acetylcholin   210
Kern-Translokation   264, 265
Kernrezeptor   siehe auch Rezeptor, nukleär, 180
  Dimerisierungsdomäne, 180
  DNS-Bindungsdomäne, 180
  Ligandenbindungsdomäne, 180
Ketodiol   165
Kinase   179
Kinine   116
Kisspeptin   134
KK   siehe Peptid-Motiv, di-basisch, KK
Knochenmark   304
Knorpel   244
Körpergewicht   239
Kohlenstoff 19
  Oxidation
    CYP19   160
Kollagen
  Typ 10, 245
  Typ 2, 245
  Typ 9, 245
Kongenitale adrenale Hyperplasie   290, 293
Kontraktion
  Aorta
    Hemmung   112
  Darm, 112, 119
    Hemmung   112
    Hemmung durch PTSH   125
  Ovidukt, 117
Konzentrationsmaxima   263
Konzentrationsspitze   263
Kopulation   126
Kortikoide   290
  Therapie, 290
Kortikosteroide   32
Kortikosteron   159, 166
  11-Deoxy-Kortikosteron, 166
  18-OH-Kortikosteron, 159
  Deoxy-Kortikosteron, 159
Kortisol   161, 163, 210, 290
  11-Deoxy-Kortisol, 159, 228, 291
  Produkthemmung, 290

Kortisol-bindendes-Globulin   *siehe* CBP
KR   *siehe* Peptid-Motiv, di-basisch, KR
Krabben   106
Krebse   165
Kreislauf   21
Kretinismus   288
Kropf   7, 288
kurzes Neuropeptid F   106

L-Dopa   *siehe* DOPA
Langerhans'sche Inseln   210, 213
Langerhans, P.   7
Langlebigkeit   107
Lanosterol   154, 161, 166, 168
Larvenstadium   139
LC   *siehe* Locus coeruleus
Leber   63, 74, 155, 158, 163, 168, 173, 180, 208, 238, 289
Lebertumoren   302
Lepidoptera   117
Lepidoptera   (Schmetterlinge), 151
Lepidoptera   149
Leptin   77, 187, 239, 295
   Abbau von Fettdepots, 77
   Aufnahme ins ZNS, 243
   Blockade des NP-Y, 77
   Sättigungsgefühl, 77
   Struktur, 77
   Wirkung im ZNS, 77
   Zytokin-Familie, 77
Leptin-Rezeptor   187, 295
Leucokinin   106, 120
Leucomyosuppressin   276
Leucophaea madeira   121
Leucophaea maderae   120–122, 276
Leucosulfakinin   276
Leydig-Zellen   58
LH   (Lutenisierendes Hormon), 8, 17, 23, 29, 55–58, 201, 287, 301
   Freisetzung, 233, 286, 294
      pulsatil   234
   Hemmung, 58
   Homologie zu CG, 56
   Konzentration, 194
   prä-ovulatorischer Anstieg, 234
   Theka-Zelle
      Testosteron-Bildung   233
LH-β
   Defektmutation, 297
LH-Pulse   235
LH-Rezeptor   297
   Mutation, homozygot, 298
Lichtadaptation   140, 141

Lieberkühn'sche Krypten   210
Ligandenbindung   181
Limbische System   30
   Stress, 228
Lipid storage droplet protein 1   109
Lipidstoffwechsel   302
Lipofuszin   210
Lipopolysaccharid   199
Locus coeruleus   32, 228
Locusta migratoria   71, 110, 122, 150
Locustakinin   120
LPH   (Lipotropin), 26, 47, 48
   beta, 47
Lumbricus terrestris   136
Lunge   47, 164
Lymnea stagnalis   120, 134, 136
Lymnokinin   120, *siehe auch* Leucokinin
   Rezeptor, 120
Lymphokine   15
Lymphozyten   158
Lys-Conopressin   69
Lys-Vasopressin   69
Lysophosphatid   184
Lysosom   206, 313

M-CAP   (Kardio-akzeleratorisches Peptid der Mollusken), 111, 112
Macrobrachium rosenbergii   142
Macrocallista nimbosa   134
Macula densa   215
Magen   80, 211
   Antrum, 81
Magen-Darm-Trakt   210, 242
Magen/Darm-Trakt   79, 87
   Neurotransmitter, 80
Makrophagen   47
Malpighische Gefäße   114, 120
Manduca sexta   110, 111, 116, 125, 131, 134, 135, 138, 139, 149, 252, 254
Manduca sexta
   17.000 Köpfe
      EH   132
Mannose   24
MC   *siehe* Mineralokortikoide
MDT   *siehe* Magen-Darm-Trakt
Meerwasser   275
Meiose   293
Melanokortin   *siehe* MSH
Melatonin   175, 176, 193, 205, 269
Melatonin-Rezeptor   269
Membrandepolarisation   179
Membranpotential   268
Membranprotein   22, 23

Membrantransport 164
MEN (Multiple Endokrine Neoplasie), 293
  Gendefekte, 293
  Typ 1
    MEN-Mutation, rezessiv 293
    Menin 293
  Typ 2
    RET-Mutation, dominant 293
    RET-Protoonkogen 293
Menarche 234, 235
Menin 293
Menopause 162, 235
Menstruation 234
Menstruationszyklus 267, 287
Mesotozin 69, 72
messenger RNA siehe RNS, mRNS
Met-Enk (Methionyl-Enkephalin), 276
Metamorphose 130
Metazoen 275
  niedere, 165
Methandrostenolon 302
Methenolon 302
Methylfarnesoat
  Biosynthese, 105
Mevalonsäure 154, 166
mGC siehe Guanylat-Cyclase, membranständig
MIH 105, 129
Mikropenis 298
Mineralokortikoid-Rezeptor *siehe* MR
Mineralokortikoide 159, 207
  Biosynthese, 159
  Synthese, 291
MIP (Mytilus-hemmendes Peptid), 106, 113, 125
Mitochondrien 21, 23, 155, 156, 158, 159, 168, 201, 206, 238, 312
MOIH 105
Mollusken 275
Monozyten 47
Morbus Addison 292
Morbus Basedow 289
Morula 234
Motilin 39
MR (Mineralokortikoid-Rezeptor), 228
mRNS (Boten-RNS), 20
MSH (Melanozyten-stimulierendes Hormon), 26, 47, 53, 204
  α-MSH, 32
  Rezeptor, 53
MSH-Rezeptor
  MC-R4, 40
Mucopolysaccharide 275

Müller'scher Gang 161, 215, 296
Multidrug-Resistenz-P-Glykoprotein 228
Multiples Endokrines Neoplastisches Syndrom
  siehe MEN
Mumps-Virus 290
Muskel
  Kontraktion
    Hemmung 113
Muskelaufbau 303
Muskelkontraktion 112, 241
  Hemmung, 113
Myo-inhibitorisches Peptid 1 125
Myocyten-Enhancer-Faktor 2 124
Myotropin *siehe auch* Pyrokinin
Mytilus edulis 113

N-CAM (Neuronales Zelladhäsions-Molekül), 285
N-Terminus 24, 31
Na^+/H^+-Austauscher 164
Na^+/K^+-ATPase 164
NAD^+ (Nicotinadenindinucleotid), 157
$NADP^+$ (Nicotinadenindinucleotidphosphat), 173
NADPH (Nicotinadenindinucleotidphosphat (hydriert)), 156
Nahrungsaufnahme 40, 43, 79, 112, 239, 241
  Schnecken, 112
Natrium
  Konzentration im Blut
    Regulation 71
Natrium-Ionenkonzentration 215
Natrium-Rückresorption 164
Natriumchlorid
  Ausscheidung, 114
Natriumhomöostase 159
Natriumkanal 267
  Amilorid-sensitiv, 137
  Degenerine, 137
  endothelial, 137
NdWF-amid 112
Nebenniere 6–8, 17, 101, 155, 157–159, 161–163, 165, 206, 228, 229, 290
  Hyperplasie, 291
  Mark, 47, 171, 207, 210, 290
    Enstehung aus Nervenzellen 210
    Hormonpumpe 210
  Pathologie, 290–293
  Rinde, 159, 207, 290, 293
    Wucherung 290
    Zona fasciculata 159
    Zona glomerulosa 159
    Zona reticularis 162

Tumoren, 290
Nebenschilddrüsen 98, 206, 230, 275
   Reptilien, 206
Nebenschilddrüsenadenom 294
Nematoda 118
Neobellieria bullata 128, 129
Nerven 275
   Proctodeal (abdominal), 132
   splanchnische, 239
   sympathische, 228
   Vagus-, 239
Nervenstrang, ventral 111
Nervensystem
   Invertebrata, 136
Nervenzellen 29
Neurohämalorgan 16, 29, 132, 199, 203
Neurohypophyse 67, 111, 202
Neurokinin-Rezeptor 90
Neuromedin C 91
Neurone
   noradrenerg, 32
Neuronen
   α-adrenerg, 30
   cholinerg, 39
   Crustacea
      Gehirn 111
   dopaminerg, 165
   GHRH, 39
   GnRH, 267
      Aktionspotential 267
   Insecta
      CAP 132
      EH 132
      Expression von *egghead* 127
      PDF 141
      zirkadianer Impulsgeber 140
   kleinzellig, 228
   magnozellulär, 67
   noradrenerg, 40, 171
   serotoninerg, 39
   SST, 42
Neuronen
   Crustacea
      Orcokinin 119
      stomatogastrisch 110
   Insecta
      Corazonin 130
      PTTH 124
      Zeitgeber 124
   noradrenerg, 228
Neuropeptide 6, 275
   Bombyxin, 106
Neuropeptid F 143

Neuropeptid FF 134
Neuropeptid Y *siehe* NPY
Neurophysin 24, 69
   Mutation, 70
Neurosekretion 8, 105
Neurotensin 80, 199, 213
Neurotransmitter 194
   Noradrenalin, 172
NGF (Nervenwachstums-Faktor), 55
Niere 164, 214, 288
   Glomeruli, 100
   Wasserausscheidung
      Maximum 71
   Wasserretention, 71
NNR *siehe* Nebennieren-Rinde
Noradrenalin 8, 30, 32, 87, 170–173, 176, 205,
   210, 227, 279, 290, 292
   Agonist, 301, 303
   Antagonisten, *siehe* Beta-Blocker
   intrazerebrale Injektion, 32
19-Norandrolon 302
19-Norandrostendion 302
Norepinephrin *siehe* Noradrenalin
NPV *siehe* Nucleus, paraventricularis
NPY (Neuropeptid Y), 39, 77, 86, 87, 239
   Freisetzung, 39
   Hungergefühl, 77
   Neurotransmitter, 15, 87
   Stress, 228
   Struktur, 86
   ZNS, 242
Nucleus
   arcuatus, 38, 39, 79, 87, 199, 239, 241
   dorsomedialis, 199, 203
   infundibularis, 203
   interstitialis, 239
   paraventricularis, 67, 199, 203, 228, 239, 241
   praeopticus, 199, 285
   retikulär des Thalamus, 30
   sexually dimorphic, 30, 162
   suprachiasmaticus, 38, 199, 205, 266, 269
      Hell/Dunkel-Rhythmus 176
   supraopticus, 30, 67, 199, 203
   tracti solitari, 239
   ventromedialis, 38, 199, 203
   zentraler N. der Amygdala, 239, 241
Nukleolus 312

OB-R *siehe* Leptin-Rezeptor
Octopressin 69
Ösophagus 113
Östradiol 14, 161, 162, 165, 234, 245, 286, 302
   Blutkonzentration, 196

SHBG-Induktion, 196
Synthese, 160, 196
Östradiol-Resistenz 247
Östrogen-Rezeptor 162
  alpha (ERα), 196
  beta (ERβ), 196
  Defekt, 247
  ERα-Mutationen, 299
Östrogene 7, 160, 162
  Bildung
    Kontrolle 162
    postmenopausal, 162
  Pubertät, 235
Oktan-Säure 28
Oncopeltus fasciatus 251
Onthophagus taurus 252
Oozyte 217, 218
Oozytenreifung 286
Opiate, endogen 52
Orcokinin 106, 118, 119
  Rezeptor, 118
Orconectes immunis 111, 142
Orconectes limosus 118, 141, 142
Organum vasculosum laminae terminalis 199
Osmiumtetroxid 201
Osmolarität 100, 215, 287
Osmoregulation
  Kaliumkanal, 71
Osmorezeptoren 71
Osmotischer Druck 69
Osteoblasten 245
Osteoporose
  Behandlung
    Kalzitonin 98
Oszillation
  autonom, 264
Ovar 47, 155, 161, 162, 215
  Follikel
    Reifung 58
Ovarentwicklung
  Hemmung durch Colloostatin, 128
Ovulation 58, 235
Oxireduktase, P450- 158
  Überschuss, 158
Oxytozin 8, 24, 67–72, 111, 199, 204
  Antagonist
    Störung der Brutpflege 70
    Wehenhemmung (Tocolyse) 70
  Auslösung von Brutverhalten, 70
  bei männlichen Tieren, 71
  Freisetzung
    präpartal 70
    Geburtseinleitung, 70

Gen, 68
Knock-out-Mäuse, 70
Marsupialia, 72
Paarbildung, 71
Prohormon, 69
Regulation der Herzfunktion, 71
Regulation des Milchflusses, 70
Vögel, 72
Oxytozinase 70

P450$_{scc}$ *siehe* CYP11A1
Paarungshormon 165
Pagurus bernhardus 107
PAM (Peptidylglycin-alpha-amidierende Monooxygenase), *siehe auch* PHM, 27, 33, 276
Pandalus borealis 142
Pandalus jordani 141, 142
Pankreas (Bauchspeicheldrüse), 80, 213, 238, 267
  Alpha-Zelle, *siehe* Zellen, Pankreas, α
  Beta-Zelle, *siehe* Zellen, Pankreas, β
  Pathologie, 289–290
Pankreatisches Polypeptid *siehe* PNP
Paragangliom 292
parakrin 14
Paraneoplasie 286, 292
Parathormon 98, 99, 168, 206, 230, 275, 276
Parathormon-ähnliches Peptid *siehe* PTHrP
Pars intercerebralis 108, 111, 115
Pars intermedia 47, 204
Pars thyroidea *siehe* Nebenschilddrüse
Pars tuberalis 269
Pastifastacus leniusculus 142
Patch-Rezeptor 247
PBAN 116–118, 127
  Rezeptor, 118
PC (Prohormon-Konvertase), 24, 25, 75, 164, 275
  Furin, 138
  PC1, 25, 26, 33, 42, 48, 76, 77, 107, 108, 112, 115, 118, 124, 125, 138
  PC2, 25, 26, 48, 118
PDF *siehe* Pigment-dispergierendes Hormon
PDGF (Thrombozyten-abgeleiteter Wachstumsfaktor), 55
PDH *siehe* Pigment-dispergierendes Hormon, 141
Penaeus aztecus 142
Penaeus japonicus 142
Penaeus vannamei 142
Penis-Retraktions-Muskel 113
PEPCK (Phosphoenolpyruvat-Carboxy-Kinase), 77, 238

Peptid-Motiv
  Allatostatin B
    AWQDLNSAW 125
    Wx₆W 125
  Allatotropin
    TARGF 138
  β-PDH
    NSELINSxLxxSxxxxxA 141
  di-basisch, 123
    KK 25, 49, 76
    KR 108
    KR 25–27, 49, 75, 76, 99, 118, 124, 136, 139
    RK 25, 76
    RR 25, 26, 49, 76
  Enterin
    PxxxHxxFV 112
  ETH
    I/LKxxKxI/VPRx 132
  Furin, 123, 124
  Leucokinin
    FxxWG 116
    FxxWx 120
  MIP
    PxFF/I/V 113
  Orcokinin
    NxDEI 116
  Pyrokinin
    FxPRL 116
  Racemase
    LxF 113
  Sulfakinin, 116
    DYGHMRF 122
  Tachykinin
    FxGLM 121
  Tachykinin-ähnliches Peptid
    FxGLM 121
Peptid-Tyrosyl-Tyrosin 88
  Struktur, 86
Peptidase 27
Peptidhormon 28
Peptidylglycin-α-amidierende Monoxygenase *siehe* PAM
Peptidylglycin-α-hydroxylierende Monoxygenase *siehe* PHM
PER (*Period*), 124, 264, 265, 269, 270
PER/CRY-Dimer 264, 265
Pericardiales Organ 106, 110
Periplaneta americana 142
Peristaltik 239
Peroxisomen 158
PETH (Prä-Ecdysis-triggerndes Hormon), 131, 132
Pflanzensteroide 166

Pflanzenwachstum 166
Pfortadersystem 29, 172
Phaeochromozytom 292, 294
Phagolysosom 206
Phagosom 206, 313
Phagozytose 275
Phenylethanolamin-N-Methyltransferase 171
Pheromon 15
  Biosynthese
    Regulation durch PBAN 126
PHM (Peptidylglycin-alpha-hydroxylierende Monoxygenase), 109, 138, 142
Phornia regina 250
Phosphocholin 184
Phosphoenolpyruvat-Carboxy-Kinase *siehe* PEPCK
Phospholipase 179, 184
Phosphorylase 77
Phosphorylase-Kinase 77
Pigment-dispergierendes Hormon 140, 141
Pinealozyt 175, 204
Pinozytose 314
Plazenta 47, 55, 157, 291
  CG-Bildung, 234
  Ursprung, 234
PNP 80, 86, 214
  Faltung, 86
  Funktion, 87
  Rezeptor, 88
    Gehirn 87
  Struktur, 86
Polydaktylie 168
Polyurie 288
POMC (Proopiomelanokortin), 25, 47, 90, 204, 228, 276
  RNS, 47
Ponasteron A 165
prä-optische Region *siehe* **Nucleus, praeopticus**
5-α-Pregnan-3,20-dion 165
Pregnenolon 21, 155, 157, 158, 160, 165
  17-OH-Pregnenolon, 157
Procambarus clarkii 118, 119, 142
Progesteron 58, 154, 156–159, 162, 165, 286
  17-OH-Progesteron, 158, 159, 234
  17α-OH-Progesteron, 162
  Blutkonzentration, 196
  corpus luteum, 234
  Synthese, 58
Prohormon-Konvertasen
  PC1, *siehe* PC, PC1
  PC2, *siehe* PC, PC2
Proktolins 145

Prolaktin 8, 17, 63–66, 201
  Dopamin-Kontrolle, 65
  Funktion
    Stimulation der Milchdrüsen 65
    Stimulation der Milchproduktion 65
  Gen, 64
  Hemmung, 172
  Proteinheterogenität, 64
  pulsatile Freisetzung, 65
  Rezeptor
    GH-Bindung 64
  Schwangerschaft, 173
  Stimulation
    Oxytozin 173
    TRH 65, 173
  Struktur, 64
Prolaktin-*Releasing* Peptid 66
Prolaktin-*releasing* Peptid 134
Prolaktinom 65, 286
Proopiomelanokortin *siehe* POMC
Prostaglandine 15
Prostata 158
Protein
  Membranprotein, *siehe* Membranprotein
  posttranslationale Modifizierung, 23
  Proteinkomplexe, 24
  Proteinstruktur
    dreidimensional 23
  Protein-Vorläufer 23, 275
Proteinabbau 264
  Ubiquitin, 264
Proteinfaltung 23
  Chaperon, 23
Proteinkinase A 77, 176, 238
Prothoraxdrüse 107
Psacothea hilaris 148
Pseudohermaphroditismus 291
PSP (Pheromon-Synthese-hemmendes Peptid, Sex-Peptid), 126
  Bildung
    männlich 126
  Expression
    Ductus ejaculatorius 127
    Herz 127
  Rezeptor
    Drosophila melanogaster 127
PTHrP (Parathormon-ähnliches Peptid), 99, 245, 247, 248
  Rezeptor, 245
PTSH (Prothoracicostatisches Hormon), 125
PTTH (Prothoracicotrophes Hormon), 106, 123, 124
  Homodimer, 123

Pubertät 234, 287
  ausbleibend, 298
Pulsamplitude 263, 267
Pulslänge 263
Pylorus 119
Pyroglutamat 107, 108, 114, 115, 117, 118, 126, 130, 139
Pyroglutamyl 28
Pyrokinin 106, 116–118
  Beschleunigung der Verpuppung, 117
  Drosophila melanogaster
    Cap2b 117
  Melanisierung, 117
PYY *siehe auch* Peptid-Tyrosin-Tyrosin, 86, 239

Racemase 113
Rathke-Tasche 285
5α-Reduktase 161, 165, 299
  Isoenzyme, 158
  SDRa1, 158
  SDRa2, 158
7α-Reduktase 165
Regelkreise 226
Regenwürmer 276
Reifung
  Hormon, 68
Renin 100, 164, 207, 215, 293
Reproduktion 294
rER (rauhes (*rough*) ER), 38
Retinsäure-Rezeptor 265
REV-ERBa (vom Gegenstrang (reverser Strang) des Thyroxin-Rezeptor-Gen (*ERBa*) abgelesenes Protein), 265
Rezeptor *siehe auch* Kernzeptor
  adrenerg, 173
  β-adrenerg, 176
  Dimerisierung, 180
  heptahelikal, 181
    GDP/GTP-Austausch 184
    intrazelluläre Schleife 184
    Konformationsänderung 184
  Kerntranslokation, 180
  Leptin, 241
  Mechano-, 241
  Membran-
    AgRP–R 241
    Aldosteron 189
    CCK–R 241
    GHS–R 1 241
    Kalzium-Sensor 230
    Kortisol 189
    Melanokortin 241
    NPY–R 241

Östradiol 189
PYY–R 241
Testosteron 189
Thyroxin 189
Tyrosinkinase 186
Vitamin D 189
μ-opioid, 199
nukleär, 6
  Steroide 179
  Thyroxin 179, 246
  Schilddrüsenhormon, 173
RFamid 106
Rhodnius prolixus 250, 251
Rhythmus
  Überlagerung, 267
  Hell/Dunkel, 176
  Intervall
    24-stündig 263
    jährlich 263
    kurz 263
  NSC
    Zeitgeber 266
  pylorisch, 110
  Temperatur, 263
  ultradian, 267
  zirkadian, 267
    Impulsgeber 140
    NSC 266
  zirkhoral, 267
Ribosomen 22, 313
Riechkolben 30
Riesenwuchs 287
Ringdrüse 165
RK *siehe* Peptid-Motiv, di-basisch, RK
RNS (Ribonukleinsäure), 20, 22, 312
  Cap, 22
  einzelsträngig, 22
  Exon, 22
  heteronukleär, 22
  Intron, 22
  mRNS, 22
  Stopp-Codon, 22
  tRNS, 22
Rötel-Virus 290
Romalea microptera 142
ROR (Retin-ähnlicher verwaister (*orphan*) Rezeptor), 265
RPCH (rotes Pigment=konzentrierendes Hormon), 109, 110, 140
RR *siehe* Peptid-Motiv, di-basisch, RR
Rückkopplung 32, 226
  ultrakurz, 32
Rückkopplungshemmung 265

Säureproduktion
  Magen, 241
Salbutamol 303
Salztransport
  Leucokinin, 120
Salzverlust 291
Samenerguss 235
Samenkanäle 287
  Bildungsdefekt, 294
Sattheit 237, 239, 241
Scheinzwitter 291
Schilddrüse 17, 206
  Adenome, 289
  Entzündung, 289
  Follikel
    Kolloid 206
  Pathologie, 288–289
Schilddrüsen-Peroxidase 173, 275, 289
  Defekt, 289
Schilddrüsen-stimulierendes Hormon *siehe* Thyrotropin
Schilddrüsenhormon *siehe* Thyroxin
Schilddrüsenkarzinom 294
Schilddrüsentumor 206
Schistocerca gregaria 110
Schistocerca nitens 110
Schlafregulation 199
Schlafregulator 177
Schlafrhythmus
  Melatonin, 177
Schlafzentrum 38
Schock 173
Schwangerschaft 55
second messenger 184
Sehfeld 287
Sehnerv 176, 287
Sehstörung 287, 288
Sekretin 8, 80, 83, 212
  Funktion, 83
Sekretionsepisode 267
Selye, Hans 226
Septum-Region 38
Sequenzanalyse 274
sER (glattes (*smooth*) Endoplasmatisches Retikulum), 157, 158, 210
Serin-Phosphat 314
Serotonin (5-Hydroxy-Tryptamin), 32, 170, 176, 205, 211
Sertoli-Zellen *siehe auch* Zellen, Sertoli
Serum 263
Sex-Peptid
  Drosophila melanogaster, 126
SH2 (Src-homologe Domäne Typ 2), 186, 188

SHBG (Steroidhormon-bindendes Globulin), 14, 195
Signalkaskade 179
Signalpeptid 23, 24, 315
Signalpeptidase 23, 24, 33, 109, 132
Sinusdrüse 105–107, 109, 127, 141
SNARE (soluble N-ethylmaleimide sensitive factor attachment receptor), 193, 313
sNPF (kurzes (short) Neuropeptid F), 144
Somatostatin 9, 30, 38, 41, 80, 199, 206, 211, 213, 214, 247, 286
   Analog
      Octreotid 287
   Sekretion
      geschlechtsspezifisch 247
Somatostatin-Rezeptor 42
   Familie, 139
Somatotropin *siehe* GH
SP (Substanz P), 43, 90, 199
   Funktion, 91
   Stress, 228
Spermienbildungsdefekt 298
Spermatogenese 286
Spermien 127
   Zahl, 302
Spermienbildung 165
Sphingomyelin 184
Sphingomyelinase 184
Spirolakton 293
Spleißen 22
   alternativ, 97, 106
      GH 61
Spleißfaktor 22
Squalen 21, 154, 161, 166
SRC-Homologie-Domäne 2 *siehe* SH2
src-Protein 186
SRDa *siehe* Reduktase, 5α
SRY (Geschlechts-bestimmende Region des Y-Chromosoms), *siehe auch* Testis-bestimmender Faktor, 215, 299
SST *siehe auch* Somatostatin
   SST-14, 42
   SST-28, 42
Stammhirn 239
Stanniokalzin 101
Stannius' Körper 275
StAR (steroid acute regulatory protein), 21, 155, 156, 159, 165
STAT (*Signal Transducers and Activators of Transcription*), 188
Steran 154, 276
   Struktur, 154
Steroidbildung 290

Steroide 154–167, 290
   anabole, 302
Stimmlage
   männlich, 302
Stoffwechsel
   Kohlenhydrat, 105
Stoffwechselstörungen 291
Stopp-Signal *siehe* RNS, Stopp-Codon
Strahlentherapie 287
Stress 173, 226
   Symptome, 227
Strongylocentrotus purpurata 92, 105
Substantia nigra 30
Sulfakinin 106, 122
   Rezeptor, 123
Sulfatase 165
Sulfotransferase 165, 195
Sympathisches Nervensystem 173
Synapsen 315
Syndrom
   Cushing, 292
   hyperandrogenes, 196
   Klinefelter, 294
   prämenstruell, 165
   Smith-Lemli-Opitz, 168
   Turner, 294
   Wolfram, 288

T_3 *siehe* Trijodothyronin
T_4 *siehe* Thyroxin
Tachykinin 106
Taubheit
   Diabetes insipidus, 288
Tenebrio molitor 128
Testis-bestimmender Faktor 215
Testosteron 8, 162, 165, 215, 234, 245
   Derivate, 301
   Freisetzung, 58
   Muskelaufbau, 302
   Pubertät, 235
   Synthese, 58
Tetrahydroprogesteron
   3α,5α-Tetrahydroprogesteron, 165
   3β,5α-Tetrahydroprogesteron, 165
TGF-β (Tumor-Wachstumsfaktor *Beta*), 55, 95, 246
   Familie
      Fibroblasten-Wachstumsfaktor (FGF) 245
      Knochen-morphogene Proteine (BMP), 95, 247
TGF-β-Rezeptor 297
Thalamus 38, 239
Theka-Zellen 58

Thermoregulation 30
Thrombose 304
Thymin 22
Thyroglobulin 173, 175
    jodiert, 206
Thyroid-stimulierendes Hormon *siehe* TSH
Thyroperoxidase *siehe auch* Schilddrüsenperoxidase, 206
Thyrotoxikose 7, 289
    transient, 289
Thyrotropin *siehe* TSH
Thyrotropin-Rezeptor *siehe* TSH-Rezeptor
Thyroxin 6, 8, 170, 173, 193, 226, 245, 246, 275, 287, 289
    Biosynthese, 173
    Freisetzung, 175
    Synthese
        Defekt 288
Thyroxin-Dejodase *siehe auch* Dejodase, 289
Tiefschlaf 63
TMOF (Trypsin-modulierender oostatischer Faktor), 127–129
TPO *siehe* Thyroperoxidase
Tracheen 132
Transfer-RNA *siehe* RNS, tRNS
Transkription 22
Transkriptionsfaktor
    DAX-1, 295
    Egr-1, 285
    GATA-2, 285
    HESX-1, 285, 286
    LHX-3, 285, 286
    LHX-4, 285
    P-Lim, 55
    Pit-1, 55, 285
    Pitx-1, 285
    Pitx-2, 285
    PROP-1, 285, 286
    SF-1, 285, 295
    SOX-9, 295
    SRY, 295
Translation 164
Transport, axonal 68
TRH (Thyrotropin-Releasing Hormon), 8, 26, 28–30, 55, 132, 199, 226, 276, 289
    Hemmung, 30
    intrazerebral injiziert, 39
    Noradrenalin-Stimulation, 226
    Serotonin-Stimulation, 226
    T_4-Hemmung, 226
Tribolium castaneum 134
Trichoplax adhaerens 120
Triglycerid-Lipase 109

Trijodothyronin 170, 173, 175, 206, 245, 246
Tromboxane 15
Trophoblast 58, 234
    CG-Bildung, *siehe auch* CG
    Einnistung, 234
Tryptophan 175
TSH (Schilddrüsen-stimulierendes Hormon), 8, 17, 23, 26, 29, 54–55, 173, 175, 201, 226, 289
    Östrogen-Stimulation, 226
    Dopamin-Hemmung, 226
    Kälte, 30
    Kortisol-Hemmung, 226
    Somatostatin-Hemmung, 226
    T_4-Hemmung, 226
TSH-Rezeptor 289
Tuberalin 269
Tumor-Suppressor-Protein 293
Tumoren
    Aldosteron-bildend, 293
    Katecholamin-sezernierend, 292
    Parathormon-sezernierend, 292
    Renin-sezernierend, 292
Tumorzellen
    chromaffin
        extraadrenal 292
Tunika intima 210
Tunikata 105
Tunikaten 275
Tyrosin 170, 173, 175
Tyrosin-Hydroxylase 112, 171
    Inhibitor
        α-Methyl-p-Tyrosin 30
Tyrosinkinase 293

Ubiquitin 264
Uca puligator 142
Unfruchtbarkeit
    männlich, 161
Ur-Gonaden 215
Ur-Niere 215
Uterus 215
UV-Licht 168, 274

Vagina 215
Valitozin 69
Vasoaktives intestinales Peptid 199
    Funktion, 84
    Tumor, 289
Vasopressin 8, 67–72, 111, 199, 204, 287
    Freisetzung
        Osmotische Stimulation 71
    Gen, 68
    Mangel, 288
    Neurotransmitter, 15, 71, 228

Prohormon, 69
Pulse, 229
pulsförmige Freisetzung, 228
Wasserhaushalt
  Regulation 71
Vasopressin-Rezeptor 288
Vasopression 8
Ventraldrüse 165
3. Ventrikel 198
Verdauungsenzyme 239
Veresterung 28
Vermännlichung *siehe* Virilisierung
Vesalius 6
Vesikel
  sekretorisch, *siehe auch* Granula, sekretorisch, 201, 202
    GH 201
    LH plus FSH 202
    Prolaktin 201
    TSH 201
VIH (Vitellogenese-hemmendes Hormon), 105, 127
Vinklozolin 161
VIP *siehe* Vasoaktives intestinales Peptid
Virilisierung (Vermännlichung), 302
Virilisierungsdefekte 298
Vitamin D_2 168
Vitamin D_3 154, 167, 168, 206, 274
  25-OH-Vitamin D_3, 168, 169, 230
    Synthese 168
  1,25-Dihydroxy-Vitamin D_3, 168, 230, 276
  24,25-Dihydroxy-Vitamin D_3, 169
Vitamin D-bindendes Protein 14, 168
Vitellogenese 165
  Hemmung durch Colloostatin, 128
Vorläufer 273, 274
Vorläufer-Protein 25

Wachstum 105, 107, 244
  Insekten
    ILP 108
Wachstumsfugen 244
  Hypertrope Zone, 245
  Ruhezone, 245
  Wachstumszone, 245, 247
Wachstumshormon *siehe* GH
Wachstumshormon-Sekretagog-Rezeptor 1
  siehe GHS–R 1
Wasserhaushalt
  Störung, 288
Wassertransport 114
Winterschlaf 263
Wolff'scher Gang 162, 215

X-Organ 105–107, 109, 127
  MIH-Bildung, 130
Y-Organ 165
Zeitgeber 38, 228, 263
Zellen
  Acinar , 210
  Adrenalin-bildend, 210
  APUD , 211, 213
  Beleg , 213
  Chief (C-), 206
  chromaffin, 171, 210
  Clear (C-), 206
  endokrine Z. des Magens, 211
  follikulär, 206
  gonadotroph, 202, 233, 286, 287
  Granulosa-
    Östradiol-Bildung 233
  Inka, 132
  Inka-, 130
  Insel, *siehe auch* Zellen, Pankreas
    α 214
    β 72, 214, 267, 290
    δ 214
    PP-Zelle 214
  juxtaglomerulär, 100
  Kalender, 269
  kortikotroph, 47, 48
  laktotroph, 63, 65, 172, 201
  Leydig, 161, 162, 235
    Vorläufer 215
  Magen
    G-Zellen 81
    parietal 81
  Magen/Darm-Trakt
    hormonproduzierend 80
  melanotroph, 47
  Muskel-, 238
  neurosekretorisch, 199, 275
  oxyphil, 206
  Paneth , 211
  Pankreas
    α 238
    β 238
    PP-Zelle 87
  Pepsinogen-bildend, 211
  Pyramidenzellen des Hippocampus, 30
  Schilddrüse, 173
  Sertoli, 161, 296
  somatotroph, 60, 201, 285
  thyrotroph, 55, 201, 285, 289
  Trophoblast, 299
Zellkern 22, 23, 312

Zellmembran 312
Zellvermehrung 165
Zentrales Nervensystem *siehe* ZNS
Zirbeldrüse 30, 175, 204
    adrenerge Kontrolle, 176
    Lichtempfindlichkeit, 205
ZNS (Zentrales Nervensystem), 158, 165, 239
Zona fasciculata 161, 209
Zona glomerulosa 161, 207, 293
Zona reticularis 161, 210
Zucker 107
Zuckerstoffwechsel 236

Zwölffingerdarm 83
Zwergenwuchs 63, 168, 248
Zwischenhirn (*Diencephalon*), 198
Zwölffingerdarm 80, 82, 84, 239
Zyklus, weiblich 58
    Störungen, 302
Zystische Fibrose 294
Zytokine 15, 163
Zytoplasma 312
Zytoskelett 312
Zytosol 23, 158, 171, 312